尿动力学

（第2版）

廖利民　编著

科学出版社

北京

内 容 简 介

尿动力学是诊断下尿路功能障碍疾病的方法。本书系统介绍了尿动力学发展历史、相关解剖知识、下尿路症状评估、尿流率测定、残余尿量测定、充盈期膀胱压力-容积测定、压力-流率测定、括约肌肌电图描记、漏尿点压力测定、尿道压力测定、下尿路神经生理测试、影像尿动力学及尿路影像学检查、生物反馈和行为调节、气体传导测压导管进行的尿动力学测定、规范化尿动力学测定及尿动力学质量控制概述、尿动力学质量控制标准的制定和国际尿控协会尿动力学技术规范等内容。

本书可供泌尿外科、妇科、康复医学科、神经科、骨科等相关科室医务人员参考使用。

图书在版编目（CIP）数据

尿动力学/ 廖利民编著. —2版. —北京：科学出版社，2019.9
ISBN 978-7-03-062287-7

Ⅰ.①尿… Ⅱ.①廖… Ⅲ.①尿动力学 Ⅳ.①R334

中国版本图书馆CIP数据核字（2019）第203418号

策划编辑：郝文娜　张利峰 / 责任校对：郭瑞芝
责任印制：吴兆东 / 封面设计：龙　岩

版权所有，违者必究，未经本社许可，数字图书馆不得使用

科学出版社 出版
北京东黄城根北街16号
邮政编码：100717
http://www.sciencep.com
北京中科印刷有限公司印刷
科学出版社发行　各地新华书店经销

*

2012年 9月第 一 版　人民军医出版社出版
2019年 9月第 二 版　开本：787×1092　1/16
2025年 5月第五次印刷　印张：26 1/4
字数：599 000
定价：198.00 元
（如有印装质量问题，我社负责调换）

作者简介

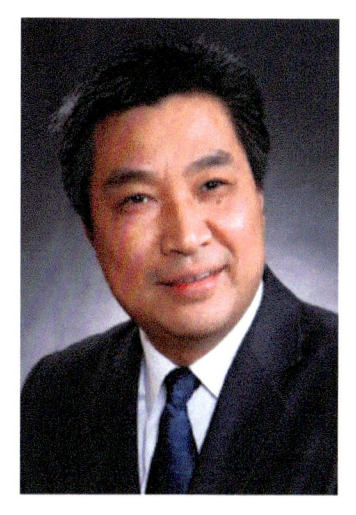

廖利民，四川宜宾市高县人，1964年11月出生，德国亚琛工业大学（RWTH）医学院泌尿外科学博士，主任医师、教授、博士研究生导师、专业技术二级，享受国务院政府特殊津贴专家，国家卫生和计划生育委员会（现国家卫生健康委员会）有突出贡献中青年专家。现任中国康复研究中心副主任、北京博爱医院泌尿外科及神经泌尿科主任、首都医科大学泌尿外科学系副主任。

目前担任国际神经泌尿学会（INUS）理事、泛太平洋尿控协会（PPCS）理事。中国医师协会神经调控专业委员会副主任委员、中华预防医学会盆底功能障碍防治专业委员会副主任委员、中华医学会泌尿外科学分会尿控学组副组长、中华医学会北京分会泌尿外科专业委员副主任委员、北京市医学会泌尿外科学分会尿控学组组长、中国研究型医院协会泌尿外科学专业委员会委员、中国医促会泌尿生殖分会常委。国际尿控协会（ICS）官方英文期刊《神经泌尿学与尿动力学》（*Neurourology and Urodynamics*，*NAU*）（IF=3.26）副主编、PPCS官方英文期刊《下尿路症状》（*Lower Urinary Tract Symptoms*，*LUTS*）编委，《中华外科杂志》《中华泌尿外科杂志》《临床泌尿外科杂志》《现代泌尿外科杂志》《微创泌尿外科杂志》《中国脊柱脊髓杂志》《中国康复理论与实践》等8家中文期刊编委。曾经担任ICS理事、第42届ICS年会大会主席、ICS神经泌尿委员会委员、ICS尿瘘委员会委员、ICS年会提名委员会委员、第3届国际尿失禁咨询委员会委员、第5届国际前列腺增生咨询委员会委员、国际脊髓学会中国委员会副主任委员。在英文及各级中文核心期刊共发表论文160余篇，培养博士、硕士研究生30余名。承担"十一五"国家科技支撑计划项目、"十二五"国家科技支撑计划项目、国家重点研发计划项目、国家自然科学基金项目等国家级科研课题9项。从事泌尿外科专业30年，擅长尿失禁、尿动力学、神经泌尿学等领域，具有丰富的临床经验及较深的学术造诣，有着广泛的国际合作与交流，在国内外相关学术领域具有较高的知名度。为ICS《尿动力学技术规范》（GUP）的主要作者之一。2004年及2008年共获得中华医学科技奖一等奖2项、首届残疾预防与康复科学技术奖一等奖1项，先后被评为全国模范军转干部、中国残联"十五"期间优秀专业技术人员、中国残联"十一五"期间优秀专业技术人员、北京地区百名优秀青年临床医师、北京市卫生系统先进工作者，2007年获中华医学会泌尿外科学分会尿控"大禹"贡献奖、2011年获中国脊髓损伤康复事业贡献奖。

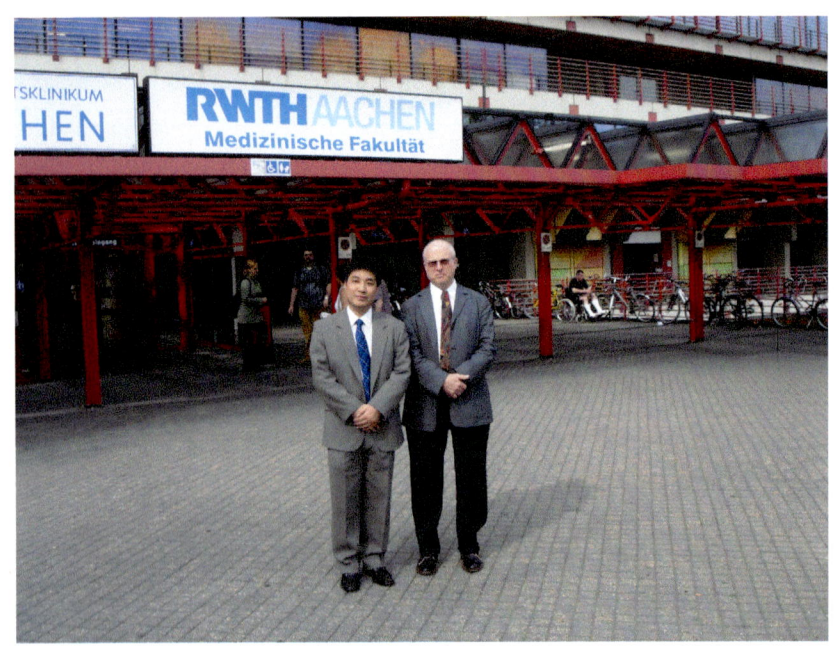

本书序作者 Werner Schaefer 与本书作者廖利民在德国亚琛工业大学医学院门前合影,庆贺廖利民顺利通过博士论文答辩

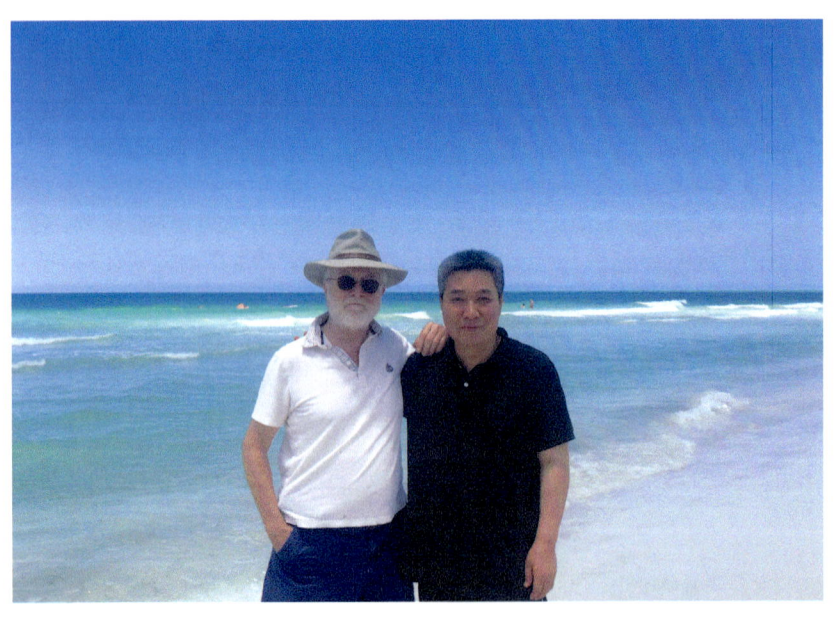

本书再版之际,2019年5月22日本书作者廖利民与退休后的 Werner Schaefer 重逢于美国,在佛罗里达萨拉索塔海滩合影留念

再版前言

时光飞逝，岁月如梭，《尿动力学》出版已经快 7 年了。这 7 年间国家经济飞速发展、科学技术日新月异，这些变化在尿动力学的发展中体现得淋漓尽致，如尿动力学测定技术逐步向基层医院普及、规范化培训蓬勃开展、质量控制深入人心、气体传导测压系统等新技术不断影响和挑战着传统技术……这些变化让我感到无比欣慰，也感谢《尿动力学》在此期间所发挥的积极促进和推动作用。《尿动力学》出版后深受同行欢迎，目前本书已经全部售罄，而且技术发展及经验积累也提示本书略显过时，有鉴于此，我越来越感觉到本书的再版工作迫在眉睫。本书的再版工作于半年前启动，再版修订内容主要涉及以下方面：①在各章节补充一些新的尿动力学测定真实图例、替代一些示意图；②增加一章内容以介绍"气体传导测压导管进行的尿动力学测定"新技术及其与传统液体传导测压技术的区别；③增加了一些近年来本团队研究的新成果。尿动力学测定技术随着当今科学技术的发展而快速变化，因此此次再版修订也许不能够做到尽善尽美，不足之处有待下一次再版中克服。

在本书再版之际，我要特别感谢我的良师益友 Werner Schaefer 二十多年来一如既往的帮助，以及对我起到的科学导向和标杆作用，使我终身获益。我要衷心感谢团队同事的鼎力帮助，如邓函对书稿所做的认真负责的校对工作，王越及万里提供的数据资料，赵海涛、卢田冀及赵玲娜等贡献的部分研究结果，以及其他同事和朋友的支持。最后感谢我的家人对我工作的支持！祝愿本书的再版能够进一步促进我国尿动力学事业的发展、造福广大患者！

中国康复研究中心北京博爱医院　廖利民
2019 年 1 月 11 日写于北京—宜宾（故乡）的航班上

Preface

The basic functions of the lower urinary tract (LUT), storage and evacuation of urine at the appropriate time and place, appear to be rather simple. However, healthy children usually learn complex tasks like walking and talking long before they learn to control their urinary tract, indicating that proper control of the LUT is not simple at all.

Sensation associated with bladder filling is somewhat subjective and variable. The 'first sensation of filling' can be vague, and degree of desire to void, which can easily be suppressed and postponed, can be difficult to quantify.

The sensations related to an unhealthy LUT can be intense, and tend to be related to the storage phase, associated with frequent and sudden desire to void. When urgency and the fear of loss of LUT control occur, an unpleasant sensation may develop into a fearful emotion. When symptoms worsen to uncontrollable leakage, the impact on quality of life is considerable.

LUT symptoms—during storage urgency, frequency, and during voiding hesitancy, slow or interrupted stream, post-void dribbling and incomplete emptying—are not specific for any of the many potential causes. In fact, the most common collection of these symptoms, termed 'overactive bladder syndrome' are mostly labeled idiopathic. Similarly the symptoms of voiding dysfunction can't tell us if the poor voiding function is due to outflow obstruction or detrusor weakness.

This wide range of unspecific lower urinary tract symptoms can only be clearly evaluated with further examinations. The most powerful tool is urodynamics, where we attempt to reproduce LUT symptoms whilst measuring properties of both the detrusor muscle and outlet function. The quality of urodynamics therefore depends on both comprehensive and careful evaluation of the symptoms and precision of measurement. Understanding the patient's symptoms is the basis for defining urodynamic questions, which allows focused urodynamic investigation. While the first part is a traditional part of medical specialty training, adequate training in the quality of urodynamic measurement is not yet standard; it requires additional efforts and education. Only within the last 20 years has urodynamic quality been widely recognized as an important aspect of urologic evaluation, with 'Good Urodynamic Practice', the official Guidelines of the International Continence Society (ICS), being published in 2002.

I am very happy and proud to see that Liao Limin, my excellent scholar during our joint work at the University of Aachen, Germany, and now my good friend, has been instrumental in the research of this important field of urodynamics, in development and implementation of these guidelines, and has become an opinion leader, as is documented by this book.

Werner Schaefer
July 2012
Pittsburgh PA USA

第1版序

下尿路的基本功能，即储存尿液及在适合的时间和地点排空尿液看起来相当简单。但健康儿童在学习控制下尿路之前，常常已经开始学习走路及说话等更为复杂的任务了，这提示进行恰当的下尿路控制一点也不简单。

患者在膀胱充盈阶段的感觉是主观的、多变的。"初始充盈感"可能是模糊的，而排尿欲望的程度很容易被主观抑制及推迟，但很难被量化。

与不健康的下尿路相关联的各种感觉能够被强化，且倾向于与储尿期相关，常表现为尿频和突然发生的排尿欲望。当尿急和对下尿路控制丧失的恐惧发生时，一种不愉快的感觉可能发展成一种恐惧的情绪。当症状恶化到不能控制的漏尿阶段，对生活质量的影响就必须加以考虑。

下尿路症状包括储尿期的尿急、尿频和排尿期的排尿等待、尿流减慢或间断、排尿后尿滴沥及排空不全，其对于一切潜在的原因均不具备特异性。事实上这些症状最常见的集合被命名为"膀胱过度活动症"，其多数情况为特发性。表现相似的排尿功能障碍并不能告诉我们较差的排尿功能是源于膀胱流出道梗阻，还是逼尿肌收缩力减弱。

这些范围广泛的非特异性下尿路症状只能通过进一步检查来清楚地评估，尿动力学即为其中最有力的工具，其可以通过测量逼尿肌和流出道功能特征来努力再现下尿路症状。因此尿动力学质量控制既需要对症状的全面仔细评估，也需要精确的测量。对患者症状的理解应该以对尿动力学问题的定义为基础，这可以使尿动力学测定更加具有针对性。首先需要进行的是传统的医学专业训练部分，但对尿动力学测量的质量控制方面的充分训练尚缺乏标准，还需要更多的努力和教育。直到最近20年，尿动力学质量控制才被广泛确认为是进行泌尿科学评估的重要方面，其体现在2002年国际尿控协会（ICS）的官方指南——《尿动力学技术规范》的正式发表。

我非常高兴并且自豪地看到我在德国亚琛工业大学共事期间的优秀学者、好朋友廖利民在尿动力学这一重要领域的研究，以及对上述指南及标准的制定和实施等方面所起的重要作用，并且他已经成为该领域的"意见领袖"，本书证实了这一点。

沃纳·舍费尔

2012年7月

于美国匹兹堡

第 1 版前言

何谓"尿动力学"（urodynamics）？相信许多人不曾了解。对于下尿路，人们更热衷、更熟悉于用 B 超 /CT 等形态学手段去诠释，然而这仅仅局限于解剖方面。若深入到下尿路功能，对其评估的唯一手段就是尿动力学。直至今天，尿动力学经历了两个极端的误解：一是太简单，是技术员 / 护士之所为；另一是太深奥，是非临床的研究者所为。在这样的背景下，萌生写一本尿动力学专著的念头已经有很长时间了，在一种巨大力量的驱动下，终于实现了这一多年的愿望；因为本书发行之际正值国际尿控协会（ICS）第 42 届年会在北京国家会议中心开幕之时，本次大会将作为我国尿动力学发展历史上的里程碑而载入史册；作为大会主席，也将是我从事尿动力学研究职业生涯的顶峰，也是我的无上荣耀，谨以本书作为对大会胜利召开的献礼！

尿动力学在国外的发展仅百余年历史，在中国的发展也是近二三十年的事，值得庆幸的是我赶上了国家经济高速发展的大好时机；在各位老师、朋友的帮助下，我也赶上了我国尿动力学事业的快速发展期，其伴随着我的专业成长历程。回想我初次接触尿动力学是在 20 世纪 80 年代末期，当时石炳毅教授借给我一本 Wolfgang Lutzeyer 编写的尿动力学专著，我记得是 *Urodynamics：Upper and Lower Urinary Tract*, 问我对此感不感兴趣，因为在大家都热衷于肾移植的那个年代很少有人对这一冷门加以关注，国内从事尿动力学研究的人员更是凤毛麟角；没想到从此点燃了我对尿动力学的浓厚兴趣，也开启了尿动力学深奥的知识之门与实践之旅，感谢石教授的启蒙。从此我与德国亚琛工业大学（RWTH）医学院、ICS 结下了不解之缘。Lutzeyer 正是被喻为德国最古老的泌尿外科之一的德国亚琛工业大学泌尿外科的教授及主任，而其尿动力学中心主任正是后来成为我亦师亦友的 Werner Schaefer 教授，他们共同组织了 1983 年 ICS 第 13 届年会，而那本专著是 1971 年在亚琛召开第一届国际尿动力学会议的论文荟萃。从 1990 年初开始，我在尿动力学实践过程中开始与 Schaefer 教授书信来往，我尤其对他发明的膀胱出口梗阻的诊断列线图产生了浓厚兴趣，他作为科学家的睿智和思维深深地影响着我、改变着我的临床思维，让我终身受益。同期世界卫生组织（WHO）组织了前列腺增生（BPH）咨询委员会，然而咨询报告中却忽略了尿动力学的重要性，ICS 为此组织了国际多中心研究以证明尿动力学在 BPH 中的重要性。Schaefer 教授负责数据分析，他告诉我这些数据中存在大量技术错误与赝像，因此急需制定出一套尿动力学质量控制的标准，他问我是否愿意承担此任务，我暗自窃喜、欣然受命。1995 年时任学会秘书的他告诉我 ICS 是一个有趣的学术大家庭，中国尚无会员，在他介绍下我成为 ICS 会员；这期间我与石教授合编的《常用尿动力学检查技术》正式出版。1997 年我国第一届全国尿动力学学术会议由金锡御、宋波等教授主持在重庆召开，标志着我国尿动力学事业发展的起点，Schaefer教授应邀出席会议。1998年开春，我如期抵达德国亚琛工业大学，开始了我的博士学位论文《尿动力学质量控制标准的制定》研究，这是一项全新的研究，2年后我完成了论文，随后获得了博士学位。在Schaefer教授引导下，我不断参加国际学术交流，得到了彻底的磨炼，也结识了一批令人敬仰的国际知名学者。2000年我与Abrams、Griffiths及Schaefer等世界著名尿动力学专家一起参与了WHO前列腺增生咨询委员会，并起草了尿动力学测定的章节；2002年参与了WHO尿失禁咨询委员会。2002年，以我的博士学位论文为核心内容，并作为主要作者的《尿动力学技术规范》（GUP）以ICS标准化报告形式正式发表，我也成为ICS尿动力学标准化委员会委员。2002年我离开了服役21年的军队医院来到中国康复研究中心，组建泌尿外科与神经泌尿科。2002年我参与编写由金锡御教授、宋波教授主编的《临床尿动力学》一书正式出版；2003年参与编写由郭应禄教授、杨勇教授主编的《尿失禁》一书正式出版。2008年在经历了2次失败之后，我率队在ICS开罗年会上成功获得了2012年第42届ICS年会的主办权，同时也当选为ICS理事会理事、第42届ICS年会大会主席。这期间我国的尿动力学事业不断发展壮大，很多县级医院都开展了尿动力学检查，多学科从业人员日趋增加，各种尿控相关的治疗技术不断开展，广大人民群众所患尿失禁及相关疾病正得以有效治疗，极大地提高了其生活质量。在此大好背景下，希望本书的出版能够为我国尿动力学事业的发展起到"抛砖引玉""添砖加瓦"的促进作用。

  本书主要分为尿动力学检查技术及尿动力学质量控制两大部分，系统阐述了尿动力学测定的方法与质量控制体系。本书在编写过程中得到我的老师、朋友、同事、学生及人民军医出版社编辑的大力支持与帮助，尤其要感谢我的老师及挚友Werner Schaefer教授给本书所写的寓意深刻的序言，也感谢"国家十一五、十二五科技支撑计划"课题对本书出版的支持。由于本书大量图例采自我科室影像尿动力学中心和盆底电生理中心的真实病例，许多文字、分析解释及评论来自个人经验，其中难免存在不足，系统性与全面性有待提高，这些问题均有待再版时加以克服。我出生于龙年，2012年又恰逢中国龙年，在没有事先讨论的情况下，ICS应用中国传统剪纸艺术为第42届ICS年会设计了红色的龙形会徽，令我十分惊诧、欣喜和赞赏；希望其能够为我们共同的尿动力学事业带来吉祥和好运，造福于更多下尿路功能障碍患者。

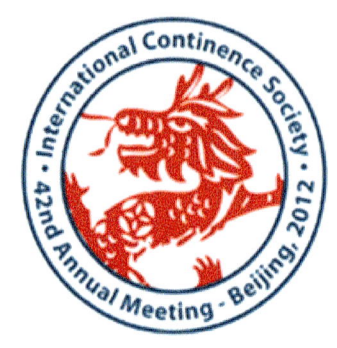

廖利民

2012年写于第42届ICS年会前夕，北京

目 录

第一篇 尿动力学测定技术

第1章 下尿路解剖概述 ········· 3
- 第一节 下尿路解剖 ········· 3
- 第二节 与尿动力学测定相关的下尿路解剖结构 ········· 4

第2章 下尿路生理与神经生理 ········· 6
- 第一节 储尿与排尿的基本机制 ········· 6
- 第二节 排尿的中枢调控 ········· 18

第3章 尿动力学发展历史与现状 ········· 24

第4章 下尿路症状评估 ········· 35
- 第一节 下尿路症状及其评估 ········· 35
- 第二节 排尿日记及排尿频数/尿量记录表 ········· 39
- 第三节 尿失禁的评估 ········· 45

第5章 尿流率测定 ········· 48
- 第一节 尿流率测定的原理 ········· 48
- 第二节 尿流率测定的设备与环境 ········· 51
- 第三节 尿流率测定方法 ········· 53
- 第四节 尿流率测定的参数与结果分析 ········· 54
- 第五节 影响尿流率测定的因素 ········· 58
- 第六节 尿流率测定的指征与结果分析 ········· 64
- 第七节 尿流率测定的质量控制 ········· 80
- 第八节 特殊条件下的尿流率测定 ········· 88

第6章 残余尿量测定 ········· 90

第7章 充盈期膀胱压力-容积测定 ········· 96
- 第一节 膀胱压力-容积测定的目的与原理 ········· 96
- 第二节 膀胱压力-容积测定的设备与部件 ········· 97
- 第三节 膀胱压力测定设备的技术标准与要求 ········· 98
- 第四节 膀胱压力测定的方法 ········· 102

ix

第五节　膀胱压力 - 容积测定的参数与意义 ⋯⋯⋯⋯⋯⋯⋯⋯⋯⋯⋯⋯⋯⋯⋯⋯⋯⋯⋯⋯⋯⋯⋯⋯ 110
　　第六节　气体介质的膀胱压力测定 ⋯⋯⋯⋯⋯⋯⋯⋯⋯⋯⋯⋯⋯⋯⋯⋯⋯⋯⋯⋯⋯⋯⋯⋯⋯⋯⋯ 130

第 8 章　压力 - 流率测定 ⋯⋯⋯⋯⋯⋯⋯⋯⋯⋯⋯⋯⋯⋯⋯⋯⋯⋯⋯⋯⋯⋯⋯⋯⋯⋯⋯⋯⋯⋯⋯⋯⋯⋯⋯ 132
　　第一节　压力 - 流率测定的原理 ⋯⋯⋯⋯⋯⋯⋯⋯⋯⋯⋯⋯⋯⋯⋯⋯⋯⋯⋯⋯⋯⋯⋯⋯⋯⋯⋯⋯⋯ 133
　　第二节　压力 - 流率测定的技术构成 ⋯⋯⋯⋯⋯⋯⋯⋯⋯⋯⋯⋯⋯⋯⋯⋯⋯⋯⋯⋯⋯⋯⋯⋯⋯⋯⋯ 133
　　第三节　压力 - 流率图的分析方法 ⋯⋯⋯⋯⋯⋯⋯⋯⋯⋯⋯⋯⋯⋯⋯⋯⋯⋯⋯⋯⋯⋯⋯⋯⋯⋯⋯⋯ 142
　　第四节　压力 - 流率测定的可靠性 ⋯⋯⋯⋯⋯⋯⋯⋯⋯⋯⋯⋯⋯⋯⋯⋯⋯⋯⋯⋯⋯⋯⋯⋯⋯⋯⋯⋯ 170
　　第五节　压力 - 流率测定的赝像分析 ⋯⋯⋯⋯⋯⋯⋯⋯⋯⋯⋯⋯⋯⋯⋯⋯⋯⋯⋯⋯⋯⋯⋯⋯⋯⋯⋯ 175

第 9 章　括约肌肌电图描记 ⋯⋯⋯⋯⋯⋯⋯⋯⋯⋯⋯⋯⋯⋯⋯⋯⋯⋯⋯⋯⋯⋯⋯⋯⋯⋯⋯⋯⋯⋯⋯⋯⋯⋯ 176

第 10 章　漏尿点压力测定 ⋯⋯⋯⋯⋯⋯⋯⋯⋯⋯⋯⋯⋯⋯⋯⋯⋯⋯⋯⋯⋯⋯⋯⋯⋯⋯⋯⋯⋯⋯⋯⋯⋯⋯⋯ 195
　　第一节　腹压漏尿点压力 ⋯⋯⋯⋯⋯⋯⋯⋯⋯⋯⋯⋯⋯⋯⋯⋯⋯⋯⋯⋯⋯⋯⋯⋯⋯⋯⋯⋯⋯⋯⋯⋯ 195
　　第二节　逼尿肌漏尿点压力 ⋯⋯⋯⋯⋯⋯⋯⋯⋯⋯⋯⋯⋯⋯⋯⋯⋯⋯⋯⋯⋯⋯⋯⋯⋯⋯⋯⋯⋯⋯⋯ 209

第 11 章　尿道压力测定 ⋯⋯⋯⋯⋯⋯⋯⋯⋯⋯⋯⋯⋯⋯⋯⋯⋯⋯⋯⋯⋯⋯⋯⋯⋯⋯⋯⋯⋯⋯⋯⋯⋯⋯⋯⋯ 212
　　第一节　静态尿道压力描记 ⋯⋯⋯⋯⋯⋯⋯⋯⋯⋯⋯⋯⋯⋯⋯⋯⋯⋯⋯⋯⋯⋯⋯⋯⋯⋯⋯⋯⋯⋯⋯ 212
　　第二节　加压尿道压力描记 ⋯⋯⋯⋯⋯⋯⋯⋯⋯⋯⋯⋯⋯⋯⋯⋯⋯⋯⋯⋯⋯⋯⋯⋯⋯⋯⋯⋯⋯⋯⋯ 232
　　第三节　膀胱 - 尿道压力同步测定 ⋯⋯⋯⋯⋯⋯⋯⋯⋯⋯⋯⋯⋯⋯⋯⋯⋯⋯⋯⋯⋯⋯⋯⋯⋯⋯⋯⋯ 236
　　第四节　排尿期尿道压力描记 ⋯⋯⋯⋯⋯⋯⋯⋯⋯⋯⋯⋯⋯⋯⋯⋯⋯⋯⋯⋯⋯⋯⋯⋯⋯⋯⋯⋯⋯⋯ 244
　　第五节　尿道闭合功能的其他测定方法 ⋯⋯⋯⋯⋯⋯⋯⋯⋯⋯⋯⋯⋯⋯⋯⋯⋯⋯⋯⋯⋯⋯⋯⋯⋯⋯ 246

第 12 章　下尿路神经生理测试 ⋯⋯⋯⋯⋯⋯⋯⋯⋯⋯⋯⋯⋯⋯⋯⋯⋯⋯⋯⋯⋯⋯⋯⋯⋯⋯⋯⋯⋯⋯⋯⋯⋯ 248

第 13 章　影像尿动力学及尿路影像学检查 ⋯⋯⋯⋯⋯⋯⋯⋯⋯⋯⋯⋯⋯⋯⋯⋯⋯⋯⋯⋯⋯⋯⋯⋯⋯⋯⋯ 266
　　第一节　女性膀胱尿道造影图 ⋯⋯⋯⋯⋯⋯⋯⋯⋯⋯⋯⋯⋯⋯⋯⋯⋯⋯⋯⋯⋯⋯⋯⋯⋯⋯⋯⋯⋯⋯ 266
　　第二节　男性排尿膀胱尿道造影检查 ⋯⋯⋯⋯⋯⋯⋯⋯⋯⋯⋯⋯⋯⋯⋯⋯⋯⋯⋯⋯⋯⋯⋯⋯⋯⋯⋯ 268
　　第三节　上尿路影像学检查 ⋯⋯⋯⋯⋯⋯⋯⋯⋯⋯⋯⋯⋯⋯⋯⋯⋯⋯⋯⋯⋯⋯⋯⋯⋯⋯⋯⋯⋯⋯⋯ 269
　　第四节　同步影像尿动力学检查 ⋯⋯⋯⋯⋯⋯⋯⋯⋯⋯⋯⋯⋯⋯⋯⋯⋯⋯⋯⋯⋯⋯⋯⋯⋯⋯⋯⋯⋯ 280
　　第五节　超声影像学检查 ⋯⋯⋯⋯⋯⋯⋯⋯⋯⋯⋯⋯⋯⋯⋯⋯⋯⋯⋯⋯⋯⋯⋯⋯⋯⋯⋯⋯⋯⋯⋯⋯ 297

第 14 章　生物反馈和行为调节 ⋯⋯⋯⋯⋯⋯⋯⋯⋯⋯⋯⋯⋯⋯⋯⋯⋯⋯⋯⋯⋯⋯⋯⋯⋯⋯⋯⋯⋯⋯⋯⋯⋯ 302
　　第一节　生物反馈 ⋯⋯⋯⋯⋯⋯⋯⋯⋯⋯⋯⋯⋯⋯⋯⋯⋯⋯⋯⋯⋯⋯⋯⋯⋯⋯⋯⋯⋯⋯⋯⋯⋯⋯⋯ 302
　　第二节　行为调节 ⋯⋯⋯⋯⋯⋯⋯⋯⋯⋯⋯⋯⋯⋯⋯⋯⋯⋯⋯⋯⋯⋯⋯⋯⋯⋯⋯⋯⋯⋯⋯⋯⋯⋯⋯ 304

第 15 章　气体传导测压导管进行的尿动力学测定 ⋯⋯⋯⋯⋯⋯⋯⋯⋯⋯⋯⋯⋯⋯⋯⋯⋯⋯⋯⋯⋯⋯⋯⋯ 312

第二篇　尿动力学质量控制

第 16 章　规范化尿动力学测定及尿动力学质量控制概述 ⋯⋯⋯⋯⋯⋯⋯⋯⋯⋯⋯⋯⋯⋯⋯⋯⋯⋯⋯⋯ 323

第 17 章　尿动力学质量控制标准的制定 ⋯⋯⋯⋯⋯⋯⋯⋯⋯⋯⋯⋯⋯⋯⋯⋯⋯⋯⋯⋯⋯⋯⋯⋯⋯⋯⋯⋯ 332

第 18 章　ICS 尿动力学技术规范 ⋯⋯⋯⋯⋯⋯⋯⋯⋯⋯⋯⋯⋯⋯⋯⋯⋯⋯⋯⋯⋯⋯⋯⋯⋯⋯⋯⋯⋯⋯⋯⋯ 381

参考文献 ⋯⋯ 396

附录 ⋯⋯ 401

第一篇　尿动力学测定技术

第1章　下尿路解剖概述

第一节　下尿路解剖

下尿路的解剖如图 1-1、图 1-2 所示。膀胱是盆底的一个中空的肌肉器官,由黏膜层及其外部分组成,其外面结构部分由腹膜覆盖,部分由筋膜覆盖。膀胱的肌层是由平滑肌细胞构成的逼尿肌。逼尿肌由 3 层构成,外层为纵行肌层,中间层为环形结构,内层为纵行肌层。膀胱的肌层是类似于网状的肌肉结构,组成膀胱的肌束相互交织形成网状结构。膀胱由丰富的自主神经纤维支配,这些神经纤维在平滑肌细胞间形成致密的神经丛。

在男性的膀胱颈处,平滑肌细胞形成了一个完全的环形结构,这就是尿道内括约肌,并且这部分肌肉远端向尿道的前列腺部分延伸。在女性的膀胱颈处,平滑肌肌束斜行或纵行延伸到尿道内。男性的膀胱颈受丰富的自主神经支配,而女性的膀胱颈受丰富的副交感神经支配。

男性的尿道由四部分组成,即前列腺前部、前列腺部、膜部和海绵体部。膜部尿道是由相对较薄的平滑肌肌束及尿道外括约肌组成,尿道外括约肌是由环形横纹肌构成。而女性的尿道由横纹肌和平滑肌纤维构成,内层为纵行平滑肌,外层尿道横纹括约肌复合体的肌纤维分布:①在尿道近 1/3 段,括约肌完整环绕尿道,称为尿道壁内括约肌;②在尿道中段,横纹肌肌束在前方围绕尿道,在两侧面传出汇入阴道壁(∩形),起着压迫作用,称为尿道(外)括约肌;③在远端,肌束包绕尿道及阴道,被称为尿道阴道括约肌或尿道周围括约肌。

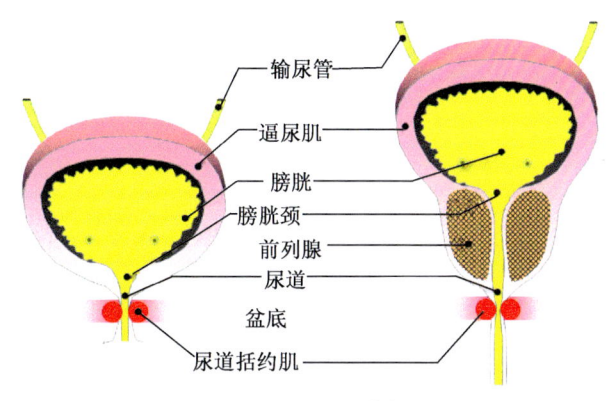

图 1-1　下尿路大体解剖
左侧为女性,右侧为男性

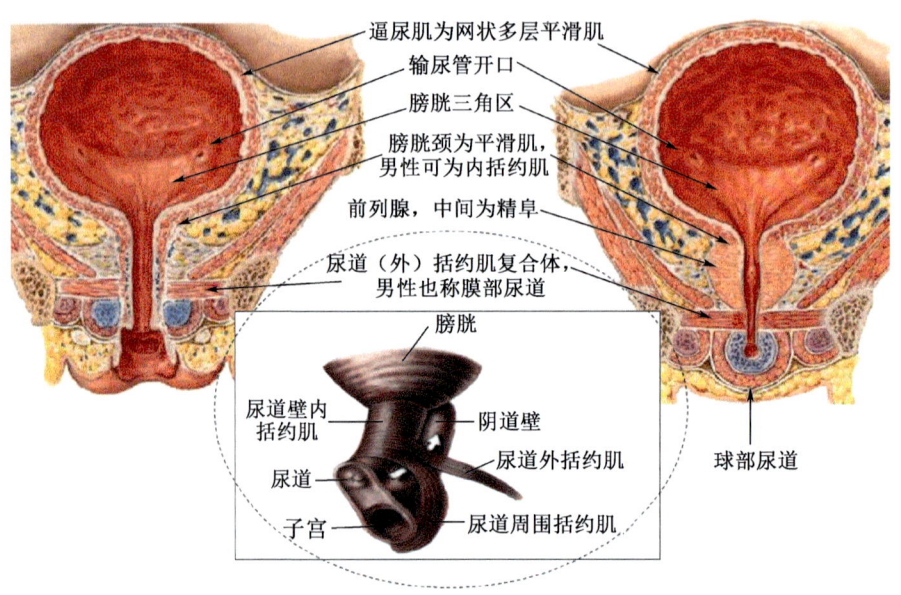

图 1-2　膀胱及尿道/括约肌解剖
左侧为女性，右侧为男性

第二节　与尿动力学测定相关的下尿路解剖结构

与尿动力学测定相关的下尿路解剖结构如图 1-3 所示。尿动力学测定的核心为各压力测定，其中膀胱逼尿肌产生的压力是测定重点，但是膀胱承受众多腹腔内脏器官的压迫，膀胱腔内压（intravesical pressure，P_{ves}）实际上包含了逼尿肌压力（detrusor pressure，P_{det}）与腹压（intra-abdominal pressure，P_{abd}）两个部分，因此可以通过测定直肠内压力来代表 P_{abd}，进而计算出 P_{det}，即 $P_{det}=P_{ves}-P_{abd}$。尿道功能可以通过尿道压力（urethral pressure，P_{ura}）及肌电图（electromyogram，EMG）记录来反映，但尿道括约肌复合体的 EMG 记录较为困难，因此可以使用肛门括约肌 EMG 记录替代；尿道压力描记（urethral pressure profile，UPP）反映了尿道括约肌复合体不同部位的肌纤维成分对尿道压力或控尿能力的贡献。

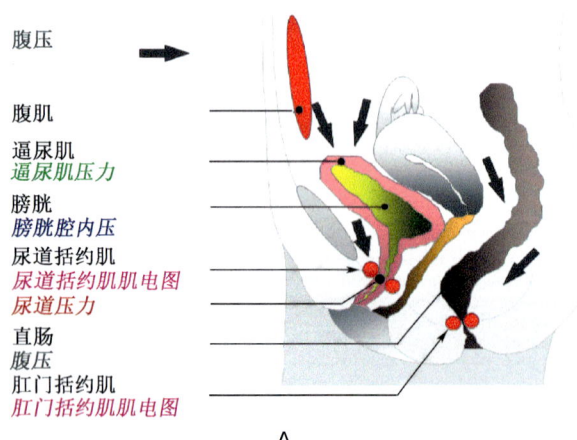

A

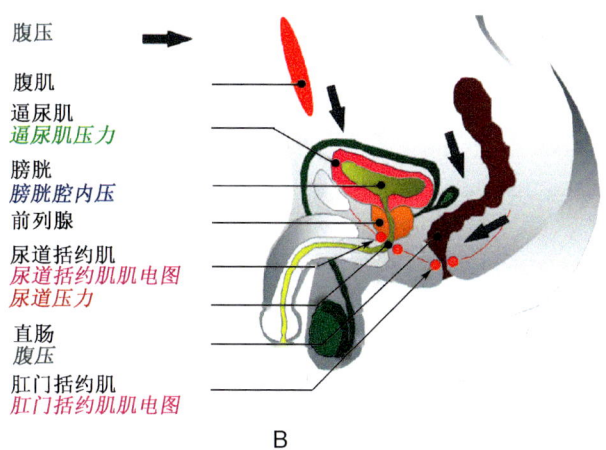

图 1-3　与尿动力学测定相关的解剖结构

A. 女性；B. 男性

第 2 章　下尿路生理与神经生理

人体排尿与控尿生理是一个极为复杂的过程，涉及全身多个系统、组织与器官，它们的正常与协调工作是完成正常排尿与控尿的基础。尿液由肾脏持续产生，假如将输尿管直接开口于体表，那么这种持续的尿液分泌将使得体表皮肤长期浸泡于尿液中。正是由于下尿路的储尿与排尿功能才打断了这一过程，使得尿液能够被周期性地、快速完全地排出体外。然而，储尿与排尿过程又进一步被行为与社会因素所复杂化，如幼犬在受到威胁时可排出少许尿液以示顺从，而成年犬则可排出少许尿液以散发出难闻的气味；一些动物在达到排尿欲望后还能抑制排尿，而一些动物在膀胱部分充盈时也能随时排尿。上述例子说明排尿的环境比排尿量更为重要。因此，一个基本机制、一系列相关活动的模式及一个由社会和行为因素所调节的系统共同构成了储尿和排尿的生理过程。下面我们将依次讨论上述过程。

第一节　储尿与排尿的基本机制

一、膀胱和尿道的固有特性

膀胱和尿道独特的结构和功能是构成储尿与排尿机制的基础。

（一）尿道的特性

由尿道周围及尿道壁内的平滑肌与横纹肌产生的张力压迫尿道壁内层的结缔组织和血管组织，迫使这些柔韧的组织形成一个严密的尿道上皮密封垫，以阻止尿液漏出，上述每个因素在维持控尿功能中均具有重要意义。尿道结缔组织产生的弹性张力与尿道平滑肌产生的压迫力被完全纵向分布于具有括约肌作用的尿道上，而横纹肌的作用则更为局部化。在尿道有一个产生最大尿道压迫的区域，该部位有横纹肌括约肌存在。实验研究表明，平滑肌和横纹肌共同构成这一区域，即远端括约肌机制，这两种肌肉在括约肌机制中各产生约 50% 的张力。在该区域，尿道内的静息压力为 50～100cmH$_2$O，由此可见机体在维持控尿方面具有相当大的余地。具有括约肌作用的尿道由盆底肌肉及与之相连的韧带和筋膜所支持，临床经验表明这种支持对于增大远端括约肌机制中的平滑肌与横纹肌成分的作用均是必要的。另外，在远端括约肌机制中存在着第 3 种起括约肌作用的成分。前部盆底肌肉收缩可以抬高、延长及压迫尿道，因此其被视为第 3 种括约肌因素，在各种加压状态下尤为如此。

由膀胱颈部的近端括约肌机制所产生的压力要比远端括约肌机制产生的闭合压力低许多。不同的是，后者是在解剖学上可以得到证实，能够产生较高压力的括约肌；相反，膀胱颈的括约肌机制缺乏解剖证实的括约肌实体，其功能的发挥依赖于完整而正常的逼尿肌功能。只要逼尿肌不收缩，无论膀胱周围的压力如何增高（如咳嗽、挤压下腹等），膀胱颈部将一直保持闭合状态；而只有当逼尿肌收缩时，膀胱颈才相应开放。

（二）膀胱的特性

凭借膀胱壁组织成分的弹性和黏弹性特征，膀胱能够容纳不断增加的尿量，而膀胱腔内压却无明显增高。排空的膀胱并非一个空腔消失的球体，而是一个基底部被筋膜与韧带系缚的塌陷的囊。此时膀胱可以充盈少量尿液使膀胱壁由塌陷状变得完全伸展，而膀胱壁肌纤维却无任何伸展。一旦膀胱壁开始伸展，其弹性和黏弹性立即开始发挥作用。弹性特征允许膀胱壁伸展到一定程度而张力无任何增加；黏弹性特征可使由膀胱壁伸展产生张力的初始增高在膀胱充盈速度减慢或停止时停止或减弱，这种减弱也可称为压力释放。膀胱壁的弹性使得膀胱腔内压在充盈过程中无论充盈速度如何均保持不变，而黏弹性则在膀胱壁伸展速度超过压力释放速度时允许膀胱腔内压有一定增高。

膀胱腔内容积的改变与压力改变之比称为膀胱顺应性（bladder compliance，BC）。BC非常高，在很慢的充盈速度下可以接近无限大，因此膀胱充盈过程中可以得出平坦的压力曲线。BC可被多种因素与途径改变，如膀胱壁的黏弹性（膀胱壁的主要物理特性）改变、膀胱充盈超过其膨胀极限、膀胱充盈速度超过压力释放速度等情况下，BC均可发生变化。所以，假设膀胱充盈速度较慢，而影响逼尿肌对伸展应答的神经因素又可被除外，此时影响逼尿肌顺应性最常见的原因就是膀胱壁组织成分的相对数目改变，如膀胱壁纤维化或膀胱壁肥厚。研究表明，膀胱低压储尿的过程由3个物理因素所决定，即膀胱壁的伸展性、黏弹性和弹性，弹性作用相对较小。在人类还不清楚这些物理因素是否可以单独贯穿整个膀胱充盈阶段，也不清楚是否有神经因素继发地介入并主动抑制逼尿肌收缩或松弛逼尿肌。如果将De Groat在猫的储尿-排尿机制中得出的概念应用于人类，那么可以说当由于膀胱伸展明显产生传入冲动时，神经因素即已介入膀胱的低压储尿过程。也有临床研究表明，人体内神经因素在决定BC中具有与那些物理因素同等重要的作用，但该结果及其机制有待进一步阐明。

二、膀胱、尿道及盆底的神经支配

以下简要介绍与储尿-排尿基本机制相关的下尿路和盆底的神经支配。

（一）外周通路

下尿路连同相关的盆底肌肉被视为一个单一的功能单位，其由副交感神经、交感神经和躯干神经所支配，因此所形成的神经环路是复杂而有争议的（图2-1）。

1. 传出神经支配（图2-2） 膀胱与后尿道自主神经支配的最终共同通路是盆腔神经丛的前部，该神经丛由自主神经两个部分的神经节和神经组成。节前副交感神经起源于骶髓灰质的中间外侧，主要为S_3和S_4，然后作为盆神经（内脏神经）进入盆腔神经丛。这些

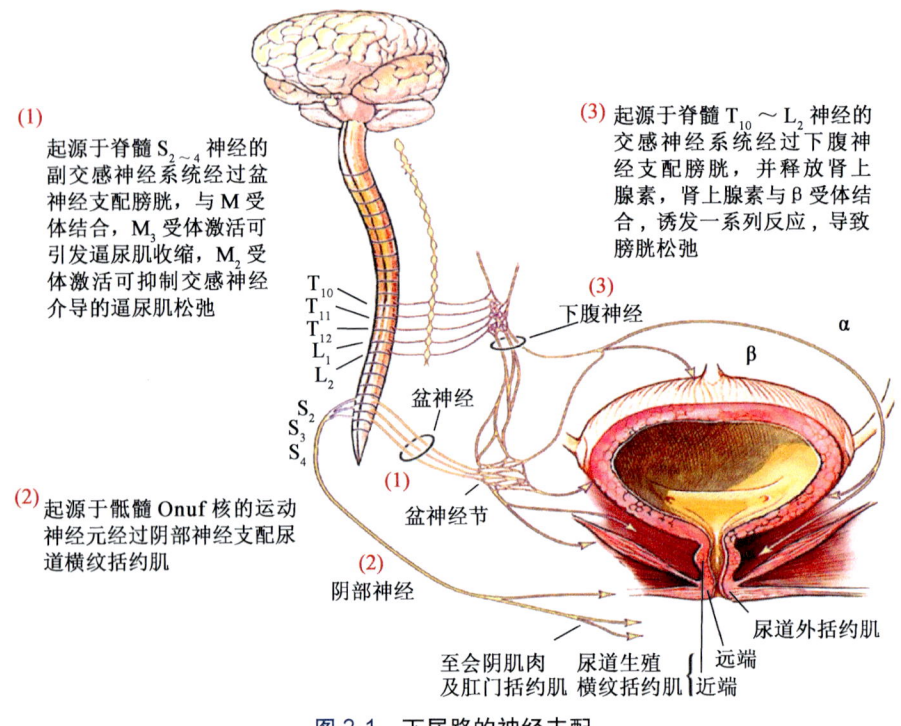

图 2-1　下尿路的神经支配

节前神经直接可以与一根或多根节后神经分支形成突触,也可以先到达膀胱壁内的神经节,在此再与节后神经建立突触。交感神经起源于胸髓灰质的中间外侧,范围为 $T_{10}\sim L_2$,这些神经纤维可以在椎旁神经节、肠系膜神经节及盆腔神经节内形成突触,也可以直接在膀胱壁内神经节建立突触。支配下尿路的节后交感神经纤维主要起源于肠系膜下神经丛的下腹神经。

下面将简要讨论释放于节前自主神经与节后自主神经的神经递质。过去一般认为支配尿道壁内横纹肌括约肌(外括约肌的大部分)的躯干神经来自阴部神经。但是近来也有研究表明,这些神经纤维与盆腔神经伴行,非常类似迷走神经中的喉返神经纤维。体内神经根电刺激结果表明,这些神经纤维的细胞体位于 $S_{2\sim4}$ 的前角。这些神经元的特征表明它们不同于典型的运动神经元,而且它们起源于一个特殊部位——骶髓的 Onuf 核;正如受这些神经元支配的尿道壁内括约肌中的横纹肌细胞不同于典型的横纹肌细胞一样。支配盆底肌肉的躯干神经由典型的 α 运动神经元组成,那些支配盆底表面的神经直接起源于骶髓前根,主要是 S_3 和 S_4,有时为 S_5;盆底肌的会阴侧由阴部神经和会阴神经的分支所支配,其起源于 S_2、S_3 和 S_4。因此,支配围绕于盆腔脏器颈部、位于盆底会阴侧的悬挂肌肉的神经纤维在骶髓的发出节段平面要略高于那些支配支持盆腔脏器的盆腔侧盆底肌肉群的神经,这种区别在下尿路神经疾病和创伤中很有意义。

2. 神经肌肉接头　与尿道和盆底横纹肌的神经肌肉接头不同,膀胱与尿道平滑肌的神经肌肉接头有其独特的结构:自主神经的末梢在平滑肌肌束内走行并形成许多膨大部分,这种膨胀体称为曲张体,这些曲张体内有大量包含神经递质的突触囊泡。当神经冲动传达

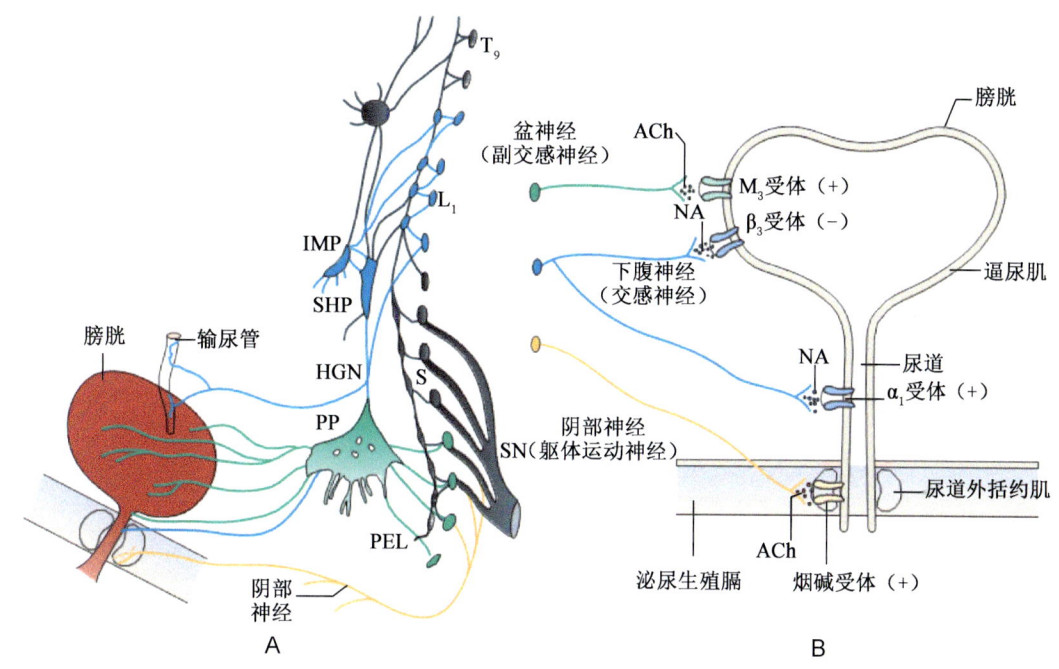

图 2-2　下尿路的传出通路

A. 女性下尿路的神经支配。交感神经纤维（蓝色表示）起源于脊髓的 $T_{10} \sim L_2$ 段，并穿过肠系膜下神经节（肠系膜下神经丛，IMP）和下腹神经（HGN）或通过椎旁神经节进入位于膀胱底部和尿道的盆腔神经。副交感神经节前纤维（绿色表示）起源于 $S_2 \sim S_4$ 的脊髓节段，在骶神经根和盆神经（PEL）中穿行至盆腔神经丛（PP）和膀胱壁的神经节。躯体运动神经（黄色表示）起源于 $S_2 \sim S_4$ 运动神经元，通过阴部神经支配尿道外括约肌的横纹肌。B. 传出通路和神经递质机制。位于盆神经的副交感神经轴突释放乙酰胆碱（ACh），作用于逼尿肌的 M_3 受体，从而产生逼尿肌收缩。交感神经节后神经细胞释放去甲肾上腺素（NA），作用于 β_3 受体松弛逼尿肌，作用于 α_1 受体引起尿道平滑肌收缩。阴部神经轴突释放 ACh，作用于烟碱受体，引起尿道外括约肌收缩。副交感神经节后纤维也释放 ATP（引起逼尿肌收缩）和一氧化氮（松弛尿道平滑肌）。SHP，下腹上神经丛；SN，坐骨神经

到曲张体时，突触囊泡通过出泡作用释放神经递质。由于神经冲动沿神经末梢传递，因此每个曲张体内突触囊泡的内容物被顺序释放至肌束内，触发平滑肌细胞的除极过程，进而使平滑肌细胞及肌束产生收缩。换言之，这种神经肌肉接头的效应器并非单一的平滑肌细胞，而是与传出神经末梢的曲张体充分接触的平滑肌细胞束。电镜研究结果表明，根据内容物的不同，可将自主神经上的突触囊泡主要分为 3 类。胆碱能神经具有内含乙酰胆碱（acetyl choline，ACh）的非颗粒型囊泡；肾上腺素能神经具有内含去甲肾上腺素（nor-adrenaline，NA）的小颗粒型囊泡；第三类囊泡具有较大颗粒，但其内容物尚不能完全明确。

3. 神经递质（图 2-3）　传统上根据神经末梢所释放的神经递质不同将神经分为交感神经与副交感神经。副交感胆碱能神经释放 ACh，并作用于神经节的烟碱样受体及神经肌肉接头的毒蕈碱样受体；交感肾上腺素能神经释放 NA。目前认为自主神经传递远比上述过程复杂，其具体细节尚未清楚。必须指出的是某种神经递质或受体的出现并不意味着其在维持正常下尿路功能中起作用，这种作用应与该神经递质或受体的数量间存在量化关系。

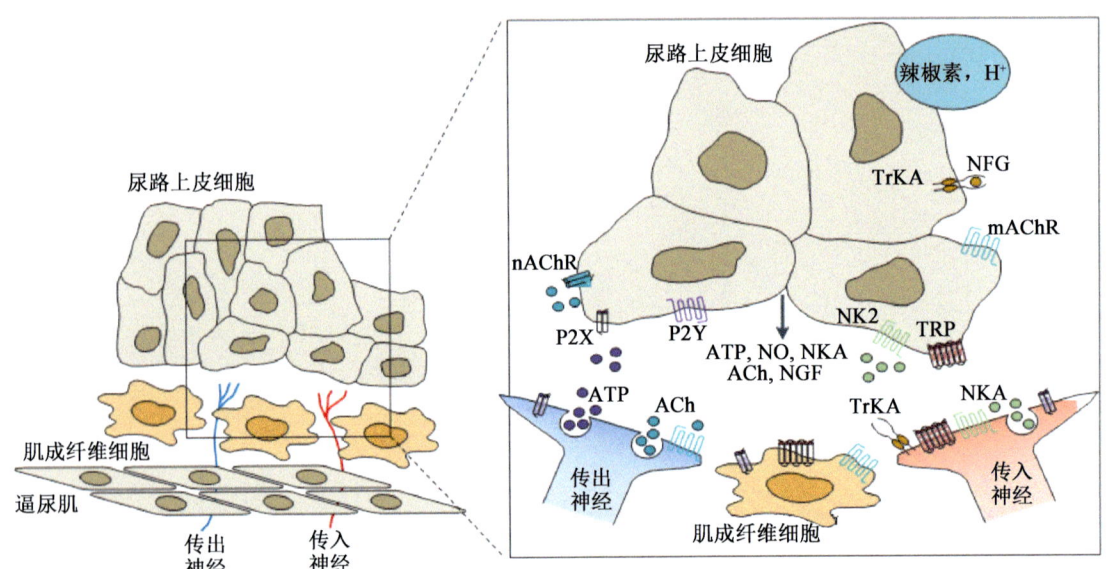

图 2-3　尿路上皮细胞、传入神经、传出神经和膀胱肌成纤维细胞之间可能发生化学反应的模式图

尿路上皮细胞、肌成纤维细胞和传入神经表达的受体包括嘌呤受体（P2X 和 P2Y）和瞬时电位受体（TRP），如辣椒素受体（TRPV1）。尿路上皮细胞也表达 TRPV2、TRPV4 和 TRMP8。膀胱膨胀或化学刺激使尿路上皮细胞上的受体和离子通道激活并释放介质，如 ATP、一氧化氮（NO）、神经激肽 A（NKA）、乙酰胆碱（ACh）和神经生长因子（NGF），从而作用于相邻神经或肌成纤维细胞，也可以通过自分泌或旁分泌的方式作用于尿路上皮细胞。神经肽（包括 NKA）从感觉神经和泌尿系统中释放出来，可以作用于神经激肽受体 2（NK2），以提高感觉神经末梢对机械刺激的敏感性。通过对酪氨酸激酶 A（TrKA）受体的作用，从肌肉组织或尿路上皮细胞释放出来的 NGF 可以对感觉神经的兴奋性产生急性和慢性的影响。由传出神经或尿路上皮细胞释放的 ATP 可以通过嘌呤 P2X 受体调节邻近神经的兴奋性。从传出神经或尿路上皮细胞释放的 ACh，通过烟碱或毒蕈碱型受体（nAChR 和 mAChR）调节邻近神经的兴奋性

目前已经明确人类膀胱的主要兴奋性神经递质是 ACh，膀胱受大量胆碱能神经支配。如果在临床及实验条件下阻断胆碱能神经活性，膀胱的兴奋性均将消失。交感神经在人类膀胱上的分布是稀少的，极少证据表明其在逼尿肌收缩性的调节上具有明显作用；膀胱壁内的大多数肾上腺素能神经纤维可能起着血管调节作用。

多种动物实验结果表明，完全阻滞胆碱能神经并不能完全去除逼尿肌收缩，这表明在胆碱能类神经递质以外还存在其他的兴奋性神经递质。较多的研究证据表明，三磷酸腺苷（ATP）也是一种兴奋性神经递质。ATP 在多种动物实验中表现出肯定的逼尿肌兴奋效应，而且在人类体外逼尿肌肌条的试验中也可观察到 ATP 的兴奋效应，但是这种效应在人体的生理状态下并不十分明显。在那些对 ATP 产生逼尿肌兴奋效应的动物中，可以发现逼尿肌的收缩性表现出地域相关性。在探索其他神经递质的研究中，人们发现还有多种物质（特别是神经肽）表现出膀胱兴奋或抑制效应，它们包括如下多种复合物：P 物质，可导致膀胱收缩（虽然其具有感觉神经递质的生理作用）；血管活性肽（vasoactive peptide，VIP），可使逼尿肌舒张；神经肽 Y（neuropeptide Y，NPY），能使逼尿肌产生收缩。药理及免疫组化研究表明，上述复合物广泛分布于逼尿肌的平滑肌、背根神经节中的自主神经节及脊髓内，它们可以在上述部位发挥作用。另外，γ-氨基丁酸（γ-aminobutyric acid，

GABA）、某些前列腺素及脑啡肽或内啡肽均具有类似作用。当上述物质与经典的神经递质（如 ACh）共同释放，并且改变了经典神经递质作用的性质或强度时，情况就变得进一步复杂化，如 VIP 可以与 ACh 共同释放，NPY 也可与 NA 共同释放。另外一种复合物———一氧化氮（nitric oxide，NO）也被证明在下尿路生理中起着重要作用，它在生殖生理中的作用已经被很好地阐明。NO 是一种短效的松弛药，最近研究表明，它在松弛膀胱颈部平滑肌的过程中起着重要作用。因此，它在膀胱颈及尿道的开放过程中也可能起着重要作用。

4. **平滑肌收缩的激活** 有两种方式激活平滑肌收缩。一种方式是电-机械耦联，即通过动作电位和细胞膜的除极触发平滑肌收缩；另一种方式是药物-机械耦联，即通过对逼尿肌细胞膜上药物受体的刺激进而激活细胞内机制。两种方式的结果均是细胞内游离钙离子浓度增高。在电-机械耦联中，动作电位使得细胞膜上的钙通道开放，钙离子能够从细胞外流入细胞内；在药物-机械耦联中，细胞内机制（第二信使）使得细胞内的储存钙释放为游离钙。目前的研究结果表明，上述两种方式均存在于平滑肌的收缩中，但电-机械耦联是最重要的机制，在该机制中导致肌细胞收缩的钙离子通过电压依赖的膜通道由细胞外流入细胞内。无论何种来源，钙离子都通过作为收缩蛋白的肌球蛋白的磷酸化而发挥作用，在此过程中钙离子与钙调素和肌球蛋白轻链激酶相结合。这种磷酸化过程使肌球蛋白产生变构现象，通过收缩肌丝上的交联桥摆动导致这些肌丝沿着彼此滑动，进而使平滑肌缩短和收缩。

5. **交感神经的作用** 膀胱和尿道主要接受胆碱能神经支配。在男性，肾上腺素能神经分布于前列腺前尿道括约肌（内括约肌）区域；在女性，该区域缺乏肾上腺素能神经分布。这些均说明肾上腺素能神经仅具有生殖方面的功能，其可防止逆行射精。这些解剖学的证据表明，任何神经介导的、对膀胱尿道功能所产生的交感及肾上腺素能方面的影响均是间接产生的，也许发生在神经节水平。对猫的此方面生理-解剖研究表明，在神经节水平副交感与交感系统间有相当多的交互作用。目前认为，在平滑肌细胞水平两个系统的直接竞争（一个产生收缩，另一个舒张）可能是不重要的。在健康人体，通过对副交感神经节内的交感性突触的解剖和生理研究表明，该处的 α 肾上腺素能活性能够抑制神经节内的神经传递，因此这可能是交感神经系统影响和改变膀胱尿道功能的最重要的方式。

6. **传入神经通路** 目前，人们对膀胱感觉神经支配的了解要比对传出神经支配的了解少。传入信号可通过膀胱、前列腺、尿道、盆底的肌肉和结缔组织内的机械压力感受器及痛温觉神经感觉末梢获得，对这类感觉末梢性质的研究与了解还相当少，但已发现并不常见的环层小体的存在。副交感神经、交感神经及躯干神经内的传入纤维均可以是有髓鞘或无髓鞘的，来自下尿路的感觉信号可能遵循下列强度理论：同一根神经纤维在低频冲动发放时传递膨胀感觉，而在高频冲动发放时则传递痛觉。这些感觉纤维上行至胸髓的 $T_{10} \sim L_2$ 神经及骶髓的 $S_{2\sim4}$ 神经节段，在那里一部分纤维与周围节前神经元（传出神经）形成突触，另一部分在脊髓内继续上行。另外，来自其他不同部位（包括来自其他盆腔脏器及会阴皮肤）的感觉神经纤维也汇集于上述脊髓节段，也在那里与节前传出神经元形成突触，或汇入脊髓内的上行通路。

（二）中央通路

虽然传入神经与脊髓两个自主部分的节前神经细胞体均可形成突触，但是对人体而言最重要的神经环路可能必须通过脑桥上部的一个很小区域，即蓝斑。蓝斑以上的中枢神经系统损伤似乎并不改变排尿期逼尿肌收缩的神经生理特性，但可能出现其他一些尿动力学的异常表现。蓝斑以下、骶髓以上的脊髓损伤不仅可以改变逼尿肌的收缩特性，而且还可改变逼尿肌与尿道括约肌之间功能的协调性。因此，支配正常逼尿肌排尿收缩的关键神经环路构成如下：传入神经上行至脑桥的蓝斑，在该部形成突触，然后传出神经沿脊髓下行至位于 S_3 及 S_4 骶髓灰质中间外侧柱内的副交感神经细胞体，在该部位传出冲动通过盆神经传达到膀胱。正常情况下逼尿肌与远端括约肌（外括约肌）间的功能是协调的，但是支配外括约肌的横纹肌部分的传入神经与传出神经之间形成突触的具体部位尚不清楚，很可能位于脑桥蓝斑内部或周围。这些脊髓内传入神经纤维及传出神经纤维构成的神经通路可以通过对接受过脊髓前侧柱切断术患者的尸解研究得以证实。这些研究结果表明，在人类多数传入神经纤维和传出神经纤维均走行于脊髓白质及穿越脊髓中央管及灰质中间外侧柱的脊髓冠状面。

目前对脑干及脊髓内神经通路的神经递质知之甚少，脑干网状结构（包括脑桥蓝斑）可被分为多组神经元，如胆碱能组、多巴胺能组、去甲肾上腺素能组、5-羟色胺能组及抑制性 GABA 能组。蓝斑是脑内 NA 含量最多的神经核。动物实验发现，在蓝斑部位局部使用去甲肾上腺素能神经毒素，可以完全消除膀胱活动。因此，蓝斑很可能通过释放 NA 影响骶髓灰质中间外侧柱细胞而发挥其作用，目前认为这些 NA 作用于位于骶髓中间外侧柱的节前副交感神经纤维上的 α_1 肾上腺素能受体。脑桥蓝斑内的细胞体具有兴奋胆碱能受体与多巴胺能受体及抑制性 GABA 能受体的功能。胆碱能受体似乎与膀胱的传入刺激有关，而多巴胺能受体似乎只有在帕金森病的膀胱功能障碍中才有重要意义。动物实验表明，左旋多巴对膀胱是一种兴奋性递质，其兴奋效应可被 GABA 所抑制；毫无疑问，两者间的确切关系将被进一步阐明，但是这种关系可能要远比简单的兴奋-抑制关系复杂得多。

三、储尿与排尿基本过程的神经生理

下面将从多方面和多阶段简述储尿与排尿过程的神经生理。

（一）排尿感觉

正常情况下，输尿管以约 1ml/min 的速度、系列喷射方式充盈膀胱。在充盈开始时并无任何充盈感觉。随着膀胱充盈的进展，一种在盆腔或会阴部的、很容易被忽略的模糊感觉逐渐加深。随着膀胱继续充盈，这种感觉变得更加明显且不易被忽略，达到此时排尿可以随即自然开始；这种感觉的传入神经纤维起源于逼尿肌内的牵张感受器，并在盆神经内走行，然后到达脊髓的外侧柱。如果膀胱被进一步充盈，可出现一种下腹部膨胀的感觉；这种感觉的传入通路可能起源于膀胱三角（而非膀胱壁）的牵张感受器，在交感神经内走行，再到达脊髓外侧柱。此时，如果膀胱再被继续充盈，就会出现主观的急迫排尿感；这种感觉的传入纤维起源于尿道内或尿道周围的横纹肌内，并在阴部神经内走行，然后达到脊髓的背侧柱。

由此可见，所有上述感觉都有不同的神经通路，而且所有感觉发生时膀胱腔内压均无明显增高，前者是最重要的。上述3种感觉的刺激信号均是膀胱膨胀。虽然膀胱膨胀本身足以成为排尿的传入刺激，但有研究表明，与低幅、自主、节律且频率不断增高的逼尿肌收缩相伴随的膀胱容积增大同样是一个重要的刺激因素。虽然逼尿肌的自主节律性在某些动物体内已是肯定的现象，但是其在健康人体内是否存在尚存有争论。在正常人体，来自膀胱黏膜及黏膜下的触觉、痛觉及温觉感受器的刺激并无很重要的意义；但在细菌性膀胱炎等疾病条件下，来自上述感受器的刺激可以导致功能性膀胱容积减小等改变。另外，在神经源性疾病中，测试上述感觉可能有一定价值。

（二）储尿期

对猫的神经生理研究表明：在达到某一特定的频率之前，传入冲动并不能导致节后传出神经元产生活动；在达到该频率后，将会有一个明显的节后传出冲动发放，并产生一次完全的逼尿肌收缩。因此，除了前面讨论的膀胱和尿道的固有或被动特性以外，还有一种神经机制使膀胱能够保持储尿，直至膀胱膨胀到能够使传入冲动达到某一特定水平的程度。这两种机制在储尿过程中的作用大小及其相互关系还不清楚。

保持节后副交感神经元处于静息状态直至传入冲动达到一特定水平的神经机制涉及3个因素。第一，存在一种由脊髓灰质中间外侧柱内的抑制性中间神经元所产生的对节前神经元的回返性抑制，其在膀胱低容量时活动，而在逼尿肌排尿收缩时被抑制。第二，副交感神经节起着过滤器的作用：当节前的神经冲动较弱时，这些冲动就不能被传递；这种过滤效应在排尿期正好相反。第三，还存在一种上面间接提到的对副交感神经节内神经传递的交感抑制作用。在上述3个抑制因素中，第二个似乎是最重要的。交感抑制是由多突触的脊髓反射所介导的，反射弧的传入纤维走行于盆神经内，而传出纤维则走行于下腹神经内。这种反射在膀胱充盈期处于活动状态，而在排尿期则可能受到来自脊髓上中枢（脑桥蓝斑）的抑制。据认为交感抑制主要是刺激位于副交感神经节、由强荧光小细胞组成的节前交感神经元所产生的结果。当刺激这些强荧光小细胞时，它们便激活节前副交感神经末梢上的突触前α肾上腺素能受体，抑制末梢释放神经递质。对人类而言强荧光小细胞尚未被证实，所以这种交感对副交感的抑制作用是直接产生的，还是通过其他一些媒介产生的尚不清楚。通过节后副交感神经细胞体的突触后超极化所产生的直接节后交感抑制也是存在的，但其作用并不特别重要。另外，也有其他一些突触后抑制与兴奋机制（包括肾上腺素能及毒蕈碱样），其导致了高度复杂的对副交感活性的神经节调控。

储尿期，除了上述对膀胱功能产生的神经效应外，还有一些对尿道功能产生的神经效应。动物实验及人体临床研究表明，在下列情况下尿道闭合压增高：膀胱逐渐充盈、体位由卧位变为立位、腹压增高、运动、盆底肌肉随意收缩等。尿道压力的增高是尿道括约肌内平滑肌及骨骼肌成分共同作用的结果。与膀胱充盈相应的尿道压力增高是由传入纤维及传出纤维均在盆神经内的神经反射所致。不同情况下导致的盆底肌张力的变化是相同的。在不考虑尿道受压时，无意识地发生于姿势改变、咳嗽、喷嚏及运动等过程中盆底肌活动的增加均可使尿道伸长，进而导致尿道闭合压增高。另外，研究表明任何膀胱周围的腹腔压力增加均被完全传递到尿道近段，引起相同幅度的近段尿道压力增高。这一压力传递效应及上面描述的盆底肌作用共同维持应力状态下的尿道括约肌功能与活性。储尿期生理如图2-4所示。

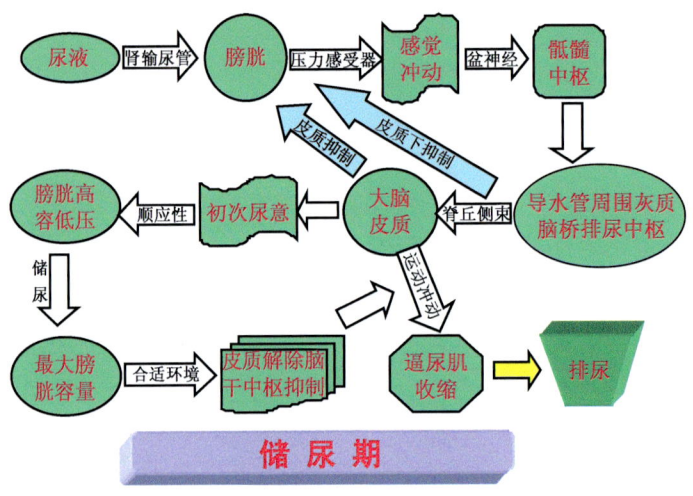

图 2-4　储尿期生理

（三）排尿期

排尿过程可简单描述为：排尿开始时，膀胱腔内压升高，尿道压力同步降低，增高的膀胱腔内压被维持直至膀胱排空；随着膀胱被排空，膀胱腔内压降至静息水平，而尿道压力也恢复到排尿前的正常水平。准确地说，排尿过程最先发生的事件是尿道压力下降，其发生在膀胱腔内压升高前的几秒，虽然有时尿道压力降低与膀胱腔内压升高完全同步。当膀胱腔内压升高超过某一水平时，膀胱颈即开放，排尿启动。当排尿完成后，远端尿道外括约肌区域的尿道首先闭合，然后这种尿道闭合以逆行方式抵达膀胱颈。

（四）排尿过程

排尿过程可被详细描述如下。

1. 排尿的启动　排尿被启动的方式目前还不完全清楚，有两个主要问题尚待解决。第一个问题是作为先兆事件，排尿前尿道压力下降的原因尚未明确。在逼尿肌收缩前，盆底肌的随意舒张可以导致一定程度的尿道压力下降；换言之，尿道压力下降与逼尿肌收缩是两个不可分割的事件，除非排尿被尿道周围肌肉的随意收缩所阻止，这些肌肉的收缩可以主动抵消尿道压力的下降。当尿道压力自主、非随意下降到排尿开始的水平时，急迫排尿的感觉随即产生，这种感觉与膀胱完全充盈的感觉截然不同，而与上面描述过的三种膀胱尿道感觉中的第三种感觉相对应。在此情况下，如此低的尿道压力一定是尿道平滑肌、固有横纹肌括约肌及盆底肌肉共同松弛的结果。除非排尿随即而至，否则这种肌肉松弛并不能随意达到，而且当膀胱达到最大容量时，这种肌肉松弛也趋向于自主发生。后者可能是由来自膀胱壁的最大传入冲动介导的神经反射所致；而前者说明当传入冲动还是一些阈下刺激时，肌肉松弛可以被随意强化激活。也就是说，如果这种解释是正确的，那么排尿开始前尿道压力下降的机制既可以是随意的，也可以是非随意的，其取决于排尿启动时的膀胱充盈程度。

与排尿启动有关的第二个问题是前脑对排尿的随意控制问题，该问题将在后面章节进一步讨论。

2. **排尿** 引起排尿的逼尿肌收缩是由节后副交感神经传出冲动的发放所致。为了达到上述目的，所有保持各相关神经在储尿期处于静息状态的神经机制均必须被抑制。脊髓内的抑制性中间神经元和副交感神经节的交感抑制效应均受来自脑桥的脊髓上冲动的抑制，这些脊髓的抑制冲动是脑桥对阈上传入冲动及传出冲动的随意激活的应答。上述抑制效应的去除可允许节前的副交感活动达到某一特定频率，这种频率可以破坏副交感神经节的过滤作用。在这一特定频率下，神经递质发生突触前释放，并被确实激活。结果，节前冲动的发放被传递到节后神经元，在此处神经末梢曲张体内的囊泡释放ACh，最终导致逼尿肌收缩。

3. **膀胱颈开放** 逼尿肌收缩的同时膀胱颈开放的机制尚不清楚，有多种理论加以解释。最初解释该机制的理论为膀胱与膀胱颈交互神经支配的理论，交互的神经支配使得膀胱收缩与膀胱颈松弛相关联。后来，这一概念又似乎被第二种理论所取代，这种理论认为膀胱颈开放的基本需求是从逼尿肌向尿道纵向延伸，并跨越膀胱颈的平滑肌肌束。这些肌束收缩，向下到达尿道固定于生殖膈的水平，并产生一种弓弦效应，使近端尿道缩短变宽，进而使膀胱颈主动开放。第三种理论认为于膀胱颈及近端尿道的逼尿肌平滑肌纤维的独特编排使得逼尿肌收缩时膀胱颈形成漏斗状，进而开放。

上述3种理论似乎都忽略了对膀胱颈开放机制的简单解释，这种解释只是基于膀胱-膀胱颈行为的逻辑方式：当逼尿肌收缩时，作为最薄弱点的膀胱颈被压力推动，进而开放。这一设想并不否认可能存在于上述3种理论中的真实成分，虽然这些理论建立在从未被证实的解剖假设之上。更难解释的是为何膀胱颈除了在逼尿肌收缩外一直保持闭合状态。这也许可以简单地归结于静息状态的逼尿肌肌束及结缔组织的特殊解剖结构，或其他一些非神经因素；然而，在神经源性膀胱尿道功能障碍的患者中膀胱颈功能不全的发生率相当高，这说明神经因素可能介入其中，但还有待进一步肯定。排尿期生理如图2-5所示。

4. **储尿期与排尿期相关的药理学问题** 在储尿期膀胱平滑肌的自然状态是松弛状态，

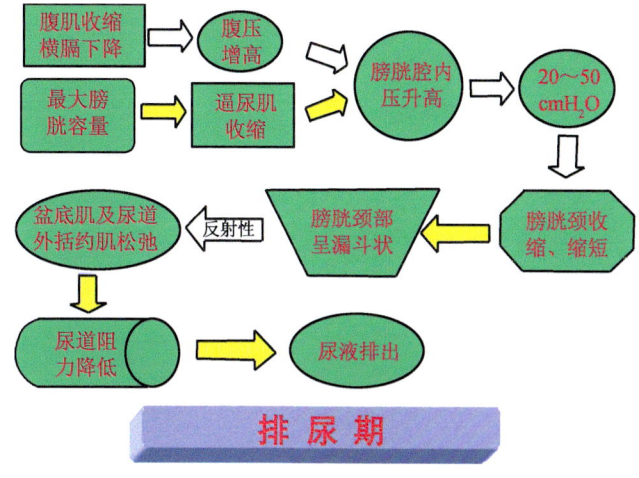

图 2-5　排尿期生理

而尿道平滑肌的自然状态则是紧张性收缩状态，以维持尿道处于闭合状态。为什么上述有着相同种类的神经支配、相同种类的肌肉构成的两个区域，在行为上却有着如此大的差异，其原因尚不清楚。这种差异很可能与混合神经递质的不同比例分布有关，也可能与它们在效应上的不同敏感性有关。尤其是在相同区域或相同神经已发现 ACh（兴奋性神经递质）与 NO（抑制性神经递质）共同存在，这对于解释上述差异性是重要的。研究发现，膀胱平滑肌本身并无高度的肌源性张力，但其可以在 ACh 的作用下收缩、NO 的作用下舒张。另外，位于尿道内括约肌或膀胱颈区域的尿道平滑肌却有着较高水平的肌源性张力，其在 ACh 和 NA 的作用下进一步收缩，而在 NO 的作用下舒张，并且不需要 ACh 和 NA 来维持其本身的静息肌张力。

由储尿向排尿的转化是一个主动过程，以往的观点总是认为在此过程中膀胱起主动作用，而尿道则在排尿起始或排尿过程中起被动作用。由此可以提出一个有趣的设想：支配逼尿肌的副交感神经释放 ACh（或其他递质共同释放）以启动逼尿肌收缩，与此同时，膀胱颈及尿道括约肌部位释放 NO 而导致这两个部位松弛并开始排尿；但目前该设想还缺乏确切的证据。

5. 排尿反射　1915 年，Barrington 在猫的实验研究基础上首次描述了 7 种排尿反射，他对这些排尿反射的描述至今仍然被作为现代下尿路生理研究的基础。然而，直到今天并非所有的排尿反射均在猫的体内得到证实，更不用说在人体内完全证实这些反射。因此进一步的工作将是确切描述人类的这些排尿反射。

在前面的内容中，已经介绍了与储尿和排尿相关的两条神经环路。第一条环路（反射 1）的传入支起源于逼尿肌及脊髓白质外侧柱内的牵张感受器，并在盆神经内走行；传出支至少起源于脑桥的蓝斑，下行穿过脊髓白质外侧柱的中间 1/3，到达 S_2、S_3 及 S_4 灰质的中间外侧，然后再到达盆底副交感神经，其可启动逼尿肌收缩，以应答膀胱膨胀产生的刺激。这条神经通路可以通过以下方式被随意强化：一是来自下腹神经及脊髓外侧柱的冲动，其应答下腹部膨胀的感觉；二是来自阴部神经及脊髓背侧柱的冲动，其应答急迫排尿感。传递出入冲动的第二条神经环路（反射 2）与第一条环路有着相同的起源与相同的行径，然后到达胸髓中间外侧灰质的节前交感神经细胞，其可导致膀胱充盈期副交感神经节神经递质释放的反射抑制。在排尿期这条环路可以被第一条环路的传出活动所抑制。

除此之外，可能存在其他 3 条环路。其中第一条环路仅存在于男性，作用是在射精过程中增加膀胱颈和前列腺尿道的闭合，以防止逆行射精，因此，这是一条生殖反射，而并非储尿 - 排尿反射；第二条环路（反射 3）可导致膀胱充盈期尿道闭合压的增高；第三条环路（反射 4）可在排尿前及排尿期降低尿道闭合压。反射 3 和反射 4 与反射 1 和反射 2 具有相同的传出支，但其突触的位点与传入支仍不清楚。由于在骶髓损伤的患者中通常在充盈期可以维持较高的尿道压（存在反射 3），而排尿期尿道压却不能降低（缺乏反射 4）。由此推断反射 3 可能是脊髓反射，反射 4 可能是脊髓上反射。反射 4 与反射 3 不同，前者需膀胱达到重度膨胀至急迫排尿感，进而自主产生反射；后者可以产生于由膀胱充盈的各种感觉状态。如反射 1 的传入活动是阈下水平、反射 3 的活动是阈上水平，同时反射 4 处于活化状态，则此时机体可以主动抑制反射 4，随意增加括约肌阻力以阻止反射 1 传出支的激活，进而主动阻止排尿。假如患者希望在各种充盈状态（而非急迫状态）排尿，此时脑桥的传入活动是阈下刺激，因此反射 4 必须被随意激活以提高传入活动到阈上水平，进而增加反射 1 的传出活动并诱发排尿。

除了上述 5 种反射（反射 2 和反射 3 这两种储尿反射、反射 1 和反射 4 这两种排尿反射及一种生殖反射）外，正常人体还存在另外一种反射（反射 5），其传入支在阴部神经内，它实质上是在排尿过程中对逼尿肌收缩的反射强化。这种反射的传入冲动是起源于盆底还是起源于尿道尚不清楚，当双侧阴部神经麻醉后，排尿被明显延迟。另外，还有几种储尿与排尿反射被描述，但它们仅存在于猫的各种去中枢神经动物模型中；这些反射是否存在于人体，特别是存在于正常人体还不能确定。图 2-6 简要概括了储尿及排尿神经反射。

6. 骶髓排尿中枢　从上面的描述中可以发现，健康人体的骶髓存在控制排尿的反射中枢。这个概念已盛行多年，但现在看来似乎不完全正确。此概念的主要基础是在完全性骶上脊髓横断伤的患者中，当脊髓休克期过去后，尚存在非随意的逼尿肌收缩。由此可以假定在健康人体内存在一个出入于骶髓的反射通路，其受上段脊髓的抑制，但这种抑制可以被骶髓上脊髓横断所打断。但是这一概念并没有说明在神经节水平对膀胱的控制程度，因此那些非随意的逼尿肌收缩并不能与尿道括约肌或盆底的功能相协调，然而逼尿肌与尿道括约肌的功

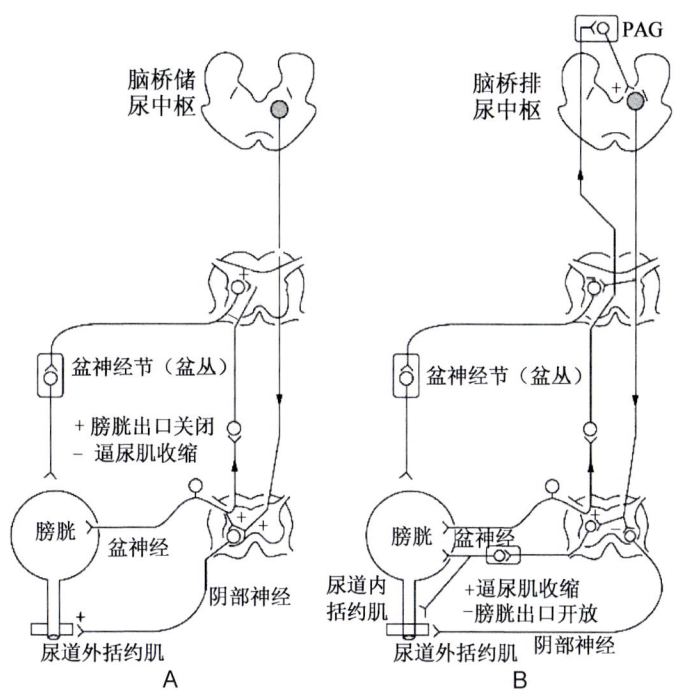

图 2-6　储尿和排尿反射

A. 储尿期反射：储尿期，膀胱膨胀产生低级的膀胱传入神经冲动，进而刺激支配膀胱出口的交感神经传出支和阴部神经中支配尿道外括约肌的传出神经，这些通过脊髓反射通路产生的"保护性反射"促进控尿，交感神经兴奋也可抑制逼尿肌并将冲动传至盆神经节；B. 排尿期反射：排尿期，强烈的膀胱传入神经冲动激活了脑干的排尿中枢，抑制脊髓的保护性反射，脑桥排尿中枢也可以刺激副交感神经兴奋而传导至膀胱和内括约肌平滑肌，持续的排尿反射是通过脊髓中上升的传入神经，它可以通过中脑导水管周围灰质（PAG）最终传至脑桥排尿中枢

能协调是正常排尿的基本特征。所以无论骶髓的这一区域的作用如何，它都肯定不是逼尿肌与尿道括约肌功能的协同中枢，至少不是感觉协同中枢，而这一中枢应该存在于脑桥的蓝斑。另外，实验表明脊髓横断动物的排尿神经反射与完好动物的反射是不一样的；换言之，在脊髓横断的状态下，由于上段脊髓控制的丧失，所谓膀胱功能的恢复是一种完全不一样的、已经退化的神经通路的应急出现，而不是损伤前的正常神经通路的真正恢复。

第二节　排尿的中枢调控

中枢控尿包括两个方面：①排尿反射，通过脊髓反射膀胱自主排空的过程，主要存在于婴儿及脊髓损伤患者；②膀胱的控制，大脑高级中枢允许随意控制排尿反射及保持控尿状态。以下简述大脑参与调控膀胱功能的特殊区域及膀胱中枢控制的工作模式。

一、排尿反射

动物实验证实，正常控尿过程需要脊髓-丘脑-脊髓反射通路的完整。在膀胱充盈过程中，脑干、中脑导水管周围灰质（periaqueductal gray matter，PAG）及脑桥排尿中枢（pontine micturition center，PMC）等部位神经活动信号增强。储尿期膀胱容量逐渐增加，膀胱及尿道的传入信号通过脊髓传导至位于中脑及PAG的神经元，当容量达到一定水平时，PAG下行的兴奋信号通过PMC激活下行的传出运动神经元（包括副交感神经纤维），引起尿道括约肌的松弛及逼尿肌的收缩从而进入排尿期（图2-7）。

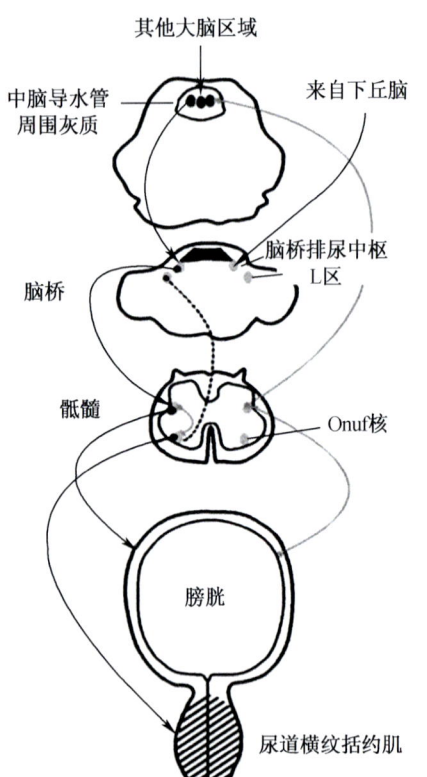

图2-7　长路径排尿反射

位于骶髓的膀胱感觉信号（浅灰）上行发放二级感觉信号至脑桥排尿中枢（PMC）及中脑导水管周围灰质（PAG）区域突触；此反射激活使PAG发放下行兴奋神经信号，激活PMC（深灰）；传出信号至骶髓并发放兴奋信号至膀胱，引发逼尿肌收缩，并传导至Onuf核引发括约肌松弛，最终引发排尿；正常成年人，反射由更高级的大脑区域控制，PMC接受下丘脑神经支配

正常控尿过程并非单纯的神经自主反射，而是受到严格的意识控制，可以根据周围环境允许及个人意愿启动排尿。在正常情况下，排尿反射被抑制，来自下尿路的传入信号不能直接触发排尿。前脑可以处理一系列来自膀胱的感觉信号（由初始尿意到强烈排尿感），使其可被生物个体所控制，直至感觉外周环境适合排尿时启动排尿过程。控尿系统的功能异常可导致非意愿控制的自主反射性排尿（尿失禁）。

二、排尿相关的皮质与皮质下中枢

膀胱受复杂的神经网络控制，中枢神经系统、自主神经系统及外周神经系统均参与排尿及控尿过程。下面简述大脑各个区域在排尿反射及控尿过程中的作用。

（一）脑干

在控尿过程中大脑神经活动与以下区域有关（图 2-8）。

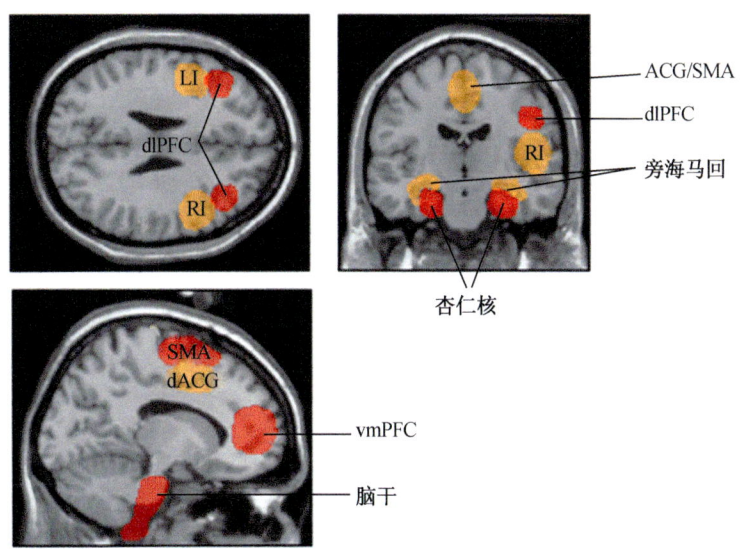

图 2-8 控尿过程中大脑神经活动相关区域的磁共振影像
ACG，扣带前回；dACG，背侧扣带前回；LI，左侧岛叶；RI，右侧岛叶；dlPFC，背外侧前额叶皮质；vmPFC，腹内侧前额叶皮质；SMA，补充运动区

1. 中脑导水管周围灰质（PAG） 在膀胱功能自主控制中起重要作用，参与充盈期膀胱感觉调控及排尿反射的启动，其接收骶髓的膀胱初级传入信号并发送至大脑中枢，且投射至更高级大脑区域（如前额皮质杏仁核及下丘脑），同时控制脑桥排尿中枢的初级传入信号。在膀胱充盈期，PAG 可抑制位于皮质的高级大脑中枢下行兴奋性信号，进而预防尿失禁发生。

大脑影像学研究证实，PAG 在膀胱充盈过程中神经活动增强，并具有接受和延迟丘脑至大脑岛叶信号传导的功能，正常膀胱的感觉神经信号均通过此路径投射。

2. 脑桥排尿中枢（PMC） 被认为是 Barrington 核或中央区。PMC 位于脑桥尾部被盖背侧，邻近蓝斑。同 PAG 一起，PMC 在协调逼尿肌及尿道括约肌功能中起重要作用。膀胱传入信号间接通过腹外侧 PAG 兴奋 PMC，之后 PMC 发送下行谷氨酸能信号至骶髓，进而激活骶髓节前神经元。同时，通过中间神经元可抑制胸腰部的交感神经信号及支配尿道外括约肌的 Onuf 核运动神经元。正电子发射体层成像（PET）研究显示在排尿期 PMC 激活，并证实正常排尿是通过长回路的排尿反射来实现的。功能性磁共振成像（fMRI）研究证实储尿期过程中（正常或急迫性尿失禁患者发生逼尿肌过度活动之前）大脑排尿中枢也有活动。影像学研究指出储尿期 PMC 受到抑制，而 PMC 与小脑神经活动同时激活，这提示小脑可能在储尿期抑制 PMC，这也与之前的研究显示小脑具有调控许多脑桥反射的功能一致。

3. 脑桥 L 区　L 区脑桥排尿中枢位于 PMC 的腹外侧，传递兴奋信号至 Onuf 核，可引起盆底肌群收缩进而达到控尿。影像学研究对这部分区域在膀胱储尿期的功能显示结果不一致（PET 结果显示有功能，而 fMRI 未显示）。

（二）皮质及皮质下结构

皮质及皮质下结构如图 2-9、图 2-10 所示。

1. 右前岛叶　岛叶皮质，尤其是右前岛叶皮质参与膀胱感觉信号的投射，并使信号可为更高位皮质区域所处理，这样人体就能感知膀胱的感觉（意识或本体感觉）。这可能由于岛叶皮质与前额皮质有神经连接通路，因为这些区域受损后排尿感觉或尿急感均丧失。正常及急迫性尿失禁人群膀胱充盈期大脑影像学研究显示，岛叶皮质对投射膀胱感觉信号有重要作用。尿失禁患者岛叶神经信号活动更强，即使尿急感随年龄增长有所降低。

2. 扣带前回（anterior cingulate gyrus，ACG）　ACG（背侧及腹侧）是围绕在胼胝体前部的皮质扣带区域。ACG 的作用非常复杂，与自主神经控制（如心率）和各种认知功能（如情感、移情及决策）有关。此区域损失影响控尿，可推测其对膀胱控制的作用。大脑功能影像学研究显示，急迫性尿失禁患者（有些尽管不存在逼尿肌过度活动）膀胱充盈期背侧

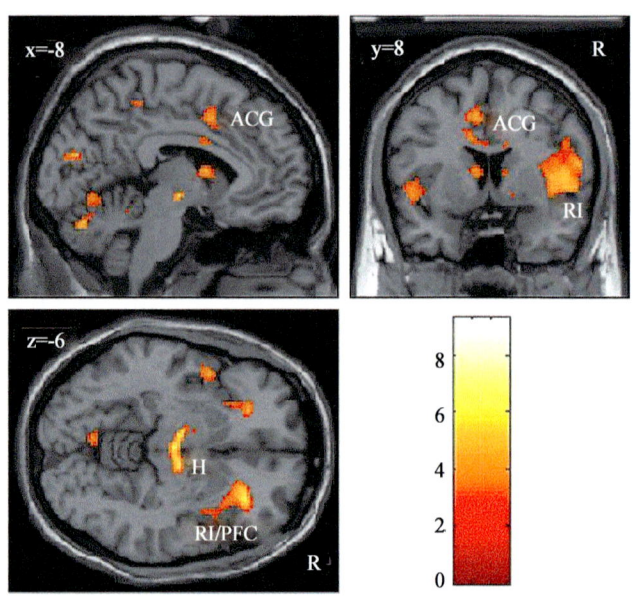

图 2-9　正常膀胱充盈大脑磁共振影像

RI，右侧岛叶；ACG，扣带前回；H，下丘脑；RI/PFC，右前岛叶/前额叶皮质；R，右侧。彩色条形代表该区域激活强度的统计结果

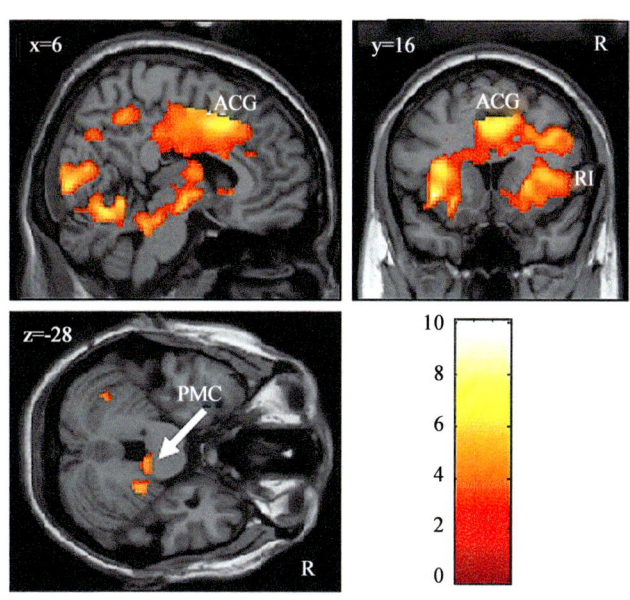

图 2-10　急迫性尿失禁膀胱充盈大脑磁共振影像

RI，右侧岛叶；ACG，扣带前回；PMC，脑桥排尿中枢；R，右侧。彩色条形代表该区域激活强度的统计结果

ACG 神经活动显著增强。进一步研究显示 ACG 参与神经信号募集（帮助获得膀胱信号）及尿急的感知。其在排尿及模拟排尿过程中均激活，尽管其作用还不明确。

3. 额叶皮质　Andrew 及 Nathan 在控尿能力受损的大脑额叶病理解剖研究中发现了额叶皮质的作用。神经解剖学研究发现额叶皮质同 PAG 存在直接连接，进一步提示额叶皮质的作用为启动和（或）抑制排尿反射，与脑干不直接联系的更高位的信号认知处理同样参与此过程（如背外侧额叶皮质）。影像学研究证实了额叶区域在排尿过程中的作用，如排尿期右侧额下回（毗邻背外侧额叶皮质）激活，中央额叶皮质也被定位（毗邻 ACG）。在一项研究中对已经完全充盈并且报告有尿急感的患者继续灌注膀胱，结果表明背外侧前额叶皮质被显著激活，而前额叶的腹内侧及中央部分则被抑制。

（三）下丘脑

膀胱充盈期影像学研究显示，下丘脑尾部神经活动增加，这证实了突触连接显示的下丘脑与 PAG 及 PMC 的联系。膀胱充盈时发生尿失禁的人群中部分下丘脑区域（视前叶周围）轻微激活，可能证实在感觉外周环境不适合排尿时此区域起到抑制排尿的作用。

（四）杏仁核

杏仁核在处理情感（如恐惧）及调控非清醒和清醒状态有重要作用。尽管杏仁核在膀胱调控中的作用无充足证据证实，但尿急感与情绪（如害怕漏尿）有紧密联系。近期美国匹兹堡大学研究显示，正常人群及尿失禁人群膀胱充盈过程中均有杏仁核激活，这提示杏仁核参与抑制由膀胱容量增加所引起的紧张等不愉快感觉。

（五）其他区域

正常及急迫性尿失禁个体还有一些区域神经活动也被激活，如小脑、楔叶及楔前叶、部分颞叶、脑回及 ACG 后区。这些区域在膀胱充盈的研究中均有报道,但未进行系统讨论。

三、膀胱的大脑控制工作模式

在膀胱的充盈期及排尿期,大脑的多个区域激活,形成了膀胱大脑控制的神经网络循环(图 2-11,图 2-12)。通常,传入神经信号传导至 PAG 并再投射至右侧脑岛。多数情况下,信号被自动处理并被位于腹内侧前额叶皮质所抑制。当达到一定强度阈值时,传入信号即传入更高的认知中枢(如背外侧前额叶皮质)。如果此时决定启动排尿,PAG/PMC 则发放自主性去抑制信号,允许启动排尿反射,并在适宜的周围环境下排尿。尿急和尿失禁的患者,中枢抑制传入信号的区域功能受损,因此,自主性/运动性和情感相应激活,背侧 ACG 及辅助运动区异常兴奋,这些神经中枢可能控制盆底肌群和尿道括约肌。此类急迫性尿失禁患者的右侧岛叶(right insula,RI)及 ACG 的神经网络与正常人不同。有些影像研究显示旁海马回及下丘脑也参与控尿过程,这提示安全调控的神经回路同样参与控尿(图 2-8 ~ 图 2-11 由美国匹兹堡大学 Stasa Tadic 博士提供)。

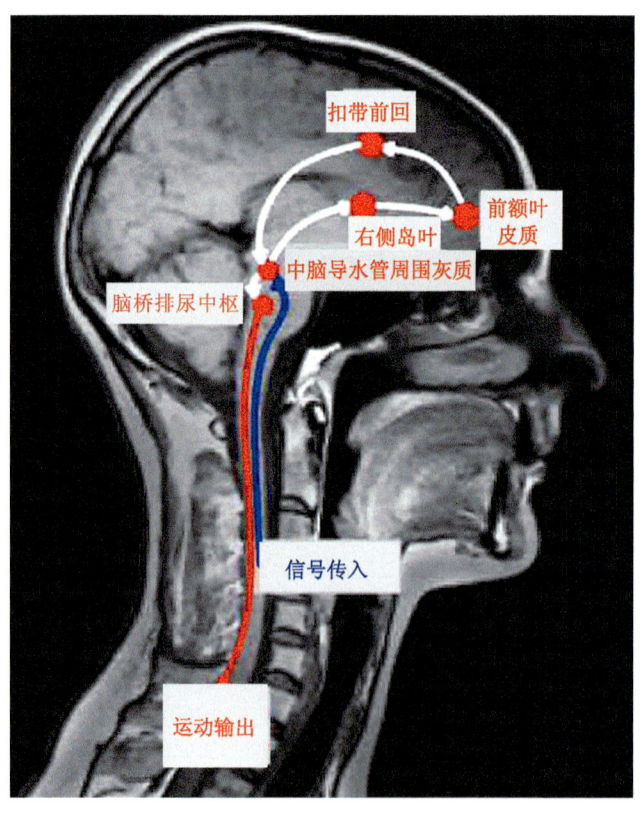

图 2-11 膀胱的大脑调控神经网络图

膀胱感觉信号传导至中脑导水管周围灰质并上传至右侧岛叶,产生基本的膀胱感觉神经信号。扣带前回负责监视觉醒及至中脑导水管周围灰质及脑桥排尿中枢的传出神经信号。前额叶皮质参与启动自主排尿并调控扣带前回及脑桥排尿中枢的传出信号。脑桥排尿中枢发放运动神经信号启动排尿

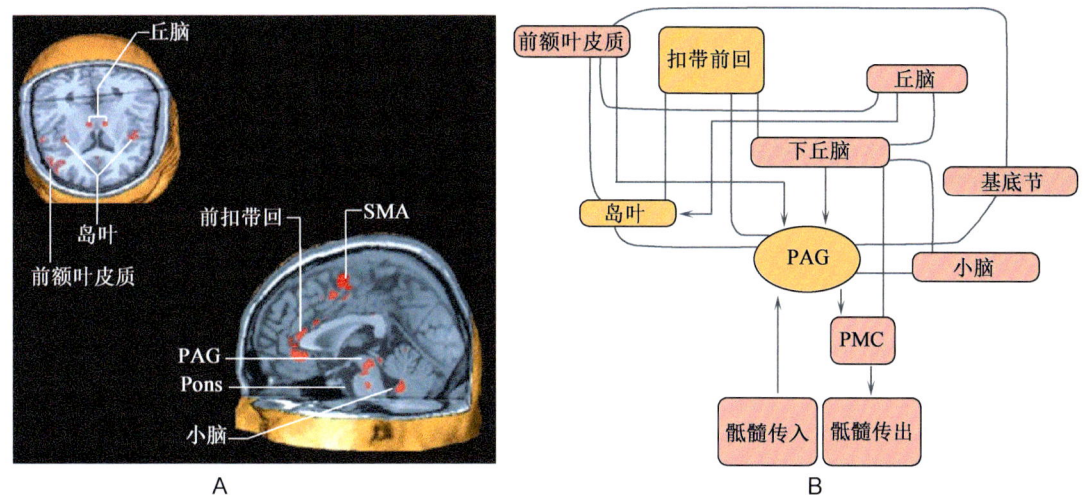

图 2-12 调节储尿期的大脑区域

A. 一项正电子发射体层成像 Meta 分析和功能性磁共振成像研究参与排尿过程的大脑区域,其中丘脑、岛叶、前额叶皮质、扣带前回、中脑导水管周围灰质(PAG)、脑桥(Pons)、髓质和补充运动区(SMA)在储尿期被激活。B. 一个基于功能性大脑成像研究的初步概念框架提出通过研究前脑和脑干结构之间的联系来实现对膀胱和括约肌的控制。箭头显示了连接的可能方向,但并不排除相反方向的连接。PMC,脑桥排尿中枢

第 3 章　尿动力学发展历史与现状

尿动力学（urodynamics）是一门研究尿液从肾脏输送到膀胱及其在膀胱内储存和排空的生理和病理过程的医学科学（Susset，1985）。尿动力学有两个基本的目的：再现患者主诉的症状并且能对患者存在的问题做出病理生理学解释。

尿动力学发展的历史可以追溯到 19 世纪，当时发明的设备主要是用来记录膀胱腔内压及测定尿流率；而尿动力学这个名词却是近代由 Davis 命名的（Davis，1954；Perez 和 Webster，1992）。

一、膀胱测压的历史与现状

在膀胱测压仪（cystometer）发明以前，几位欧洲学者已经开始测定膀胱腔内压（图 3-1），其中 Dubois（1876）可能是第一位进行膀胱测压的学者。1882 年意大利人 Mosso 与 Pellacani 在动物实验及女性患者中发现逼尿肌收缩导致了膀胱腔内压的升高，他们还发现膀胱在一恒定的压力下可以容纳不同容积的液体，排尿的启动与腹腔压力无关，他们也发明了一种装置来测定膀胱腔内压。1897 年，Rehfisch 发明了一种装置用于同步记录膀胱腔内压与尿流率（图 3-2）。

虽然 Rehfisch 等学者早已描述过膀胱测压装置，但是在今天美国圣路易斯华盛顿大学的 Rose 仍被认为是膀胱压力测定之父。1927 年他编撰出"cystometer"一词并描述了它的构造与临床用途；他还复习了当时已知的膀胱神经支配的实验性文献，感觉到如果缺乏这些知识，对膀胱测压结果的解释就会变得相当困难。Rose 的装置将一个 15ml 的注射器固定在一个盒子中，然后再利用双向阀门驱使液体通过尿管或膀胱镜相对平稳地流入膀胱，从充盈膀胱的最初 1ml 液体开始，注入膀胱的液体量与膀胱腔内压力即被同步记录下来。Rose 强调：在每一次膀胱镜检查时必须同时判断膀胱的神经控制是否正常；在准备行前列腺摘除术以前诊断中枢神经系统疾病的重要性已经被完全肯定，但有时在此类患者中使用膀胱镜不能获得满意的诊断结果。因此，Rose 使用膀胱测压来决定膀胱尿道神经支配的正常性，也就是说他必须决定"膀胱的张力与应急性及膀胱运动神经和感觉神经支配的状态"。他发现以膀胱压力测定来诊断神经源性膀胱疾病要比当时规定的方法——膀胱尿道镜准确得多；由于当时不能诊断的梅毒的发病率很高，因此在此类患者中进行膀胱测压就显得尤为重要。Rose 应用膀胱测压发现在低位脊髓的副交感神经损伤中，压力-容积曲线显示出较低的应急性与较高的残余尿量。另外，他还建议对遗尿患者治疗前、治疗后均

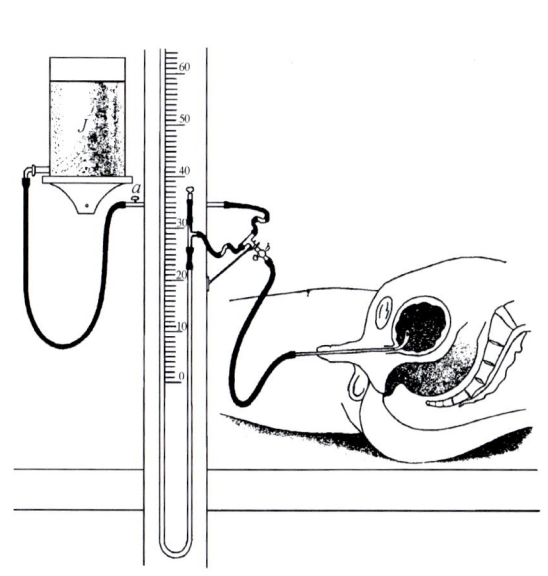

图 3-1　早期膀胱测压装置

1899 年，Frankl-Hochwart 和 Zuckerkandl 使用厘米水柱计测量膀胱腔内压

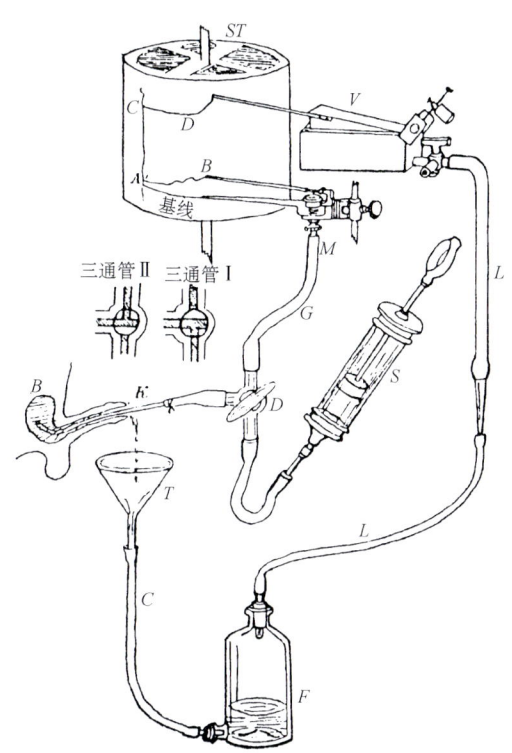

图 3-2　最早的膀胱腔内压 - 尿流率同步测定装置

1897 年，Von Rehfisch 发明了一种装置，用来同步记录排尿期膀胱压力和尿流率，记纹器记录压力、空气置换法记录尿流率

做膀胱腔内压测定。Rose 还是第一个通过膀胱测压认识到在一些患者中进行间歇导尿的必要性的医师；他认为具有大量残余尿而膀胱完全失代偿的患者的前景将是卧床与长期持续导尿；如果膀胱测压发现具有同样残余尿的患者在膀胱完全充盈后膀胱腔内压能够达到 15～20mmHg，这就意味着通过反复间歇导尿，患者症状有希望得到相当大的改善，如作为主要症状的遗尿在间歇导尿治疗后很可能消失。

　　直到 1933 年，Denny-Brown 及 Robertson 才使用一种特殊的双腔导管及图像记录方法来测量膀胱、尿道及直肠的压力，他们发现人类的膀胱腔内压是独立于腹压之外的，他们也首次观察到膀胱腔内压在排尿结束后才升高的"后收缩现象"。1948 年弗吉尼亚的 Talbot 报道了 110 例脊髓损伤患者的膀胱测压研究结果，他反复使用了稳定膀胱逼尿肌、不稳定膀胱逼尿肌的名词，他可能成为在泌尿文献中首先使用这些名词的学者。1951 年，Von Povlsen 使用水银柱压力计测量膀胱腔内压（图 3-3）。1962 年美国哥伦比亚大学的 Gleason 与 Lattimer 报道了使用长 36mm、直径 9mm 的无线电发射微粒体进行膀胱腔内压测定，但是那些微粒体可以造成严重的膀胱痉挛，因此该方法未被推广应用。人类进入现代化的时代，技术的进步毫无疑问地将会书写膀胱腔内压测定的历史，它们包括计算机分析、微型传感装置及动态测定。尤其是 20 世纪 90 年代以来电子传感器与计算机化尿动力学测定仪的临床普及应用，使得膀胱腔内压测量和结果更加准确和稳定，其发展进入了成熟阶段。

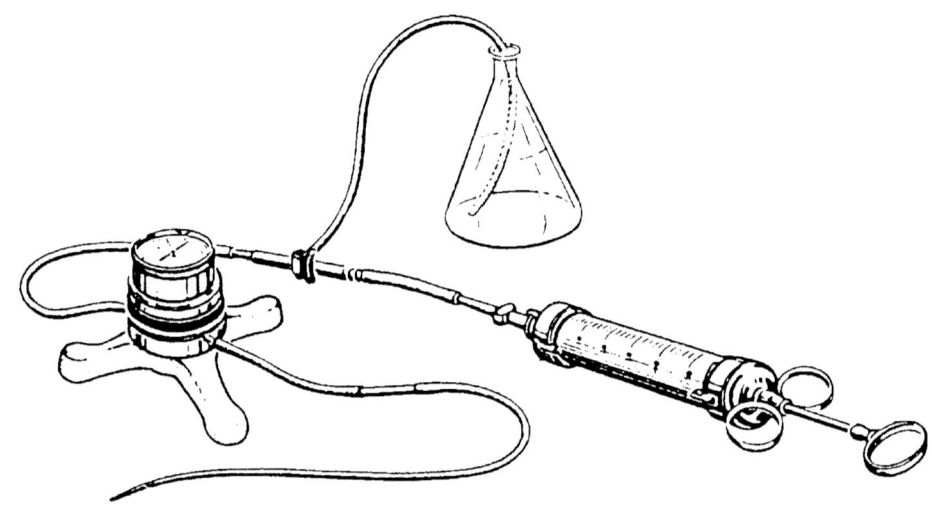

图 3-3　水银柱压力计膀胱测压装置

1951 年，Von Povlsen 使用水银柱压力计及记录装置来测量和记录膀胱腔内压

现代尿动力学的膀胱测压涵盖储尿期和排尿期的膀胱腔内压测定，它可以明确下尿路功能障碍的诊断，从而进行有效的治疗（Abrams，1997）。充盈期的膀胱测压是指在膀胱充盈或储尿期测定膀胱腔内压与容积之间关系的一种方法。测定时所有的系统均在大气压中调零，对于外部传感器来说零参考点为耻骨联合上缘水平，而对于精密换能传感器来说参考点为传感器本身。充盈期膀胱测压可用来测定与评价逼尿肌的活动性、感觉、容积与顺应性。现代技术允许人们在使用介质人工充盈或尿液自然充盈膀胱时连续测量膀胱内的压力。在开始充盈之前必须先测量膀胱内的残余尿量，膀胱腔内压测量的是膀胱内的真实压力，腹压测量的是膀胱周围的压力（经常使用直肠压力测量代替）。逼尿肌压力是膀胱腔内压减去腹压计算所得到的压力差，现代计算机技术可以进行连续相减得到近似连续的曲线。同步测定腹压对于解释膀胱腔内压变化是十分必要的，在充盈期膀胱测压过程中任何压力变化都应该进行注释。

现代尿动力学大部分情况下采用经尿道测压管来测量膀胱腔内压，也偶尔会采用经耻骨上穿刺来测量膀胱腔内压。在目前检查中，膀胱灌注用的介质一般为液体（生理盐水或造影剂），个别局部地区仍使用气体灌注膀胱。灌注液体的温度一般为室温，患者的体位为仰卧位、坐位或站立位。不同的体位可能会导致不同的腹压，但是逼尿肌压力是一致的。膀胱充盈的速度不同可能会影响一些充盈期膀胱测压的参数。现一般使用以下的充盈速度：低于 10ml/min 为低速充盈；10～100ml/min 为中速充盈；高于 100ml/min 为快速充盈（Abrams 等，1988）。目前对膀胱感觉的评估很难，一般通过在充盈期膀胱测压过程中询问患者排尿的不同感觉、记录相对应的膀胱容积来加以判断与描述。在膀胱感觉正常的患者中，最大膀胱测压容积（maximum cystometric capacity，MCC）是指在充盈期膀胱测压过程中膀胱充盈到患者感到不能再延迟排尿时的容积。膀胱顺应性（BC）是指膀胱充盈过程中压力改变所致的容积改变，BC 等于容积改变除以逼尿肌压力改变（BC = $\Delta V/\Delta P_{det}$），BC 的单位为 ml/cmH$_2$O（1cmH$_2$O=98.07Pa）。

二、尿流率测定的历史与现状

在尿流计发明以前，Rehfisch 于 1897 年已开始使用记录尿流开始与结束的时间间隔来计算尿流率。1922 年，Schwartz 及 Brenner 首次通过测定尿流射程来计算尿流喷射的速率，进而间接测定尿道驱逐尿液的压力。他们发现正常人这种压力估计为 14～39cmH$_2$O，而患有尿道疾病的患者则为 8～73cmH$_2$O。1925 年，Gronwall 首次记录了非瞬时的尿流率，并表明女性尿流率要大于男性。然而，上述研究者中没有一个能够做到精确地测定与计算尿流率。

美国 Jefferson 医学院的 Drake 被认为是发明尿流计的先驱。Drake 在当时发表的一篇论文中写到，在 1948 年以前医师们仅仅是通过观察患者尿流的大小和力量间接反映尿流率；虽然 Ballenger 及其合作者曾于 1932 年描述过使用排尿射程来作为测量尿流率的客观指标，但是这种测试只能在男性中进行，并且很不准确。Drake 发明尿流计的思路受到了一位日本学者于 1940 年发表的一篇文献的影响，该学者在文献中描述了使用"裂隙流体钟装置"来测定尿流率。受此启发，Drake 设计并制造了一种新装置（图 3-4），这种装置可以通过转筒记纹器测量并记录排尿过程中尿液重量随时间延长不断增加的曲线，他将转筒记纹器上所记录的曲线称为尿流图。Drake 将一个漏斗置于中空的座椅下面，首次使得尿流率测定可以在女性中完成。Drake 自己描述这种装置在设计上粗糙而简单，但是测定相当精确；他报道了 155 例青年男性的尿流率正常值，同时也报道了尿道狭窄、前列腺增生症、神经源性膀胱、膀胱肿瘤等患者的尿流率测定结果及临床用途。1968 年 Nach Bressel 报道了一种通过转子流量计测量被尿液量换出空气的速率，进而间接测量尿流率的装置（图 3-5）。

在 Drake 发明尿流计 8 年后，也就是 1956 年，Von Garrelts 首次报道使用电子装置记录尿流率，因而降低了 Drake 尿流计的粗糙性。以 Von Garrelts 在这一时期发表的经典论文及 1953 年 Davis 出版的专著《泌尿系统疾病的机理》为标志，20 世纪 50 年代代表着现代尿动力学进入了"婴儿时期"。

20 世纪 80 年代末期及 90 年代，随着电子技术及计算机技术的快速发展及其与尿动力学的紧密结合，诞生了计算机化的尿动力测定仪；电子化或计算机化尿流计

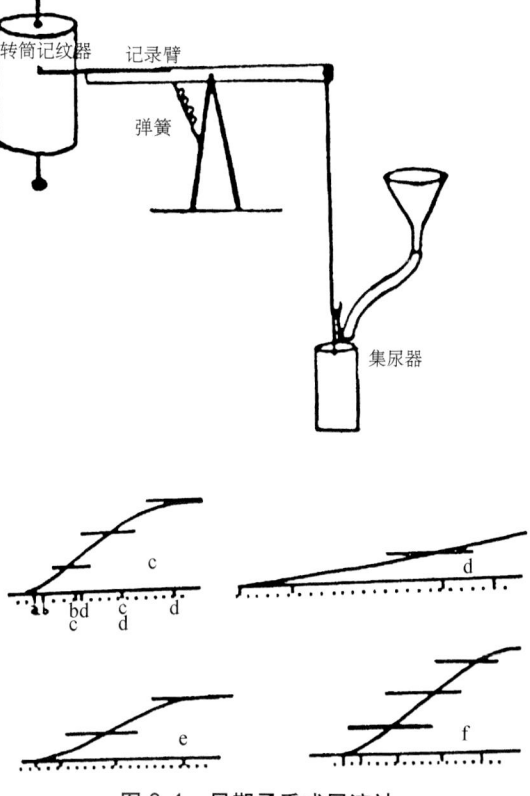

图 3-4　早期承重式尿流计

1948 年，Drake 设计并制造了一种新装置，通过转筒记纹器测量并记录尿液重量随时间延长不断增加的曲线，称为尿流图

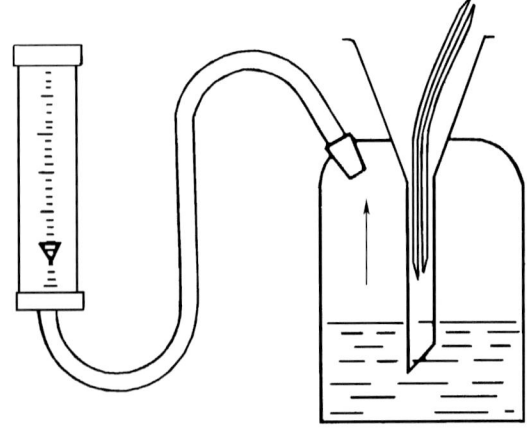

图 3-5 早期空气置换式尿流计

1968 年，Nach Bressel 报道了一种装置，其通过转子流量计测量被尿液增加所置换出的空气速率而间接测量尿流率

的出现使得尿流率测定与分析更加准确、完整。这一时期的发展使得现代尿动力学更加成熟。

尿流率测定是一种简单、非侵入性的检查。随着现代尿流率测定技术的发展，临床越来越广泛地使用尿流率测定。从上述尿流率测定的发展过程中，可以发现既往许多研究者不断探索并应用不同的原理和方法来测定尿流率。目前最常用的尿流计为称重式尿流计与转盘式尿流计。称重式尿流计（Drake 尿流计）原理：将尿液排入集尿器中，排出尿液重量的增加可以通过装置随时间延长连续地传递到记录装置，这样在热敏记录纸或计算机上可以得出一条重量随时间变化的曲线，该曲线可以进一步被转化为尿流率曲线。转盘式尿流计原理：尿流冲击匀速旋转的转盘导致其转速减少，维持转盘继续匀速旋转所需的电能可被测出，其与尿流率成正比，并可转换为尿流率（Torrens，1987）。尿流可以通过尿流速率和模式来进行描述，可以是连续的，也可以是间断的。尿流率是指单位时间内尿液通过尿道被驱逐出体外的体积，单位以 "ml/s" 表示。最大尿流率（maximum flow rate, Q_{max}）为目前用于定量研究的唯一有价值的参数。排尿量、排尿的环境和体位、充盈方式及灌注液体的类型都会影响尿流率测定结果（Abrams，1988）。von Garrelts 报道 Q_{max} 与排尿容积之间存在相关性（von Garrelts，1957）。目前已经确认尿流率可以判断排尿功能障碍，但它只是一种筛选性检查。尿流率受逼尿肌收缩力和膀胱出口阻力双方面的影响，因此仅尿流率测定尚不能明确排尿异常的确切原因。

三、压力 - 流率测定的历史与现状

早在 1897 年，Rehfisch 首次通过同步测定膀胱腔压与尿流率来研究排尿功能，后来 von Garrelts（1956）及 Miller（1979）又对其进行了强调与深入研究。20 世纪 50 年代，Davis 对同步测定尿流率和膀胱腔内压表现出极大的兴趣（Perez 和 Webster，1992）。在 1956 年，von Garrelts 报道了男性正常排尿压力，1963 年，Zinner 和 Paquin 测定了女性正常排尿压力。1960 年，Murphy 和 Schoenberg 通过使用耻骨上膀胱测压的方法重新介绍了排尿期膀胱腔内压测定的方法。1962 年，Gleason 和 Lattimer 报道使用膀胱测压和尿流率测定相结合来间接确定膀胱颈狭窄的程度，并将这种方法称为压力 - 流率研究，他们揭开了现代尿动力学检查在诊断膀胱出口梗阻（bladder outflow obstruction，BOO）方面的序幕。

由于压力和流率均是流体力学的变量，因此早期通过测量这两个变量理解排尿功能的研究都是在"硬管流体力学模式及理论"的指导下完成的；由此，使用了多个"尿道阻力因子"及其他指标来反映膀胱出口功能，这方面研究在 20 世纪 60 年代被 Gleason 及其合

作者推向了顶峰。60年代晚期及70年代，一些学者认为膀胱流出道不应该是一个硬管，而是一个可膨胀的管道；基于这一新观念的基本原理被用于尿道功能研究。不久人们开始认识到以前认为仅仅作为压力产生源泉的逼尿肌也与其他的收缩肌一样，受相同的力学原理支配与工作；这就是尿流率与逼尿肌压力这两个变量重要性的早期认识过程。1971年，Griffiths介绍了膀胱流出道为弹性管道的概念。80年代早期，Schaefer介绍了被动尿道阻力关系（passive urethral resistance relation，PURR）（Schaefer，1981；1983）的概念，使我们对排尿的生理过程有了更好的理解。这里有很多数学和生理方面的因素，计算机处理后膀胱、膀胱颈、尿道的生理和病理生理的因素更加明了。他们采用1968年会议上的名词"排尿期尿动力学"，这个名词是基于最好的泌尿科和生物工程方面内容所建立的模型（Boyarsky，1998）。直到今天这些概念仍然被广泛地应用于临床研究和基础研究，并且有很重要的指导意义。基础研究的成果就应该应用于临床，并且必须为临床服务。由于上述关于尿道与膀胱的力学原理是全新的，因此人们尚未立刻说明在实践中如何运用这些新观念；所以产生了一系列相互竞争的压力-流率分析方法，所有这些方法均有着相似的基础，只不过在具体细节和目的上存在差别。自从von Garrelts及Miller时期以来，压力-流率测定的方法并没有多大的变化。1979年，Abrams和Griffiths报道了用一种压力-流率图来将BOO分为梗阻、非梗阻和不确定梗阻3类（Abrams和Griffiths，1979）。这种Abrams-Griffiths（A/G）列线图已经被用于临床上确定梗阻的分类。之后Schaefer发明和报道了一种使用PURR原则以对BOO进行分级的列线图（Schaefer等，1989；1990），他后来进一步简化PURR并介绍线性PURR（line-passive urethral resistance relation，L-PURR）的概念，以便使临床上使用该列线图更容易（Schaefer，1990）。Schaefer列线图将BOO分为7个等级（0～Ⅵ级）。作为评价BOO的一种半定量方法，这种方法在临床上广泛使用。

　　排尿期压力-流率测定是指在排尿期同步测定与记录腹压、膀胱腔内压、逼尿肌压力及尿流率的方法。国际尿控协会已颁布了对设备的要求与标准（Griffiths等，1997）。目前，计算机化的高级尿动力学设备均可以满足压力-流率测定和分析的要求。在检查时患者需采用平时排尿时的习惯体位，测压的导管要尽可能细，建议使用6F双腔测压管进行测定。只有儿童或严重尿道狭窄的患者可以采用耻骨上压力测定的方法。气囊直肠测压管用来记录腹压（Schaefer，1998）。许多检查者都非常关注压力-流率测定结果的分析，因为关于膀胱和尿道生理机制的概念都很新，所以现在还没有足够的证据说明其临床实践的正确性，因此目前仍然存在多种竞争性的尿流-压力结果的分析方法（Abrams和Griffiths，1979；Schaefer，1983；Schaefer，1990；Griffiths等，1989；Spangberg等，1989；Hofner等，1995）。但所有这些学者都建立在相同的理论研究基础之上，仅具体的细节及目的不同。压力-流率的结果可以用于多种目的，如BOO的客观诊断或不同组别患者之间尿道阻力差异性的统计学分析；可以通过一个或多个参数制订对压力-流率图进行定量分析的方法，并实现这些目的。这些参数产生于压力-流率图的位置、斜度及PURR的曲率等。A/G列线图就是基于117例患者的数据得出的；A/G列线图中的上线可区分梗阻与否，这条线是通过理论洞察和临床判断相结合得出的。A/G列线图的下线可区分出非梗阻的患者，两条线之间的区域既包括梗阻患者，也包括非梗阻患者（Abrams和Griffiths，1979）。

Schaefer（1990）独立发明了一种依据 L-PURR 的梗阻分级方法，并由此制订了 Schaefer 列线图。通过研究良性前列腺增生（benign prostatic hyperplasia，BPH）患者经尿道前列腺电切（transurethral resection of prostate，TURP）之后尿动力学的改变，Schaefer 将不梗阻与严重梗阻之间划分为 7 个等级；将逼尿肌的收缩力从非常弱至强分为 4 个等级。等级 Ⅱ 与 A/G 列线图中的可疑区功能相似：A/G 列线图中判定梗阻与可疑梗阻的上线与 Schaefer 列线图中判定梗阻与轻度梗阻的上线相同。等级 Ⅱ 的下线位置与 A/G 列线图相比，后者可疑区的下线位置更低，因此可疑区范围更大。1988 年与 1997 年国际尿控协会（International Continence Society，ICS）两次颁布了标准化报告，对压力-流率测定方法做出了相应的规定。ICS 主要基于这些列线图推荐出 ICS 列线图作为评价 BOO 的标准（Griffiths 等，1997）。这对于来自不同中心的数据结果进行比较是十分重要的。因此，目前推荐 ICS 列线图的上线用来明确区分梗阻的患者，Schaefer 列线图用来对梗阻的严重程度进行分级，Q_{max} 时的逼尿肌压力或 A/G 数可用来代表尿道阻力（Abrams 等，1997）。

随着科技的进步，压力-流率测定真正走出实验室、完全在临床实践中应用与普及只有 20 多年的历史，计算机的应用与普及促进了这一转化与发展过程。计算机化的高级尿动力学分析仪和各种压力-流率数据分析软件为压力-流率的测定与分析提供了可能与方便，但这方面的工作还在不断发展，并进一步完善。

四、尿道压力测定的历史与现状

19 世纪中叶，Kohlrausch 通过解剖成功地证实了在膀胱逼尿肌收缩的同时尿道开放以产生正常排尿的过程，随后在 1899 年对于前列腺切除术后尿失禁及瘫痪患者的研究进一步揭示了尿道括约肌的重要性。1923 年，英国著名的妇科医师 Bonney 报道了一种测定膀胱腔内压及尿道压力的粗略方法；1937 年，美国纽约的妇科医师 Kennedy 描述了一种测定尿道阻力的革新方法；1953 年，瑞典的妇科医师 Karlson 成功地进行了膀胱腔内压和尿道内括约肌压、尿道外括约肌压的同步测定。20 世纪 50 年代末和 60 年代初，Lapides 进行了广泛的动物和临床研究，证实了尿道括约肌的重要性、不同成分及作用机制；1960 年 Lapides 首先报道了尿道压力测定及其在男性、女性中的正常值。1961 年，瑞典的妇科医师 Enhorning 发表了一篇关于女性压力性尿失禁（stress urinary incontinence，SUI）的较全面研究的文章，他对 200 例正常及 SUI 女性进行膀胱腔内压及尿道压力的同步测定，证明 SUI 患者的尿道压力明显降低，在正常女性咳嗽时尿道压力总是高于膀胱腔内压。在 Lapides 与 Enhorning 之后，又有其他一些学者描述了测定膀胱出口阻力的间接方法。

1969 年，英国伦敦的 Brown 与 Wickham 报道了一种被称为尿道压力描记（urethral pressure profile，UPP）的简单方法，用于测定沿尿道纵轴的尿道壁产生的压力及其分布（图 3-6）。他们使用一种带刻度及多个侧孔的导管，侧孔用于连续低速的液体灌注，在导管缓慢退出尿道的过程中压力传感器连续记录尿道压力及其沿尿道的分布。自 UPP 方法诞生后的相当一段时间内，UPP 一直作为评估尿失禁与 BOO 的常用工具与方法；然而，在目前的现代尿动力学时代，UPP 因其简单的方式在诊断 BOO 时仅有限的临床应用价值与范围。

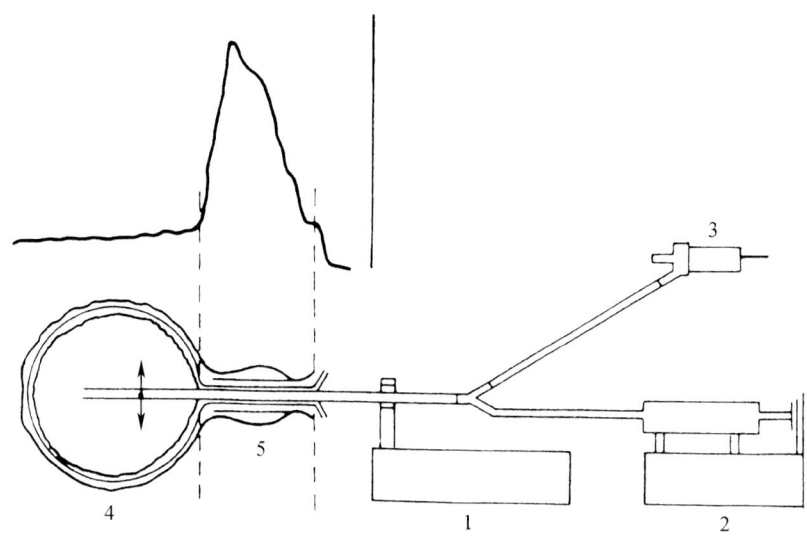

图 3-6 Brown-Wickham 尿道压力描记法

1969 年，Brown-Wickham 报道了一种方法，其用于描记沿后尿道纵轴尿道壁产生的压力及其分布曲线。1，退管牵引器；2，水泵；3，压力传感器；4，膀胱；5，尿道

尿道压力和尿道闭合压力都是人们针对尿道阻止尿液漏出的能力所提出的理想化概念。在目前的尿动力学实践中，尿道压力可以通过多种不同的技术与方法测定，而这些方法并不能产生一致的结果。即使是同一种方法，在不同的测定中也经常产生不一致的结果，如在尿道测压过程中导管旋转的作用（Abrams 等，1988）。另外，UPP 测定很难区分生理现象与技术赝像。其中一个问题是要在尿道闭合系统中插入一个测压的导管，另一问题与动力学原理相关（Schaefer，1998）。这些问题限制了尿道压力测定的应用及对尿道闭合功能的说明。目前临床上仍然可以测定静息时、膀胱内任何容量时、咳嗽或腹压增加时、排尿时的尿道压力，方法包括测定固定一点不同时期的尿道压力变化或同一时间段尿道不同位置的 UPP。

五、漏尿点压力测定的历史与现状

起初，漏尿点压力（leak point pressure，LPP）仅作为预测神经源性膀胱尿道功能障碍患者上尿路损害危险的指标。后来，对尿道功能评估的需要使得 Valsalva 漏尿点压力（Valsalva leak point pressure，VLPP）成为诊断、分类与定量 SUI 的重要方法，在阐述 VLPP 的发展史时，必须介绍 Valsalva 动作的起源。虽然 VLPP 临床应用仅 10 余年的历史，但是 Valsalva 动作的历史却可追溯到数百年前的 16 世纪初。当时 Paré（1510～1590年）描述了一种在紧闭口和鼻的同时用力呼气以便从颅内驱赶出液体的方法，这种动作被 Valsalva（1666～1723年）进一步推广普及，1704 年 Valsalva 也描述了这种紧闭口鼻、用力呼气的动作，用于达到从体内驱除脓液、排除异物、恢复耳咽管通畅等目的。因此，传统上将这种故意提高体内压力以达到诊断与治疗目的的动作归结于 Valsalva，并称为 Valsalva 动作。

1993 年，Wan 及 McGuier 等首先报道了在 15 例尿失禁儿童中应用 Valsalva 动作进行加压 LPP（stress leak point pressures，SLPP）测定的方法，结果表明 SLPP 是一种判断膀胱颈及后尿道功能的有效方法。同年，McGuier 等又在 125 例 SUI 女性患者中进行 VLPP 或腹压漏尿点压力（abdominal leak point pressure，ALPP）测定，并将 VLPP 定义为当 Valsalva 动作增高腹压出现漏尿时的最低膀胱腔内压，结果表明 VLPP 能够代表与定量反映尿道固有括约肌功能的完整性，为 SUI 的分类提供了标准，并由此为由于尿道固有括约肌功能缺陷（intrinsic sphincter deficiency，ISD）所致的 Ⅲ 型 SUI 做出了明确定义。1995 年以后，使用 VLPP 对 SUI 进行分类的方法逐渐被作为排尿功能障碍的常规评估手段。

六、影像尿动力学的历史与现状

1930 年，Thomsen 报道了女性患者在排尿末期一系列的膀胱镜检查的结果。Muellner 和 Fleischner 使用影像学方法研究正常和异常的排尿过程（Muellner 和 Fleischner，1949；Perez 和 Webster，1992）。1967 年，Miller 表述了将广泛使用的影像学检查与研究下尿路功能的尿动力学检查相结合的理念（Miller，1967），这就意味着影像尿动力学检查的诞生，其包括同步记录排尿时影像学和功能学方面的数据（Perez 和 Webster，1992）。1970 年，Bates 等报道了影像学检查和压力 - 流率的同步检查结果，并且发现这两种方法相结合对于评价各种排尿功能异常十分重要。

影像尿动力学检查就是对下尿路进行尿动力学与放射线或超声影像学同步测定记录的方法。目前在一些大型或专科中心将影像尿动力学检查作为一线检查是很有必要的。影像尿动力检查适用于要求同时了解结构和功能状态的患者。神经源性膀胱患者很有可能存在膀胱形状异常、膀胱输尿管反流、尿道括约肌异常等形态学变化，因此对于这类患者可常规进行影像尿动力学检查。影像尿动力学检查也适用于女性 SUI 手术失败的患者及男性前列腺切除术后尿失禁的患者，通过检查可以使临床医师了解产生尿失禁的原因，是继发于括约肌损伤还是源于逼尿肌过度活动（detrusor overactivity，DO）（Abrams，1998）。影像尿动力学可以通过结合逼尿肌压力、尿流率和影像学的同步测定，为下尿路提供最为全面的评估。然而目前尚无证据说明影像学检查能够对怀疑 BOO 的老年男性产生临床益处，除非患者同步进行影像 - 压力 - 尿流率测定。

七、压力测定方法的历史与现状

最初，Brown 和 Wickham 报道的液体传导测压导管（water filled catheter，WFC）可用来测量食管压力，1969 年 Brown 和 Wickham 首先把 WFC 作为尿动力学研究的测压导管，后来其得到 ICS 的推荐；很长一段时间内，WFC 测压为压力测定唯一可行的技术。但随着技术的发展，多种测压导管逐渐被研发。目前，主要有 4 种尿动力学测压导管，即 WFC、气体传导测压导管（air filled catheter，AFC）（也称 T-DOC 测压导管）、顶端精密传感器导管（microtipped transducer catheter，MTC）和光纤维导管（fiberoptic catheter，FC），其中，MTC 和光纤维导管分别利用顶端的感受器将局部压力相应地转换为电信号和光信号。虽然 MTC 的频率响应较高，足以测量快速咳嗽反应及其压力传导，但是与 WFC 相比，价格相当高，使用不方便，因此未得到普及应用。由于 WFC 属于一次性导管，而得到了临床广泛认可，为尿动力学测定最常用的导管，但是 WFC 也存在不足之处，如需要烦琐的体外置零过程、多种因素可影响压力传导的准确度等。

1978 年，James 研发出 AFC。1998 年 Laborie 公司研发出 T-DOC 气压传导测压导管（air charged catheter，ACC），ACC 操作简单，通过低质量、高顺应性的空气传导压力，可减少赝像的产生或传导。在过去 15 年中 ACC 逐渐得到了临床的认可，但是对 ACC 的可信度评估较少，ACC 要广泛应用于临床尚需充分研究。

八、尿动力学质量控制的历史与现状

随着科技不断发展，尿动力学检查在临床中的应用已经越来越广泛，并且目前其作用也越来越重要。临床尿动力学检查的目的是通过前述方法再现患者的症状，从而解释产生症状的原因，并提供病理生理学解释（Schaefer，1998）。在临床尿动力学实践过程中一个很重要的问题就是检查能否得出可靠的诊断，可靠的诊断依赖于检查是否符合尿动力学技术规范，规范的尿动力学测定要求具有质量控制的精确测量及准确的结果分析。然而，当检查来自多中心测量的尿动力学曲线时，发现有很多不容忽视的数据质量错误。1994 年，Schaefer 等在分析 ICS "良性前列腺增生研究" 的多中心数据时，发现高达 60% 的曲线有明显的技术错误或赝像；其中一些问题容易纠正，也都是由常见的原因引起，如膀胱腔内压和腹压曲线的压力传导不一致、零参考平面的选取不正确、在膀胱腔内压曲线上出现突起和其他不规则的变化。另有 1/3 的赝像与错误难以纠正，如阶段性信号丢失、压力上升超过最大刻度、压力曲线的缓慢漂移及排尿时测压导管冲出体外。约 10% 的曲线由于缺少刻度、无置零标准、压力及尿流信号完全缺失而使曲线不能分析（Schaefer 等，1994）。虽然 ICS 已经公布了一系列尿动力学检查的标准，但是一些检查者并没有按照标准进行操作，因此有相当多的技术错误和赝像出现。这就说明数据的质量控制还未引起足够的重视，尿动力学检查非常需要质量控制标准。数据质量控制包括多方面内容，如检查前的设备设定、信号测试、可靠性检查、测定过程中的信号模式识别与赝像纠正及检查结束后的回顾性分析与赝像纠正。1998 年，廖利民及 Schaefer 提出在尿动力学检查过程中进行质量控制和可靠性检查是早期避免和纠正赝像的最好办法，质量控制依赖于信号模式的识别及典型值范围的了解（Liao 和 Schaefer，1998）。虽然质量控制可以避免和减少各种赝像和技术错误，然而在实际临床操作中要获得完美的检查结果很难，在尿动力学检查的数据中或多或少存在着各种赝像和错误，因此回顾性分析和纠正就显得非常必要。特别是计算机应用于尿动力学检查之后，回顾性分析显得尤为重要。计算机技术不断应用于尿动力学仪器中，其已经取代传统的仪器。现在计算机在尿动力学检查与分析过程中发挥很重要的作用；然而计算机应用也给尿动力学检查带来了很多问题。直到现在还没有研发出一套专门应用于尿动力自动分析的系统，许多计算机得出的结果并不比人工读取的报告准确。计算机不能分辨技术赝像和人为错误，一些检查者不加分析直接接受了计算机的结果（Lewis 等，1997）。一些研究者对尿动力学数据人工纠错做了些研究：Rowan 等发现有高达 20% 的尿流曲线有赝像（Rowan 等，1987）；Grino 等（1993）比较了人工读取的数值和计算机读取的数值，发现人工读取的 Q_{max} 呈一致性降低；Madsen 等（1995）比较了人工读取及计算机读取的 Q_{max} 及在 Q_{max} 时的逼尿肌压力值，发现人工读取和计算机读取的压力-流率结果有明显差异。2002 年，廖利民对 582 条计算机制作的压力-流率曲线进行回顾性质量控制，结果表明：人工更正后，Q_{max} 呈现一致性降低，ICS 列线图梗阻百分数由 69.8% 增至 73.9%，使用 Schaefer 列线图，28.9% 的曲线改变了在列线图中的分级，7.2% 的曲线改变了对梗阻的诊断（廖利民等，2002）。从以上分析我们可以看出数据的回顾性质量控制是十分必要的。

关于尿动力学数据的质量控制的研究目前文献报道很少。为了能进行质量控制，尿动力学的标准制定是十分严格的。从 1997 年起 Schaefer、Abrams 及廖利民开始起草 ICS 关于尿动力学检查的技术标准，几经讨论和修改，这个标准最终于 2002 年在《神经泌尿学与尿动力学》杂志上以 ICS 标准化报告——《尿动力学技术规范》（"Good Urodynamic Practice"）的形式公开发表（Schaefer 等，2002）。1998 年，廖利民赴德国完成了题为《尿动力学质量控制标准的制定》的博士学位论文，该论文的部分结果成为 GUP 的核心内容；廖利民并于 2002 年及 2006 年用 *Quantitative quality control during urodynamic studies with TVRs for cystometry in men with lower urinary tract symptoms suggestive of benign prostatic hyperplasia*，*Qualitative quality control during urodynamic studies with TSPs for cystometry in men with lower urinary tract symptoms suggestive of benign prostatic hyperplasia*，*Typical Value Ranges and Typical Signal Patterns in the Initial Cough in Patients with Neurogenic Bladder：Quality Control in Urodynamic Studies* 3 篇论文全面、系统和详细地阐述并发表了尿动力学质量控制标准。2016 年，Lu 和 Liao 发表了关于建立作为质量控制工具——咳嗽的 TVR 与 TSP 的论文，为尿动力学质量控制进一步提供了具体措施（Lu 和 Liao，2016）。

总之，纵观尿动力学的发展历史，其的确为一门新兴科学，但较短的发展过程已经证实了现代科学技术的进步；其也促进了现代尿动力学的形成，并使之逐步完善，进而为下尿路功能障碍（lower urinary tract dysfunction, LUTD）的诊断与治疗提供了独特、强有力的手段。

第4章　下尿路症状评估

第一节　下尿路症状及其评估

一、名词和定义

最近10多年来，有关下尿路功能描述的名词和定义发生了很大的变化，一些陈旧的名词已经或正在被新的名词所取代。在下面内容中我们将描述和更新在下尿路研究中的一些重要名词和定义。在过去很长一段时间内，"前列腺病症"这个名词在国际上被广泛理解为在老年男性中由"梗阻性和刺激性"排尿症状共同组成的一种综合征。这个名词提示了前列腺是排尿症状的原因，但其只在部分患者中成立；况且在女性患者中，同样的症状也是很常见的。因此，一个更中立的名词——下尿路症状（lower urinary tract symptoms，LUTS）被提出。同样原因，"充盈期或储尿期症状"必须用于取代"刺激症状"，虽然两者是不同的；"排尿期症状"用来取代"梗阻性症状"。良性前列腺增生（benign prostatic hyperplasia，BPH）只能用于组织学诊断，良性前列腺增大（benign prostatic enlargement，BPE）必须用来表示肉眼可见的增大的前列腺腺体，膀胱出口梗阻（bladder outflow obstruction，BOO）必须用来作为尿动力学诊断，良性前列腺梗阻（benign prostatic obstruction，BPO）必须用来表示由BPH导致的膀胱以远的梗阻。下尿路功能障碍（lower urinary tract dysfunction，LUTD）用来描述通过尿动力学研究所证实的储尿期和排尿期的异常状态。表4-1详细描述了LUTS的构成。

表4-1　下尿路症状构成

储尿期症状	排尿期症状	排尿后症状
尿频	尿流弱	尿不尽
夜尿症	尿线细	排尿后滴沥
尿急	排尿踌躇	
膀胱感觉改变	尿流分叉	
急迫性尿失禁	排尿间断	
压力性尿失禁	排尿终末滴沥	
反射性尿失禁	不完全排空感觉	
充盈性尿失禁	完全性尿潴留	

续表

储尿期症状	排尿期症状	排尿后症状
无意识性尿失禁 连续性尿失禁 笑时出现尿失禁 遗尿	排尿量减少 排尿费力	

注：下尿路症状同时还包括其他症状，如耻骨上疼痛、尿痛、多尿、少尿、血尿、尿道外途径的尿失禁等。症状是非特异性的、重叠的，由多因素所致，包括膀胱、前列腺、尿道、中枢或外周神经系统等

二、影响下尿路症状的因素

影响下尿路症状的因素主要包括以下几个方面。

1. **膀胱和尿道的生理状态及其功能不全** 下尿路疾病较广的疾病谱、下尿路邻近器官的疾病和神经损伤等均可影响下尿路的生理功能。然而，膀胱和尿道功能不全并不是导致排尿问题的唯一因素；多尿、文化背景、习惯、行为模式、厕所通路、躯体和精神障碍等因素也都具有同等重要的意义。

粗略估计，在因下尿路症状而就诊的患者中约50%的患者具有明显的尿路以外的因素，因此在下尿路症状的评估中，以下所提及的方面必须加以考虑。

2. **尿液分泌状况** 尿液以每分钟0.25～10ml的速度由肾脏产生，并经输尿管传输到膀胱。肾泌尿速度的变化可以影响下尿路症状。多尿可以导致尿频、尿急、夜尿增多等主观感觉；少尿可以导致排尿次数减少甚或产生膀胱功能不全的假象。

3. **文化背景、习惯和行为模式** 文化背景、习惯和行为模式等社会因素影响着排尿模式，也影响着下尿路症状。在当今文明社会，排尿被附加许多禁忌；由于文化标准的限制，在公共场所排尿是不为社会所接受的。不恰当的习惯和不适应的排尿方式包括不合适的液体摄入量、憋尿、频繁排尿、不适当的排尿姿势，同时也包括在一般生活和工作条件及社会状态下如厕排尿存在一定困难这种情况。

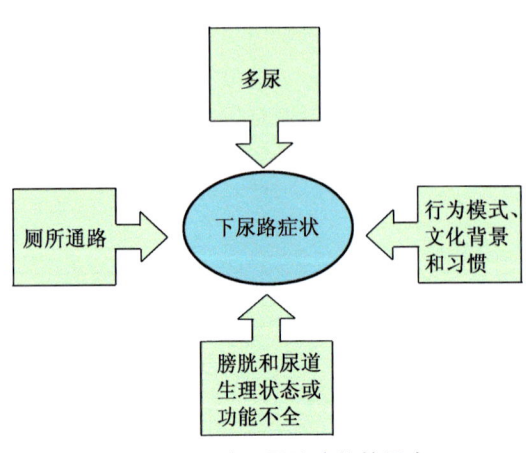

图4-1 影响下尿路症状的因素

4. **厕所通路** 厕所通路及厕所设施都可以影响排尿习惯，进而影响下尿路症状。缺乏厕所设施或缺乏恰当的厕所通路必须从最广泛的意义上加以解释。如厕排尿可能被身体或精神上的障碍所阻止，所能够获得的厕所设施的使用又可以被心理上的厌恶所限制。

上述影响排尿或下尿路症状的因素可以用图4-1加以概括。

三、病史和问卷调查

详细的病史询问是最为重要的步骤，全面的病史询问应该包括询问患者有关的伴随疾

病、身体和精神障碍、神经性和遗传性异常情况、既往尿道感染和外科手术史、药物治疗史、性功能、肠道功能及分娩史等。

泌尿系统病史询问应该以一种定量的形式来评估所有与储尿和排尿相关的各种症状，以及这些症状给生活质量带来的影响（即烦扰因素）。症状的持续时间也很重要，症状短时间快速进展必须被视为一种危险信号。下尿路症状的出现可以在患者和那些并没有感到需要到医院就诊的人群间产生重叠，烦扰因素在不同个体中存在很大差异，因为下尿路症状很少威胁到患者健康或生命，因此介入性诊断和治疗措施的实施必须既适合患者主观的生活质量状况，又要排除各种假象。

问卷调查在评估下尿路症状中很有帮助，一些问卷调查方法还可以对症状严重程度和烦扰程度进行评分。由于一些非泌尿系统症状具有性别、年龄和条件的特异性，因此问卷调查并不具有诊断的作用。症状评分并不是治疗方式选择和预后判断的指标与辨别手段；但科学地使用症状评分，在个体患者中可以将其用来监测治疗效果。

目前一些公认的常用下尿路症状问卷调查方法有以下几种。

1. ICS 男性问卷调查（ICS male questionnaire） ICS 设计了一套问卷调查系统，用于 BPH 患者的问卷调查，包含了 34 个问题，但未对症状进行评分。

2. Danish 前列腺症状评分（Danish prostatic symptom score，Dan-PSS） 该问卷包括了 12 个有关症状和烦扰程度的问题，其对于结果记录与判断均是有用的。

3. 国际前列腺症状评分（international prostatic symptom score，I-PSS） 该问卷以美国泌尿学会（American Urological Association，AUA）的下尿路症状评分为基础，包含了 8 个问题，其中 7 个为症状评分，1 个为生活质量评分。

上述问卷调查方法均被第四届国际良性前列腺增生咨询委员会所推荐，并翻译成英语、德语、法语和其他语言。

四、尿动力学检查

1. *尿动力学检查的目的* 临床尿动力学检查的目的是在测定过程中再现症状、确定这些症状的根本原因、使下尿路功能不全客观化，同时量化相关的病理生理参数，进而确定临床诊断或得出特别的尿动力学诊断。

2. *非侵入性评估方法* 必须应用于因下尿路症状就诊的所有患者及已知患有某些导致下尿路功能不全疾病的特定患者。尿频次/尿量记录（排尿日记）是非侵入性评估中最重要的工具，尤其在储尿期症状的患者中其是必须进行的评估方法。尿流率和残余尿量（residual urine volume，RUV）测定对于避免症状诊断中的假象和错误是很重要的，它们本身也可以为下尿路功能不全发生与否提供较高概率的判断。肌电图（electromyogram，EMG）和尿垫试验可以有选择性地用于一些患者。

3. *侵入性尿动力学检查* 即意味着经尿道或直肠插管，有带来一些并发症的危险，这些危险必须被侵入性检查可能带来的益处所抵消；换言之，当检查导致的益处大于并发症危险性时，才有必要实施侵入性尿动力学检查。通过插管而导致并发症的危险性（如细菌感染等）为 1%～5%。当排尿日记或其他非侵入性测试结果表明下尿路功能障碍可能是症状的病因或当非侵入性结果已从正反两方面提示治疗,特别是当非逆转性治疗方法被选择时,侵入性尿动力学测定被证明是正确和必需的检查。

所选择使用的尿动力学测定项目必须对所怀疑的下尿路功能不全性疾病具有针对性,不同的测试项目被针对性地用于检查储尿期及排尿期的膀胱尿道功能(如神经支配状态等)(表4-2)。

表4-2 尿动力学测定项目

非侵入性检查	侵入性检查
尿频次/尿量及尿失禁记录(排尿日记)	膀胱腔内压-容积测定
尿垫试验(无标准化膀胱容量)	漏尿点压力测定
尿流率测定	尿道压力测定
残余尿量测定(超声等)	尿垫试验(有标准化的膀胱容量)
EMG(表面电极)	压力-流率测定
浅表感觉测试	残余尿量测定(插管法)
	EMG(针形或环形电极)
	去神经试验
	尿道内感觉测试

五、诊断试验的可靠性

诊断试验的可靠性取决于准确性和可重复性。一项测试的准确性一般通过将该测试结果与"最终真正诊断"或"金标准"相比较而得出,其可用特异度和灵敏度、阳性或阴性预测值表示。准确性计算中困难的是对下尿路功能不全的诊断具有争议,并且"最终真正诊断"几乎不可能建立。可重复性一般通过比较测试-再测试的符合度、观察者内或观察者间变异来表达,这些变异可以被所期望的机会符合度所调整,即Kappa系数。预测值和Kappa系数取决于普遍性,其使得不同物质之间的比较较为困难。

尿动力学测定的可靠性通常较差,尿动力学参数值经常在患者和正常人之间存在较宽的重叠,不同的分界值将影响在相反方向与阴性测试结果相对的阳性结果数目,因此也将影响与假性测试结果相对的真性结果数目(表4-3,图4-2)。

表4-3 阳性、阴性测试结果

	阳性测试结果	阴性测试结果
疾病/症状出现	真阳性测试结果	假阴性测试结果
疾病/症状缺乏	假阳性测试结果	真阴性测试结果

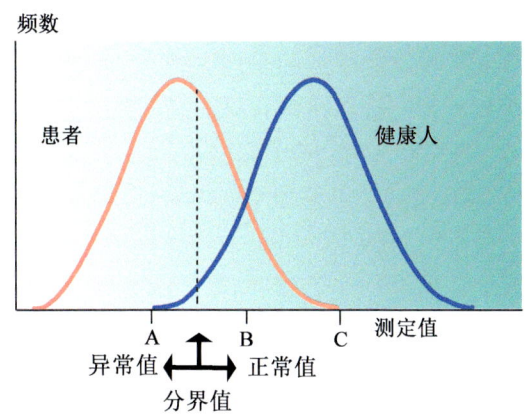

图 4-2 患者与健康人之间的重叠及不同分界值对灵敏度和特异度影响的示意图

重叠是指 A 值与 C 值之间的间隔。在 A 值灵敏度接近 100%，但特异度很低；在 C 值特异度接近 100%，但灵敏度很低。以 B 点为分界值可以得出正确分类人群的最高数值（即"真实"值的最高数值）

第二节 排尿日记及排尿频数/尿量记录表

排尿频数/尿量记录表简称排尿频/量表，是一种简化的排尿日记，也是一项特殊的尿动力学测定项目。排尿日记或排尿频/量表记录与尿流率测定及残余尿量测定共同组成无创尿动力学的测定；其记录 1 个到数个 24h 周期内每次排尿的时间和尿量。记录表由患者填写，可以有或无亲属或医务人员的帮助，其最简单的形式就是使用一张纸进行记录。更为复杂的记录表可以被印制好，可以有多项栏目用以填写附加信息，如液体摄入量、尿急和漏尿的发生（可以是半定量）、尿失禁尿垫的更换及日常活动等。尿垫称重、动态尿动力学监测（ambulatory urodynamic monitoring，AM）与排尿频/量记录可以同步进行（表 4-4）。

排尿日记及排尿频/量表记录在 LUTS 患者的评估中是最重要的测定项目，也是能够将症状病因大致归类于下列 4 个因素之一的唯一测定项目，这些因素为尿液分泌、行为模式、厕所通路和下尿路功能障碍。在侵入性尿动力学检查或治疗被考虑进行以前，必须进行排尿日记或排尿频/量表记录。另外，当以治疗为目的进行排尿指导或行为改变时，排尿频/量表记录也是不可缺少的。

表 4-4 排尿日记及排尿频数/尿量表记录的项目

排尿	排尿次数、尿量、时间间隔、日间和夜间排尿次数
尿液分泌	总量、每小时变化、日间和夜间尿量比值
液体摄入	总量、每小时变化
漏尿	次数、时刻、尿垫更换
诊断性使用	下尿路、尿液分泌及环境等方面的病因
治疗性使用	行为指导、疗效评估

夜间尿液排出量必须少于总尿量的 1/3，并且在正常情况下睡眠期间每次排尿的尿量约比白天多 50%。

排尿频/量表记录的精确度和可重复性是可以接受的。在 3 个 24h 内患者自己报告的排尿频/量记录与使用尿瓶收集的尿量的平均差值 ± 标准差约为 1%±20%。在 1 周的排尿日记中,白天排尿次数、夜间排尿次数和尿失禁发生次数的测试-再测试的平均差值 ± 标准差约为 3%±15%、4%±35% 和 5%±45%。

老年人（>70 岁）24h 尿液分泌量和平均排尿量略低于年轻人,同样女性略低于男性。在特发性尿急症/急迫性尿失禁的患者中,平均排尿量约降低 50%,而排尿次数却几乎增加 1 倍,同时 24h 总泌尿量却无明显改变。在儿童,功能性膀胱容积能够通过以下公式来估计：30＋30×年龄（岁）±80ml（图 4-3～图 4-5）。

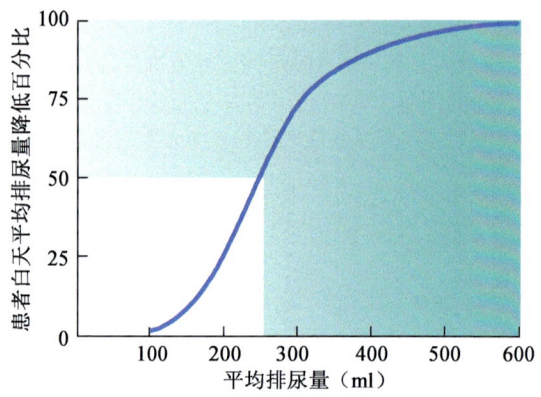

图 4-3　正常成年人白天的平均排尿量

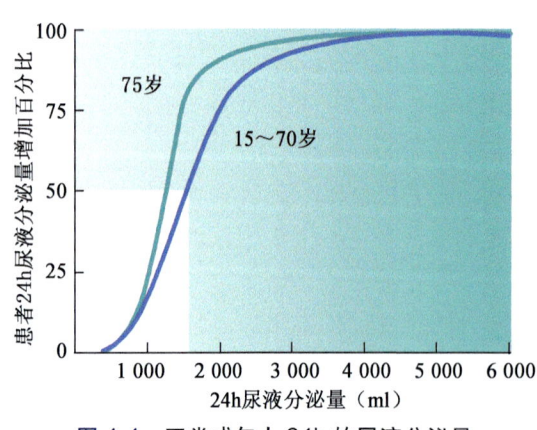

图 4-4　正常成年人 24h 的尿液分泌量

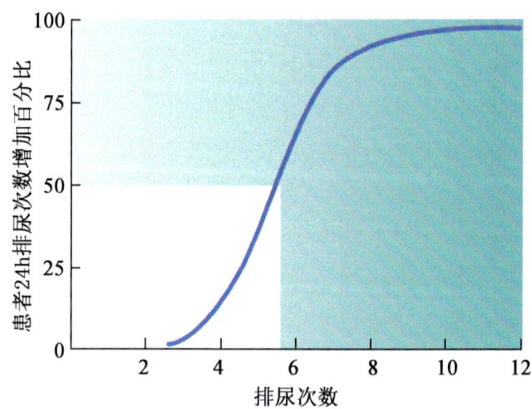

图 4-5　正常成年人 24h 的排尿次数

排尿频/量表的图表举例说明如下。

良性前列腺梗阻、心身性尿急症或夜间多尿症患者的排尿频/量表如图 4-6 所示。

神经源性膀胱功能障碍患者治疗前后的同步排尿频/量表和尿垫试验如图 4-7～图 4-10 所示。

通过排尿频/量表证实假象,如图 4-11 所示。24h 排尿日记的格式如图 4-12 所示。

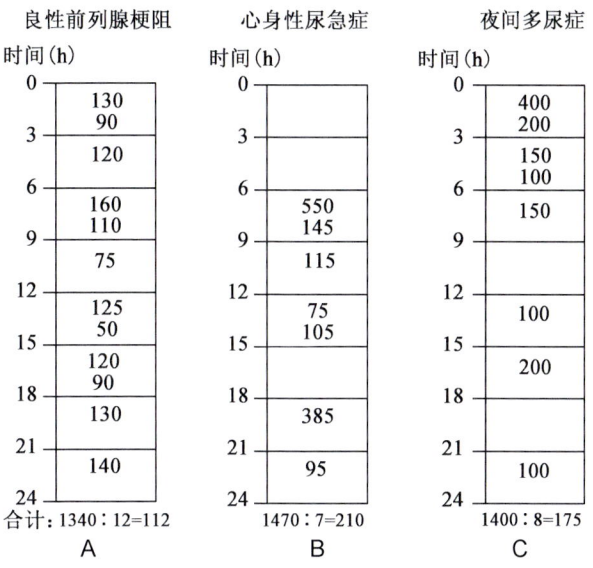

图 4-6　不同患者的排尿频数/尿量记录表

A. 1 例 68 岁良性前列腺梗阻所致下尿路症状的老年患者的典型排尿模式与排尿频/量表，由该表可发现其大部分的排尿量都较少；B. 1 例心身性尿急症女性患者的排尿频/量表，记录表证实了少量和正常量相混合的排尿量及明显不同的排尿时间间隔；C. 1 例亚临床期心脏病所致夜间多尿患者的排尿记录（反向尿液分泌），其原因为白天液体潴留和凹陷性水肿，体液在夜间松动并分泌排出体外，从记录表可以发现排尿量为正常，因此可以肯定夜尿症并不是由下尿路功能障碍所致

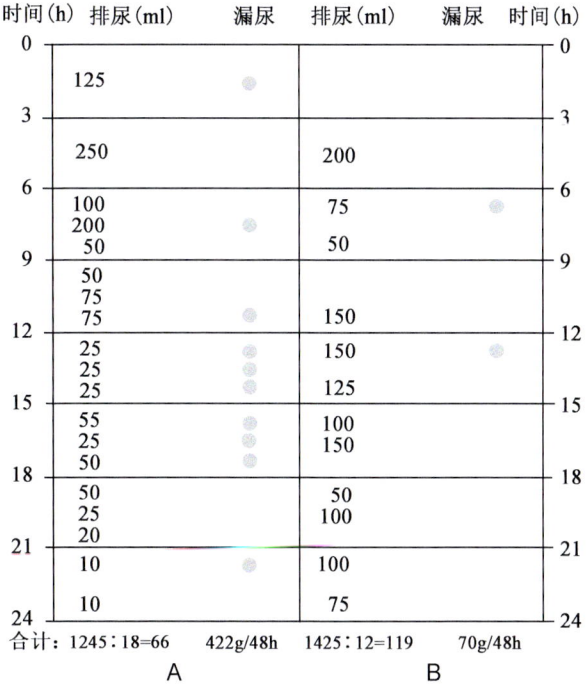

图 4-7　排尿频/量表和尿垫试验（1）

1 例由多发性硬化症导致逼尿肌过度活动的年轻女性患者在接受抗胆碱能药物治疗前后的排尿频/量表和尿垫试验。抗胆碱治疗药物为依米哒宁。A. 治疗前，患者表现为严重尿频、急迫性尿失禁和较少的排尿量；B. 治疗后，患者表现为平均的白天排尿量、排尿次数、漏尿次数和漏尿量均得到很大改善

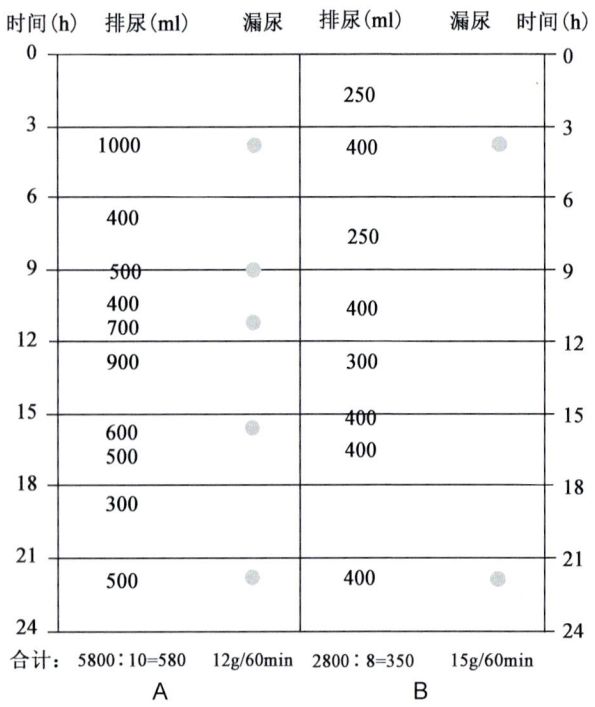

图 4-8 排尿频/量表和尿垫试验（2）

1例由多发性硬化症导致逼尿肌反射亢进、大量液体摄入所致多尿进而产生尿频和尿失禁的患者治疗前后的排尿频/量表和尿垫试验。治疗方法为减少液体摄入量和进行排尿指导（按安排表排尿）。A. 治疗前，患者表现为尿频、尿失禁和较大的排尿量；B. 治疗后，由于尿液排出总量减半和排尿间隔延长至2～3h，因此每次排尿量和漏尿次数均明显减少，但尿垫试验中每60min的漏尿量无明显变化。该患者由于排尿量非常大，因此不推荐进行抗胆碱能治疗

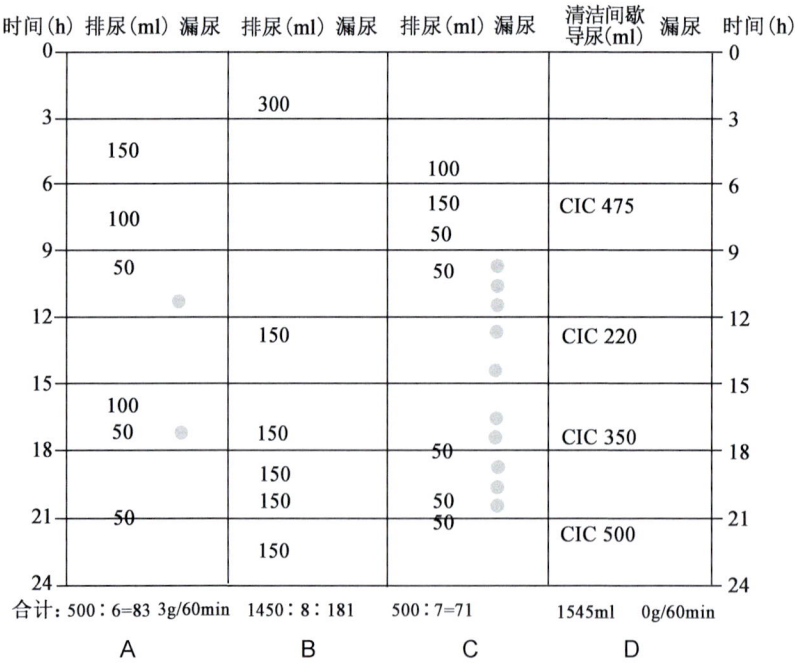

图 4-9 排尿频/量表和尿垫试验（3）

1例由多发性硬化症导致下尿路功能障碍（LUTD），进而产生尿频和急迫性尿失禁的男性患者在治疗过程中的排尿频/量表和尿垫试验。A. 治疗前，患者表现为尿频、尿失禁和较小的排尿量；B. 最大量的抗胆碱抑制治疗后，患者表现为排尿量增加、漏尿消失；C. 继续治疗2周后患者出现充溢性尿失禁；D. 患者继续接受不变的抗胆碱能药物治疗，同时配合自家清洁间歇导尿（CIC）后尿垫变得干燥

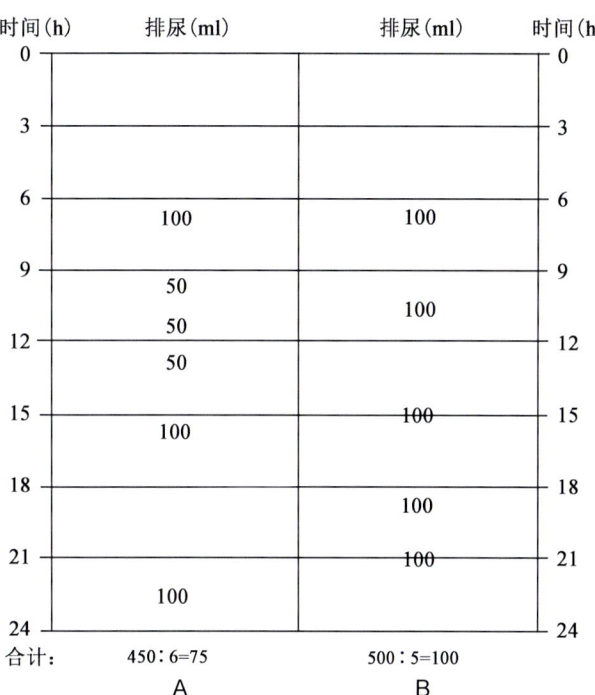

图 4-10 排尿频/量表和尿垫试验（4）

1 例严重逼尿肌过度活动患者在接受抗胆碱能药物治疗前后为了减少尿失禁故意限制液体摄入量的排尿频/量表和尿垫试验。A. 治疗前；B. 治疗后。两者均表现为尿液分泌量低、排尿量小、无漏尿

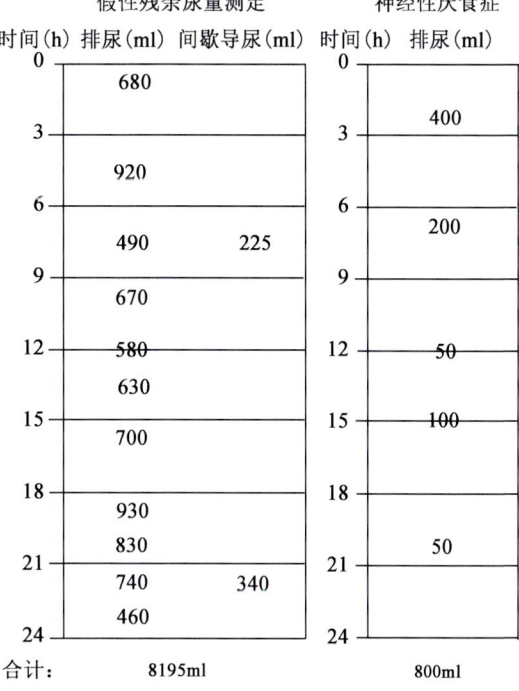

图 4-11 排尿频/量表可排除赝像

A. 1 例因子宫脱垂而行阴道手术的女性患者术后短期内由多尿导致的假性残余尿量测定；该患者没有意识到她不寻常的大量液体摄入而接受了不必要的 α 受体阻滞剂治疗和自家清洁间歇导尿术；通过排尿频/量表证实其大量的液体摄入导致尿液分泌量增多、排尿量增大，所测得的残余尿量为假象；但该例患者无术前的排尿频/量表。B. 1 例患神经性厌食症的年轻女性的排尿模式，患者表现为日间较少的排尿（2 次）和夜尿症；其为一精神病病房的住院患者，不能遵循医嘱按 3h 的间隔排尿；由于怀疑为癔症或多发性神经病变，患者被要求接受尿动力学检查；排尿频/量表证明了其下尿路功能正常，因此避免了进行侵入性检查；患者夜间多尿，排尿量正常，但白天少尿；患者白天不排尿的原因很简单，是因为她的膀胱是空虚的

姓名：		入睡时间：		起床时间：	
排尿		尿急 (0~5分)	漏尿(是/否)	备注	饮水 类型和数量
时间	尿量(ml)				
6:00					
12:00					
18:00					
24:00					

签名：　　　　　　　　　　　　　日期：

日记填写注意事项：

1. 排尿一次记录一行，注明排尿时间（24h制），如13:00。
2. 尿量：以计量尿杯为准。
3. 尿急：一种急于上厕所的感觉。程度分为5级，请打分衡量（0分代表不急，5分代表很急，1~5分尿急程度逐渐增加，请您选择对应的数字）。

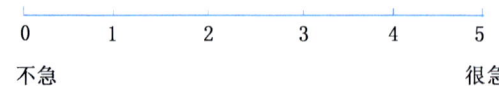

4. 尿失禁：尿急无法忍受，在到厕所前尿液就已经排出。
5. 备注填写的内容：影响排尿的情况，如导尿等。
6. 饮水类型：水、茶、咖啡、汤等。

图4-12　24h排尿日记模板

排尿日记可用于膀胱过度活动症（overactive bladder，OAB）等下尿路症状患者症状评估的客观标准，也可用于评估手术等治疗手段的疗效（图 4-13）。

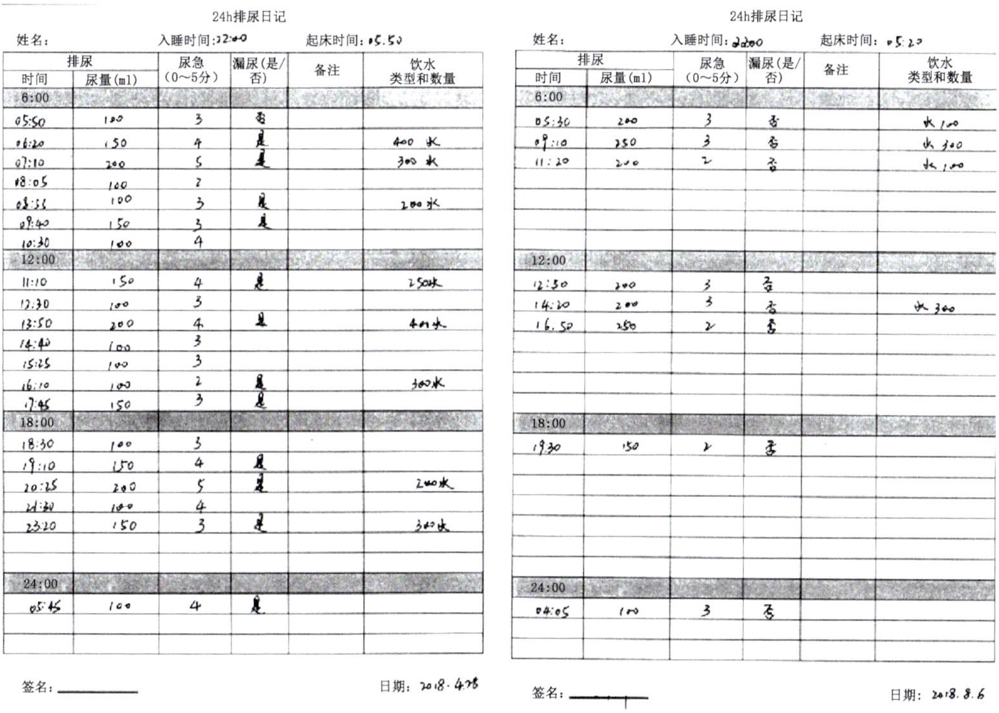

24h排尿日记

姓名：　入睡时间：22:00　起床时间：05.50

排尿		尿急（0～5分）	漏尿（是/否）	备注	饮水 类型和数量
时间	尿量(ml)				
6:00					
05:50	100	3	否		
06:20	150	4	是		400 水
07:10	200	5	是		300 水
08:05	100	2			
08:55	100	3	是		200 水
09:40	150	3	是		
10:30	100	4			
12:00					
11:10	150	4	是		250水
12:30	100	3			
13:50	200	4	是		400水
14:40	100	3			
15:25	100	3			
16:10	100	2	是		300水
17:45	150	3	是		
18:00					
18:30	100	3			
19:10	150	4	是		
20:25	200	5	是		200水
21:30	100	4			
23:20	150	3	是		300水
24:00					
05:45	100	4	是		

签名：　日期：2018.4.28

24h排尿日记

姓名：　入睡时间：2200　起床时间：05:20

排尿		尿急（0～5分）	漏尿（是/否）	备注	饮水 类型和数量
时间	尿量(ml)				
6:00					
05:30	200	3	否		水100
09:10	250	3	否		水300
11:20	200	2	否		水100
12:00					
12:30	200	3	否		
14:20	200	3	否		水300
16.50	250	2	否		
18:00					
19:30	150	2	否		
24:00					
04:05	100	3	否		

签名：　日期：2018.8.6

图 4-13　1 例膀胱过度活动症（OAB）患者治疗前后 24h 排尿日记比较

患者，女性，74 岁，因尿急、尿频 2 年余入院，拟行骶神经调节术（SNM）。A. 术前排尿日记基础值：排尿次数 20 次，尿急评分 3.45 分，漏尿次数 12 次。经 SNM 体外测试有效后，患者接受 SNM 脉冲发生器永久置入术。B. 术后 3 个月排尿日记参数：排尿次数 8 次，尿急评分 2.63 分，漏尿次数 0 次。排尿日记评估表明患者 SNM 治疗效果明显

第三节　尿失禁的评估

ICS 对尿失禁的定义：尿失禁是一种经客观证实的、已造成社会或卫生问题的不随意尿液流失。由此可见，尿失禁涉及主观因素，与单纯的漏尿概念不同。若尿液通过尿道以外的腔道流失则称为尿道外尿失禁。

漏尿的评估可以通过客观手段对尿液流失进行量化，但对主观因素或生活质量影响这些社会卫生问题的确定并不容易。尿液丢失可以通过填写排尿频数 / 尿量表和（或）应用动态尿动力学监测进行评估。

一、尿失禁的半定量测量

尿失禁的发生可以通过排尿频数 / 尿量表加以记录，可以通过此表数出尿失禁发生的次数，每次尿失禁发生的严重程度可以通过标记数目显示。所使用和更换的尿垫或尿布的

数量也可作为评估尿失禁的指标。对于相同程度的漏尿,患者对其记录存在差异,即个体间变异性较大;但是同一患者在不同场合的记录较一致,即个体内变异性较小。因此,只有同一患者群或同一患者在不同场合的记录才具有可比性。

二、主观因素的测量

主观因素可以通过视觉模拟评估法(visual analogue scale,VAS)、非视觉模拟评估法或临床评估法加以记录。

1. **视觉模拟评估法** 要求患者在一条长约10cm的非校准线上标记刻度,每一点均代表尿失禁(或烦扰)程度,线的两端分别代表"没有任何问题"和"可想象的最差状态"。其优势是这种刻度是连续的,问题可以数字形式表示。缺点是存在居中的倾向性。

2. **非视觉模拟评估法** 在使用此方法时,患者被要求对其存在的问题进行口头分级,如0～10的刻度范围。

3. **临床评估法(纵坐标刻度)** 要求患者在一系列可能性的类别中选择一类,可选用以下分类:没有、微弱、中等、严重、极重或从来没有、很少有、一半时间有、经常、总是有。

三、尿液丢失的测量(尿垫试验)

尿液丢失的量化基于对在确定的测量时间内吸水性尿垫所获得重量的测定。目前也开发了电子记录和温敏尿垫来进行测量。

1. **要求**

(1) 重量测量的准确度:尿垫称重的准确度必须至少在±1g。尿垫不能被过度浸泡,尿垫的吸水能力必须能够大到足以完成测量过程或尿垫必须被更换。尿垫在被称重以前,必须抗蒸发保存,如储存于塑料袋内足以保留1周。

(2) 测量时间:尿垫试验的测量时间可以短到20～120min,也可长到1个或多个24h。短期测量可以在医院内施行,但必须具有标准化的活动安排表,可具或不具有标准化的膀胱容积。长时间测量一般在家中施行,患者可进行正常的日常活动。

(3) 饮水量:在正常人,1L无盐液体通常在近2h内可以被排泄出体外,但同样容量的盐水却要在近24h后才能被排泄。因此,在进行短期测量时必须饮用无盐液体以确保测量过程中有充足的膀胱容积,而避免饮用含盐液体。

2. **标准代膀胱容量下的60min尿垫试验** ICS推荐在规定的活动下进行的60min尿垫试验为标准测量,其规定的活动见表4-5。

ICS尿垫试验可被修改,即通过充盈膀胱至膀胱测压容积的50%或75%时或至排尿频/量表所记录的最大排尿量的容积时再开始测试。这样患者不会摄入500ml无盐液体,测试期也可根据情况缩短。这通常意味着测试期膀胱容量越大,尿液丢失越多,因此具有更好的灵敏度。在膀胱测压容积的50%～75%时差异性较小。该方法的优点是灵敏度和可重复性较高,这种修改方法可被推荐用于在侵入性尿动力学检查后进行的评估。缺点是测试具有侵入性,很少有患者能够在不排尿的情况下完成安排内容。

表 4-5 ICS 推荐的标准化 60min 尿垫试验安排表

（1）开始时测试者穿戴好称重前的尿垫等集尿装置，不要排尿
（2）在 15min 内摄入 500ml 无盐液体
（3）行走 30min，包括上下 1 层楼的爬楼梯活动
（4）持续 15min 的活动
　1）10 次由坐到站的活动
　2）10 次用力咳嗽
　3）1min 的原地跑步
　4）5 次从地板捡起小物品的动作
　5）1min 流水洗手
（5）取出集尿装置，并称重
（6）排尿并记录尿量
（7）如果测试被认为不具备代表性，可重复测试、最好不要排尿
测试可以根据受试者的体力加以调整

3. **长时间家庭尿垫试验**　家庭尿垫试验可以超过 24h 或 48h，但更长的测试时间则很难获得灵敏度和特异性的改进。该方法无须规定标准化的活动安排表，患者必须每日进行日常活动。尿垫可以由患者自行称重，也可以将尿垫保存于密封的塑料袋内，再带到医院进行称重。

4. **结果解释和可信度**　正常情况下并不存在尿液丢失，然而少量的尿液丢失在那些自己并不认为是尿失禁的患者中可被测定出来，即尿垫试验的假阳性结果。另外，一些轻微的尿失禁通过标准的尿垫试验也可能不能被测定出来，即假阴性结果。各尿垫试验诊断的定点值和可信度见表 4-6。

表 4-6 尿垫试验诊断的定点值和可信度

	60min 尿垫试验	24～48h 尿垫试验
尿失禁诊断的定点值	1g/60min	8g/24h
假阴性结果	14%～42%	4%～10%
假阳性结果	1%～5%	1%
测试-再测试差异（95% 置信区间）	±24g/200%	±150%
对结果的代表性（95% 置信区间）	30%～88%	61%～94%

5. **赝像**　尿垫过度浸泡或被汗水、分泌物、经血、粪便污染，膀胱内尿量过少或测试结果不具有代表性，这些问题均可导致测试的赝像。

第5章　尿流率测定

尿流率测定是指通过测量单位时间内的排尿量来衡量体外尿流的速度，单位以毫升/秒（ml/s）表示。尿流形成是以下过程的最终结果：逼尿肌收缩、膀胱颈开放、尿道传输尿液。广义上讲，对尿流的描述应该从尿流的速率与尿流的模式两个方面进行。尿流率是指单位时间内尿液通过尿道被驱逐出体外的体积；而尿流模式既可以是连续的，也可以是间断的。尿流率测定是指利用尿流计测定并记录由逼尿肌收缩所产生的尿流率及其模式的方法。尿流率测定是一种简单的、非侵入性的检查方法，其可以客观地反映下尿路的排尿过程；尿流率代表了膀胱的整个排空过程，反映了排尿期膀胱、膀胱颈、尿道和尿道括约肌的功能及它们相互之间的关系。单纯尿流率测定简单、无侵入性、费用低，因此可作为门诊对下尿路症状（LUTS）患者进行一线筛选的检查手段。

由于单纯尿流率测定对反映下尿路病变的部位缺乏特异性，因此临床应用价值受限。若尿流率不正常，则表明排尿过程受到了影响，但暂时还不能确定具体是哪一部位出现功能障碍。在尿流率测定的过程中，患者配合是至关重要的，要尽量减少患者的心理不适感，以使测量的数据能代表患者的真实情况。测量过程是非侵入性的，患者可在隐蔽的环境下完成排尿过程。在紧急的状况下或在下尿路经历了操作之后，排尿可能不具有代表性，由此测得的数据也不可靠，所记录的尿流率可能过高或过低。因此，单纯尿流率测定必须被作为最初的测定项目来完成。尿流率测定也可以与尿动力学测定的其他项目进行同步联合测定，获得一些其他参数，如膀胱腔内压（intravesical pressure，P_{ves}）、腹压（intra-abdominal pressure，P_{abd}）、逼尿肌压力（detrusor pressure，P_{det}）、括约肌肌电图（electromyogram，EMG）及下尿路影像学，通常还要测量排尿后的残余尿量（residual urine volume，RUV）。

第一节　尿流率测定的原理

从上述尿流率测定的发展过程中，可以发现既往许多研究者不断探索并应用不同的原理和方法来测定尿流率，这些原理主要分为以下几类。

1.体积-时间测定法　通过直接测量排尿体积，同时计算从尿流出现到结束的时间间隔，两者之比，即得出平均尿流率。平均尿流率不是瞬时尿流率，也不能反映尿流模式，临床实践证明其对下尿路疾病诊断的灵敏度与特异性均较差，临床价值有限。

也可以用一种刻度定标的容器,在排尿过程中将该容器按一定的时间间隔移入尿流,分段收集并测量所排出的尿量,进而分段计算尿流率。其实质也是一种非瞬时尿流率,测定的连续性也较差。但是,这种体积-时间测量法简单、易行,尤其适用于缺乏尿流计的单位。

2. 空气置换法　该方法的基本原理是用尿液置换容器内的空气并测量空气排出的速率,其代表尿流率。具体方法:通过集尿器将尿液排入装有液体的密闭容器,排出等体积的空气,空气通过管道流入转子流量计,流量计测出空气的流速来代表尿流率(图5-1)。该法适用于自制尿流计进行尿流率测定。

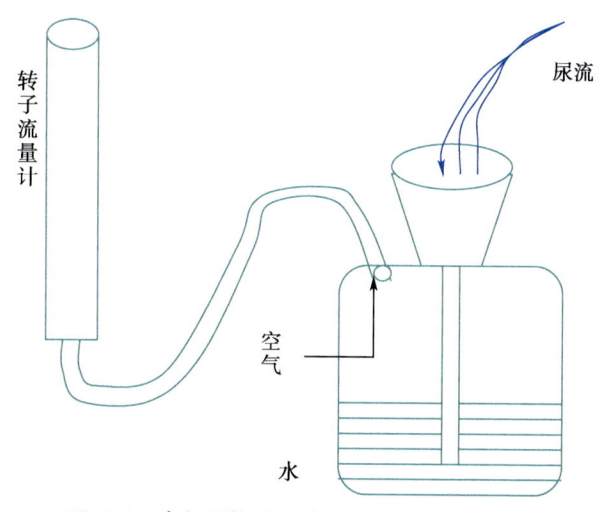

图 5-1　空气置换法测定尿流率的原理示意图

3. 电容式测定法　该方法使用电容式集尿器,当尿流穿过集尿器时可以引起其内部电容的改变,这种改变瞬即被转换为尿流率而被计算机或其他记录装置所记录,并显示出一条尿流率曲线。临床上也有部分尿流计应用了此原理。

4. 电磁测定法　该方法使用电磁式集尿器,当尿流穿过集尿器时可以引起其内部磁场的改变,这种改变也可瞬即被转换为尿流率而被计算机或其他记录装置所记录,并显示出一条尿流率曲线。这种方法较少用于临床。

5. 光密度测定法　该方法使用带有分光光度计的集尿器,当尿流穿过集尿器时可以引起其内部光密度的改变,这种改变也可瞬即被转换为尿流率而被计算机或其他记录装置所记录,并显示出一条尿流率曲线。这种方法极少用于临床。

6. 放射性核素示踪测定法　该方法将放射性核素注入体内或直接注入膀胱,利用盖革-米勒计数器测量并记录排尿前膀胱内的放射性核素的数量,排尿开始后测定排尿过程中放射性核素的变化,将此变化转换为尿流率,并用计算机或其他记录装置记录下来,显示出一条尿流率曲线。该法的优点是通过测量排尿结束后膀胱内的放射性核素的数量,进而可以较为准确地测量残余尿量。由于放射性核素的放射性危害及方法本身的侵入性,使得该方法几乎未应用于临床。

7. 承重式测定法　Drake 尿流计的原理(图5-2)实质上就是重量-时间测定法,承重式尿流计可以测量并记录排尿过程中排出尿液重量随时间延长不断增加的曲线,这种曲线可以被转换为尿流率曲线。测定的具体方法如下：将尿液排入集尿器中，排出尿液重量的增加可以通过装置随时间延长连续地传递到记录装置，这样在热敏记录纸或计算机上可以得出一条重量随时间变化的曲线，该曲线可以进一步被转化为尿流率曲线。目前临床上有部分尿流计应用了此原理。

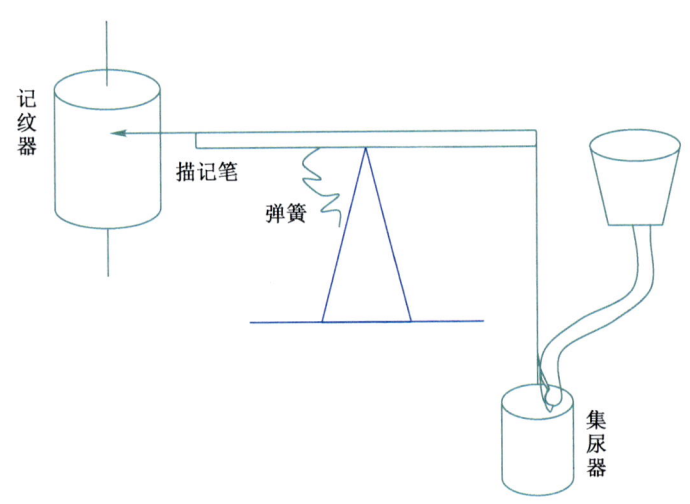

图 5-2　Drake 尿流计示意图

8. 转盘式测定法　该法使用一种特殊的转盘式集尿器测定尿流率，其原理为尿流冲击匀速旋转的转盘而导致其转速减少，维持转盘继续匀速旋转所需的电能可被测出，其与尿流率成正比，并可转换为尿流率。具体地说，在无尿流冲击转盘时，电能可以保持转盘在恒定的转速；当尿流以一定速度冲击转盘时，不断增加的尿液重量使转速减慢，尿流计必须不断额外增加做功来维持转盘的原来的恒定速度，这种增加的功与尿流率的大小成正比，进而可被转换为尿流率并传递至计算机或其他记录装置，记录出一条尿流率曲线。转盘式尿流计具有简单、实用、经久耐用、准确性与重复性好等优点，目前正广泛应用于临床实践。

9. 其他方法　如使用超声等其他手段进行尿流率测定的方法尚未被临床应用。

无论原理如何，尿流计一般采用的处理流率信号的步骤见图 5-3。

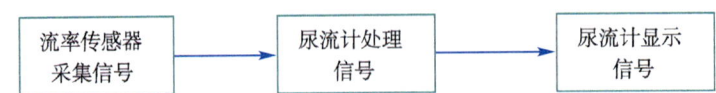

图 5-3　尿流计流率信号的处理步骤

其中流率传感器将机械压力信号转换为电子信号，然后传入尿流计进行信号处理，信号处理过程包括信号放大、信号过滤、信号分解、信号整合、信号模/数转换等过程，经处理的信号以数字形式在尿流计上显示、记录或分析。

第二节 尿流率测定的设备与环境

一、尿流计

前面已经阐述了尿流率测定就是利用尿流计测定体外尿流流速的方法。从这个定义来看，所使用的尿流计在尿流率测定中起着关键作用。所使用尿流计的种类及生产厂商的不同，使得尿流率测定的标准化较为困难，因此不便通过一些参数值来比较不同的尿流计。尿流率测定中存在着流率信号精确度的差异，这种差异取决于尿流计的类型、尿流计内部的信号处理、尿流计的正确使用与定标等。尿流计的精确度是相对的，取决于使用的目的（临床或研究）、包含于尿流中的生理及物理特性等。有鉴于此，ICS 针对尿流计的设备要求制定了标准化方案。

1987 年，ICS 在关于尿动力学设备的标准化报告中对尿流计的技术指标做出如下规定。

1. **测定单位** 通常采用 ml/s 作为尿流率单位。

2. **传感器类型** 最常用的尿流率传感器是承重式传感器、电容式传感器及转盘式传感器。

3. **时间常数** 其是指当信号输入并产生变化时，系统指示到达最终读数的 63% 的位置所需的时间。时间常数越大，频率响应越低。尿流计的时间常数应尽可能短；对于临床使用的尿流计来说，0.75s 的时间常数可以使静噪信号的降低与有意义的快速变化信号的丢失之间达成合理的折中。

4. **范围** 对于临床使用的尿流计来说，0～50ml/s 的尿流率测量范围与 0～1000ml 的尿量测定范围完全可以满足临床需要。

5. **精确度** 为了临床的目的，尿流计所测定并记录的超出有临床意义的尿流率范围的误差（即尿流率精确度）应控制在 ±5% 以内。因此该报告推荐尿流计的制造商应该提供一条能够表明超出整个尿流率范围的误差百分比的定标曲线。尿流计必须避免满刻度的误差。例如，对于 1 台尿流率范围为 50ml/s、精确度为 ±5% 的尿流计来说，满刻度误差能够导致最大值为 2.5ml/s 的绝对误差。假如这种误差出现在尿流率为 10ml/s 时，尿流率测定中的误差百分比为 25%。

6. **信号过滤频率** 信号是由具有不同的频率及增幅的不同成分构成的，变化越快的信号所含成分的频率越高。例如，咳嗽所致的膀胱腔内压变化就要比膀胱收缩产生的压力变化快得多，另外还有一些频率更高的非生理成分以静噪的形式附加在信号上。因此测定系统可以通过限定恰当的频率范围，使得所要测定的有用的信号成分能够充分展现，同时滤除那些静噪。例如，为了展现上述快速信号变化，系统需要限定一个下界为 15Hz 的频率范围。

在使用尿流计测定尿流率时，可以产生两种形式的高频静噪，一是不可避免的机械静噪（其随即以电子静噪的形式出现）；二是来源于尿流喷射过程中所产生的细小水滴，其频率一般 50～300Hz。这些高频静噪与尿流率测定无关，因此必须在信号处理中加以滤除。也就是说，尿流计所限定的信号频率范围的上界一般应低于 50Hz。

上面已提及排尿过程中的一些体内生理修饰（如咳嗽、提肛、加腹压等动作）常导致信号的快速变化，产生一些尿流率的生理赝像，如果在尿流计的频率范围低于10Hz，即使用了过滤频率低于10Hz的过滤装置或A/D转换器，这类信号也将被丢失。那么，这些丢失的信号是否有用或如何处理这类赝像信号应该从两方面分析。

（1）由于这些赝像经常给人以误导，产生错误的最大尿流率，因此在尿流率测定中最好对其加以辨认及消除，以便获得客观真实的最大尿流率。具体方法有两种。一是将尿流计过滤频率范围下界设置在10Hz以下，这样可以通过尿流计本身以电子手段来抑制或滤除这类赝像信号；二是使用较高滤过频率（大于10Hz）以让这类赝像信号通过并出现在尿流率曲线上，在结果分析时人工辨认并加以更正。在单纯尿流率测定中可通过要求患者放松、消除腹肌收缩等方法减少生理赝像；有时在回顾性分析中辨认这类赝像较为困难，但在压力-流率测定中则可以通过同步测定膀胱腔内压及腹压较容易地辨认这类赝像。

（2）相反，上述体内修饰的动态信号模式或生理赝像能够为功能性尿道梗阻（如逼尿肌-括约肌协同失调、盆底肌痉挛等）的诊断提供有意义的信息，从这方面说这些信号是有用的。若尿流计使用频率低于10Hz的过滤或A/D转换器，滤除了这类赝像信号，也就意味着丢失了排尿过程的一些有用信息，使排尿信息的完整性及反映尿流快速变化的灵敏度受到影响，从这个意义上说对这种信号的过滤是无益的。

由此可见，要为尿流计确定一个标准的信号频率范围是较为困难的。理想的办法是寻找一个频率范围，使尿流计对高频静噪信号的滤除与有用的快速变化信号的丢失之间达成合理的折中。

然而当我们使用尿流计时，有时很难获得这些技术参数；来自不同制造商的尿流计的技术参数也很不一致，而且有的并未遵循ICS的推荐。但是为了标准化的目的，ICS推荐的标准应该得到执行。

除了从制造商处获得上述尿流计技术参数以外，使用者本身还应不断对尿流计的特性进行检查测试，尤其是对精确度、超出流率范围的线性响应、稳定性、兼容性及安全性等进行测定与检查。

另外，尿流计的设计还应考虑液体比重变异对测定结果的影响。目前大多数尿流计是重量式的（如承重式、转盘式）；对于这类尿流计，所测液体的比重变异对测定结果有着直接的影响。例如，尿液的浓度约在3%，而一些造影剂的浓度则可高达10%，这方面的影响必须通过定标或软件加以更正。

准确阅读尿流率曲线并分析其模式取决于尿流计图像的坐标刻度，对此ICS也推荐了标准：时间轴应为每毫米代表1s，尿流率轴应为每毫米代表1ml/s，尿量轴应为每毫米代表10ml。关于尿流计的精确度，ICS认为，出于临床使用的目的，高于0.5ml/s的尿流率分辨率及高于10ml的尿量分辨率都是没有意义的。

在使用尿流计的过程中，应该定期对尿流计进行定标。定标方式可以简单地描述为：使用定标程序，将准确容量的液体（如400ml）以相对恒定的流速范围（如15～20ml/s），20～30s倾倒入尿流计内，检查尿流率与容量的读数。

总之，尿流计必须准确、可靠地记录尿流率的快速变化，这就要求尿流冲击尿流计到记录这段时间间隔必须减少到最低水平，尿流计对尿流改变的反应时间应尽量短。尿流计在记录尿流率的同时，还应记录尿量。应该允许尿流计存在适当的、可以接受的测定误差。同时尿流计不应受温度、尿液 pH、尿液密度等因素的严重影响；若出现较大的影响，应有相应的更正措施。另外，尿流计不应频繁定标，应该易于使用、便于清洗。使用过程中应经常对尿流计进行清洗、定期定标与维护。

二、尿流率测定环境

尿流率测定应该在专门的、独立的检查室内进行，检查室的环境应该安静、隐蔽、通风、温度适宜，应充分尊重患者的排尿隐私与排尿习惯。患者应采取习惯的排尿体位，如男性患者尽量取站立位排尿，女性患者取坐位排尿。尽量使检查环境给患者以"像在家排尿一样"的感觉，尽量减轻环境给患者造成的心理压力，消除患者紧张情绪与陌生感，测定过程中应尽量避免外界干扰。

第三节　尿流率测定方法

患者准备：应选择在患者有正常排尿欲望的情况下进行测量，告知患者一定要放松、腹部不要用力、不能晃动或用手挤压尿道。在进行单纯尿流测定时，患者应独处于隐蔽环境中，排尿姿势必须舒适。

为了进行高质量的尿流率测定，获得客观可靠的尿流率，目前认为较好的测定方法如下。

1. 在预约检查时，要求受试者记录至少 2d 的排尿日记，日记内容如下。

（1）每次排尿的时间、相关症状与事件（如尿急、尿失禁等）。

（2）每次排尿的尿量，由此可以获得典型的尿量或膀胱容量，为尿流率测定中的尿量提供参考标准。

（3）日间与夜间的排尿次数。

（4）日间与夜间的饮水次数与数量。

（5）若有尿失禁或遗尿发生，还应记录尿液丢失的量。

上述内容对于将要进行的尿流率测定的可靠性控制有着重要的价值。

2. 要求受试者在测试当日离开家前饮水约 1L，到达医院后由护士检查其饮水量，饮水不足者立即加以补充，以便在第 1 次测定中获得充足的尿量。偶尔可以口服 20mg 呋塞米（速尿）利尿。

3. 受试者在医院室内再饮约 1L 水，为在第 2 次测定中获得充足的尿量做准备。

4. 受试者在达到最大尿意后被领入检查室，让其熟悉环境与尿流计。

5. 教会受试者使用尿流计：如按下"启动"按钮后，按平常习惯开始排尿，尿流尽量固定冲击集尿器壁的某一点。

6. 将尿流计设置在预备状态，医护人员离开检查室，让受试者独自留在检查室内，采取平时习惯的排尿体位，按下"启动"按钮开始进行尿流率测定。

7. 完成尿流率测定后，受试者卧于检查床，通过 B 超测定残余尿量。

8. 最好重复 3 次尿流率与残余尿量测定。测定的尿量应尽量达到排尿日记所得出的典型尿量值。

9. 储存并打印测定结果，进行结果分析。

10. 使用尿流率列线图分析 3 次测定结果，校正尿量、性别、年龄等因素对最大尿流率（Q_{max}）的影响。

11. 结合临床资料进行诊断，书写检查报告。

第四节 尿流率测定的参数与结果分析

尿流率测定得出的尿流率曲线包含了丰富的下尿路功能信息，许多学者也不断寻求灵敏、特异的新参数与指标，以下只介绍 ICS 推荐并定义的几个常用尿流率测定参数及其正常参考值和临床意义。

一、参数与意义

尿流测定的特点及参数包括尿流曲线模式、延迟时间、达峰时间（time to maximum flow，$T_{Q_{max}}$）、Q_{max}、尿量、尿流时间（flow time，FT）、排尿时间（voiding time，VT）及平均尿流率（average flow rate，Q_{ave}）。

（一）连续尿流模式

连续尿流模式及相关参数主要有以下几种（图 5-4）。

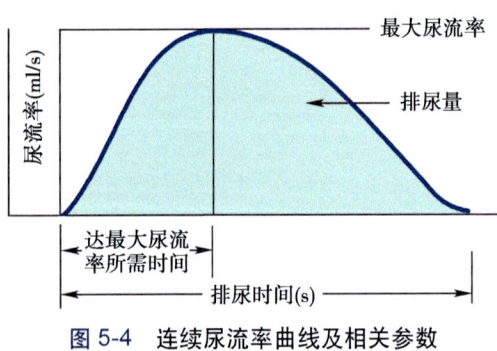

图 5-4 连续尿流率曲线及相关参数

1. 延迟时间 是指从有排尿需求开始到实际排出尿液的时间，或从有急迫尿意开始到实际排尿开始之间的时间，延迟时间通常 < 10s。若膀胱出口存在梗阻或排尿者有心理压抑，则延迟时间可能更长。

2. 最大尿流率（Q_{max}）

（1）定义：Q_{max} 是指尿流率的最大测定值，单位为 ml/s。Q_{max} 是尿流率测定中最灵敏、最有意义的参数。对 Q_{max} 数值的正确分析和解释需要熟悉尿流率曲线模式、排尿量、患者年龄、性别等内容（图 5-5）。

（2）正常参考值：一般认为当尿量为 150～400ml 时，成年男性 Q_{max} 的最低值为 15ml/s，成年女性为 20ml/s。

（3）影响因素：尿量、年龄、性别等因素均可影响 Q_{max}，这一点将在以后的节段详细阐述。

（4）临床意义：Q_{max} 作为尿流率测定产生的最灵敏的参数，其可以用于初步地、筛选性地诊断膀胱出口梗阻（bladder outflow obstruction，BOO），但诊断的特异性较差。表 5-1 说明在成年男性中应用 Q_{max} 诊断 BOO 的特异性。

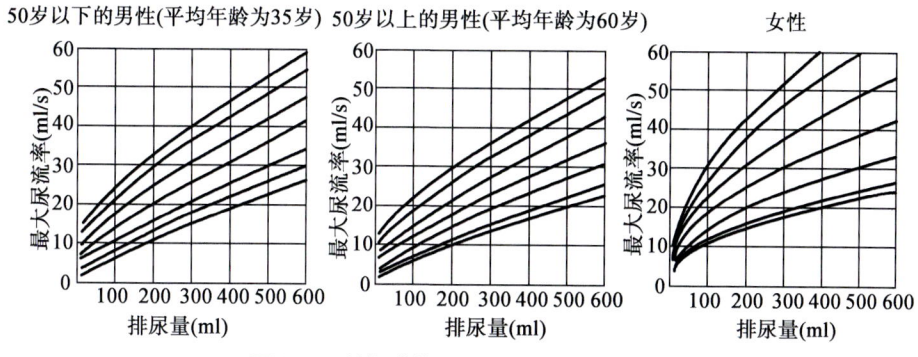

图 5-5 利物浦关于最大尿流率的列线图

该列线图数据来自于对 332 名健康男性志愿者（年龄为 16～64 岁）和 249 名健康女性志愿者（年龄在 16～63 岁）的测量，使用 Dantec Urodyn 1000 尿流计来测量数据（Haylen 等，1989）

表 5-1　成年男性中最大尿流率（Q_{max}）诊断膀胱出口梗阻（BOO）的特异性

Q_{max}（ml/s）	BOO 发生率（%）	非 BOO 存在率（%）
< 10	90	10
10～14	67	33
> 15	30	70

正常的 Q_{max} 是由正常的膀胱出口条件与正常的逼尿肌收缩力共同作用的结果；Q_{max} 降低的原因既可以是膀胱出口阻力增高，也可以是逼尿肌收缩力受损。由表 5-1 可以看出：在 Q_{max} < 10ml/s 的患者中，约 10% 的患者尿流率降低不是由 BOO 所致，而可能是由逼尿肌收缩力受损所致；在 Q_{max} < 15ml/s 的患者中，逼尿肌收缩力受损所致尿流率下降的百分率增加到 33%。这种逼尿肌收缩功能不全既可以是梗阻后继发的，也可以是原发的老年性改变。因此，降低的 Q_{max} 与 BOO 有一定关联，但相关性并不特别强。逼尿肌功能等多种因素与 Q_{max} 下降有关，BOO 只是其中一个因素。所以 Q_{max} 诊断 BOO 的特异性较差，即不能单以 Q_{max} 来确诊 BOO。但 Q_{max} 可以作为最初诊断及筛选 BOO 的指标；另外，Q_{max} 在各种 BOO 治疗方法的疗效随访中可以起重要作用。

对于男性患者，正常 Q_{max} 的定点值应该 ≥ 15ml/s（此时 70%～90% 患者无梗阻）。即使存在 BOO，增高的排尿压力仍会产生较高的尿流率；尤其是对于青年男性患者，即使存在 BOO，Q_{max} 仍可能高于 15ml/s（即高压 - 高流类型的 BOO）。若 Q_{max} 低于 10ml/s，意味着可能存在 BOO（90% 的成功率），如图 5-6 所示。若逼尿肌功能受损或尿量不足，则尿流率也可能低于正常值。

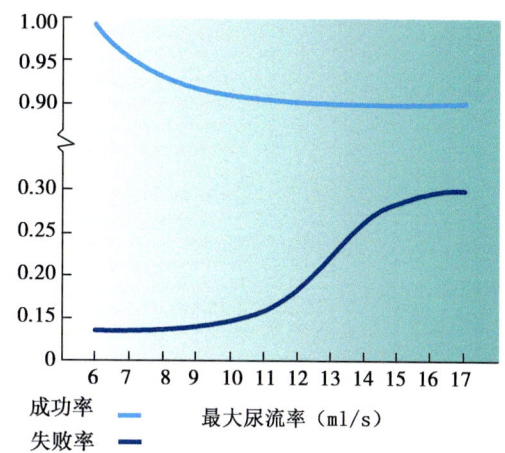

图 5-6　在非尿动力学标准上选择进行前列腺切除术的男性患者的最大尿流率的预期值

针对失败率来说，成功的结果建立在患者的主观评估基础上（Jensen 等，1998）

3. 平均尿流率（Q_{ave}） 是指尿量除以 FT 所得的商，单位也为 ml/s。Q_{ave} 的计算只有在尿流连续、排尿末无滴沥的状态下才有意义；在间断排尿模式中由于无法计算尿流时间，因此也不能准确计算 Q_{ave}。与 Q_{max} 相比，Q_{ave} 的正常参考值的准确性差，临床诊断 BOO 的灵敏度与特异性均较差，因此临床价值较小。

4. 尿流时间（FT） 是指尿流率测定过程中可以确切测到尿流的时间段。在间断排尿模式中，中间无尿流出现的时间不包括在内。

5. 达峰时间（T_{Qmax}） 即达到 Q_{max} 所需的时间，是指尿流出现到尿流达到 Q_{max} 的时间间隔。尿流率曲线的上升支应该较陡，曲线缓慢上升表明膀胱颈张开较慢，其原因可能为膀胱颈硬化、逼尿肌收缩力弱或存在心理抑制。T_{Qmax} 取决于尿量与 Q_{max}，可以不受年龄因素的影响。T_{Qmax} 无确切的正常参考值，但在正常男性，T_{Qmax} 应低于尿流时间的 1/3。

6. 尿量 是指尿流率测定过程中逼尿肌收缩所排出的尿液容量，其也是尿流率测定的重要参数。尿量等于有效膀胱容量，尿量多少直接影响到 Q_{max} 的大小，因此在分析尿流率时应使用列线图以去除尿量因素对 Q_{max} 的影响。尿流率测定中所测得尿量必须与排尿日记所得出的尿量具有可比性，尽可能使测得的尿流率能够代表受试者排尿的真实状态。

尿量的个体差异很大。一般来说，在低尿量范围内，最大逼尿肌收缩功及功率将随收缩前的逼尿肌纤维长度，即膀胱充盈量的增加而增加，这个充盈范围为 150～250ml 时意义最大。当膀胱充盈范围为 400～500ml 时，逼尿肌纤维将过度伸展，收缩力随之减弱。上述膀胱充盈量的变化将直接影响 Q_{max}，也就是说 Q_{max} 生理性取决于膀胱充盈量。这种依赖性的个体差异很大，并且与病理改变的类型与程度有关，如在缩窄性梗阻中 Q_{max} 几乎不受容量的影响，但在压迫性梗阻中上述依赖性随梗阻程度的增加而变弱。

在非梗阻的病例中，Q_{max} 将随尿量的增加而呈抛物线性增高（图 5-7），直到由膀胱容积值所确定的容量值，其计算公式如下：

$$Q_{max}=bx\sqrt[a]{V}$$

其中，b 为常数，范围为 2～10；$\sqrt[a]{V}$ 是尿量的 a 次方根，平方根意味着 $a=2$。

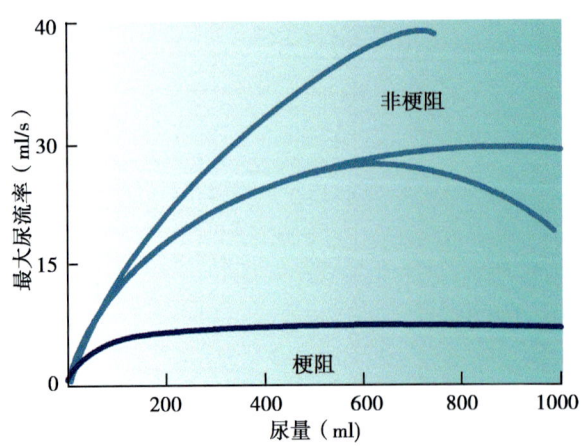

图 5-7 最大尿流率（Q_{max}）与尿量的关系

对于无梗阻的病例，在由膀胱容积决定的尿量值内，Q_{max} 随尿量增加而增高。对于存在膀胱出口梗阻（BOO）的病例，在由梗阻决定的尿量值内，Q_{max} 也随尿量增加而增高。当尿量为 200～400ml 时，Q_{max} 的可重复性最佳

当尿量足够大时，Q_{max} 随尿量的增加，上升可能会停止，也可能会下降（图 5-8）。在 BOO 的病例中，在由梗阻程度决定的尿量值内，Q_{max} 也随尿量增加而增高，但增高幅度较小（图 5-7）。当尿量为 200～400ml 时，定点值的可靠性和 Q_{max} 的可重复性是最佳的；当尿量为 100～150ml 时所测得的降低的 Q_{max} 是不可靠的。

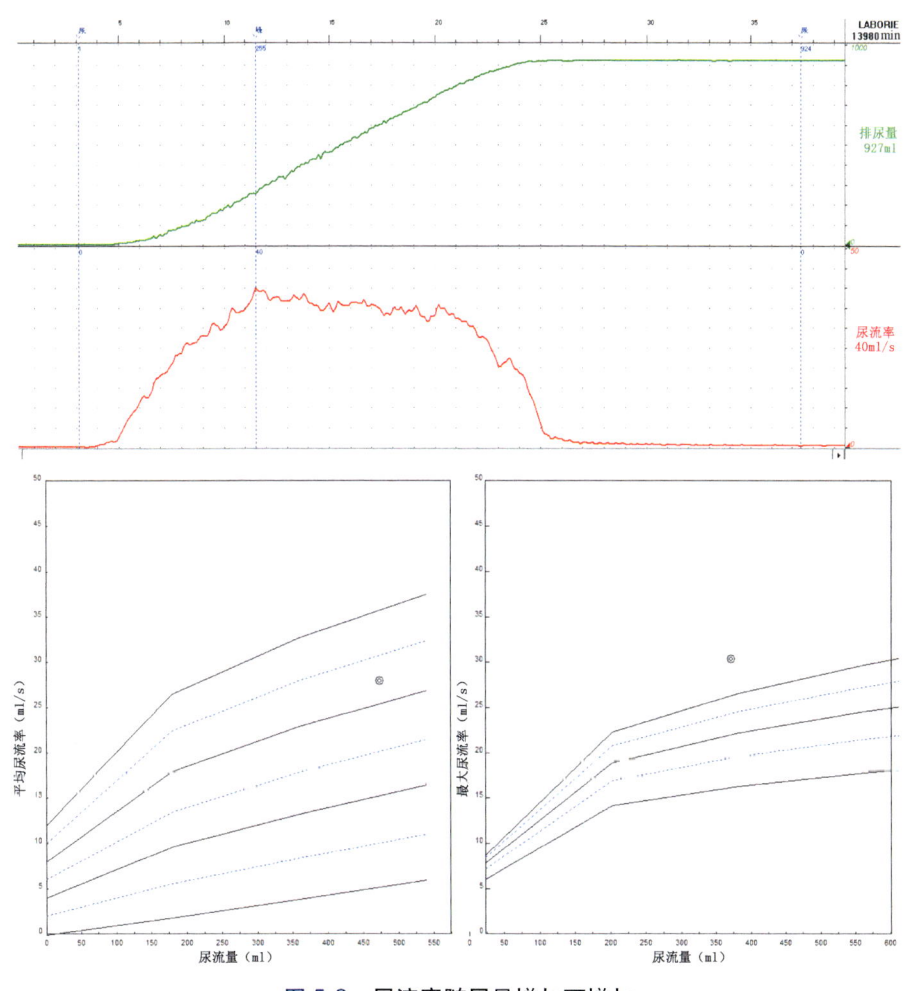

图 5-8　尿流率随尿量增加而增加

1 例男性多尿患者，25 岁，尿流率测定发现尿量达 927ml，最大尿流率达到 40ml/s，很显然尿流率与尿量的坐标落在 Siroky 列线图的正常区

（二）间断尿流模式

间断尿流模式及其参数介绍如下（图 5-9）。

上述用于连续尿流模式的参数在仔细观察分析的条件下也可用于间断尿流模式。有以下两个参数必须注意。

1.尿流时间（FT）　在计算 FT 时，尿流之间的间隔时间必须被减除。

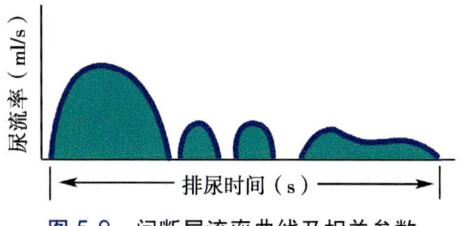

图 5-9　间断尿流率曲线及相关参数

2. 排尿时间（VT） 是指整个排尿过程所持续的时间。在排尿无间断的情况下，排尿时间应该等于 FT。

在间断中尿流率曲线的病例中，FT 与 VT 会不同。尽管尿量较理想，但 Q_{max} 仍会根据每个间断排尿期相的尿量而降低。尿流率曲线上所表现的末端滴沥是存在 BOO 的征象（预测值约为 90%）；但也可见于非病理情况，如患者通过节律性收缩球海绵体肌或采用人为方法排空尿道内的尿液。

（三）残余尿量

1. 定义　残余尿量（RUV）是指当排尿结束的瞬间膀胱内残留的尿液容量。

2. 测定方式　RUV 可以通过导管、B 超等方法测定。由于 B 超测定 RUV 具有无创性、可接受的相对准确性、方便经济等优点，因此其最适合用于单纯尿流率测定后的 RUV 测定。

二、尿流率测定结果的报告形式

在单纯尿流率测定中，Q_{max} 是一个最常用、最有价值的报告值，在报告时必须使用列线图校正尿量、年龄、性别等因素的依赖性。

ICS 在标准化报告《尿动力学技术规范》（*Good Urodynamic Practice*，GUP）中推荐使用 Q_{max} 结合尿量及 RUV 的形式来报告尿流率测定结果，以反映下尿路功能，其形式为

排尿功能 = 最大尿流率 / 排尿量 / 残余尿量（VOID=Q_{max}/ 排尿量 / RUV）

出于临床应用的目的，Q_{max} 精确到个位，容量精确到十位。例如，尿流率测定的结果为 Q_{max}=10.25ml/s，排尿量 =342ml，RUV=86ml，那么其表示形式为 VOID=10/340/90。若出于研究的目的，则可使用更高的精确度。在上述形式中暂时空缺的值以"—"符号代替，如 VOID=—/340/— 或 VOID=10/340/—。

另外，用来更正 Q_{max} 的列线图种类必须在报告中注明。为了区别单纯尿流率测定与压力 - 流率测定的结果，由后者得出的尿流率应该以 Q_p 的形式报告。

第五节　影响尿流率测定的因素

尿流率测定结果受物理、生理、病理等诸多因素的影响。因此即使在一个好的测定环境与方法下得出了一个可靠的结果，但单凭此结果还不能完全肯定临床诊断，还必须考虑各种影响因素，如结合年龄、性别、尿量等因素进行分析，配合其他检查做出诊断。

一、尿量

尿量是影响尿流率的重要因素。同一受试者，不同的尿量可以产生不同的尿流率曲线及 Q_{max}（图 5-10）。

一般来说，在尿量达到 150～250ml 以前，Q_{max} 随尿量的增加而增加；尿量为 150～400ml 时，Q_{max} 相对稳定；当尿量继续增加，达到 400～500ml 时，Q_{max} 的变异较大，其有可能随尿量的增加而降低，也有可能随尿量的增加而增加。为了减小尿量对 Q_{max} 的影响，下列三种措施可以被采用。

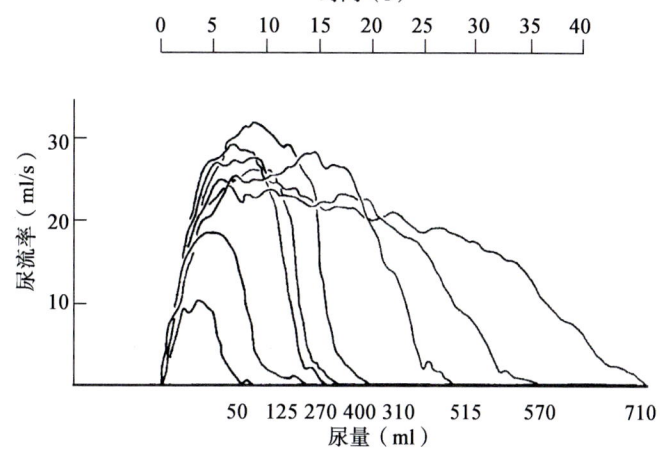

图 5-10　同一受试者在不同尿量条件下的尿流率曲线

图中横坐标为尿量与尿流时间，纵坐标为尿流率，图中提示尿流率随尿量产生较大变异（Abrams PH. Urodynamics. Second edition. London：Springer-Verlag，1997）

1. 尿流率测定时尽量使尿量超过 150ml，ICS 规定在成人单纯尿流率测定中只有尿量 > 150ml 的测定才有意义。

对于尿量 < 150ml 的尿流率测定，可以采用以下方法辅助分析是否存在梗阻：①尿流率曲线的形态，尤其在儿童及老年人中适合采用；②测量尿流率曲线上升支的斜率；③测定排尿最后 30ml 的速率。

2. 使用 Q_{max} 除以尿量的平方根的方法来校正与减小尿量因素的影响，即 von Garrelts 公式：$Q_c = Q_{max}/$ 尿量的平方根。

3. 使用各种列线图加以判断。以往有多个学者在考虑年龄与性别因素的情况下制订了 Q_{max} 与尿量之间的列线图，这些列线图包括 von Garrelts（1958）、Backman（1965）、Gierup（1970）、Siroky（1979）、Kadow（1985）、Haylen（1990）、Bristol 等列线图，它们各自适用于不同的年龄与性别的受试者，因此在临床应用时应加以注意。下面主要介绍两种尿流率列线图。

（1）Siroky 列线图（图 5-11）：适用于 55 岁以下的男性受试者。

Siroky 列线图建立在一组 55 岁以下正常男性的尿流率测定基础之上，其可以减少或排除尿量对尿流率的影响，用于估计尿流率的正常概率。该列线图以纵轴代表尿流率、横轴代表尿量，图 5-11 右图最上端曲线代表该组受试者进行不同尿量的尿流率测定的平均值，其下面 3 条曲线分别代表 3 次测试的标准差（下限），阴影部分（第 2 条标准差曲线以下）表示尿流率属于正常男性人群的概率 < 2.5%，属于小概率事件。因此，若受试者在某一尿量下所测得的 Q_{max} 与尿量作图的坐标点位于阴影部分，那么尿流率属于异常；坐标点越接近平均值曲线，尿流率属正常的概率越高。

（2）Bristol 列线图（图 5-12）：适用于 55 岁以上的男性受试者。

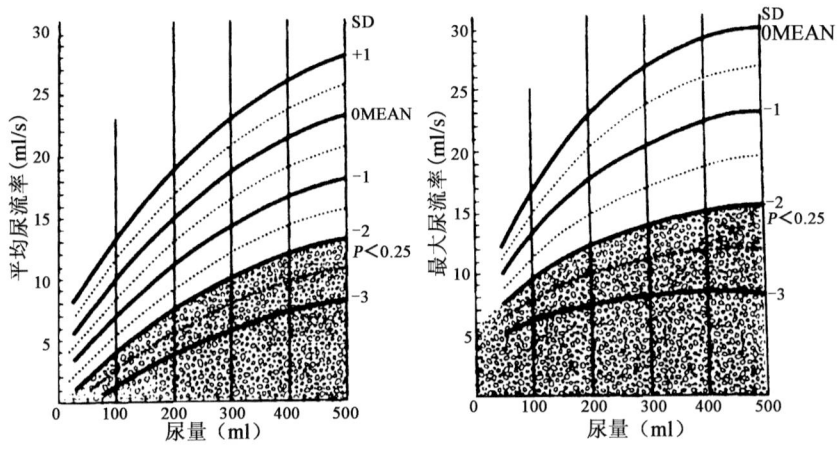

图 5-11 Siroky 列线图

用于校正 55 岁以下男性尿量对尿流率测定的影响，落于阴影部分的测定属于正常的概率低于 2.5%，越接近平均值曲线的测定属于正常的概率越高（Abrams PH. Urodynamics, Second edition. London：Springer-Verlag，1997）

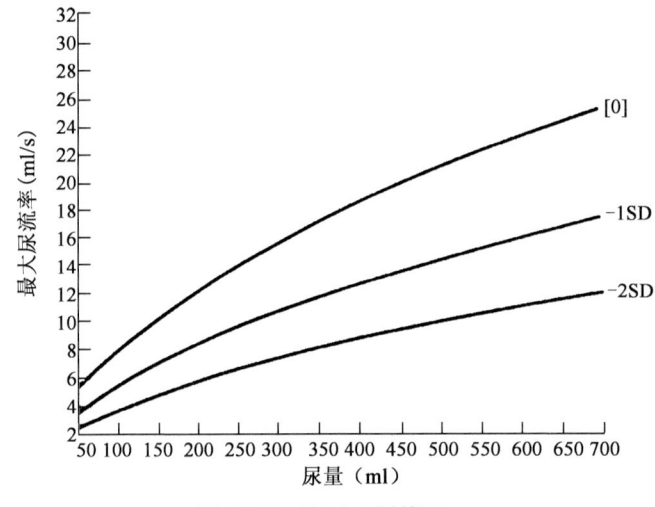

图 5-12 Bristol 列线图

用于校正 55 岁以上男性尿量对尿流率测定的影响，落于下部曲线（第 2 个标准差曲线）以下的测定属于正常的概率 < 2.5%，越接近平均值曲线的测定属于正常的概率越高（Abrams PH. Urodynamics, Second edition. London：Springer-Verlag，1997）

Bristol 列线图建立在一组 123 例 55 岁以上、无下尿路症状（LUTS）男性所进行的 286 次尿流率测定基础之上。其使用方法同上一列线图，坐标点落于第二条标准差曲线以下的尿流率属于异常（梗阻所致）；坐标点越接近平均值曲线，尿流率属于正常的概率越高。

二、年龄

不同年龄组的尿流率值也存在很大差异。一般来说，在正常成年人中尿流率随年龄增长而下降，这在男性中尤为显著。有学者曾报道 10 岁后每隔 30 年 Q_{max} 可下降约 10ml/s；

也有学者报道正常男性在 50 岁以后年龄平均每增长 10 岁，Q_{max} 下降 2ml/s，同时 BOO 的发生率也相应增高。尿流率随年龄的变化可以表 5-2 加以说明。

表 5-2 不同年龄、性别的受试者在最小排尿量条件下的 Q_{max} 范围下限

年龄组（岁）	最小尿量（ml）	Q_{max}（ml/s）	
		男性	女性
4～7	100	10	10
8～13	100	12	15
14～45	200	21	28
46～65	200	12	15
66～80	200	9	10

表 5-2 所列尿流率值是标准差的下限值，表示可以接受的 Q_{max} 最低值。由该表可以看出在 14 岁以后的各年龄组，无论男女，Q_{max} 均随年龄增长而呈降低趋势。这种年龄对尿流率的影响可以通过列线图加以去除。

Q_{max} 通常随年龄增长而降低，在 40 岁以后尤其如此，一般年龄每增加 10 岁，Q_{max} 减少 2ml/s（图 5-13）。

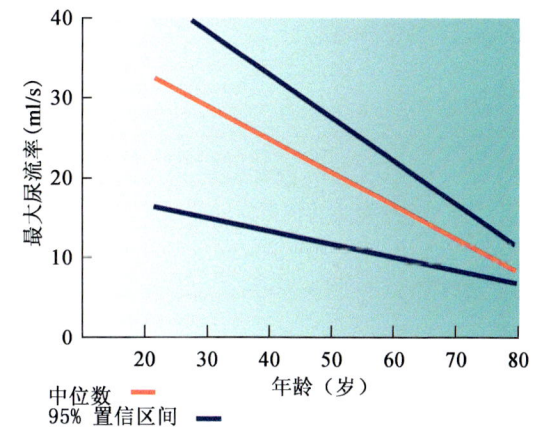

图 5-13 无症状男性中，最大尿流率与年龄之间的关系

三、性别

尿流率在性别间也存在一定差异。由表 5-2 可以发现：在同一年龄组的相同尿量条件下，女性的 Q_{max} 要大于等于男性。这种性别对尿流率的影响也可以通过列线图加以去除。对于女性，传统的标准是正常尿流率的下限为 20ml/s。若患者膀胱基底的支持不充分，可造成尿道阻力下降，则尿流率可能高达 40～50ml/s。

四、体位

体位也可影响尿流率的大小，一般立位及坐位所测得的 Q_{max} 要比卧位高。因此在进行尿流率测定时要求受试者采用习惯的排尿体位，如男性采用站立位排尿，尤其是在行压力 -

流率测定时,应尽量采用站立体位。

五、腹肌收缩

受试者有着不同的排尿习惯,有的受试者习惯在排尿过程中施加腹压,其可以明显地增高 Q_{max},多见于女性。在尿流率测定中应嘱患者加以避免。

六、测定方法与仪器

受试者在测定时的方法不当或尿流计自身的因素可以影响尿流率测定结果。如在使用转盘式尿流计时,受试者身体摆动、尿流方向改变时可以影响尿流率大小:当尿流突然向转盘方向快速变化时,尿流率可以短暂增高,在尿流率曲线上出现一小的突起(图5-14);相反,当尿流突然向转盘相反的方向快速变化时,尿流率可以短暂降低,在尿流率曲线上出现一小的凹陷。因此,在尿流率测定过程中应嘱受试者尽量使尿流固定冲击集尿器壁的某一点,避免身体晃动。另外,在尿流率曲线分析时不应完全依赖计算机打印结果,应进行人工分析,这一点将在下面质量控制中阐述。

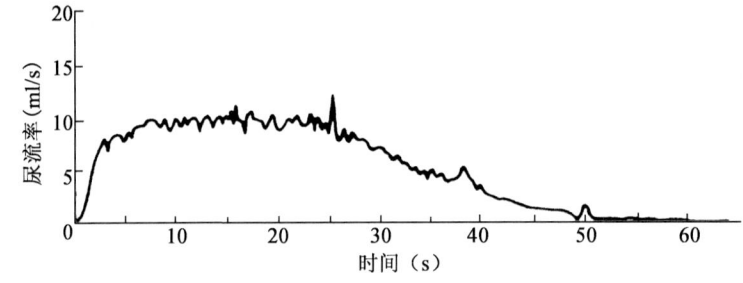

图 5-14 受试者人为因素对尿流率测定的影响

排尿过程中受试者摆动使得尿流率曲线上出现一个突起,被尿流计读为最大尿流率(12ml/s),该赝像经更正后实际的最大尿流率为9ml/s

七、导管

一般认为尿道内导管将降低尿流率测定值,这一点在儿童及尿道狭窄患者中更为明显。因此,在压力-流率测定中经尿道的导管应尽可能细(如6F双腔管),原则是应保证导管置入尿道无困难、液体灌注及压力测定无障碍。但有临床研究表明,在压迫性尿道梗阻中,如良性前列腺增生(benign prostatic hyperplasia,BPH),细于8F的尿道内导管(如6F导管)对压力-流率测定结果的影响并无显著性意义。

八、尿道器械检查

经尿道的器械检查及操作(如膀胱镜检查、导尿术等)可影响尿流率测定的结果。在短时间的膀胱压力测定及尿道压力描记(urethral pressure profile,UPP)完成后,导管对尿道可以产生暂时的、较小的干扰,此时所测得的尿流率尚可信;但若检查持续时间较长(如数小时)或重复多次,那么尿道黏膜水肿或括约肌痉挛可使得尿流率测定结果降低。在尿道扩张术后行尿流率测定,所得结果偏高。因此,在行尿道器械检查及操作后的前3d或更长时间内很难测出准确而稳定的尿流率,这也是尿流率测定必须作为侵入性尿动力学检查中首先进行的方法的原因。

九、逼尿肌功能

尿流率测定多用于评估膀胱出口的功能与状况,尿量为 150～400ml,最大尿流率低于正常参考值范围的下限(10ml/s),可以初步判断为 BOO。如前所述,最大尿流率降低也可出现在逼尿肌收缩功能不全而膀胱出口正常的患者中。因此,尿流率测定不能区别 BOO 与逼尿肌收缩力受损。虽然一般认为正常的最大尿流率代表了正常的膀胱出口条件,但是在一些 BOO 的男性患者中,当逼尿肌功能正常或代偿肥厚时可出现高压 - 高流的情况,尽管此时所测得的尿流率正常(＞15ml/s),但仍有可能存在 BOO。所以,若单以尿流率测定来诊断 BOO 势必导致一些假阳性结果与假阴性结果。

十、残余尿量

最大尿流率大小取决于尿量的多少,但在有大量残余尿量存在时,患者可以通过增高的逼尿肌压力来获得较高的尿流率,此时尿流率测定的结果也不可靠。图 5-15 为慢性尿潴留患者的尿流率测定曲线,看似正常的尿流率曲线,但实属假象。

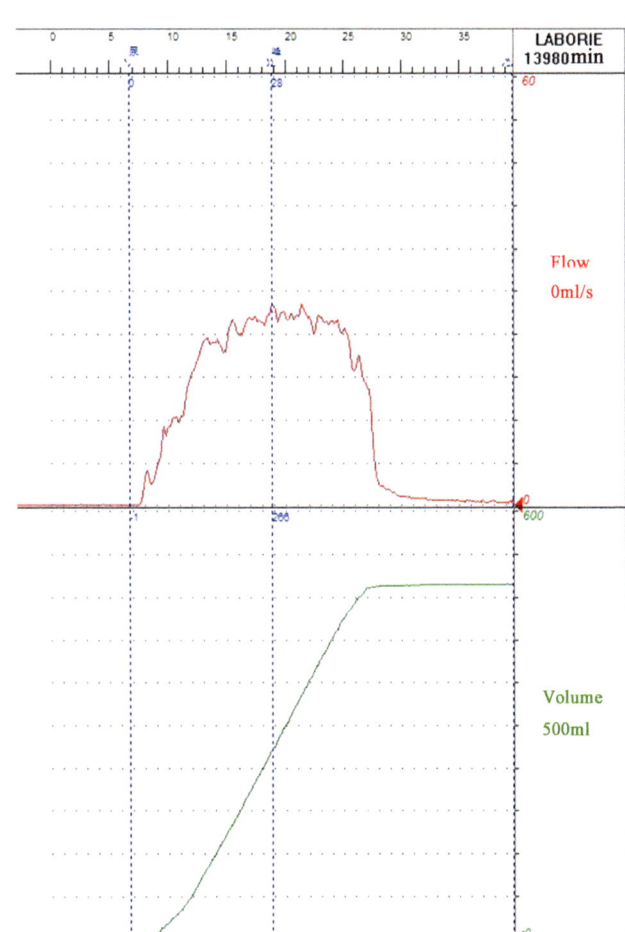

图 5-15 残余尿量(RUV)对尿流率测定的影响

该图为 60 岁膀胱出口梗阻(BOO)男性患者的尿流率曲线,看似正常曲线,且尿量为 500ml,但 RUV 却达 1000ml,说明 RUV 导致了尿流率测定的假阴性结果。Flow,尿流率;Volume,排尿量

十一、环境和心理

如前所述，排尿环境和心理可影响尿流率测定结果。受试者在陌生环境或有人监视的情况下所测得的尿流率偏低（图 5-16）。

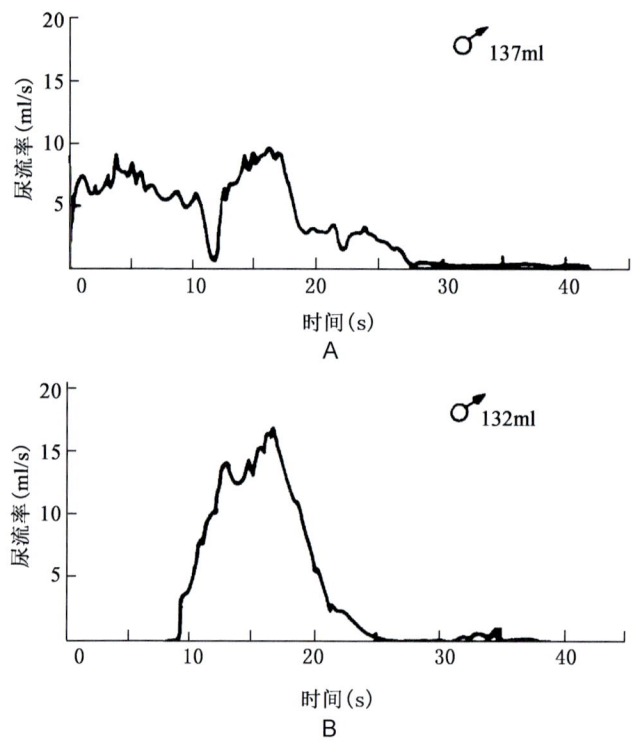

图 5-16　1 名 7 岁儿童的尿流率曲线

A. 患儿在紧张状态和陌生环境下排尿时，尿道外括约肌痉挛所致的间断尿流率曲线；B. 患儿在医师的指导下消除紧张情绪后再次测定所获得的连续尿流率曲线

十二、尿道病理情况

尿路感染、水肿、尿道狭窄等尿道病理状态均可影响尿流率测定的结果。

第六节　尿流率测定的指征与结果分析

一、指征

一般来说，尿流率测定具有以下指征。

1. 尿流率测定作为下尿路症状患者门诊初诊或筛选的诊断方法及首先进行的尿动力学检查，尤其适用于下尿路梗阻性疾病及神经源性膀胱尿道功能障碍患者的初步诊断。

2. 尿流率可作为下尿路功能障碍疾病的手术疗效评价指标，如在目前一些经尿道的前列腺增生侵入治疗的术前与术后进行尿流率测定，比较尿流率改善程度，可以为疗效判断提供客观指标。

3. 尿流率可作为下尿路疾病药物疗效的评价指标。

4. 尿流率可与其他尿动力学检查项目同步联合测定，如压力-流率测定、尿流率-尿道括约肌肌电图（EMG）测定等。

二、正常排尿及其模式

如上所述，当在讨论尿流率的正常性时，必须将受试者的尿量、性别、年龄等因素考虑其中，方法是使用相应的尿流率列线图。在尿流率测定中除了测量尿流率外，还应分析尿流率曲线的形态与模式。

正常膀胱排尿发生在逼尿肌主动收缩、膀胱颈被动松弛时，因此尿流率曲线的形态反映了逼尿肌的收缩行为。假设膀胱颈在松弛状态下的机械特性是恒定的，那么这种特性可被定义为在流率控制带（flow rate controlling zone，FRCZ）水平尿道腔的横断面积对尿道压力的依赖性。典型情况下，当尿道压力低于最小尿道开放压（minimal urethral opening pressure，P_{muo}）时，尿道腔呈闭合状态；当压力超过P_{muo}时，轻微的压力增高都将导致尿道完全开放。在正常生理状态下，尿道压力较低，尿流率曲线呈弓形或钟形，尿流率具有较高水平（图5-17～图5-20）；增高的尿道压力或降低的逼尿肌收缩力均可导致尿流率降低。尿道内缩窄性的梗阻可以使尿道腔的内径变细，尿流率曲线呈平坦状或盒子状，表现为相对恒定的尿流率及延长的排尿时间；尿道内压迫性梗阻表现为尿道开放压增高，尿流率曲线呈低平的不对称曲线，排尿结束部的曲线下降缓慢。排尿过程中逼尿肌收缩力的变化、腹肌收缩、尿道括约肌活动等均可使尿流率曲线模式更加复杂化。

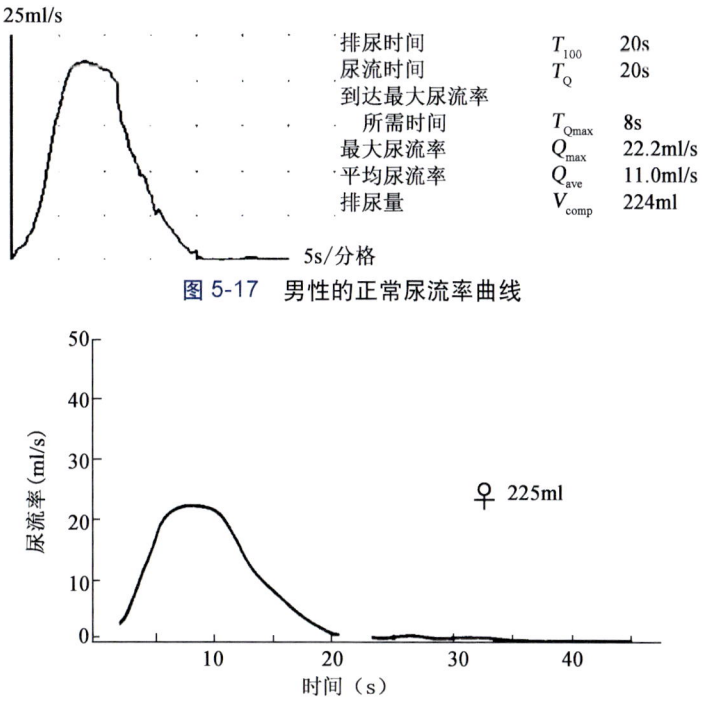

图5-17 男性的正常尿流率曲线

图5-18 女性的正常尿流率曲线

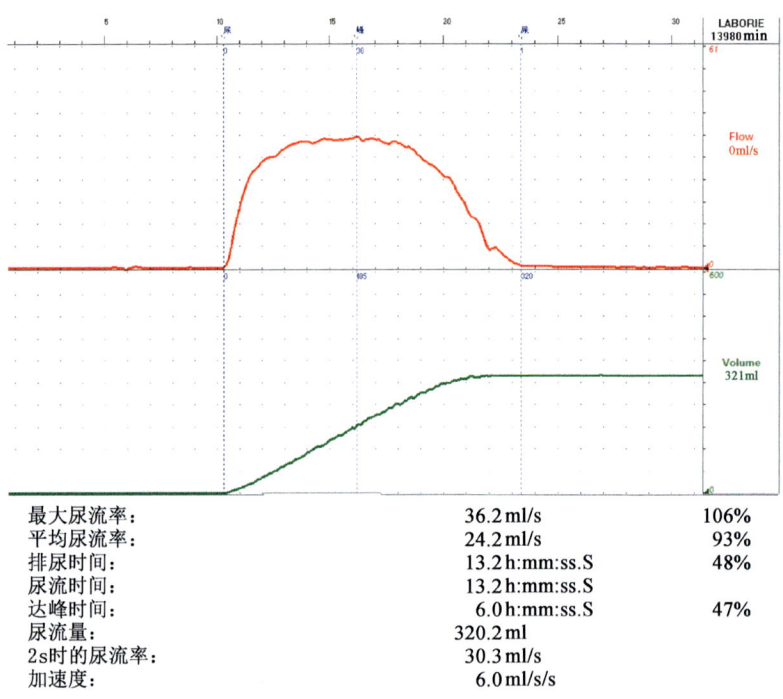

图 5-19　正常男性尿流率曲线

22 岁男性，曲线呈平滑上升下降的、对称的弓形，最大尿流率为 36.2ml/s，尿量为 321ml，残余尿量为 0ml，VOID：36/320/0

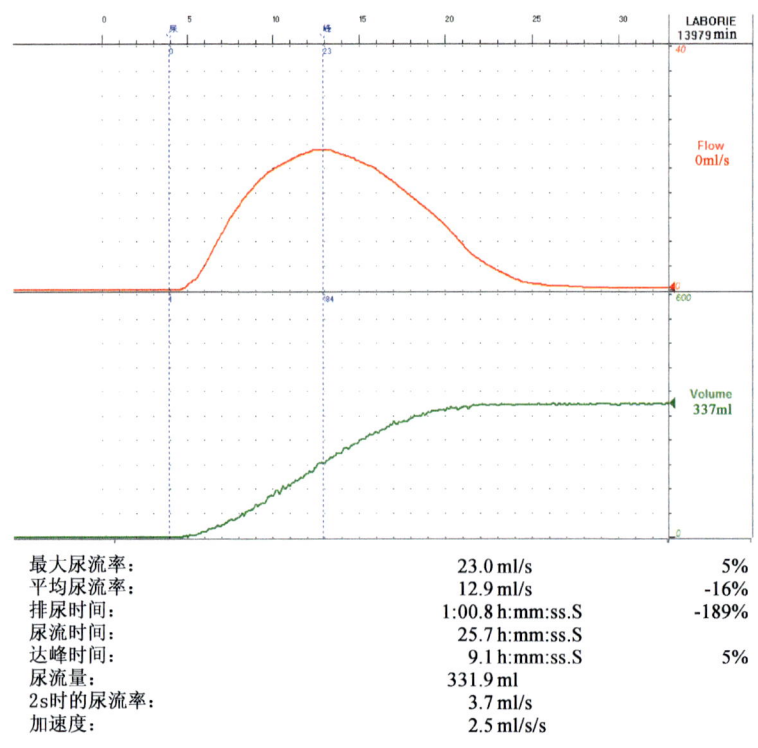

图 5-20　正常女性尿流率曲线

52 岁女性，曲线呈平滑上升下降的、对称的钟形，最大尿流率为 23ml/s，尿量为 337ml，残余尿量为 0ml，VOID：23/340/0

由于尿流率曲线的形态取决于逼尿肌收缩的动力学，作为平滑肌的逼尿肌并不会产生快速收缩，因此正常的尿流率曲线是一条平滑曲线，在增幅上无任何快速变化。同样当膀胱出口出现机械性梗阻时尿流率曲线也不应存在快速变化。尿流率曲线的快速变化可以源于生理和物理的原因，生理方面的原因主要有尿道阻力的改变（如尿道括约肌或盆底肌收缩或舒张、前尿道的机械压迫或干扰等）及排尿驱动力的改变（如腹肌收缩等），这些体内的原因可以导致真正的尿流率改变。物理方面的原因主要是一些体外尿流率信号的附加改变，其来源于尿流率测定的设备与技术。生理赝像应该尽量减少，物理赝像应该被消除。

尿流率曲线应该为吊钟形且表现平滑，不同的排尿功能障碍可能表现为不同的尿流率曲线模式。典型情况下，尿流率曲线可以提示基本的功能障碍，但不能作为诊断的标准。当尿流率曲线平滑而规则时，Q_{max} 的可重复性最好。

三、异常排尿及其模式

上述正常排尿模式已表明：尿流是逼尿肌和（或）腹肌产生的压力与尿道阻力之间相互作用的产物，因此异常排尿的原因可以是异常的流出道，也可以是异常的逼尿肌收缩性。虽然尿流率测定的诊断价值有限，但尿流率及其曲线的形态与模式可以帮助分析异常排尿的原因。

在不规则或间断尿流率曲线中，Q_{max} 作为评判流出道阻力指标是不可靠的，尿流率曲线不规则的原因可能是逼尿肌活动低下（detrusor underactivity，DU）、腹部紧缩、膀胱下降导致尿道扭曲、尿道括约肌过度活动或心理抑制等。尿流率曲线模式在 85% 的患者中可以被重复，异常的尿流率曲线需要重新测定。另外，尿液通过尿流计的漏斗时也可能产生不规则的现象，观察医师必须具有丰富经验才能辨别不同尿流率曲线模式的差别。下面以连续与间断两种模式分别介绍几种常见的异常尿流率曲线。

（一）异常的连续排尿模式及其尿流率曲线

1. 机械性膀胱出口梗阻　可分为尿道内压迫性梗阻与缩窄性梗阻两类，尿流率曲线的特点是 Q_{max} 与 Q_{ave} 均降低，Q_{ave} 大于 Q_{max} 的 50%，T_{Qmax} 相对较短，但尿流率下降缓慢；尿流率曲线一般呈连续模式，末段可以呈滴沥状。

（1）尿道内压迫性梗阻：典型代表是前列腺增生症（图 5-21）。尿道内压迫性梗阻的尿流率曲线的前 1/3 相对正常，但后半部分呈低平状。其特点是 Q_{max} 降低、曲线呈低平而不对称、尿流时间延长、排尿后期曲线下降缓慢、排尿终末呈滴沥状。

（2）尿道内缩窄性梗阻：典型代表是尿道狭窄（图 5-22）。尿道内缩窄性梗阻的尿流率曲线呈平坦状或盒子状，表现为相对恒定的尿流率及延长的排尿时间。其特点是尿流率很快上升后无显著变化，呈低水平延伸，Q_{max} 与 Q_{ave} 之间差别不大，尿流时间延长。

2. 功能性膀胱出口梗阻（BOO）　包括神经源性逼尿肌-膀胱颈协同失调（detrusor-bladder neck dyssynergia，DBND）或逼尿肌-外括约肌协同失调（detrusor-external urethral sphincter dyssynergia，DESD）与非神经源性膀胱颈或尿道外括约肌痉挛。根据程度不同，既可连续性排尿，也可间断性排尿。一般来说，此类连续性排尿的病情较轻，表现为尿道开口压增高，一旦尿道开放后，尿液可完全排出；尿流率曲线的特点是 Q_{max} 降低、T_{Qmax} 延长、Q_{max} 经常出现在曲线的后半部（图 5-23），图 5-24 为 DBND 患者的尿流率曲线，其具备上述特征。

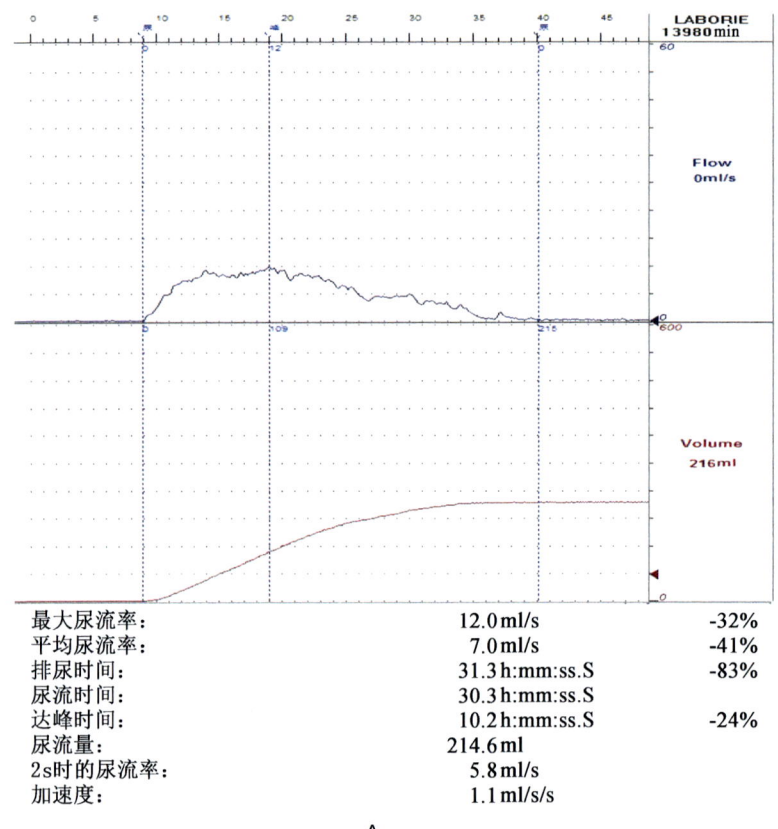

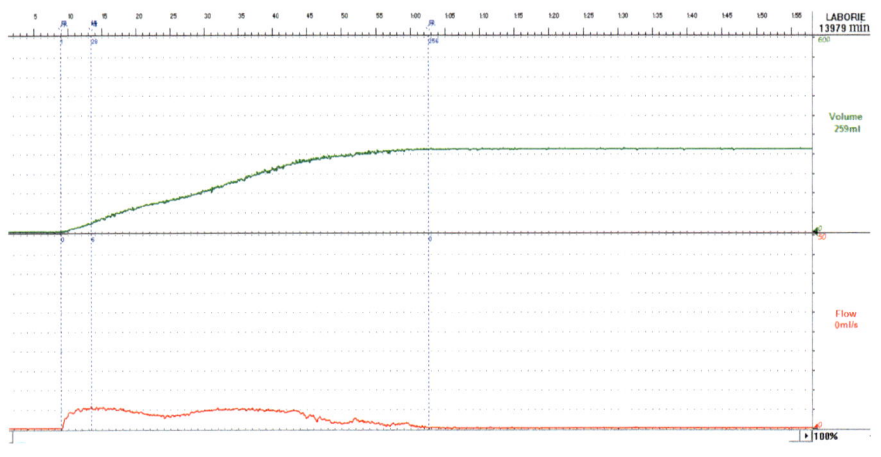

A

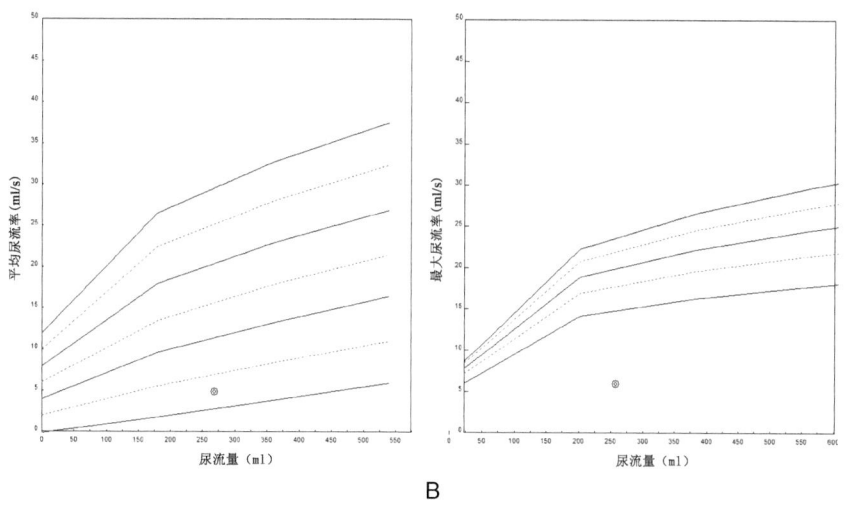

B

图 5-21 良性前列腺增生症患者的尿流率曲线及结果分析

A. 患者,男性,76 岁,排尿困难 3 年,诊断为前列腺增生症。B 超显示前列腺体积为 4.6cm×5.5cm×4.8cm,尿流率曲线图表现为最大尿流率(Q_{max})降低(12ml/s)、曲线不对称、尿流时间(FT)延长、排尿后期曲线下降缓慢、排尿终末呈滴沥状,排尿量为 216ml,残余尿量(RUV)为 80ml,为典型的前列腺增生症尿流率曲线。B. 患者,男性,76 岁,5 年前无明显诱因出现排尿困难、排尿费力、尿等待、尿线细、排尿时尿流中断,未给予诊治,1 年前患者出现上述症状加重伴尿频、夜尿增多,每晚 4 次,偶有尿急,尿液不自主流出现象,诊断为前列腺增生症,B 超显示膀胱壁厚,前列腺大小为 4.9cm×3.6cm×4.0cm,尿流率曲线图表现为 Q_{max} 降低(6ml/s)、曲线呈低平而不对称、FT 延长、排尿后期曲线下降缓慢、排尿终末呈滴沥状,排尿量为 259ml,RUV 为 60ml,为典型的前列腺增生症尿流率曲线,Siroky 列线图分析结果,发现 Q_{max} 与尿量的坐标远离第 2 条标准差曲线,因此为异常尿流率测定,提示存在膀胱出口梗阻(BOO)

(二)异常的间断排尿模式及其尿流率曲线

1. **腹压排尿** 指患者通过收缩膈肌与腹肌来增加腹压、提高尿流率,排尿呈间断模式,间断期膀胱腔内压可降到基线。常见原因可以是生理性的,也可以是病理性的,有以下几种。

(1)正常人的排尿习惯:多见于女性。

(2)BOO 合并逼尿肌收缩力受损。

(3)原发性逼尿肌收缩无力。

(4)神经源性膀胱尿道功能障碍:多见于骶髓上神经病变所致的 DESD(图 5-25),尿流率曲线特点是曲线呈多个间断波形,中间停顿,排尿时间延长。当该类患者行尿道外括约肌切开术后,通过腹压排尿可以获得连续的、类似正常的尿流率曲线(图 5-26)。

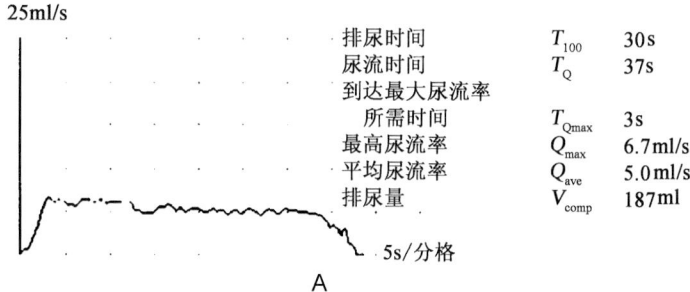

A

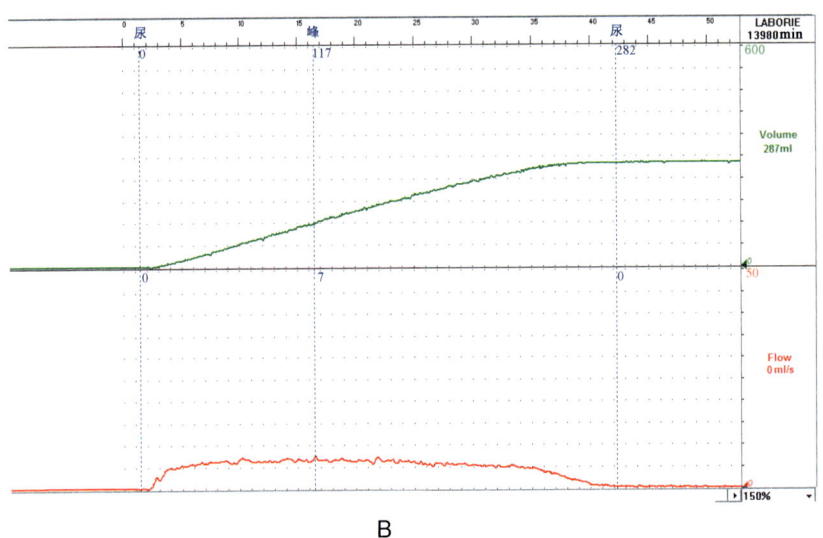

B

图 5-22 尿道狭窄患者尿流率曲线

A.尿道狭窄患者典型的尿流率曲线,其呈方盒形。B.患者,女性,35岁,5年前出现尿频、尿急、尿线细、腹压排尿,给予不规律尿道扩张,现症状逐渐加重,尿流率曲线表现为平坦状或盒子状,尿流率相对恒定,最大尿流率(Q_{max})为 7ml/s,尿量为 287ml,排尿时间延长,其特点是尿流率很快上升后无显著变化,呈低水平延伸,Q_{max} 与平均尿流率之间差别不大,尿流时间(FT)延长

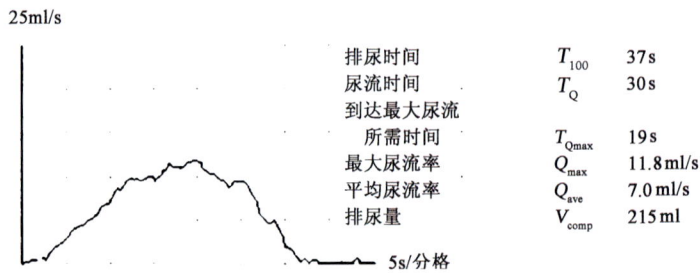

图 5-23 膀胱颈硬化患者尿流率曲线

特点表现为到达最大尿流率的时间延长、最大尿流率降低

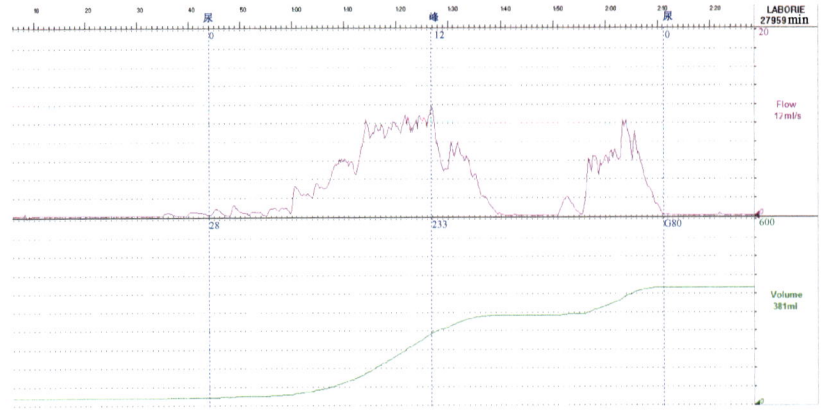

图 5-24 逼尿肌 - 膀胱颈协同失调(DBND)患者尿流率曲线

患者,女性,尿频、尿急、排尿困难 15 年,诊断为膀胱颈硬化。尿流率曲线呈间断性排尿,主要的流率曲线特点是 Q_{max} 降低(Q_{max} 为 12ml/s)、T_{Qmax} 延长、Q_{max} 出现在曲线的后半部

第 5 章 尿流率测定 | 71

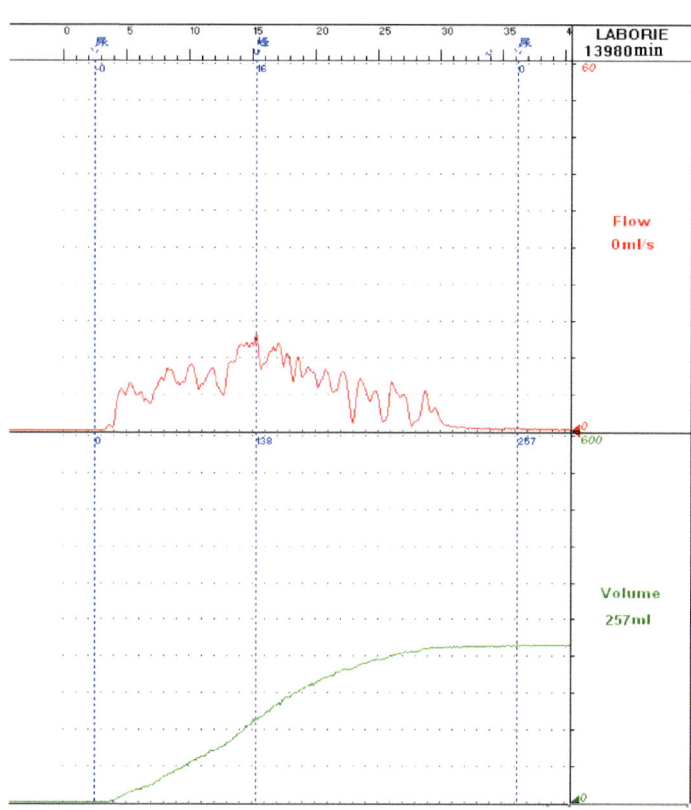

图 5-25 逼尿肌-外括约肌协同失调（DESD）患者的尿流率曲线

特点表现为排尿时多次停顿、排尿时间延长、曲线变化不一、波形变化较快。其与腹压排尿的区别是在 2 次最大尿流率间的膀胱腔内压高于基线

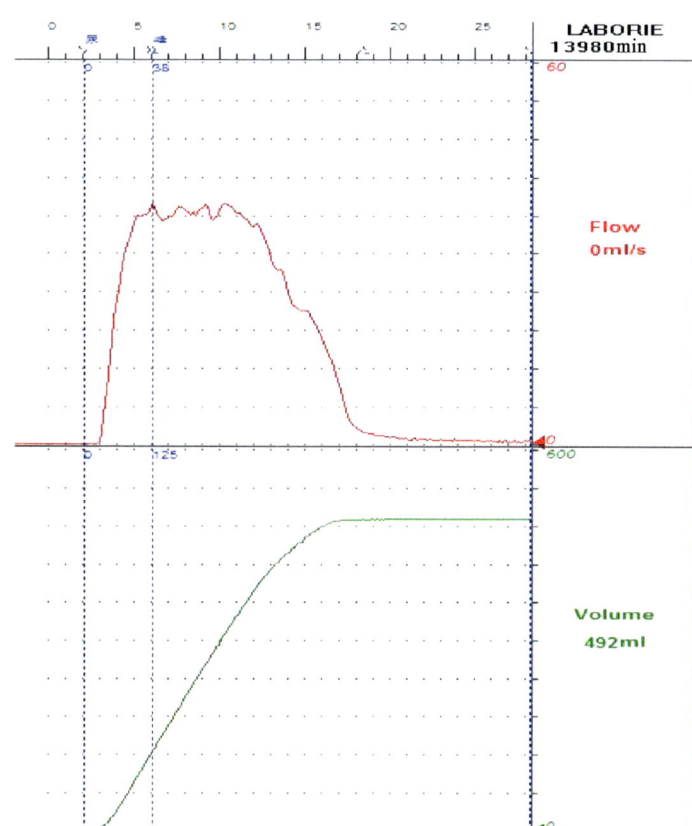

图 5-26 逼尿肌-外括约肌协同失调（DESD）患者括约肌切开术后的尿流率曲线

该曲线为骶髓上神经病变所致的 DESD 患者行尿道外括约肌切开术后，通过腹压排尿可以获得连续的、类似正常的尿流率曲线

其他疾病引起的腹压排尿模式尿流率曲线如图 5-27 ～图 5-32 所示。

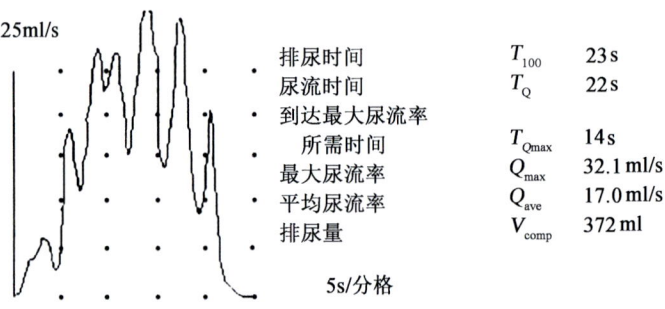

图 5-27　不规则的尿流率曲线

常见于逼尿肌收缩伴随腹部紧缩的情况或膀胱憩室导致的波动性改变

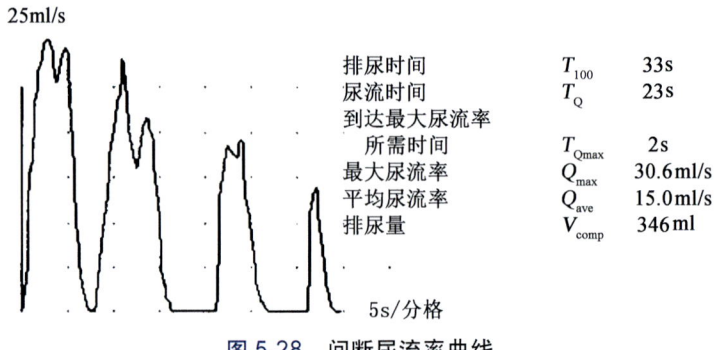

图 5-28　间断尿流率曲线

由腹部紧缩所致，不伴逼尿肌收缩

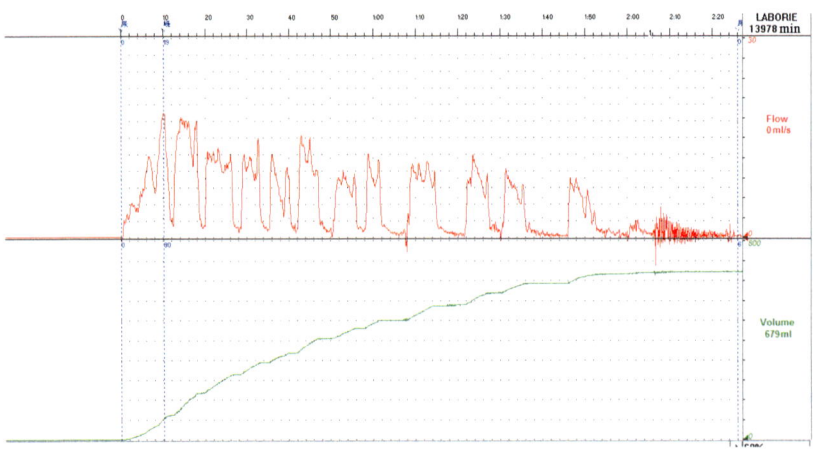

图 5-29　脊髓损伤后腹压排尿患者尿流率曲线

患者，男性，35 岁，脊髓损伤后腹压排尿。尿流率曲线表现为随着腹压增高尿流率相应增加，腹肌松弛则尿流率降至很低水平，逼尿肌收缩力很弱，其为典型锯齿样曲线

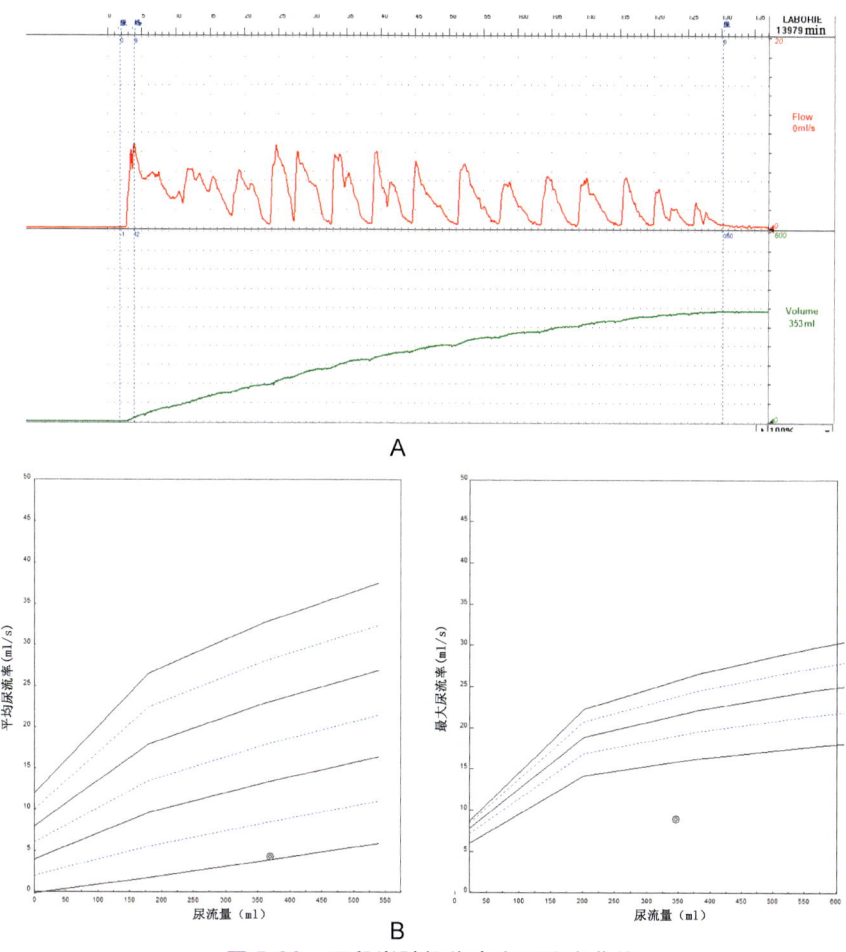

图 5-30　腰段脊髓损伤患者尿流率曲线

患者，男性，46 岁，腰段脊髓损伤 10 年，腹压排尿，伴漏尿。尿流率曲线表现为典型锯齿样腹压排尿曲线。尿流率与排尿量的坐标落在 Siroky 列线图的异常区

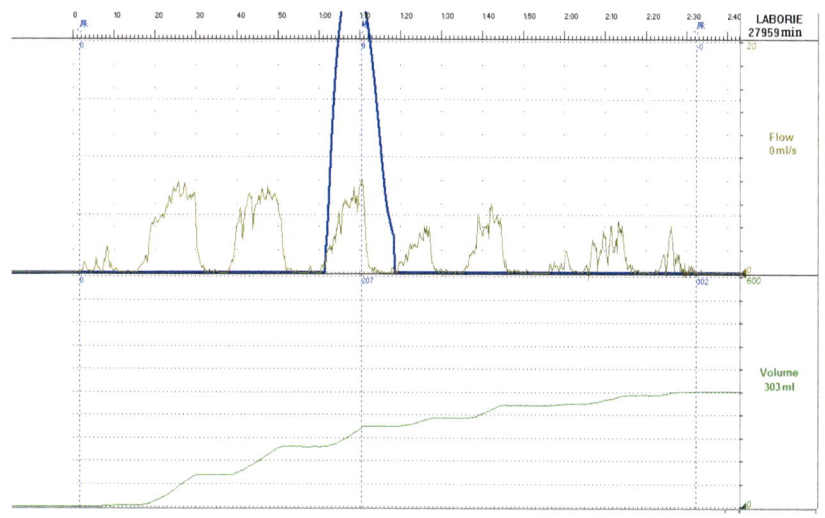

图 5-31　圆锥马尾神经损伤患者尿流率曲线

患者，男性，20 岁，圆锥马尾神经损伤 6 年，大小便功能障碍，现腹压排尿。尿流率曲线表现为典型锯齿样腹压排尿曲线（淡绿色曲线），完全无逼尿肌收缩参与

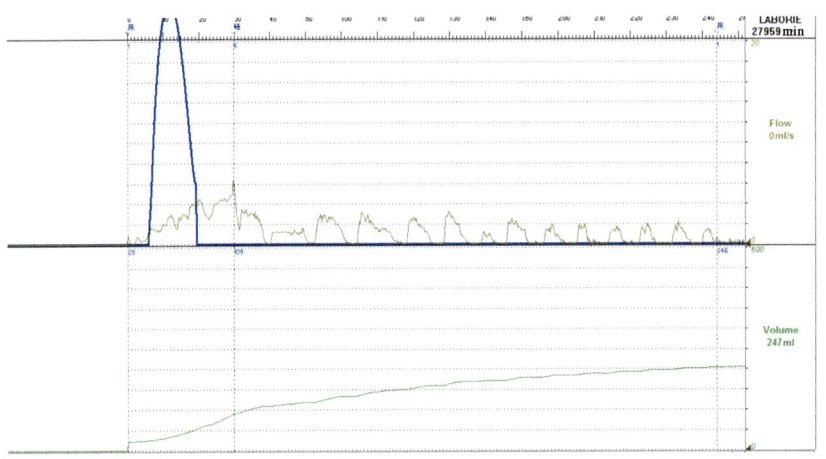

图 5-32 糖尿病患者尿流率曲线

患者，男性，56岁，糖尿病，排尿困难10年，慢性尿潴留。尿流率曲线表现为典型锯齿样腹压排尿曲线（淡绿色曲线），最大尿流率为6ml/s，为逼尿肌收缩无力所致。蓝色曲线为计算机模拟的正常曲线

2. 尿道外括约肌过度活动　是指由神经或非神经因素所致的排尿期尿道外括约肌的不随意收缩或舒张，因而产生不规则的间断尿流率曲线；与腹压排尿相比，尿道外括约肌过度活动所致的尿流率变化相对较快（图 5-33，图 5-34）。

尿道外括约肌过度活动的原因既可以是生理性的，也可以是病理性的。神经因素导致的尿道外括约肌不稳定也可同时合并 DESD。非神经因素导致的尿道外括约肌不稳定常见的原因有以下几种。

（1）不恰当的排尿环境（图 5-35）。

（2）不合适的排尿体位（图 5-36，图 5-37）。

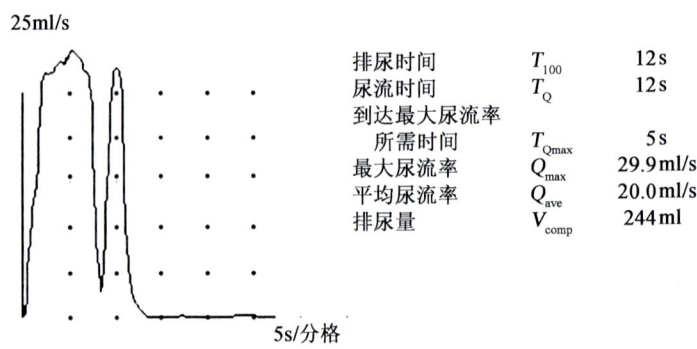

图 5-33 前列腺痛患者尿流率曲线

尿流率突然下降，由尿道横纹外括约肌的短暂收缩所致。该图为1例前列腺痛患者，由尿道外括约肌过度活动，在排尿期发生痉挛所致的间断尿流率曲线

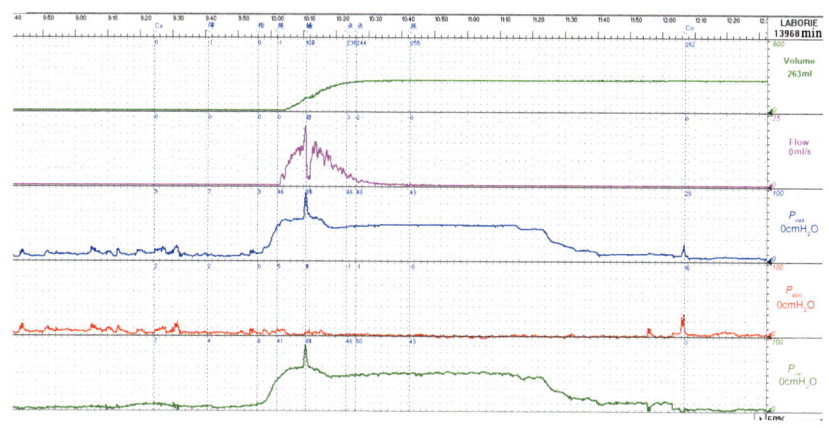

图 5-34　尿道外括约肌过度活动患者尿流率曲线

患者，男性，82 岁，主诉尿频、尿急 5 年。压力-流率测定发现患者在启动排尿后逼尿肌收缩，逼尿肌压力与尿流率稳步增高，当尿流率接近峰值时，患者尿道括约肌急剧收缩，尿流率曲线表现为流率先急剧增高，再突然降低，然后再快速增高，恢复正常；这些变化可以被逼尿肌压力的变化加以证实：尿流率突然降低与逼尿肌压力突然增高相对应，说明患者括约肌收缩导致了逼尿肌等容收缩的短暂过程，该过程随着括约肌的再度松弛而结束，尿流率随之恢复正常

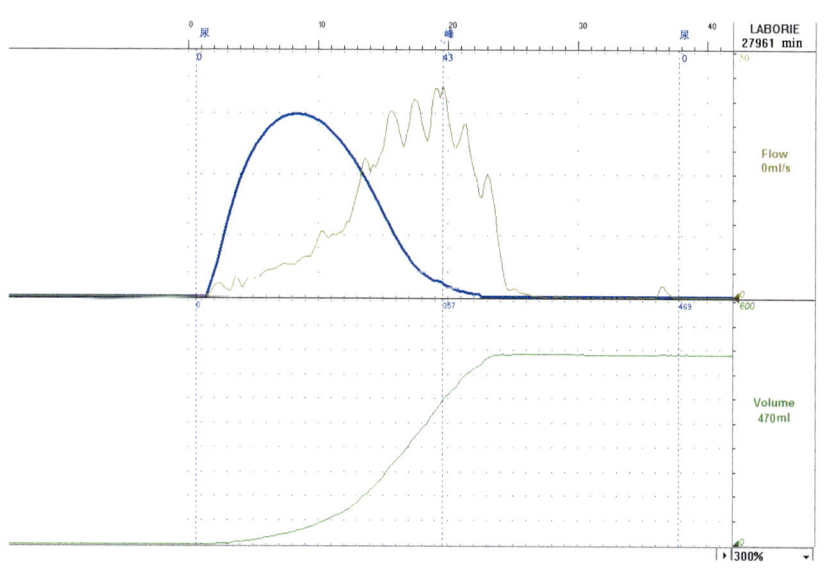

图 5-35　压力性尿失禁尿流率曲线

患者，女性，47 岁，咳嗽等用力时漏尿 3 年，诊断为压力性尿失禁。患者在影像尿动力学检查室非隐蔽状态下进行尿流率测定，患者在紧张状态、陌生环境下排尿，由尿道外括约肌痉挛所致的尿流率曲线不平滑，呈锯齿状，最大尿流率为 43ml/s，排尿量为 470ml

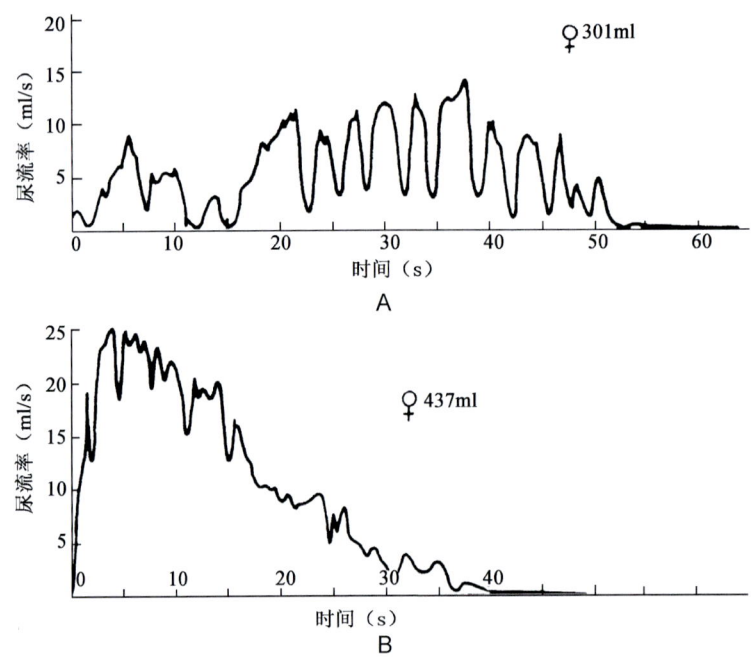

图 5-36　不合适的排尿体位导致尿道外括约肌不稳定患者的尿流率曲线

该图为1例45岁的腰骶疼痛患者的尿流率曲线。A.患者由腰骶部疼痛、排尿体位不合适导致尿道外括约肌过度活动并不断痉挛，因而记录到间断尿流率曲线；B.调整排尿体位后再次测定所获得的连续尿流率曲线

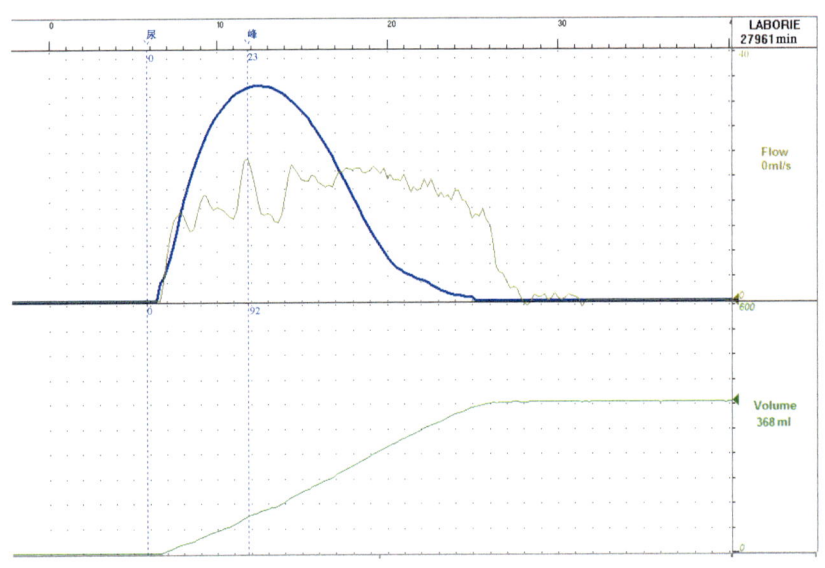

图 5-37　不合适排尿体位患者的尿流率曲线

患者，女性，48岁，增加腹压后漏尿10年，诊断为压力性尿失禁。患者在影像尿动力学检查室取半卧位进行尿流率测定，患者在陌生环境及不适合的体位下排尿，由尿道外括约肌痉挛所致的尿流率曲线不平滑，呈锯齿状变化，最大尿流率为23ml/s，排尿量为368ml

（3）慢性前列腺炎及前列腺痛（图5-38）。

3.逼尿肌-外括约肌协同失调（DESD）　是指由神经病变所致的排尿期逼尿肌收缩的同时尿道外括约肌不舒张甚或同时收缩的情况，见于神经源性膀胱尿道功能障碍的患者。

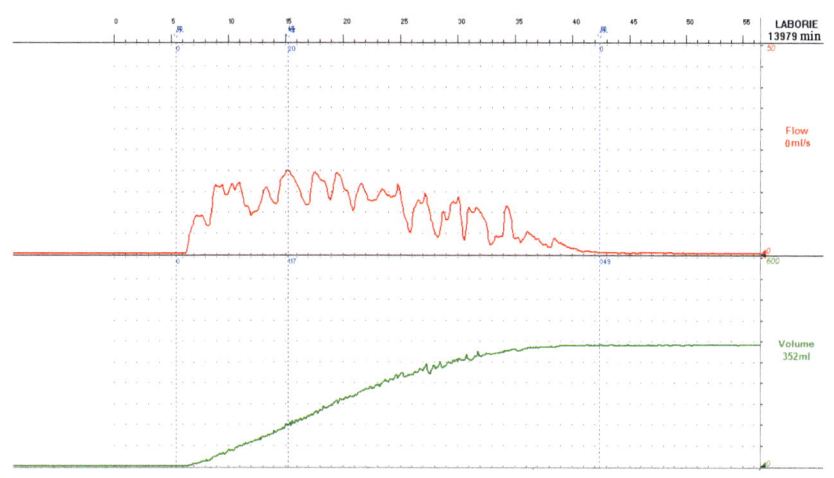

图 5-38　慢性前列腺炎、前列腺痛患者由尿道外括约肌过度活动所致的间断尿流率曲线

患者，男性，34 岁，主诉尿频、尿急及排尿困难 5 年，诊断为慢性前列腺炎。尿流率曲线表现为能够整体完成一次排尿、曲线连续但呈快速起伏变化，原因是尿道外括约肌不稳定，在排尿期发生过度活动，括约肌收缩时尿流率下降，舒张时增高，最大尿流率为 20ml/s，排尿量为 352ml

其尿流率曲线特点表现为排尿时多次停顿、排尿时间延长、曲线变化不一、波形变化较快。其多见于骶髓上的神经损伤与病变，在损伤较轻或部分恢复的该类患者，当逼尿肌收缩开始排尿时，尿道外括约肌也呈收缩状态，从而尿流受阻、尿流率下降，括约肌随即又松弛，尿流率又可上升至最大值，这种变化在一次排尿中可多次重复出现。其与腹压排尿的区别是在两次最大尿流率间的膀胱腔内压始终高于基线。在病变较重的该类患者中不一定能测到有价值的尿流率曲线（图 5-39，图 5-40）。

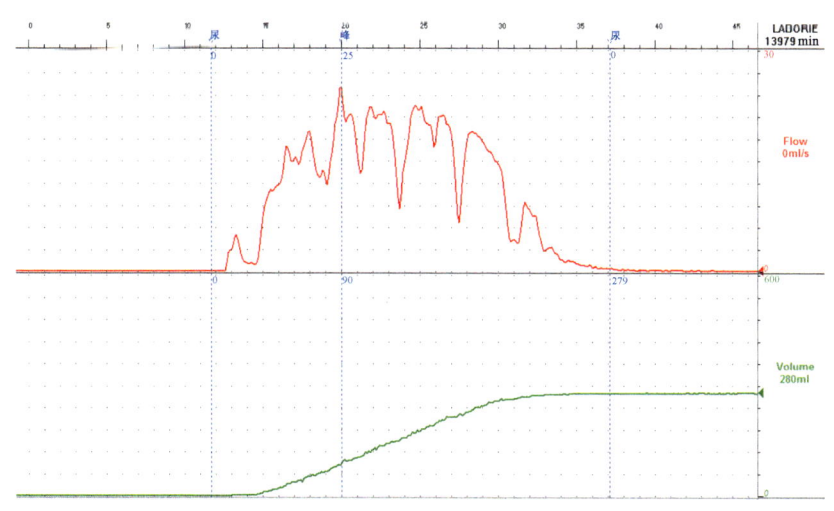

图 5-39　脊髓损伤患者尿流率曲线

患者，女性，12 岁，T_1 脊髓损伤 1 年。上图尿流率曲线表现为排尿时多次停顿、排尿时间延长、曲线变化不一、波形变化较快。当逼尿肌收缩开始排尿时，尿道外括约肌也呈收缩状态，从而尿流受阻、尿流率下降，括约肌随即又松弛，尿流率又可上升至最大值，这种变化在一次排尿中可多次重复出现，与腹压排尿的区别是在两次最大尿流率间的膀胱压始终高于基线。最大尿流率为 25ml/s，尿量为 280ml，残余尿量为 90ml

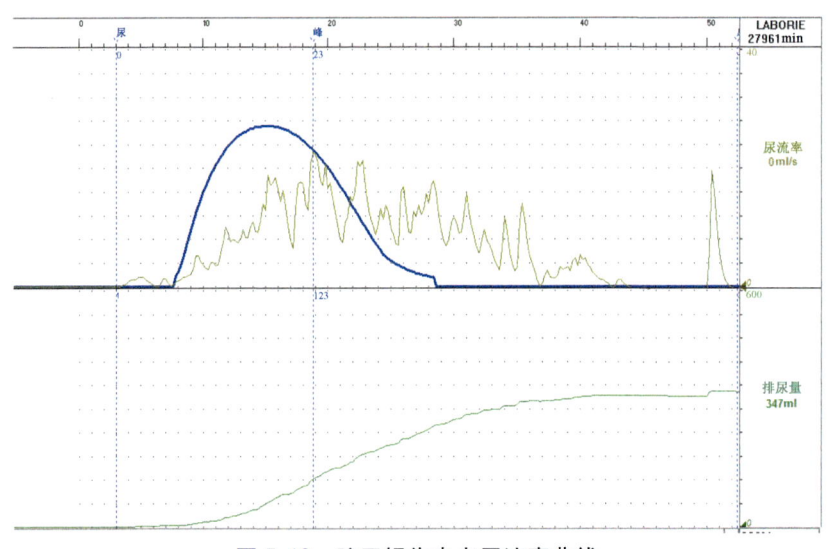

图 5-40 脑干损伤患者尿流率曲线

患者，男性，39 岁，7 个月前因车祸致脑干损伤，现自行排尿，主诉尿频、尿失禁。尿流率曲线表现为排尿时间延长、曲线变化不一、波形变化较快。患者为脑干损伤导致的逼尿肌-括约肌协同失调，最大尿流率为 23ml/s，尿量为 347ml，残余尿量为 50ml

4．逼尿肌收缩无力　是指由神经或非神经因素所致的逼尿肌收缩能力减弱或逼尿肌维持完成一次收缩的能力减弱，通常合并大量残余尿量。逼尿肌收缩无力，不能一次而必须多次逼尿肌收缩将膀胱排空，排尿时间延长，最大尿流率降低，呈现为不规则的、变化较慢的尿流率曲线（图 5-41，图 5-42）。图 5-41 上端曲线是 1 例 58 岁的女性患者因膀胱过度充盈（830ml）致使逼尿肌收缩无力的尿流率曲线。

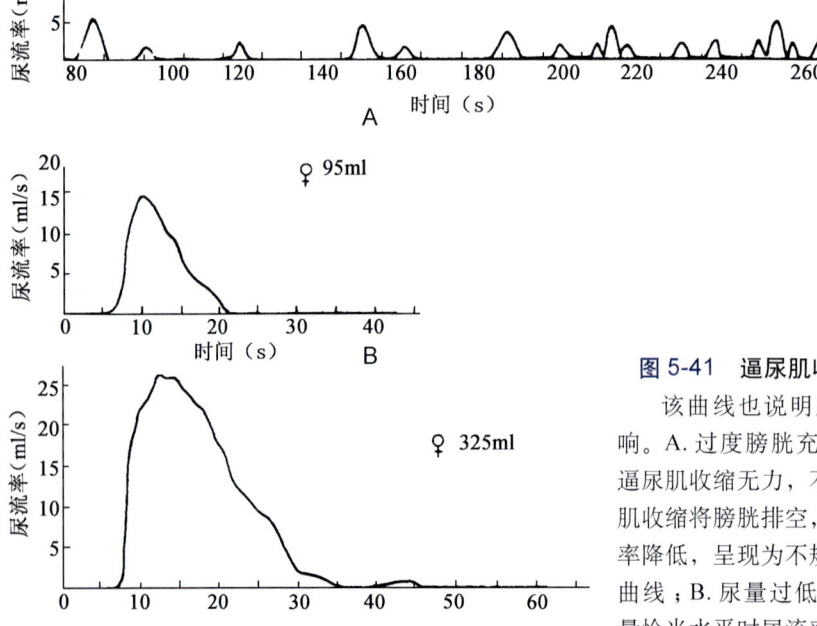

图 5-41 逼尿肌收缩无力患者尿流率曲线

该曲线也说明尿量对尿流率所产生的影响。A.过度膀胱充盈导致的间断排尿，患者逼尿肌收缩无力，不能靠一次而必须多次逼尿肌收缩将膀胱排空，排尿时间延长，最大尿流率降低，呈现为不规则的、变化较慢的尿流率曲线；B.尿量过低导致的尿流率略低；C.尿量恰当水平时尿流率变为正常

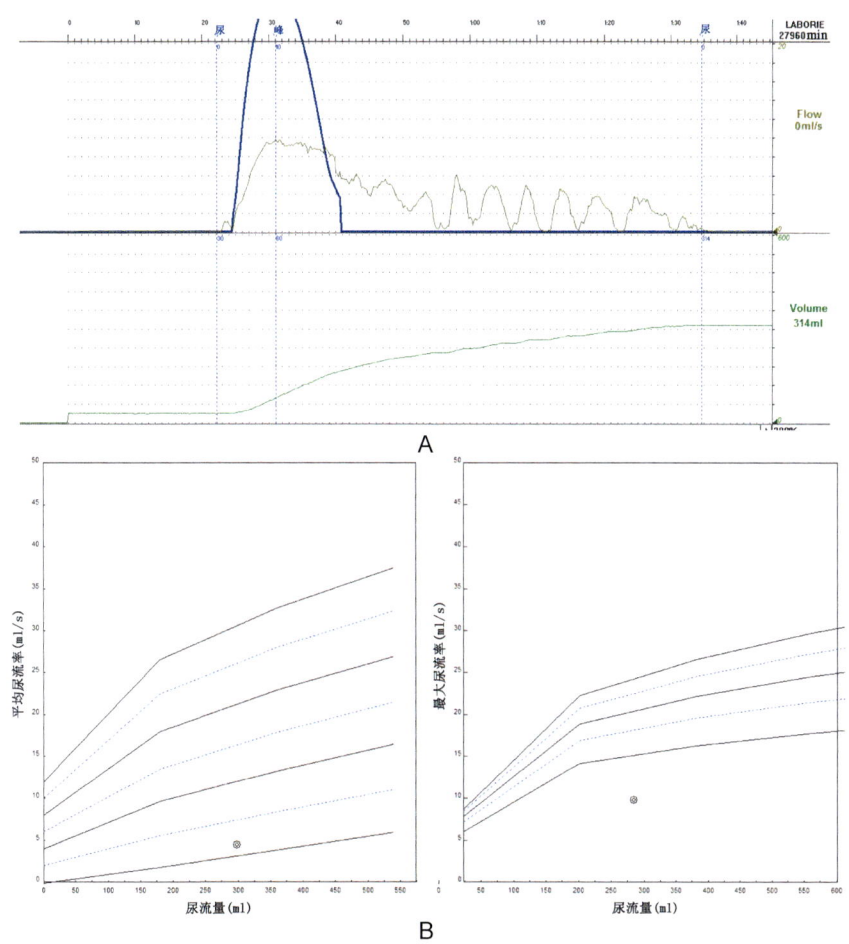

图 5-42　逼尿肌收缩无力患者尿流率曲线

患者，男性，76 岁，排尿困难 6 年，B 超显示前列腺体积为 3cm×4cm×3cm。A. 尿流率曲线：开始能够启动有效排尿，表现为连续曲线，排尿量达 220ml，但逼尿肌收缩很快衰减，此次收缩并未完全排空膀胱，后续依靠 7 次腹压收缩将膀胱排空，为典型逼尿肌收缩力受损的尿流率曲线（淡绿色曲线），最大尿流率为 10ml/s，全部排尿量为 314ml。蓝色曲线为计算机模拟的正常曲线。B. 可见尿流率与排尿量的坐标落在 Siroky 列线图的异常区，虽然该患者前列腺体积不大，逼尿肌收缩无力的可能性较大，但仍不能完全确定尿流率降低及排空障碍是由逼尿肌收缩力受损还是由膀胱出口梗阻（BOO）所致；因此单纯尿流率测定缺乏特异性，应该进一步进行压力 - 流率测定以进一步明确 BOO 程度及逼尿肌收缩力状态

5. 其他特殊情况　如人工尿道括约肌术后患者依靠多次挤压控制泵排空膀胱（图 5-43）。

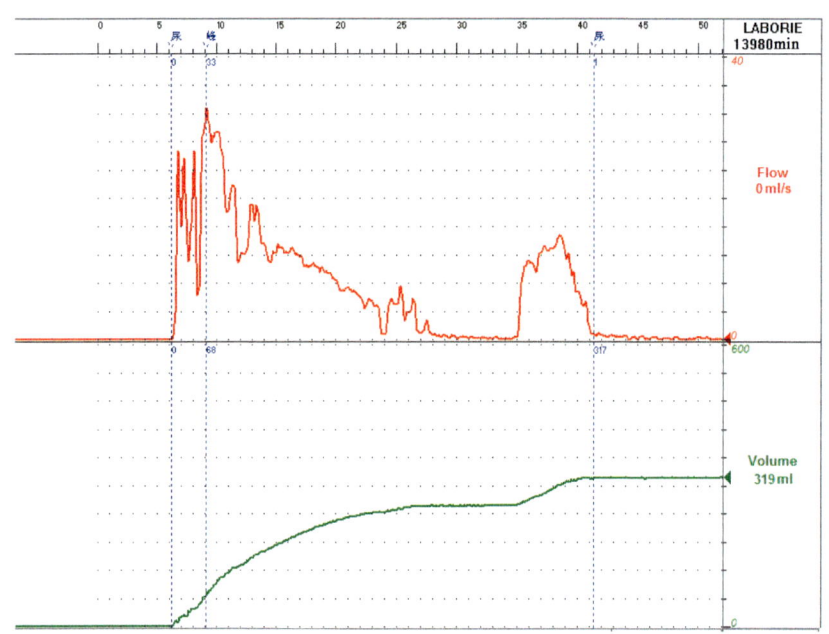

图 5-43 人工尿道括约肌置入术后尿流率曲线

患者，男性，26 岁，因脊膜膨出、自幼尿失禁入院，诊断为压力性尿失禁、神经源性膀胱。患者 1 个月前接受人工尿道括约肌置入术，现正式启用装置。患者先后挤压 2 次控制泵排空膀胱，出现 2 次尿流率曲线。第 1 次 VOID=33/260/60；第 2 次 VOID=15/60/0。

第七节 尿流率测定的质量控制

一、质量控制

前面的内容已多次涉及尿流率测定中的赝像问题，这类赝像是指在尿流率测定过程中由体内因素或体外因素作用而发生在尿流率曲线上的一些不属于实际排尿过程的信号变化与现象，其包括体内的生理赝像与体外的物理赝像或技术错误。在测定中生理赝像必须被减小或消灭，物理赝像或技术错误必须被消除。

以下情况可能会造成尿流率测量结果的不可靠：如窘迫、心理抑制、环境陌生、排尿姿势不佳、缺乏正常尿意、膀胱充盈不够或过度、急症情况或尿道器械操作后等。其他原因还包括腹部紧缩和人为挤压尿道，前者会降低或增高尿流率，后者则有时发生于男性排尿开始时。如果结果由仪器进行自动记录并读取，上述赝像则会在多达 20% 的尿流率曲线中产生不可靠的 Q_{max} 的读取值。记录液体的重量所产生的影响相对较小（3%～10%）。

Rowan 在分析单纯尿流率曲线时发现高达 20% 的曲线具有明显的赝像；Grino 在 23 857 条单纯尿流率曲线中比较 Q_{max} 的计算机阅读值与人工更正值，发现后者明显、一致性地低于前者。笔者最近分析来自欧美多中心的 582 条压力-流率测定曲线时也发现：19% 的尿流率曲线具有明显的赝像，在这些赝像更正后 Q_{max} 在曲线上的位置均发生了改变（图 5-44）。

上述研究结果均表明发生在尿流率测定中的赝像已严重干扰了测定结果，必须加以控制与更正。

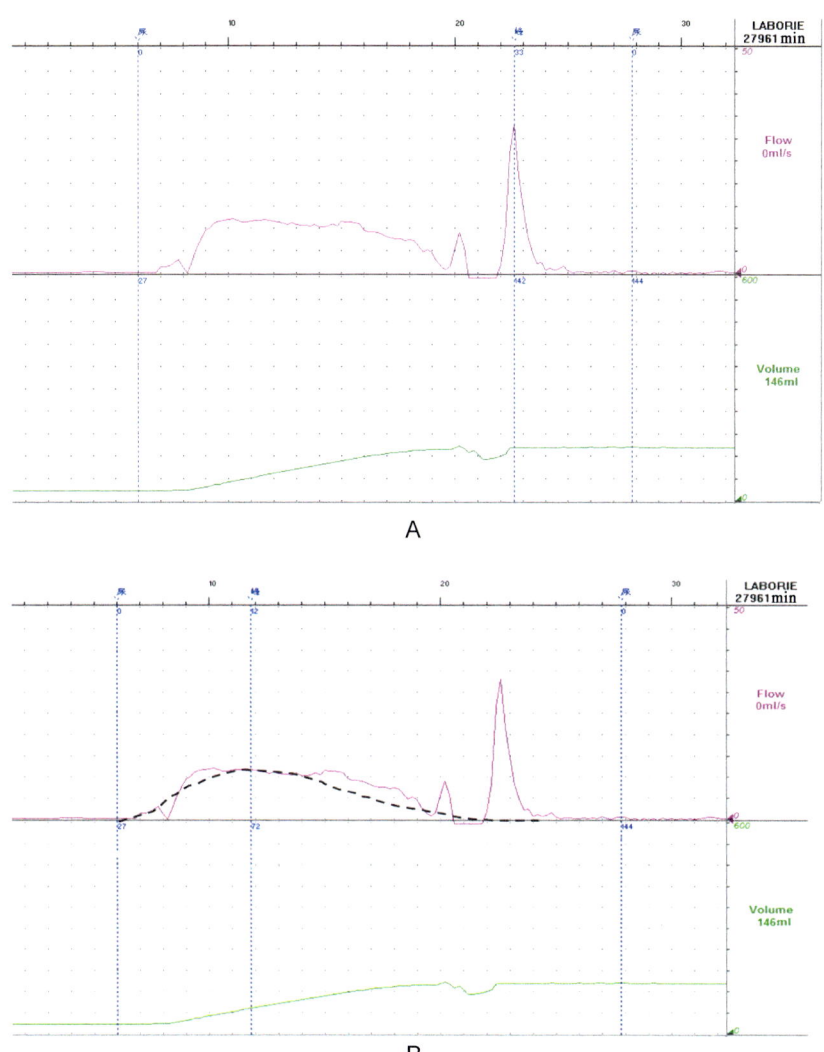

图 5-44　尿流率测定中最大尿流率（Q_{max}）赝像

A. 患者在排尿结束时剧烈增加腹压，从而导致尿流率急剧增高，Q_{max} 达 33ml/s；B. 人工更正后 Q_{max} 位置前移至曲线中间，Q_{max} 实为 12ml/s

质量控制的措施有以下几种。

1. 进一步完善尿流计设计，力争以电子方式恰当地抑制赝像信号。

（1）摇摆赝像：指尿流在尿流计漏斗壁的突然向上或向下的运动所引起的在尿流率曲线上出现的凸起和凹陷。凹陷也可以由括约肌收缩引起。

（2）汤姆逊过滤器：可以减少凸起和凹陷的幅度，推荐在自动读取过程中采用，但不能完全替代人工视觉读取（图5-45）。

（3）2s过滤器：尿流率曲线上任何持续时间少于2s的快速变化均可以电子过滤方法加以更正（图5-46）。

2. 在实时测定过程中尽量减少或消灭各种生理或非生理赝像。两种常见的由受试者在测定过程中人为制造的赝像如下。

（1）摇摆赝像：是受试者在测定时习惯性地来回晃动尿流方向所产生的赝像。由图5-47可见，当尿流冲击方向向下移至集尿器底部转盘时，尿流率曲线立即出现一个向上的突起；反之，当尿流冲击方向向上移开转盘时，尿流率曲线立即出现一个向下的凹陷。如此反复，可在尿流率曲线上形成多个双向突起的赝像。这类赝像一经发现应立即予以纠正，并重新进行测定（图5-47）。

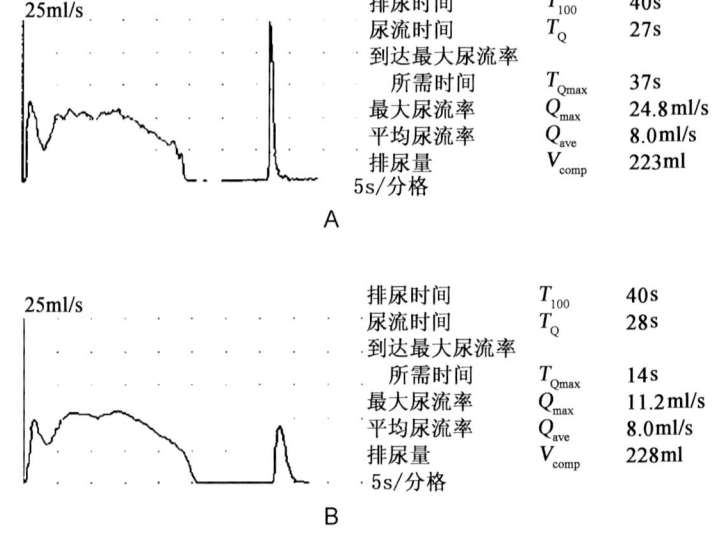

图5-45　摇摆产生的赝像

尿流率曲线的起始段可见凸起和凹陷赝像，是由尿流在漏斗壁上突然向上和向下摆动所致，在曲线记录的尾端可见一个幅度非常高的突起。A. 不使用汤姆逊滤器时，最大尿流率的自动读取数值因凸起的干扰而高达24.8ml/s，非常不可靠。B. 同一条曲线在使用汤姆逊滤器（0.25Hz）后的情况，凸起和凹陷的幅度通过抹平被明显削减，尿流率曲线的上升支和下降支突兀程度较小，延续时间稍长。在此情况下，最大尿流率的自动读取值和人工视觉读取值是一致的，但并非每次均如此。注意图A与图B的尿量的数值不一致

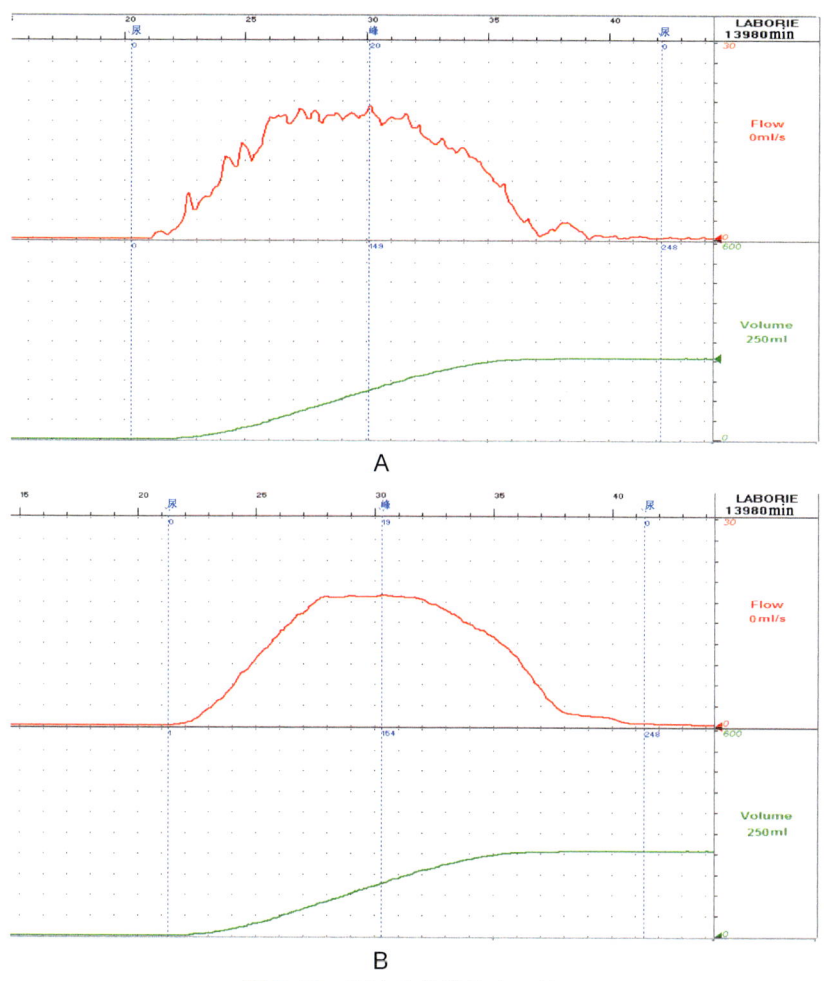

图 5-46 尿流率曲线的电子抹平

A. 原始尿流率曲线，呈锯齿状；B. 采用 2s 过滤器对曲线进行电子抹平后的曲线，曲线光滑连续

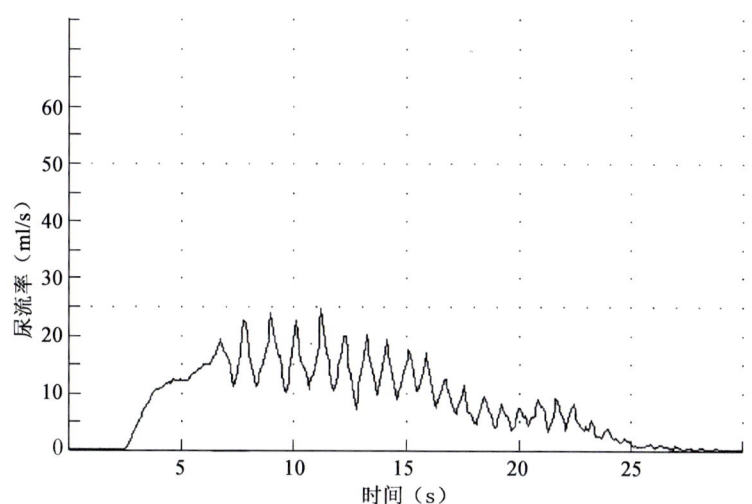

图 5-47 尿流率测定过程中受试者习惯性地来回晃动尿流而人为制造的赝像

曲线上出现多个双向突起的赝像

（2）受试者在测定时习惯性地捏挤阴茎所产生的赝像：由图5-48可见，受试者在排尿过程中习惯性地捏挤阴茎而在尿流率曲线上可产生一些突起赝像。这类赝像一经发现应立即予以纠正，并重新进行测定（图5-49，图5-50）。

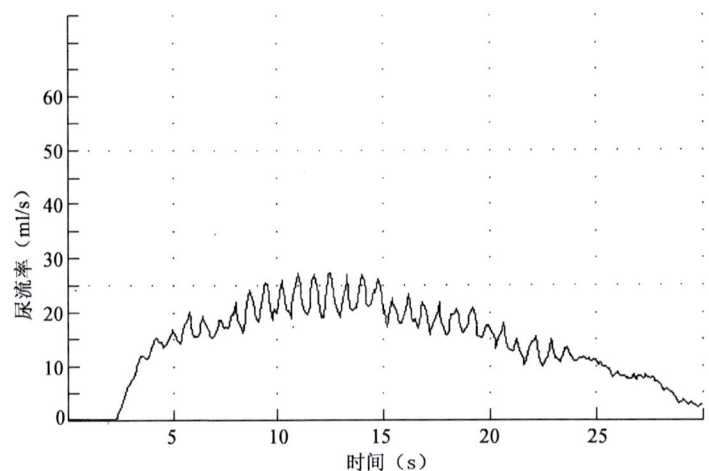

图5-48　尿流率测定过程中由受试者习惯性地捏挤阴茎而人为制造的赝像

曲线上可出现一些突起赝像

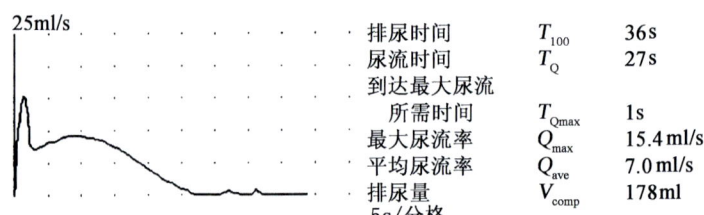

图5-49　挤压尿道所致赝像

男性尿流率测定中人为因素引起的最大尿流率过高的赝像，其为在排尿开始时人为挤压尿道所致。挤压动作既对尿道远端的尿液形成堤坝效应，产生较高的初始尿流率，也使膀胱颈开放良好，使最初尖峰后的尿流率得以保持

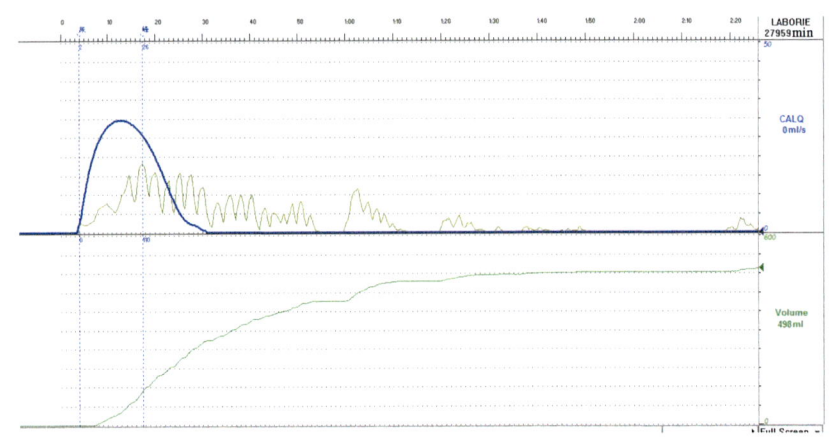

图5-50　挤压阴茎导致的尿流率曲线

患者，男性，26岁，在排尿过程中不断挤压阴茎，导致尿流率曲线相应波动（淡绿色曲线），最大尿流率为26ml/s，蓝色曲线为计算机模拟的正常曲线

3. 在尿流率测定中还有许多赝像及其产生的方式尚未被认识，因此测试者（尤其是临床医护人员）不应盲目接受尿流率测定的计算机报告，应该对结果进行人工分析，辨别并更正赝像。一个辨别赝像的简单而粗略的方法是尿流率曲线上任何持续时间少于 2s 的快速变化均属于赝像，必须加以人工更正或电子抹平（图 5-51～图 5-54）。

上述事例说明，检查者不应盲目接受尿流率测定的计算机报告，应该对结果进行人工分析并加以更正。

二、尿流率测定的变异性与可重复性

尿流率测定存在着不可避免的变异性，这种变异性既包括个体间的变异性、个体内的变异性，也包括长期单次测定间的变异性、短期重复测定间的变异性。前面的内容已提及：除非出现 $Q_{max} > 25ml/s$、曲线为钟形的正常测定结果，否则仅仅一次尿流率测定是不够的；若进行两次或多次测定，那么测定间的变异则不可避免。许多在门诊进行尿流率测定的患者由于陌生排尿环境的影响，排出尿量较少，测定的尿流率较低；然而，当患者在专门的尿流率检查室进行测定时，即使在尿量相同的条件下，第 2 次、第 3 次测定的 Q_{max} 平均值都高于第 1 次结果，这说明尿流率测定中存在明显的"学习效应"，其为变异产生的一种形式。这也说明在连续重复尿流率测定中存在着明显的变异性。

同一受试者进行单次间隔尿流率测定时也存在着明显的变异性。Barry 在一项研究中对 231 例患者进行间隔 2 周的重复尿流率测定，结果发现 Q_{max} 的平均值相差 - 0.1ml/s，变异值的标准差为 3.2ml/s，变异范围为 - 14.7～+ 13.8ml/s，在尿量更正 Q_{max} 后上述结果仍无变化；说明在 2 周后对同一患者进行尿流率测定时，个体 Q_{max} 可以出现增高或降低的变异，但测定总体的 Q_{max} 平均增高了 0.1ml/s，即在进行间隔时间的尿流率测定时 Q_{max}

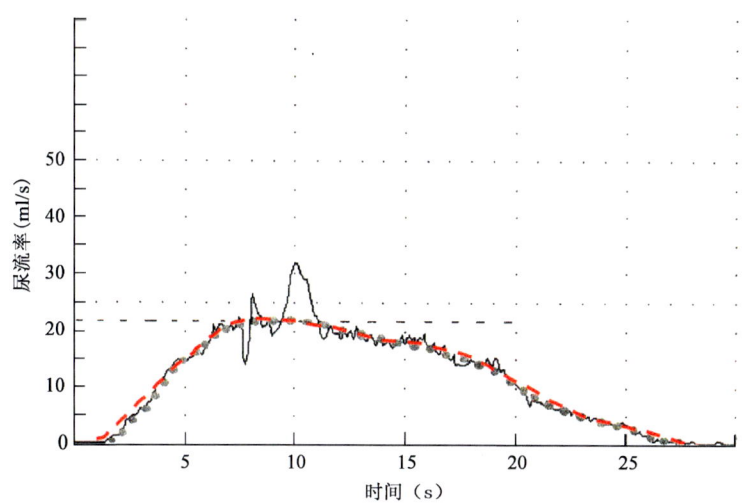

图 5-51 质量控制中人工更正突起赝像的方法

黑色线条为计算机打印的尿流率曲线，表现为腹压排尿导致的突起赝像，得出的 Q_{max} 为 32ml/s，尿量为 340ml；在回顾性质量控制中通过人工拟合尿流率曲线（红色虚线），以抹平突起赝像，所得的实际 Q_{max} 为 22ml/s

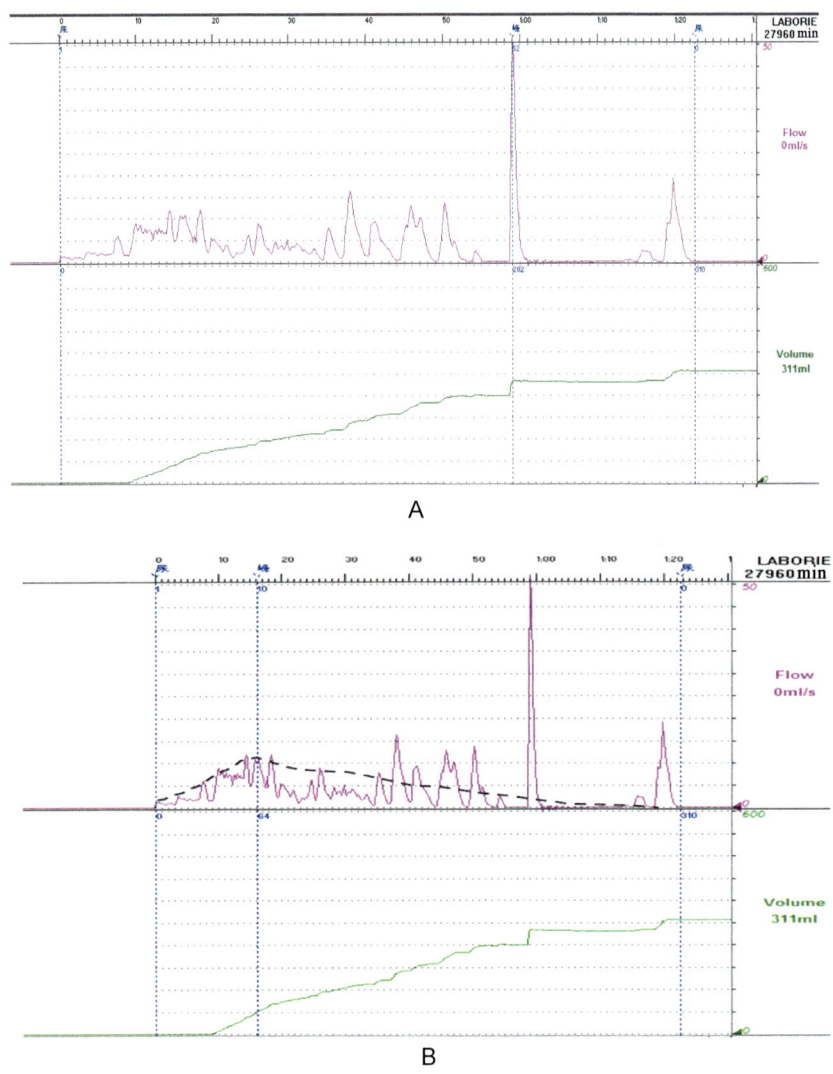

图 5-52 尿流率测定的质量控制

发生在 Q_{max} 上的赝像人工更正。患者，女性，19 岁，尿流率测定接近结束时发生剧烈的腹压增高，从而导致尿流率急剧增高。A. 计算机自动读取 Q_{max} 为 52ml/s，这是不可信的；B. 笔者依据尿流率曲线的特点，将曲线手工抹平，读取 Q_{max} 为 10ml/s，此值是可信的。排尿量为 311ml

存在着增高的趋势。总之，在连续多次重复尿流率测定中存在着明显的"学习效应"，在单次间隔尿流率测定时也存在着明显的变异性；这些变异在进行正常与异常判断、疗效评价时均有重要意义，应加以考虑。

Q_{max} 的可重复性取决于排尿量和尿流率曲线模式。单是 Q_{max} 的 95% 置信区间为 ±40%；若再考虑排尿量的因素，则 Q_{max} 的 95% 置信区间为 ±30%；再考虑尿流率曲线模式的因素，若尿流曲线为平滑，则 Q_{max} 的 95% 置信区间为 ±20%。个体间的观察变异性较好，在不同阅读者之间 Q_{max} 差异 > 0.5ml/s 的曲线只占很小的比例。

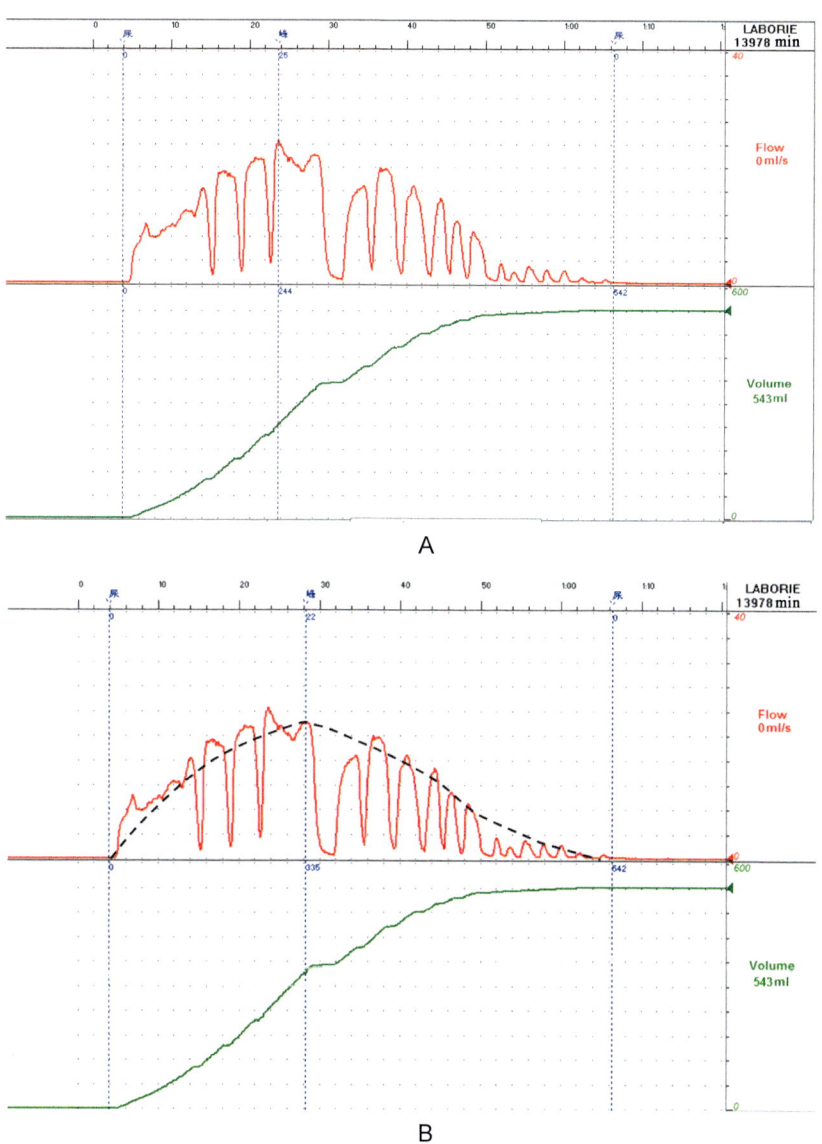

图 5-53 尿流率测定的质量控制

发生在曲线模式上的赝像人工更正。患者，女性，45岁，排尿过程中尿道括约肌过度活动，从而导致尿流率急剧变化。A. 锯齿样间断曲线，计算机自动读取 Q_{max} 为 25ml/s；B. 笔者依据尿流率曲线的特点，将曲线手工抹平，形成连续对称的曲线，读取 Q_{max} 为 22ml/s，排尿量为 543ml

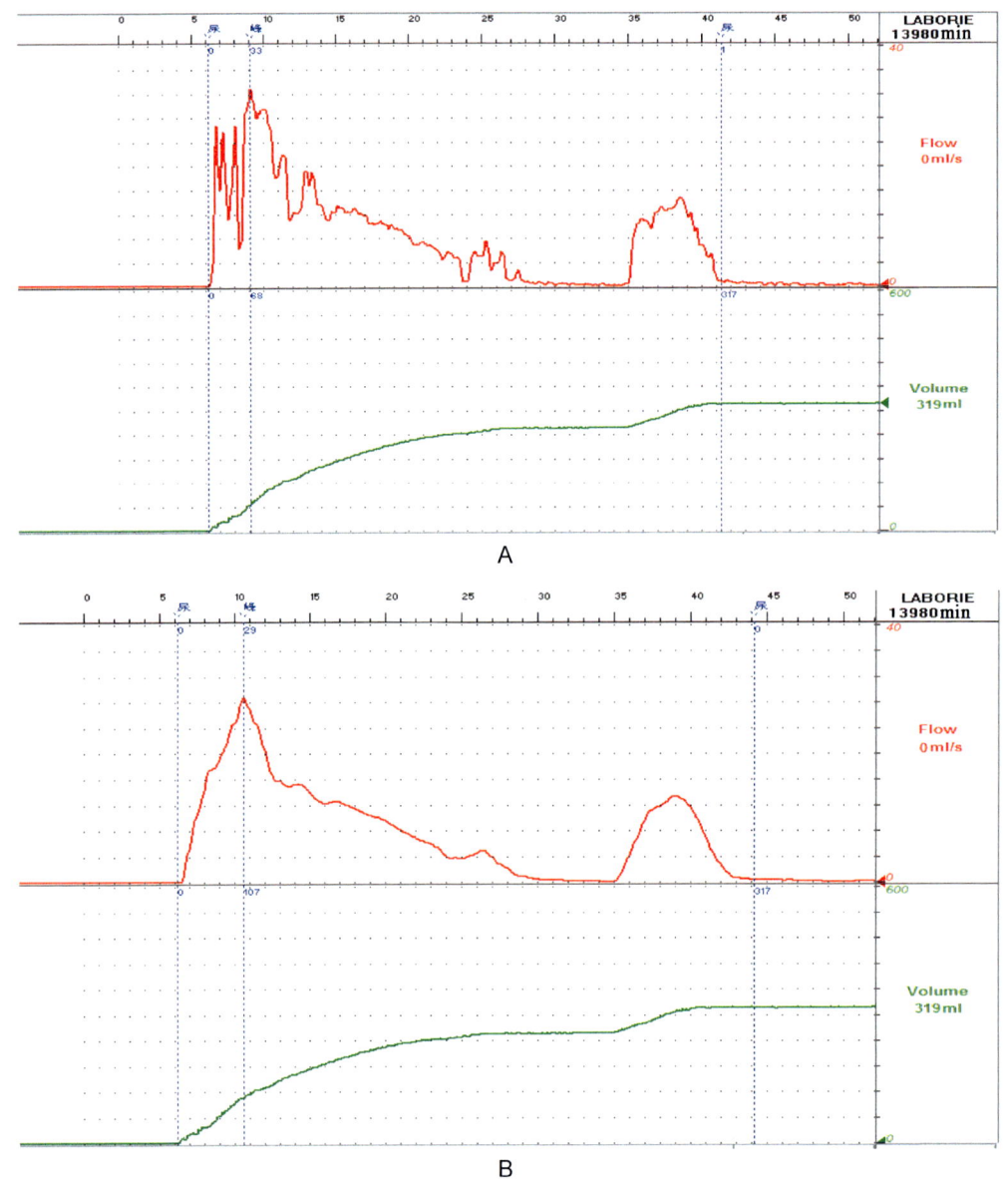

图 5-54　质量控制中的电子抹平

人工尿道括约肌置入术患者尿流率曲线的电子抹平结果。患者 2 次挤压控制泵排空膀胱，出现 2 次尿流率曲线。A. 原始曲线；B. 采用 2s 过滤器进行电子抹平后的曲线

第八节　特殊条件下的尿流率测定

一、压力 - 流率测定中的尿流率测定

单纯尿流率测定与压力 - 流率测定中的尿流率测定有一定的差别，一般来说，压力 - 流率测定所得的 Q_{max} 要低于单纯尿流率测定的 Q_{max}。如前所述，排尿期尿道内所存在的导

管可以导致尿道阻力的机械性增高，但这并不是简单唯一的因素，因为在经耻骨上穿刺的压力-流率测定中所得的 Q_{max} 也低于单纯尿流率测定，而且这种差别也出现在常规压力-流率测定与动态尿动力学监测（ambulatory urodynamic monitoring，AM）之间。因此这种差别的原因是复杂的，可能涉及心理和生理等因素所致的逼尿肌收缩力的改变，以及临床测定中膀胱快速过度充盈等方面原因。

另外，压力-流率测定中的特殊性还表现在流率延迟方面。前面已提到 FRCZ 的概念，应用 FRCZ 概念分析数据时要求同步记录压力和流率信号。正常情况下，在 FRCZ 水平并不存在压力和流率信号之间的时间延迟；然而当在体外记录到尿流信号时，不可避免地会出现这种时间延迟。流率时间延迟取决于下尿路的解剖、病理、尿流率高低及尿流计的设定等因素，在压力-流率测定中应更正流率延迟。应尽量减小尿流计本身的流率时间延迟，时间常数 > 0.5s 的尿流计将不足以使流率信号紧随压力信号进行快速变化。

二、家庭尿流率测定

家庭尿流率测定（home uroflowmetry，HUF）是指患者自己使用便携式尿流计在家中熟悉、习惯的排尿环境中自行进行尿流率测定的方法，其可以避免陌生、不习惯的排尿环境等因素对尿流率测定的干扰，使测定结果更为可靠，更符合患者的排尿习惯。目前，HUF 是一项正在广泛应用的测定技术，其需要花费大量的时间与费用。因为 HUF 所需设备较昂贵，且测定在尿动力学实验室以外进行，因此设备易被损坏，并且目前的 HUF 尚不能测定残余尿量；但毫无疑问，HUF 已成为客观科学研究下尿路功能的新方法。HUF 允许患者在自己习惯的环境中随时间延长记录多次自然排尿，记录参数包括 Q_{max}、Q_{ave}、尿量、排尿时间等；所记录的尿量、排尿时间等应该与排尿日记中的尿量、排尿时间、饮水量等相符合。目前有关 HUF 临床研究的文献报道尚不多，Golomb 使用 HUF 对 BPH 患者进行研究，结果发现 Q_{max} 的标准差为 5.7ml/s，高出上面提到的 Barry 报道的在尿流率检查室内获得的标准差的 78%（Barry 报道的标准差为 3.2ml/s）。Rosette 比较 HUF 与门诊尿流率测定结果发现：Q_{max} 平均值与尿量平均值间存在密切的关系，HUF 测定的 Q_{max} 平均值略低于门诊测定值，这可能与 HUF 测定的尿量平均值明显低于门诊测定值有关。

在 HUF 中同样存在着质量控制的问题。HUF 自动记录了多次排尿的数据与曲线，其中必然包含了一定的赝像。因此，人工仔细分析与更正 HUF 的数据虽然是非常耗时的，但也是必需的。总之，HUF 是一项很有意义与前景的尿流率测定项目，但在常规检查室内进行的尿流率测定与 HUF 之间的大量比较研究尚有待进一步开展。

第6章 残余尿量测定

一、定义

残余尿量（residual urine volume，RUV）是指排尿结束的瞬间膀胱内残留的尿液容量。

二、患者准备

在开始测量 RUV 前的排尿必须做到：患者尽可能感到舒适、具有正常的尿意、采用最理想的排尿姿势、具有隐蔽自信的排尿环境，以便患者此次排尿是在完全自然、习惯的情况下进行的。

三、测量方法

RUV 可以通过导管、膀胱镜、放射性核素、B 超等方法测定。

经尿道导尿法被视为 RUV 测定方法的"金标准"，但是仍有很多不精确之处存在。为保证膀胱完全排空，需将导尿管缓慢插入和退出尿道，也可轻轻旋转。若患者采取仰卧位，应在耻骨上施加压力。若采用细导管或是耻骨上导管，可能还需进行抽吸；若使用的是球囊管，则膀胱内总会残存少量尿液。因为导尿法为侵入性操作，所以应该只在有必要的情况下才施行，如随后要进行尿动力学测试。

B 超测定 RUV 具有无创性、可接受的相对准确性、方便经济等优点，因此此法最适合用于单纯尿流率测定后的 RUV 测定。经腹部超声测量为非侵入性方法，如果导尿法不具备指征，其可作为一种选择方法。可采用不同的数学公式来计算和进行估计（如 $0.5\times$ 膀胱长度 $\times$ 膀胱高度 $\times$ 膀胱宽度）。在测量 RUV 时，同时还应记录排尿量和时间延迟。

若为了研究的目的，RUV 测定的理想方法是先由导管法测定，然后再用 B 超确定是否膀胱已完全排空，以增加测量的准确性。

以三维超声为基础开发的便携式膀胱容量测定仪为 RUV 测定提供了方便（图 6-1）。

关于膀胱容量测定仪测量 RUV 及膀胱容积准确性的研究：

国内一组研究报道了膀胱容量测定仪在神经源性膀胱患者间歇导尿中的临床价值，对 20 例因神经源性膀胱接受间歇导尿的患者分别采用膀胱容量测定仪和导尿法进行了 384 次膀胱内尿量的测定，比较两者之间的相关性与差异性。结果膀胱容量测定仪测得的膀胱容量为（405.7 ± 119.3）ml，而导尿法测得的膀胱容量为（371.4 ± 122.7）ml，差异达显著性界值。但相关分析显示，两组数据高度相关（$r=0.91$，$P<0.01$），且 75.5% 测量的差异值在 ±50 ml。

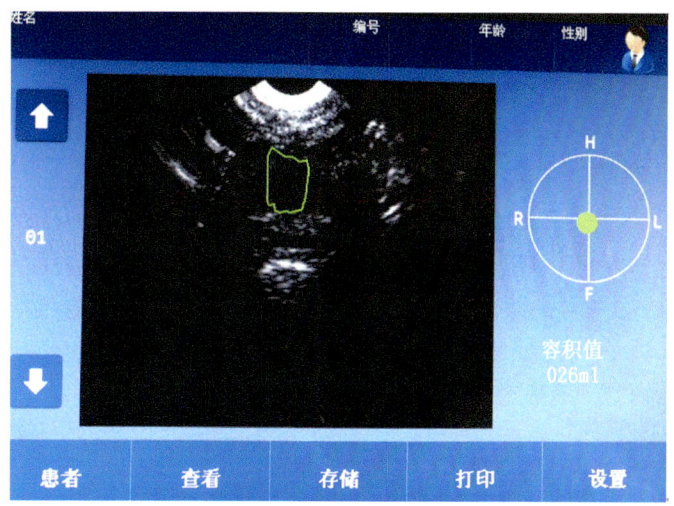

图 6-1 膀胱容量测定仪测量残余尿量（RUV）

患者，女性，29 岁，尿频、尿急伴排尿困难 5 年，于患者排尿结束后，进行残余尿测量，仪器显示 RUV 为 26ml

国内赵玲娜、廖利民最近研究表明，膀胱形态对膀胱容量测定仪测量膀胱容量及 RUV 有明显影响（图 6-2），可以通过以下方法矫正，由此提出膀胱变形指数（bladder deformation index，BDI）的概念：BDI=$(X_1 - X_2 + Y_1 - Y_2)/(X + Y) \times (C + D + E) \times 100\%$（图 6-3）。

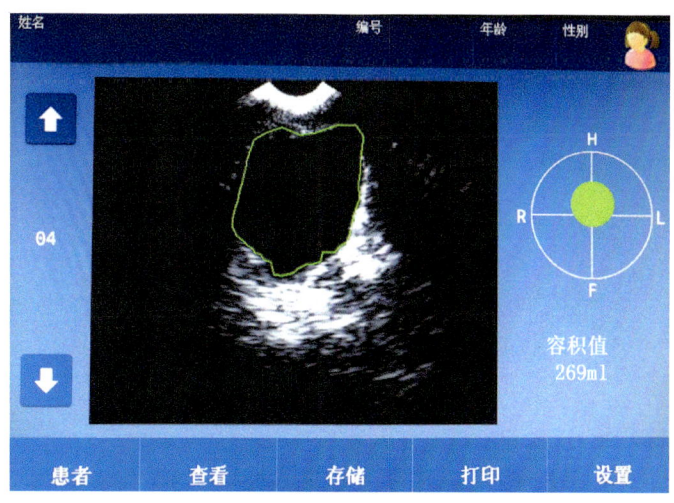

图 6-2 膀胱容量测定仪测量膀胱容量

患者，女性，9 岁，神经源性膀胱行膀胱扩大术后 4 年，目前行间歇导尿，以进行膀胱容量测量，仪器显示膀胱容量为 269ml，导尿测定膀胱容量为 250ml

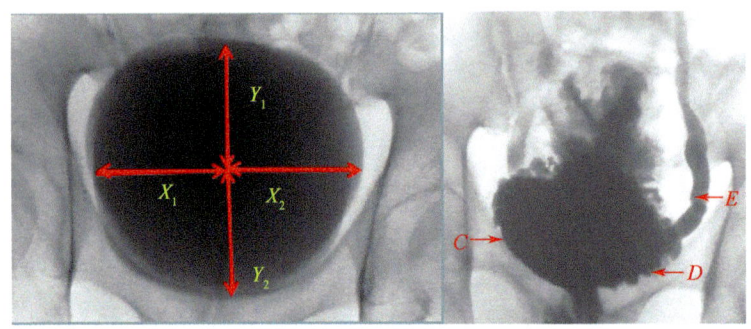

图 6-3 膀胱变形指数（BDI）=（$X_1 - X_2 + Y_1 - Y_2$）/（$X + Y$）×（$C + D + E$）×100%

公式中 X 为膀胱横径，Y 为膀胱纵径，C 为膀胱壁光滑程度（1，非常光滑；2，相对光滑；3，欠光滑；4，很不光滑），D 为膀胱憩室（1，1个；2，>1个），E 为膀胱输尿管反流（1，单侧；2，双侧）

BDI < 50% 者为 0 度变形（图 6-4），50% ≤ BDI ≤ 100% 者为 Ⅰ 度变形（图 6-5），BDI > 100% 者为 Ⅱ 度变形（图 6-6）。对 55 例不同膀胱形态的患者应用膀胱容量测定仪测量膀胱容积，使用导尿法加以对照，并使用回归方法建立矫正公式。结果表明：0 度变形者两种方法测定膀胱容量的绝对值差值为 21.9ml，可以接受；Ⅰ 度变形者差值为 60.4ml，矫正公式为 $Y=1.11X + 3.1$（Y 为矫正后膀胱容积，X 为实际测定容积）；Ⅱ 度变形者差值为 109.4ml，矫正公式为 $Y=0.76X + 161.5$。

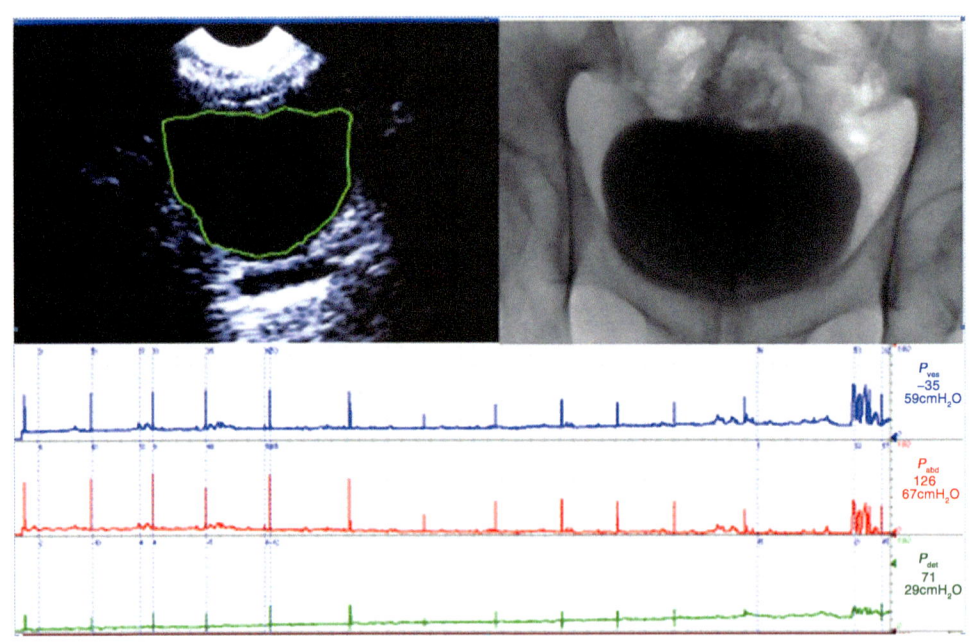

图 6-4 膀胱形态正常者的超声膀胱容量测定仪及影像尿动力学测定的膀胱图像

0 度变形（BDI= 4.7%），超声测定容积为 287ml，导尿法测定为 303ml

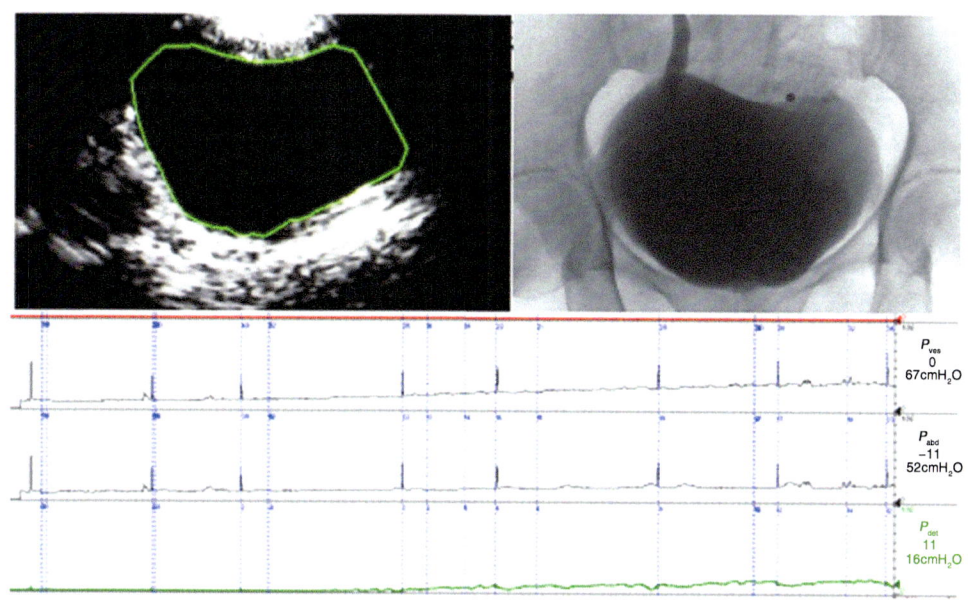

图 6-5　膀胱形态轻度变形者的超声膀胱容量测定仪及影像尿动力学测定的膀胱图像
Ⅰ度变形（BDI=60%），超声测定容积为350ml，矫正后膀胱容积为391.5ml，与导尿法测定值（391ml）非常接近

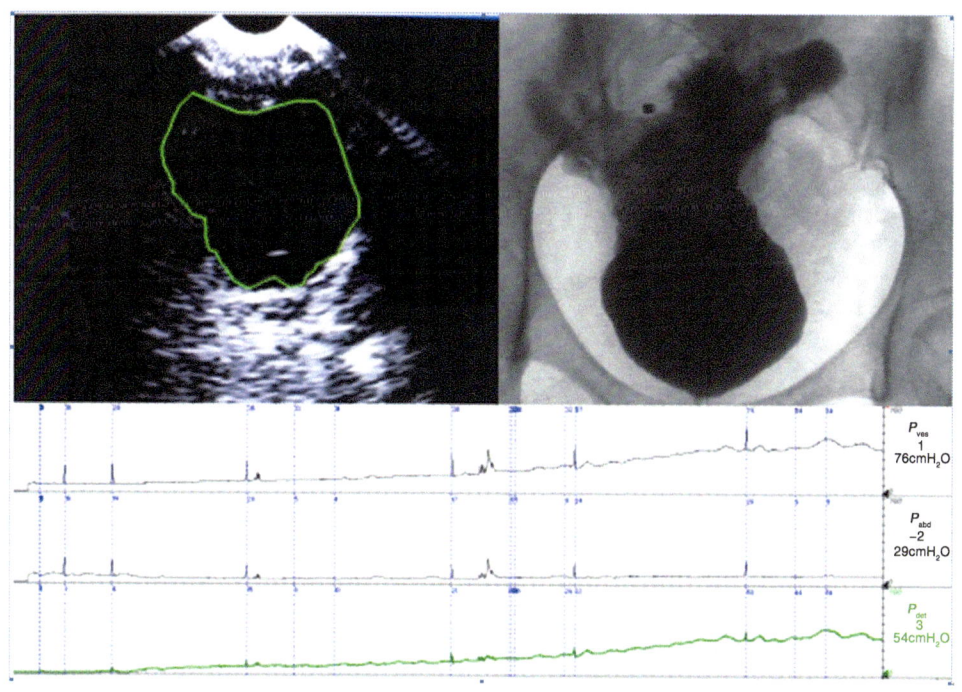

图 6-6　膀胱形态重度变形者（膀胱扩大术后）的超声膀胱容量测定仪及影像尿动力学测定的膀胱图像
Ⅱ度变形（BDI=161.3%），超声测定容积为290ml，矫正后膀胱容积为380ml，与导尿法测定值（381.9ml）非常接近

四、正常值

膀胱必须被完全排空。儿童（婴儿除外）和成人 RUV 的定点值为 10ml，但并不意味着更高的值就一定是治疗指征。实际上，在一次针对老年人的筛选研究证实，大部分男性和女性所测得的 RUV 值都高于 50ml（未计时间延迟）。另外，即使是同一个被测量者，不同的日间变异性很大，可能超过 100%。通常，清晨的 RUV 是最高的。RUV 的计量通常采用确切的绝对数值，但也可能采用占排尿量或膀胱容积的百分比的形式来计量。

五、可靠性与变异性

1. 可靠性　超声测量不论采用何种公式计算，95% 置信区间约均为 ±33%；在采用导管进行测量时，也适用这些数字。

2. 变异性与影响因素　RUV 具有较大的变异性，包括测定技术误差与生理的变异。技术误差可以被减少或消灭，但生理变异的原因尚不清楚。影响 RUV 测定的因素主要包括以下方面。

(1) 从病理生理因素来看，膀胱出口梗阻（BOO）与逼尿肌收缩力受损均可产生 RUV；神经源性膀胱尿道功能障碍也可产生 RUV；膀胱输尿管反流、膀胱畸形、膀胱位置等可影响 RUV 测定的准确性。

(2) 从测定方法来看，排尿环境、膀胱充盈量、排尿结束到测定 RUV 的时间间隔等均可影响 RUV 测定的准确性。因此，尤其要强调必须在尿流率测定结束后立即进行 RUV 测定，尽量缩短时间间隔。

六、尿动力学测定结果

RUV 形成的原因是逼尿肌功能活动低下及 BOO，因此单纯 RUV 测定缺乏特异性，不能区分 RUV 是来源于逼尿肌功能异常还是来源于 BOO。逼尿肌功能活动低下表现为收缩能力的下降（肌源性失代偿），更多情况下还表现为维持收缩能力差。此种情况可为原发性和特发性，但也经常继发于 BOO、排尿次数过少或神经源性膀胱功能障碍。尿流率曲线可以是完全正常的，但通常也显示为平坦的、波动的和间断的。逼尿肌压力可以为正常、有力和减弱，但通常随膀胱排空逐渐减弱或消失。膀胱黏膜和尿道内的感觉阈值经常异常增大，表现为首次排尿感和膀胱测压容积值增加。感觉阈值、首次排尿感、膀胱测压容积和 RUV 这几者之间通常具有较弱的相关性。尿道括约肌肌电图（EMG）通常表现异常，而骶神经反射的应答时间通常为正常。

七、临床意义

RUV 只有在影响肾功能或引起症状的情况下才具有临床意义，最常见的症状有尿频、尿流弱、排尿犹豫、急性尿潴留、尿失禁和复发性尿路感染。逼尿肌收缩力正常或增强的患者通常合并 BOO，如果不进行治疗，将有出现上尿路扩张和肾功能受损的危险。另外，如果解除梗阻，患者有望恢复正常排尿、消除梗阻症状。相反，逼尿肌压力低的患者在恢复正常排尿方面的预后能力差，但肾功能受损的风险较小。可以通过膀胱测压和漏尿点压力测定评估肾功能和上尿路损毁的风险。

由于正常健康男性的 RUV 并不完全为零，因此通常将 RUV 为 50～100ml 视为异常的标准。大量的 RUV（＞300ml）易导致上尿路积水与肾功能损害，在合并增高的逼尿肌压力时尤为如此。按一般的临床观念，前列腺增生患者产生 RUV 的原始病因是 BOO，虽然在 BOO 的患者中有 31% 的人 RUV ＜ 50ml；然而，逼尿肌收缩无力及逼尿肌不能维持收缩也是产生 RUV 的重要原因。这种逼尿肌收缩功能的异常性可能继发于 BOO，但梗阻并不是前者的必要条件，因为在许多并无 BOO 的老年男性或女性中也经常发现大量 RUV。因此，可以说 BOO 很可能并不是产生 RUV 的原始病因，而只是参与因素。

在患有下尿路症状（LUTS）的男性中，若增加的 RUV 同时合并排尿期逼尿肌压力的增高、功能膀胱容积减少，那么 RUV 与 BOO 有关。在 BOO 患者中，即使逼尿肌收缩力正常，但逼尿肌维持收缩的能力减弱，那么也将产生大量 RUV。在无 BOO 的 LUTS 男性患者中，即使逼尿肌收缩力减弱，但逼尿肌维持收缩的能力正常，那么也不会产生 RUV。总之，增高的 RUV 与 BOO 有一定关联，但相关性并不是特别强：约 50% 的非梗阻老年男性具有增高的 RUV，相反约 1/4 的 BOO 患者却无增高的 RUV。多种因素与 RUV 产生有关，BOO 只是其中一个因素。因此，以 RUV 来诊断 BOO 缺乏特异性，也就是说不能单以 RUV 来诊断 BOO。

八、赝像

排尿结束和测量开始之间的延迟时间是导致 RUV 测定假阳性结果的最常见原因。例如，若患者为了进行尿流率测定而饮用了大量液体，双肾的泌尿速率可高达 10ml/min，此时 10min 的时间延迟就将产生 100ml 额外的 RUV。其他因素还包括在不熟悉的环境下排尿、强迫排尿、膀胱充盈不足或过度、膀胱输尿管反流或膀胱憩室、不恰当的导管排空技术操作及膀胱形状并不适合所采用的计算公式、膀胱位置异常导致超声测量不准确等。

第 7 章　充盈期膀胱压力-容积测定

广义上讲，膀胱压力测定是一种研究排尿过程的储尿期与排尿期的膀胱尿道功能，以便对下尿路功能障碍（lower urinary tract dysfunction，LUTD）疾病进行诊断及有效治疗的方法。因此，膀胱压力测定应包括充盈期膀胱压力-容积测定（cystometrogram，CMG）及排尿期压力-流率测定两个部分。前者可以测试储尿期膀胱逼尿肌的功能，后者可以测试排尿期的流出道阻力，两者连续测定可以测试逼尿肌与尿道括约肌的协同性。因此，临床尿动力学测定中一般将两阶段的测定连续完成以完整、充分地反映下尿路功能。充盈期膀胱压力测定记录了膀胱在充盈灌注过程中压力与容量的关系，此方法提供了有关膀胱适应逐渐增加的容量的方式、中央神经系统对逼尿肌反射的控制、膀胱感觉的质量等方面的信息。国际尿控协会（International Continence Society，ICS）在 1988 年的标准化报告中定义：CMG 是指测定膀胱压力与容积之间关系的一种方法；测定时所有的系统均在大气压中调零，对于外部传感器来说参考点为耻骨联合上缘水平，而对于精密换能传感器来说参考点为传感器本身。CMG 可用于测定与评价逼尿肌的活动性、感觉、容积与顺应性。

第一节　膀胱压力-容积测定的目的与原理

一、目的

膀胱压力测定的目的是定义充盈期与排尿期的逼尿肌功能和尿道功能，通过膀胱测压可能对下尿路功能异常做出诊断，如充盈期逼尿肌功能正常而尿道功能不全产生的尿失禁、排尿期逼尿肌功能不全而尿道功能正常产生的排尿困难，临床医师必须将主观症状和体征与膀胱测压的诊断相结合，估计膀胱测压结果的临床相关性，若膀胱测压不能解释这些临床问题，则应该进行其他进一步的检查。

二、原理

在标准的膀胱压力测定中，膀胱腔内压（intravesical pressure，P_{ves}）与腹压（intra-abdominal pressure，P_{abd}）被真实地同步测定，而 P_{abd} 通常以直肠压力来代替。P_{ves} 与 P_{abd} 的同步测定允许研究者判断膀胱腔内的压力变化是由逼尿肌收缩所致还是由腹肌收缩所致。利用测压导管及传感器可测出 P_{ves} 与 P_{abd}，利用电子方法可以从 P_{ves} 中实时减去 P_{abd} 而得到逼尿肌压力（detrusor pressure，P_{det}），即 $P_{det}=P_{ves}-P_{abd}$；由此我们可以发现膀胱测压过程中的逼尿肌活动。通过 3 条压力曲线的变化可以判断膀胱测压过程中的以下事件及膀胱功能：腹肌收缩时 P_{ves} 与 P_{abd} 同时变化而 P_{det} 无变化，逼尿肌收缩时 P_{ves} 与 P_{det} 同时变化而 P_{abd} 无变化，逼尿肌与腹肌同时收缩时 P_{ves}、P_{det}、P_{abd} 三者同时变化。在膀胱测压中可以通过观察充盈期膀胱压力变化与尿液是否漏出来判断尿道功能。

第二节　膀胱压力-容积测定的设备与部件

就目前可获得的尿动力学分析仪来看，要完成膀胱压力测定以下设备与部件是必需的。

1. **计算机**　处理、储存与分析数据。

2. **尿动力学专业软件**　包括膀胱压力测定的软件平台与各种分析软件，高级尿动力仪还具有数据远程传送功能。

3. **传感器**　目前 CMG 中均采用外部传感器，仅在动态尿动力学监测（ambulatory urodynamic monitoring，AM）中采用精密换能传感器。标准膀胱测压需要测定 P_{ves} 与 P_{abd} 的两个传感器以提供两个压力道程测定。

4. **测压导管**

（1）膀胱测压导管

1）经尿道的膀胱测压导管：用于常规标准的膀胱压力测定，为了使 CMG 与压力-流率测定能够连续完成，ICS 规定采用尽可能细（细于 8F，如 6F）的双腔测压导管；测压导管的粗细以经尿道插管无困难、液体灌注与压力测定无障碍为原则。

2）经耻骨上穿刺的膀胱测压导管：一般用于小儿或尿道狭窄患者的膀胱压力测定。

（2）直肠测压导管：ICS 规定采用气囊测压导管。

5. **水泵**　能够设定不同速度，匀速地将液体注入膀胱。

6. **液体灌注管道**　经过水泵连接液体与测压导管的管道。

7. **灌注介质**　以前可采用二氧化碳气体或液体灌注膀胱，目前常规采用液体灌注膀胱，液体可以是盐水或蒸馏水，也可以是造影剂。

8. **测定系统的连接**　如图 7-1 所示。

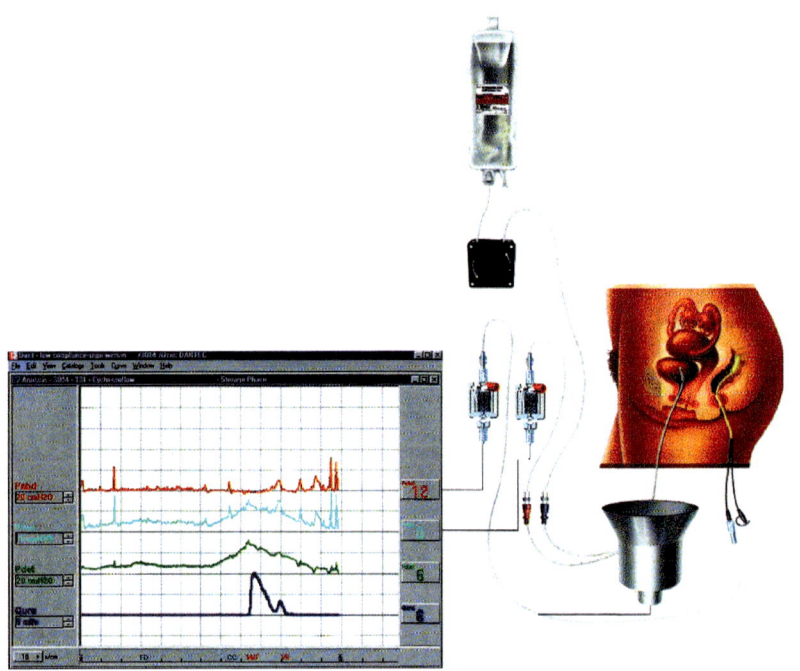

图 7-1 生理盐水充盈的膀胱压力测定系统设置

使用 6F 双腔测压导管经尿道插入膀胱、8F 气囊导管插入直肠。使用水泵将体温生理盐水充盈灌注膀胱，使用 Statham 传感器测量压力、称重式或转盘式传感器记录尿流率。左侧图标显示了各导程记录参数名称及调校情况，右侧方框内数字连续显示不同参数的测量值。红色曲线代表腹压（P_{abd}），蔚蓝色为膀胱腔内压（P_{ves}），绿色为逼尿肌压（P_{det}），蓝色为尿流率。在后续处理过程中，可通过指针显示整个研究过程中的所有参数的测量值。在下部方框内可以标注各种不同的事件，如初次排尿感（FD）、膀胱测压容积（CC）等。显示屏记录的曲线是 1 例女性尿频和急迫性尿失禁患者的测定结果。测定过程中患者采取的体位为坐位，灌注速度为 50ml/min；在灌注开始之前告知患者咳嗽，以抑制灌注过程中的排尿欲望，在测定结束之前告知患者再次咳嗽；并告知在患者感觉到初次排尿感和感觉达到最大膀胱测压容积（MCC）时进行汇报（对于初次排尿感和膀胱测压容积的定义，可参见有关章节）。结果：FD 为 13ml，到达 CC（44ml）时停止灌注，虽然初始 P_{det} 不在零位，但咳嗽显示压力记录为可接受的（最初咳嗽时 P_{abd}、P_{ves} 和 P_{det} 的压力增加幅度分别为 24cmH₂O、28cmH₂O 和 4cmH₂O）。P_{abd} 记录和 P_{ves} 记录显示咳嗽所产生的压力变化及一些由横纹肌活动（如移动、盆底肌或腹肌收缩等）导致的细微压力突兀升高。P_{ves} 和 P_{det} 记录显示，在到达 CC 前 10s 时压力开始平稳上升并持续约 50s，最大压力幅度达 22cmH₂O，此压力上升为典型的平滑肌活动，此例代表出现非随意的逼尿肌收缩。在收缩过程中，尿流率曲线记录到有漏尿发生，漏尿量为 83ml。结论：证实伴有急迫性尿失禁症状的逼尿肌过度活动的存在

第三节 膀胱压力测定设备的技术标准与要求

ICS 于 1987 年发表了关于尿动力学设备的标准化报告，其对 CMG 的设备也做出了相应的要求。

一、尿动力学分析仪工作方式

一个典型的尿动力学分析仪在处理压力信号时均采用如图 7-2 所示的过程。

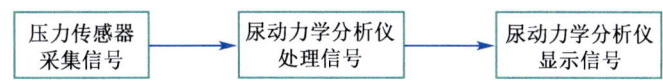

图 7-2　尿动力学分析仪处理压力信号的过程

其中压力传感器将机械压力信号转换为电子信号，然后尿动力学分析仪将传入的电子信号进行信号处理，信号处理包括信号放大、信号过滤、信号分解、信号整合、信号模/数转换等过程，经处理的信号以数字形式在尿动力学分析仪的计算机上显示、记录、分析，或以其他方式记录

二、压力传感器的原理与类型

压力传感器是指将所采集到的机械压力信号转换为量值与压力成正比的电子信号的一种装置。

1. 按信号转换的原理不同，传感器可分为以下 4 种。

（1）抵抗式：也称应变计式传感器，在传感器的中间有一个薄的金属隔，在隔的背面紧贴应变计，压力从正面冲击隔而使隔及其背面产生弯曲变形，进而产生电荷；压力越大，隔产生的运动越大，应变计产生的变形越大，产生的电荷也就越多。

（2）电容式：压力作用于传感器而导致电容变化，并加以转化记录。

（3）感应式：压力作用后，传感器可感应其变化并转换为电子信号。

（4）光电式：压力作用于传感器导致光电变化，并加以转化记录。

2. 根据传感器的位置不同，传感器又可以分为以下 2 种类型。

（1）外部传感器：这种传感器在 CMG 测定时置于受试者体外，膀胱腔内压或直肠压力经充满液体的管道从体内传递到传感器。这种传感器的优点是不同的压力（膀胱腔内压及直肠压力）可以采用相同的零参考平面，即均以大气压内耻骨联合上缘水平为零参考平面；缺点是在测压导管（连接导管）到传感器之间的压力传递过程中容易因种种原因产生赝像。ICS 规定在临床上进行的 CMG 必须采用外部传感器。

（2）精密换能传感器：这种很小的传感器被直接固定于测压导管的顶端，膀胱腔内压或直肠压力可以直接在受试者体内测得。这种传感器的优点是测定灵敏、精确、受干扰较少，适用于测定快速变化的压力及在 AM 中使用。缺点是因为精密换能传感器的参考点为传感器本身，所以不同压力（膀胱腔内压与直肠压力）的零参考平面不能统一，两者的零点压力差等于两个传感器在膀胱及直肠内的位置差。因此，ICS 不推荐使用精密换能传感器来进行常规 CMG 测定。

三、压力测量单位

虽然在 SI 单位制中压力单位是帕（Pa），但在尿动力学中仍然可以使用厘米水柱（cmH_2O）作为压力单位，$1cmH_2O = 98.07Pa$。

四、压力传感器的重要技术参数与标准

1. 传感器压力范围　$0 \sim 300cmH_2O$ 的压力范围足以满足下尿路压力测定的需要，如对于膀胱腔内压来说，通常 $0 \sim 200cmH_2O$ 为可以接受的压力范围。

2. 灵敏度　传感器的灵敏度可定义为每单位压力的变化所导致的输出信号增幅的变化。灵敏度随温度的变化被称为灵敏度漂移，压力传感器的灵敏度漂移应该低于 0.1%/℃。

3. 线性化与滞后　对于理想的压力传感器，电信号的输出应该与测定的压力呈线性相关；非线性化的大小可以用相对压力范围的百分比来表示。另外，输出信号可以与给定的测定压力有轻微的差值，其取决于增幅的增加与降低，这种效应称为滞后。通常使用一个数字来表示线性化与滞后，即相对于一个压力范围的百分差；对于 0～100cmH$_2$O 的压力范围来说，低于 ±1% 的数值是可以接受的。

4. 超负荷压力　使用过大的压力可以永久性地损坏压力传感器，所测定的不会改变传感器特性的最大压力称为超负荷压力，压力传感器的典型超负荷压力范围是 1500～5000cmH$_2$O。在超负荷压力去除后，工作压力范围内的定标变化不应超过 1%。压力超过一定水平将损坏传感器，此水平称为损毁压力水平。在临床工作中，当以较大的力量推压注射器冲洗导管时，很容易使压力超过超负荷压力，尤其是当导管过细或关闭时更易使压力超过损毁压力水平，进而损坏传感器，这一点应该特别注意。

5. 零设置　当测定压力为大气压时，所有传感器的电信号输出均非常小或者为零，其称为零设置信号。假如这个设置是恒定的，传感器信号调节器产生零输出，因此在测定中就不会引入误差。设置信号随温度的变化称为零设置漂移，其应该低于 0.1cmH$_2$O/℃（图 7-2）。

6. 零参考平面　压力传感器通常在大气压内定标，在尿动力学测定中应该以耻骨联合上缘为零参考平面。当使用外部传感器的液体灌注测定膀胱腔内压时，传感器承受两个来源的流体静水压：①导管内液体产生的压力；②在尿液内导管顶端的深度产生的压力。测定开始前这些静水压均应该去除。因此，使用外部传感器的液体灌注测压系统所测定的膀胱腔内压可以完全不受膀胱内导管顶端位置的影响（图 7-3）。相反，使用精密换能传感器系统测定膀胱腔内压取决于导管顶端传感器在膀胱内的位置。

前面已经讲到 P_{det} 等于利用电子手段从 P_{ves} 中减去 P_{abd}，当使用外部传感器的液体灌注测压系统时，为了获得准确的 P_{det}，P_{ves} 与 P_{abd} 均必须使用标准统一的零参考平面，即耻骨联合上缘平面。但是，如果测定在动态中进行（如 AM），由于患者运动导致的零参考平面

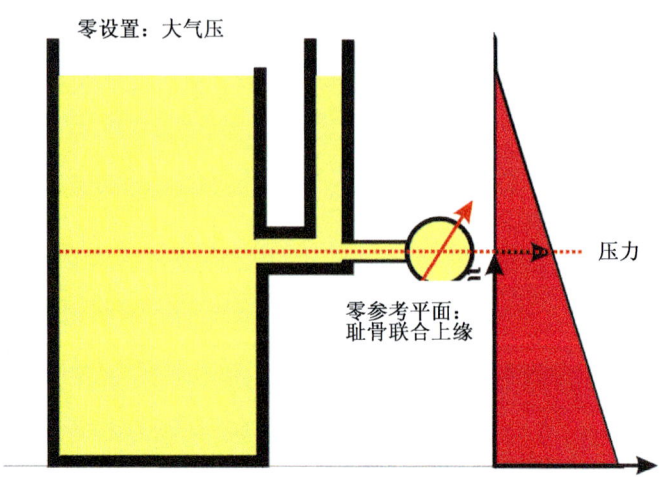

图 7-3　压力测定的零设置与零参考平面

变化很大和管道系统内液体运动可产生许多赝像，因此，此时不适合使用外部传感器的液体灌注测压系统，这种情况下可以使用精密换能传感器系统对 P_{det} 进行近似测量与定性评价。

7. **容量位移** 测定的压力作用于传感器可产生膈的运动，进而产生容量变化，特定压力导致的容量变化称为传感器的容量位移，其典型值为 0.003～0.03mm³/100cmH$_2$O。一般给定压力作用于传感器产生的容量位移越大，频率响应越低。

8. **频率响应** 大多数用于生理测定的现代传感器的频率响应足以能够胜任压力测定。然而，如果压力经过充满液体的导管传递到传感器，那么测定系统的动态特征就被导管的直径、顺应性及管道连接等因素所限制。因此，当导管的内径降低及测压管道系统的长度和顺应性增加时，频率响应均可降低，所以，在膀胱测压时测压导管的内径、连接管道的长度与顺应性均应适当，也应检查接头是否连接紧密。由于空气具有可压缩性，空气气泡会使频率响应衰减，因此在膀胱测压前所有的气泡均必须从液体测压管道系统中排除。

特定系统的频率响应可以通过以下途径测定：①不同频率的流体正弦压力发生器；②能够产生压力快速变化的装置。尿动力学分析仪所需的频率响应取决于测定的项目与目的。例如，在 CMG 中，一般认为 DC-4Hz 的频率响应已足够满足测定需求，但是，由于测定过程中会出现患者咳嗽、说话、运动等动作所致的 P_{ves} 快速变化，因此上述频率响应就不适应这些压力快速变化，而频率响应该提高到 DC-15Hz 才能反映这些有用的快速压力信号变化而不至于被丢失。

9. **完整的压力测定系统** 当传感器被装到尿动力学分析仪的完整压力测定系统以后，将会引入其他一些不利影响。由压力信号记录所产生的对频率响应的影响及其他附加漂移均应被注意并加以考虑。

五、膀胱压力测定软件的技术标准

为了为不同尿动力学分析仪制造商提供技术标准及多中心的数据比较与交换，ICS 于 1997 年也发表了关于尿动力学测定软件的标准化方案，在最近 ICS 标准化报告——《尿动力学技术规范》(*Good Urodynamic Practice*，GUP) 中以下内容又得到强调。

1. 目前计算机化的尿动力学分析仪应该能够同步测定、显示并安全储存至少 3（或 2）个压力道程、1 个流率道程和 1 个容量道程。

（1）测定 2 个压力道程、1 个流率道程和 1 个容量道程。

（2）在显示器及打印机上显示 3 条压力（P_{ves}、P_{abd} 及 P_{det}）相对时间的曲线、1 条尿流率相对时间的曲线及以数字形式表示的液体灌注量与排尿量。

（3）应该包括附加的评价与记录形式。

（4）所测定的所有信息均应该以充足的刻度与分辨率加以展示与记录，当曲线超过刻度时，信息不应被丢失。

2. 其他标准与要求

（1）精确度：压力为 1cmH$_2$O，流率和容量均为 +5%。

（2）范围：压力为 0～250cmH$_2$O，流率为 0～25（50）ml/s，容量为 1000ml；软件必须保证测定超出上述范围而外部不能加以显示时，在内部不能丢失任何信息。

(3) A/D 频率：对于压力及流率来说，每道程 10Hz 已足够需要；而对于肌电图（electromyogram，EMG）记录来说，还应更高一些（如 20kHz）。

(4) 所有的信号均应能够定标。

3. 定标：对压力传感器、尿流计和水泵的定标都不应该采用简单的"是"与"不是"的方式进行，具体定标的方法在此不以细述，有两个问题需要强调，即定标设定的精确度与时间间隔。如果使用新的尿动力学分析仪或新的压力传感器，这就要求有规律地对系统进行定标并详细记录结果，如 1 个月进行 1 次定标。

(1) 压力定标：不能与简单的"调零"相混淆，后者只是定标的一个方面；除了零设置外，还应检查与调整所有测定道程的信号增幅。

(2) 流率定标方式：简单地说，将准确容量的液体（如 400ml）以相对恒定的流速范围（如 15～20ml/s），在 20～30s 倾倒入尿流计内，检查尿流率与容量的读数。

(3) 水泵定标方式：简单地说，可以测量水泵将准确容积的液体（如 100ml）泵入灌注系统的时间。假如在测定中将要使用一根较细的导管，那么在测定前必须对水泵进行定标。

4. 所有在纵轴和横轴上显示的曲线和数字均应该按照 ICS 的标准进行完全而清楚的标注。

5. 应该允许在测定过程中暂停测定，进行实时注解、评论和记录，然后继续测定。

6. 显示和打印的图像刻度应尽可能保持不变，在记录和分析中压力增幅应该为 40cmH$_2$O（或 50cmH$_2$O）、流率为 10ml/s；时间轴在充盈期为 5s/mm（或 1min/cm），在排尿期为 1～2s/mm。

第四节 膀胱压力测定的方法

一、测定前设备的准备

开始 CMG 测定前，应按照图 7-4 所示准备与连接测定系统。

1. 在尿动力学分析仪上选定膀胱压力测定项目，进入设定与准备状态。
2. 液体灌注系统管道经过水泵引出，启动水泵排除管道内的气泡。
3. 按照注射器→传感器→连接管的顺序连接测压系统，P_{ves} 与 P_{abd} 传感器分别与尿动力学分析仪的相应接口相连。
4. 用注射器中的液体冲洗测压管道系统，确保无气泡存在及漏水出现，注意冲洗时应该轻柔而缓慢，避免过高压力损毁传感器。

二、膀胱压力测定前患者的准备

检查前 1d，患者以甘油灌肠剂灌肠，清理干结粪便。必要时肛门周围及会阴部备皮去除阴毛。患者取平卧位，外生殖器区域消毒，铺无菌巾，将双腔测压导管经尿道插入膀胱内，胶布固定导管（男性于阴茎，女性于会阴部）。向直肠导管的气囊内注入适量的液体，并置入患者直肠内，深度约为 10cm。

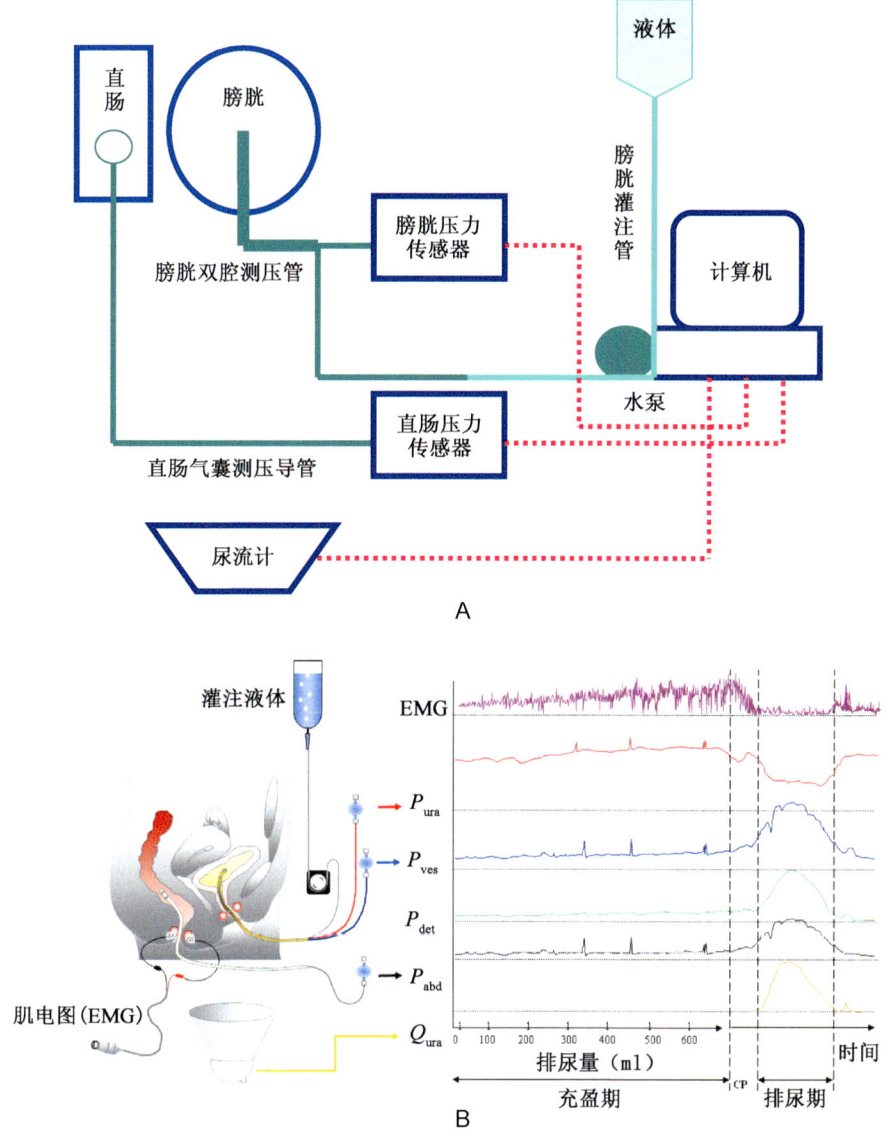

图 7-4 膀胱压力测定装置及连接
A. 配置图；B. 连接图

三、零压力点设置

（一）正确方法

所谓正确方法即遵循 ICS 压力零标准（大气压为零点、患者耻骨联合上缘为零参考平面）所进行的调零方法（图 7-5），根据使用的压力传感器的不同，在临床实践中调零通常有 2 种方法。

1. **方法 1**　先按 ICS 标准调零后连接（图 7-4A）。患者取恰当的测定体位，将 P_{ves}、P_{abd} 测压系统及灌注系统 3 套管道充满液体的远端暴露于大气压中，并置于患者耻骨联合上缘水平高度，按下尿动力学分析仪上的调零按钮，进行压力调零。再将经尿道的双腔测

压导管分别连接 P_{ves} 的测压系统和灌注系统，直肠气囊测压导管连接 P_{abd} 测压系统。

2. **方法 2**　先连接后按 ICS 标准调零（图 7-4B）。患者取恰当的测定体位，将经尿道的双腔测压导管分别连接 P_{ves} 的测压系统和灌注系统，直肠气囊测压导管连接 P_{abd} 测压系统。将 P_{ves}、P_{abd} 传感器上的蓝帽或盖子拧开，将上述传感器暴露于大气压中，将三通关闭通道拧向下方，用盐水冲刷管道排气，使传感器内充满液体，将蓝帽去除后的传感器开口置于患者耻骨联合上缘水平高度，按下尿动力学分析仪上的调零按钮，分别将 P_{ves}、P_{abd} 压力传感器调零。

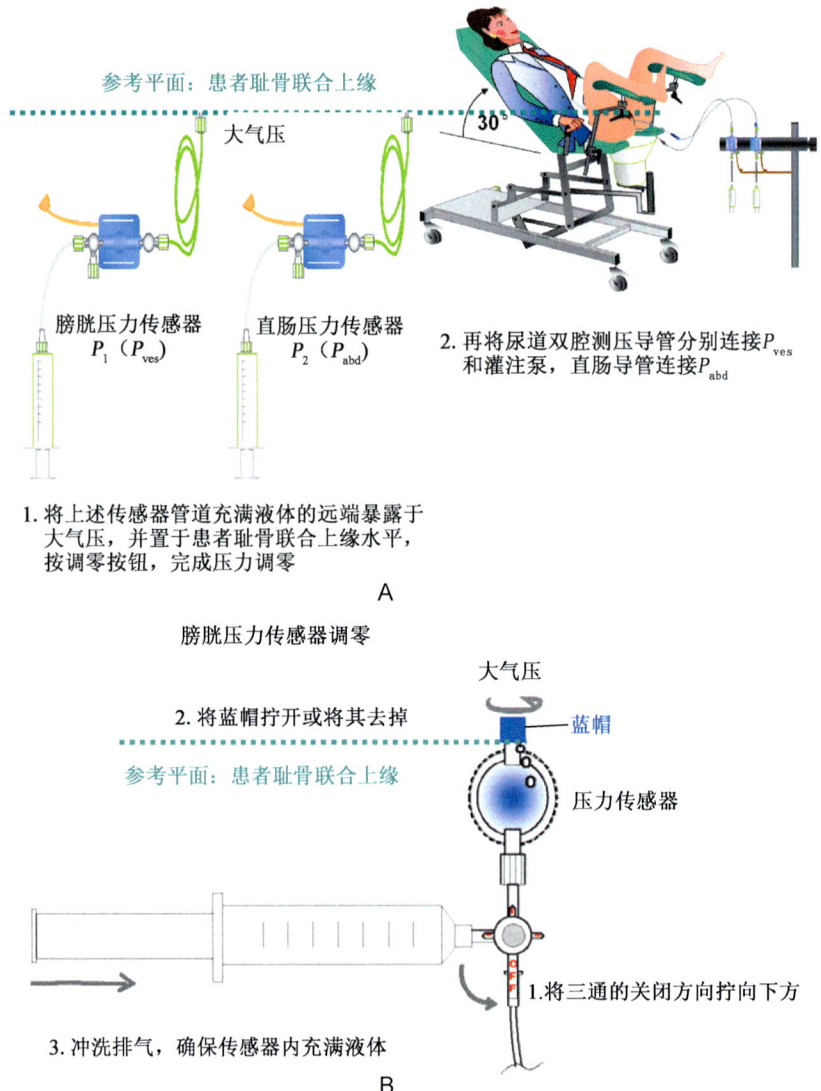

图 7-5　遵循 ICS 压力零标准所进行的调零方法
A. 本方法适合于一次性使用电子传感器；B. 本方法适合于膜式传感器

（二）错误方法

有学者认为若 P_{abd} 和 P_{ves} 存在相同误差，则 P_{det} 的误差就会被抵消，这就是所谓的体内调零法，该方法简单易行，因此很流行（图 7-6）。但是这一观点与方法是不能被接受的，其原因如下。

1. 静水压是真实的、重要的，在任何体内压力记录中不可避免地起作用。在任何体位，由于人体其他腹腔脏器的压迫等因素，P_{ves} 及 P_{abd} 均不可能为零，这是人体生理状态；因此人为将其调为零将有违人体生理。另外，人为将各个压力调为零将降低人体内一些重要结构的功能参数（如漏尿点压力、最大尿道压力与尿道闭合压等），进而影响临床疾病的诊断（如压力性尿失禁等）。

2. 该方法没有遵循 ICS 关于尿动力学压力测定的零标准，使得所测出的数据无法交流、比较与正式发表。

3. 质量和可靠性控制的许多重要方面，如不同体位的典型静息压力值必须以正确的压力记录为基础。如果压力不是按照 ICS 标准记录，将不能应用 ICS 推荐的质量控制标准。如果所有压力测定均从零开始，则在膀胱充盈过程中压力很容易变为负值，但是 P_{ves}、P_{abd} 及 P_{det} 均不可能为负值，因此这样的数据不能接受，也很难分析与解释。

4. P_{ves} 和 P_{abd} 只有在同一参考水平上调零后，其差值 P_{det} 才是有意义的。

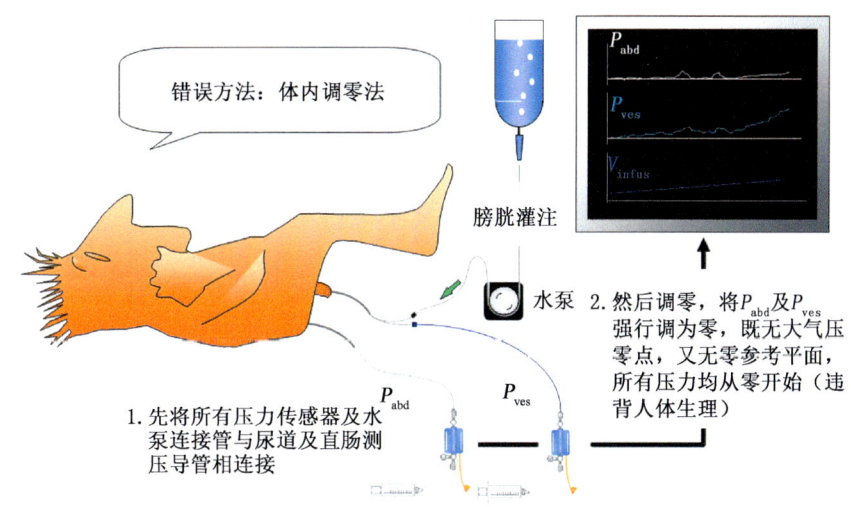

图 7-6 违背 ICS 压力零标准的错误调零方法
本方法也称体内调零

四、膀胱测定前准备

嘱患者咳嗽，检查显示器上 P_{ves} 与 P_{abd} 的信号变化，以测试压力信号的质量。

1. P_{ves} 与 P_{abd} 对应咳嗽是否有变化。
2. 两者的变化的增幅是否相等，P_{det} 是否有明显变化。
3. 高质量的信号应该对应咳嗽试验，P_{ves} 与 P_{abd} 产生相等的信号变化，而 P_{det} 不应有明显变化，P_{det} 永远不可能为负值，也不可以过高，应该接近于零（图 7-7）。
4. 应该记住，在获得高质量的压力信号及合适的 P_{det} 值以前，CMG 一定不能开始，应该寻找及排除各种影响信号质量的原因，然后开始测定（图 7-8）。

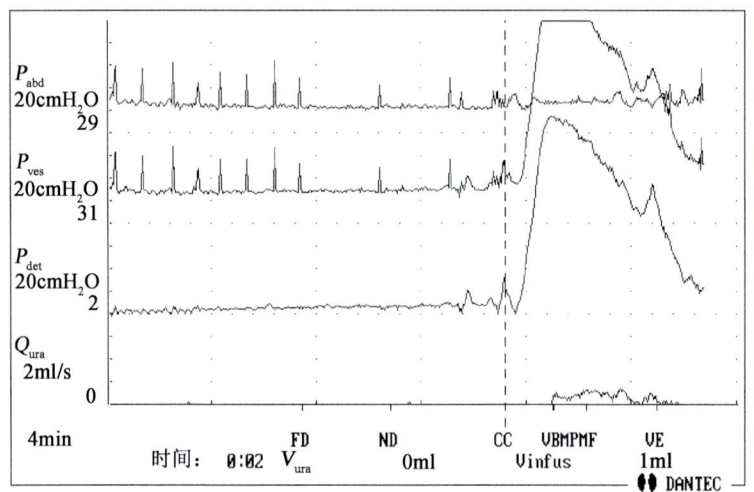

图 7-7　咳嗽测试在膀胱压力测定（CMG）质量控制中的应用

在 CMG 充盈期，嘱患者按一定时间间隔咳嗽以测试信号质量。图中可见，P_{ves} 与 P_{abd} 对应咳嗽压力同步增高且增幅相等，说明 P_{ves} 与 P_{abd} 信号质量高。P_{det} 无明显变化，P_{det} 在测定开始时为 $2cmH_2O$（P_{det} 初始值不可能为负值，也不可以过高，应该接近于零）

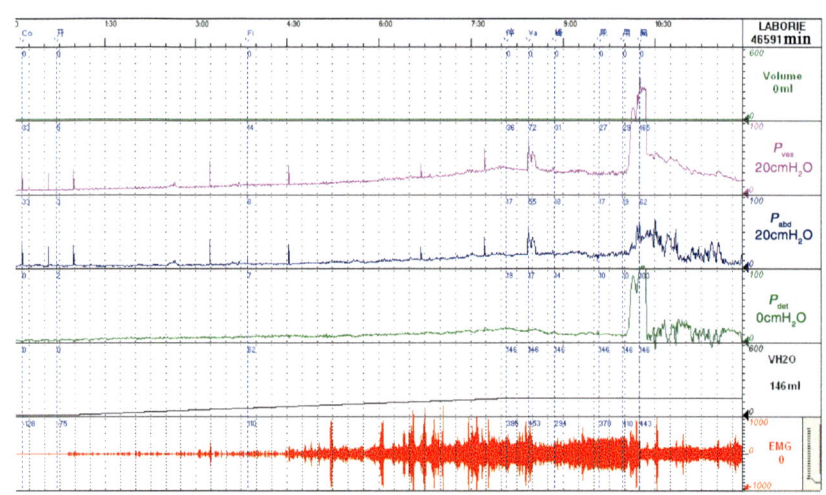

图 7-8　膀胱压力测定开始前的质量控制

在开始进行膀胱灌注前，嘱患者咳嗽，显示 P_{ves} 与 P_{abd} 同步增高 $33cmH_2O$，P_{det} 为 0，说明 P_{ves} 与 P_{abd} 有相同的压力传递，信号质量高，即开始膀胱灌注，此时 P_{det} 为 $2cmH_2O$。在充盈期膀胱测压期间 P_{ves} 与 P_{abd} 对咳嗽应答的压力增幅相等，P_{det} 无明显变化，说明 P_{ves} 与 P_{abd} 信号质量很高

五、启动膀胱压力测定

以合适的速度灌注膀胱，呈一定间隔地嘱患者咳嗽、不断与患者交谈，以测试信号的质量，确保高质量的压力信号（图 7-7，图 7-8）。在膀胱充盈过程中不断询问并标记患者的排尿感觉：最初排尿感（first desire to void，FD）、正常排尿感（normal desire to void，ND）、强烈排尿感（strong desire to void，SD）、急迫排尿感（urgency desire to void，

UD），一般膀胱充盈到达 UD 即到达最大膀胱测压容积（maximum cystometric capacity，MCC）（图 7-9）。在整个膀胱充盈过程中应仔细观察 P_{ves}、P_{abd} 及 P_{det} 的信号变化，辨认逼尿肌不稳定收缩、腹肌收缩、直肠运动等活动的信号变化模式，以区别其他赝像（图 7-10）。

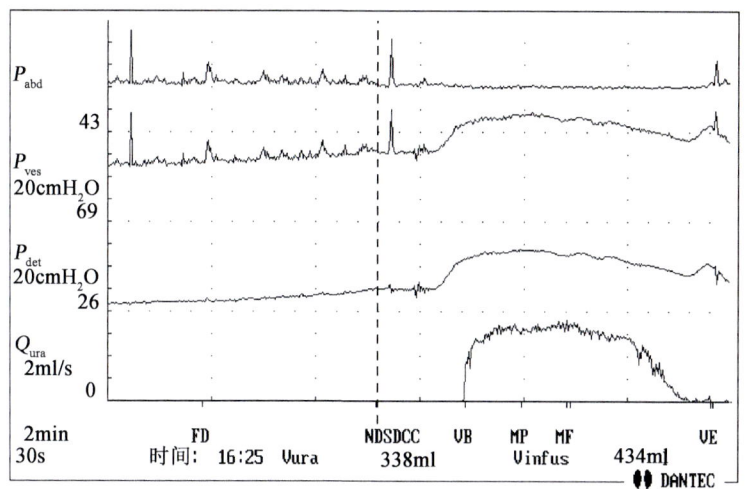

图 7-9 充盈期膀胱压力测定（CMG）过程中的质量控制（1）

膀胱充盈过程中嘱患者咳嗽，P_{ves} 与 P_{abd} 应答相同增幅变化，P_{det} 无明显变化。与患者不断交谈，P_{ves} 与 P_{abd} 也显示相同变化，P_{det} 无明显变化，不断对信号质量进行测试，确保高质量的压力信号。同时不断询问并标记患者的排尿感觉，确定最大膀胱测压容积，并停止灌注膀胱

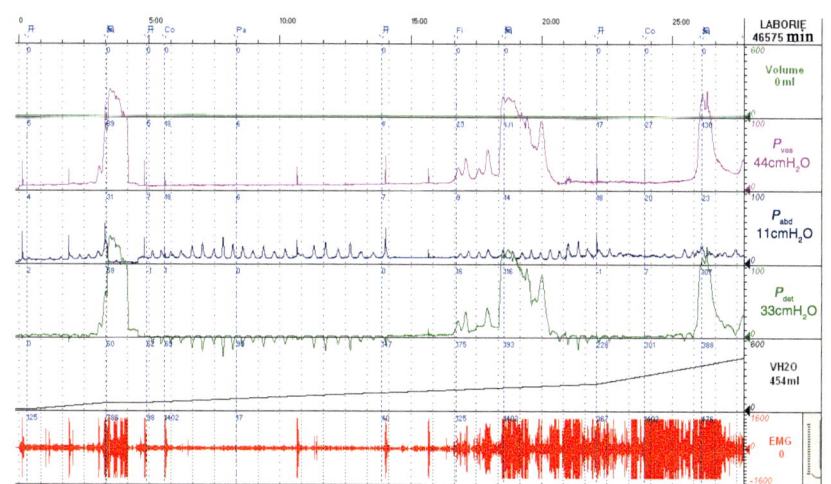

图 7-10 充盈期膀胱压力测定（CMG）过程中的质量控制（2）

在整个膀胱充盈过程中观察 P_{ves}、P_{abd} 及 P_{det} 的信号变化，辨认逼尿肌不稳定收缩、直肠运动、腹肌收缩等活动的信号变化模式，以区别其他赝像。图中可见 CMG 过程中 3 次逼尿肌过度活动（DO）收缩，表现为 P_{ves} 与 P_{det} 同步增高而 P_{abd} 无相应变化。同时可见数十次直肠蠕动收缩，表现为 P_{abd} 与 P_{det} 呈反向改变，而 P_{ves} 无相应变化。此例直肠蠕动干扰测定，使 P_{det} 出现许多赝像（负相波），结果分析时应加以手工抹平、更正

六、膀胱压力测定后期

膀胱充盈末，到达 MCC 后，嘱患者咳嗽，测试各压力信号的质量，以确保高质量的压力信号进入排尿期的膀胱测压（图 7-11）。

七、测定结束

排尿期膀胱测压结束后，再次嘱患者咳嗽，证实与确保排尿期有高质量的压力信号（图 7-11）。

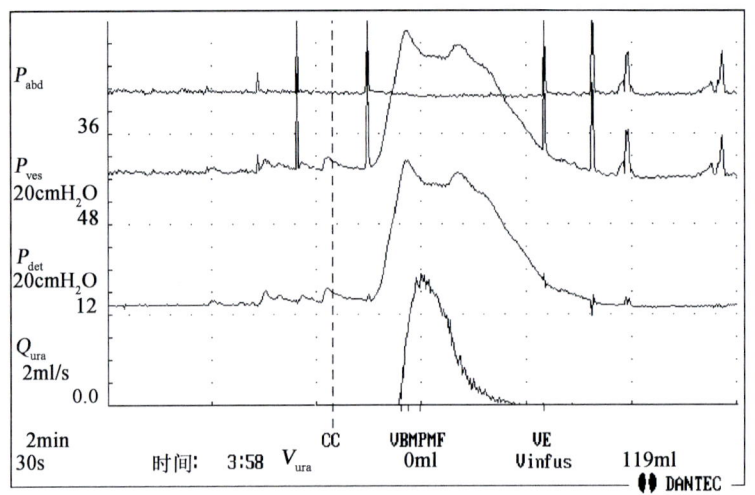

图 7-11 排尿期膀胱压力测定的质量控制

充盈期膀胱压力测定到达最大膀胱测压容积后，嘱患者咳嗽，显示 P_{ves} 与 P_{abd} 呈相同变化，P_{det} 无明显变化，说明各压力信号以高质量进入排尿期。排尿期膀胱测压结束后，嘱患者再次咳嗽，显示 P_{ves} 与 P_{abd} 呈相同变化，P_{det} 无明显变化，证实排尿过程中各压力信号质量高，纵轴数值为纵虚线处的各压力值

根据笔者经验，按照上述方法与步骤操作，即可完成一次高质量的、可靠的膀胱压力测定（图 7-12），有关测定中的质量控制问题将在后面阐述。

八、膀胱压力测定的条件与影响因素

1. **测压导管置管途径** ICS 推荐常规采用经尿道途径进行 CMG；耻骨上穿刺途径仅适合于儿童及尿道狭窄患者的 CMG。

2. **导管粗细、数量及类型** 经尿道的膀胱测压导管粗细与数量可影响 CMG 结果。为了使 CMG 与压力-流率测定能够连续完成，ICS 规定采用尽可能细（细于 8F，如 6F）的单根双腔测压管；测压管的粗细以经尿道插管无困难、液体灌注与压力测定无障碍为原则。过去有的中心使用两根单腔测压导管进行膀胱测压，缺点是当充盈结束后拔除灌注管时会产生很多干扰与赝像。

使用非气囊式直肠测压导管时，直肠内的粪便常阻塞测压孔，影响压力传导与测定；因此，ICS 规定采用气囊测压导管测定直肠压。使用气囊导管时一定要注意气囊的充盈程度，液体不能充盈过多也不能过少，过多会导致测到的 P_{abd} 过高，过少会导致 P_{abd} 过低。

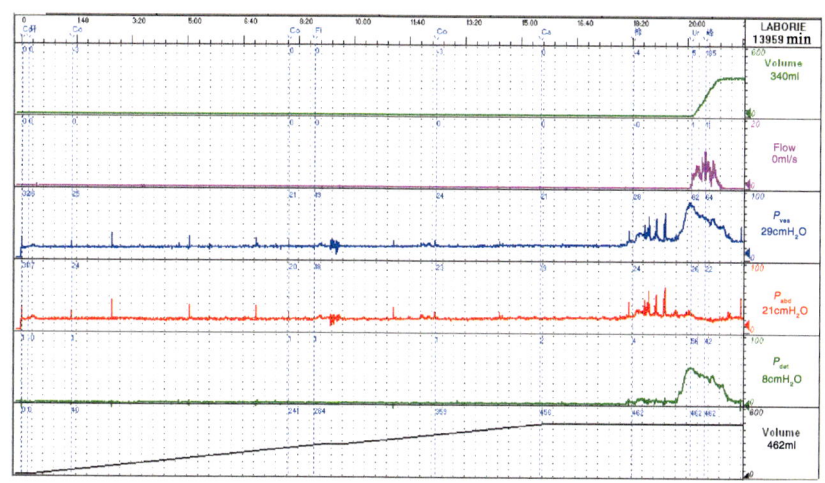

图 7-12　高质量的膀胱压力测定

患者，男性，42岁，主诉 2～3 年前无明显诱因出现排尿困难，排尿中断，自觉尿不尽感，进行性加重，无尿频、尿急等。现患者自行排尿。鞍区感觉存在。患者既往曾行 2 次肛门手术。膀胱压力测定：在开始进行膀胱灌注前，嘱患者咳嗽，显示 P_{ves}、P_{abd} 同步增高 32cmH$_2$O、31cmH$_2$O，P_{det} 为 1cmH$_2$O，说明 P_{ves} 与 P_{abd} 有相同的压力传递，信号质量高，即开始膀胱灌注，此时 P_{det} 为 0cmH$_2$O。在膀胱充盈期每隔一定时间要求患者咳嗽以测试信号质量，P_{ves} 与 P_{abd} 对咳嗽应答的压力增幅相等，P_{det} 无变化或呈双向变化，说明 P_{ves} 与 P_{abd} 信号质量很高。测试膀胱感觉，当其达到强烈排尿感（SD）时嘱患者咳嗽证实信号质量高，患者开始排尿，排尿后嘱患者咳嗽，再次确定信号为高质量。此次测定从定性与定量两方面对其质量进行了控制，获得了一次高质量的膀胱压力测定

3. 膀胱灌注介质　在 CMG 中，膀胱灌注介质可以是液体或气体，目前常规采用液体灌注。在灌注的液体中，最常用的是生理盐水，也可使用蒸馏水；在进行影像尿动力学测定时，可采用造影剂灌注膀胱。

4. 灌注液体温度　严格地说，灌注液体应该被加热到体温（37℃）水平，但是在实践中很难做到这一点，目前仅要求灌注时的液体温度保持在室温（22℃左右）水平。液体温度过低可刺激膀胱产生收缩，从而导致逼尿肌不稳定诊断的假阳性。出于测试膀胱感觉目的的"冰水试验"仅适用于研究目的或特殊病例，并不是常规检查。

5. 受试者体位　在 CMG 过程中受试者可以采用仰卧位、坐位及立位。在常规测定中采用仰卧位插入测压导管，然后采用患者平时习惯的排尿体位进行 CMG（如女性采用坐位、男性采用立位）。有些患者诉体位变化时产生下尿路症状，因此在行 CMG 的过程中也应采用相应的体位变化，但是体位变化容易产生压力信号的赝像。另外体位改变时，耻骨联合上缘也发生改变，从而导致压力的零参考平面改变，因此随体位变化而需重新调整零参考平面。一些患者只能采取限制性体位进行 CMG，如有的脊髓损伤患者只能采取仰卧位或半卧位；如患者的逼尿肌过度活动（DO）而阻碍膀胱充盈，则可采取仰卧位并减慢灌注速度。

6. 膀胱充盈速度　膀胱充盈既可以通过输尿管的利尿进行，又可以通过导管灌注；灌注方式可以是连续性的，也可以是增量式的。膀胱充盈速度可以严重影响 CMG 测定结果：膀胱充盈越快，膀胱顺应性越低，逼尿肌无抑制性收缩发生率越高，有效膀胱容量越小，

赝像产生越多。因此，膀胱灌注的速度应该被规定与注明，ICS 规定如下：

（1）慢速充盈 CMG：指膀胱充盈速度低于 10ml/min，也称生理充盈。

（2）中速充盈 CMG：指膀胱充盈速度为 10～100ml/min。

（3）快速充盈 CMG：指膀胱充盈速度高于 100ml/min。

目前一般多采用 20～30ml/min 作为常规速度灌注膀胱。在儿童及一些脊髓损伤患者中应该采用慢速灌注以免产生人为导致的逼尿肌活动。ICS 在 2002 年的报道中推荐使用生理性和非生理性灌注速度两种类型。

7. 残余尿量（RUV） 一般情况下，在进行 CMG 以前一定要要求患者尽可能排空膀胱以测定 RUV；然而，排出大量的残余尿将会改变逼尿肌的特性与功能。

与充盈速度过快一样，排出 RUV 也能够明显改变测定结果，尤其是膀胱顺应性（BC）、逼尿肌活动性及有效膀胱容量。

8. 受试者的状态 在进行 CMG 时患者一定要保持清醒、处于非麻醉状态，不要口服镇静或影响膀胱功能的药物。

9. 气泡 前面已提到测压管道系统内的气泡会影响压力的传导，因此在进行 CMG 以前一定要将气泡消除。

10. 漏水 测压管道系统的任何部位漏水（尤其是各个接头的连接部）均可导致测得的压力过低，因此在进行 CMG 以前一定要严格检查与测试。

第五节　膀胱压力 - 容积测定的参数与意义

一、膀胱压力 - 容积测定的参数与定义

膀胱储尿期功能可从膀胱感觉、逼尿肌活动性、膀胱顺应性和膀胱容积等方面进行描述。以下介绍几个 ICS 推荐的膀胱压力 - 容积测定的参数与定义（图 7-13）。

1. 压力

（1）膀胱腔内压（P_{ves}）：指所测得的膀胱内的压力。

（2）腹压（P_{abd}）：是指膀胱周围的压力，目前以直肠压力来代表。

（3）逼尿肌压力（P_{det}）：是指膀胱腔内压中由膀胱壁的力（被动和主动）所产生的那一部分压力，其等于 P_{ves} 减去 P_{abd} 所得的差值。同步测定 P_{abd} 对于解释 P_{ves} 曲线是必需的，但 P_{abd} 的变化也可以给 P_{det} 带来一些赝像，应注意辨别。

2. 膀胱感觉 因其主观特性而难以评估。

正常膀胱感觉可以通过在充盈期膀胱测压过程中的 3 个定义点进行判断，并通过每一点的膀胱容积及患者症状主诉之间的关系加以评估（图 7-14）。

（1）初次膀胱充盈感（first sensation of bladder filling，FS）：指患者在膀胱充盈过程中首次意识到膀胱充盈时刻的感觉。

（2）初次排尿感（FD）：指膀胱充盈到患者刚刚开始有排尿感觉的程度。

（3）正常排尿感（ND）：指膀胱充盈到患者可以随时排尿但排尿可以根据需要被延迟的

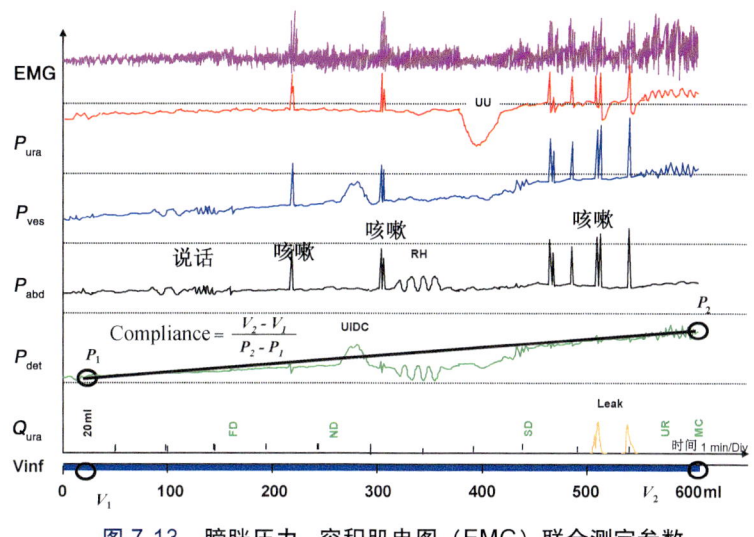

图 7-13 膀胱压力-容积肌电图（EMG）联合测定参数

UU，尿道松弛；RH，增加腹压；Compliance，顺应性；Vinf，灌注量；UIDC，逼尿肌无抑制性收缩；Leak，漏尿

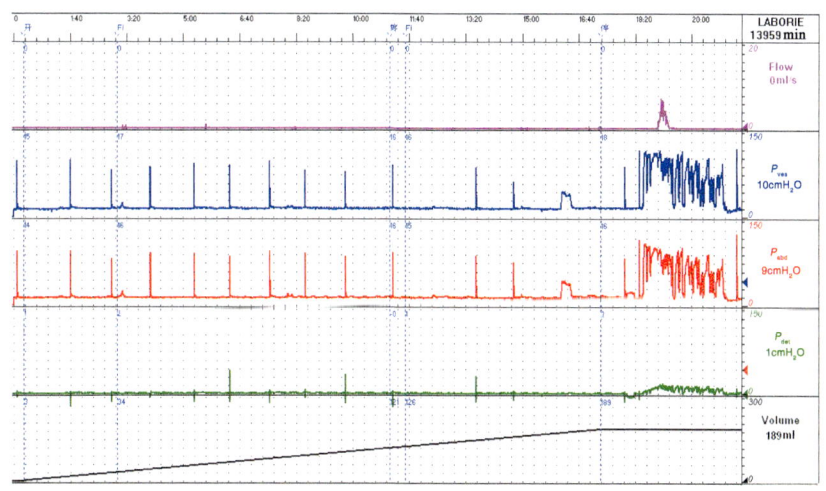

图 7-14 膀胱感觉评估

患者，女性，68 岁，5 年前无明显诱因出现排尿次数增加，日间 8～10 次，夜间 4～5 次，伴排尿后尿道口疼痛，未予特殊诊治。4 年前患者出现憋尿时耻骨上区疼痛，最多憋尿 10min。2008 年 4 月于外院就诊考虑间质性膀胱炎，行膀胱水扩张＋活检术，病理显示膀胱黏膜慢性炎症，给予间断西施泰膀胱灌注，口服阿米替林等治疗，患者自觉尿频、尿痛有所缓解。1.5 年前上述症状加重，日间排尿 20 余次，夜间 8～12 次，尿急、尿痛，憋尿时耻骨上区疼痛加重。现患者自行排尿。鞍区感觉存在。B 超未见异常。CMG 表现为充盈期膀胱测压过程中嘱患者咳嗽及增加腹压均未出现逼尿肌过度活动及漏尿。向膀胱灌注液体至 34ml 出现初次膀胱充盈感（FS），121ml 诉耻骨上区疼痛，126ml 出现初次排尿感（FD），188ml 时诉下腹部及尿道口疼痛，并有强烈排尿感（SD），189ml 诉憋胀、疼痛难忍并有急迫排尿感（UD），停止灌注，嘱其坐位排尿，呈腹压排尿模式，有尿液排出，最大尿流率为 6ml/s，最大尿流率对应的逼尿肌压力为 10cmH$_2$O，透视无残余尿。CMG 结果分析：膀胱感觉过敏、膀胱疼痛、膀胱测压容积减小。临床初步诊断：间质性膀胱炎

程度。

(4) 强烈排尿感（SD）：指膀胱充盈到患者产生持续的排尿欲望但又没有担心尿液漏出的程度。

(5) 急迫排尿感（UD）：指膀胱继续充盈到患者产生强烈的排尿欲望并伴有尿液漏出或下腹疼痛恐惧的程度。

(6) 疼痛：在膀胱测压的充盈期或排尿期出现的疼痛均为异常（图 7-14）。

另外，也可以应用一些客观或半客观的方法测试膀胱的感觉功能，如电刺激的阈值测定等。

3. 膀胱容积

(1) 最大膀胱测压容积（MCC）：在膀胱感觉正常的患者中，MCC 是指在 CMG 中膀胱充盈到患者感到其不能再延迟排尿时的容积；而在感觉障碍的患者中则不适用此定义，此时 MCC 被定义为测试者决定终止膀胱充盈时的容积（如当静息压力到达 30cmH$_2$O 时停止灌注）。在尿道功能不全的患者中，使用阴茎夹或气囊尿管可以使 MCC 显著增加。膀胱测压容积广泛取决于逼尿肌功能、膀胱壁的僵硬度、感觉神经通路、灌注速度、灌注介质的温度及所使用导管的类型和尺寸。对于收缩的膀胱和逼尿肌过度活动的患者，MCC 较小（50～150ml）；对于失代偿膀胱，MCC 可达到 500～1500ml。对于儿童，MCC 正常值与年龄有关，可用如下公式进行计算：MCC=30＋[30×年龄（岁）]。异常值可用其与正常值的差值的百分比来表示。膀胱测压容积不同于麻醉下膀胱容积，后者在硬膜外麻醉或全身麻醉状态下进行记录，也不同于功能性膀胱容积，功能性膀胱容积可根据排尿频度/尿量表上的排尿量估计而得。

(2) 功能性膀胱容积（functional cystometric capacity, FCC）：是指在 CMG 过程中膀胱充盈到最大容量（继续充盈将导致压力迅速升高）时排出的尿量和 RUV 之和。对于正常人来说，FCC 也称排尿量；对于患者，其可从其排尿日记中获得。

(3) 最大麻醉下膀胱容积（maximum anaesthetic bladder capacity, MABC）：是指在全身麻醉或硬膜外麻醉、特定的液体温度、灌注压力及灌注时间的条件下所测定的膀胱容积。

4. 膀胱顺应性（BC） 是指膀胱充盈过程中压力改变所致的容积改变，顺应性等于容积改变除以逼尿肌压力改变：BC=$\Delta V/\Delta P_{det}$，$\Delta V=V_2-V_1$，$\Delta P_{det}=P_2-P_1$，单位为 ml/cmH$_2$O。

5. 膀胱活动性 是指 CMG 过程中逼尿肌所表现出的活动性，包括正常、过高与过低等变化。

(1) 膀胱活动性正常：也称稳定膀胱。

(2) 膀胱活动性过高：也称逼尿肌过度活动，是指膀胱充盈过程中逼尿肌产生的患者不能抑制的非随意收缩，其可以是自主性的，也可以是诱发性的。根据是否有神经病变，其又可以分为两类。①特发性逼尿肌过度活动：指由非神经因素导致的逼尿肌过度活跃；②神经源性逼尿肌过度活动：指由神经因素导致的逼尿肌过度活跃。

6. 膀胱收缩性 在 CMG 过程中可以通过等容逼尿肌收缩压力来初步判断膀胱的收缩性，但其准确性有限。

二、正常和异常膀胱压力 - 容积测定及其临床意义

膀胱压力 - 容积测定即通过一些所测定的参数来估计与判断膀胱的以下功能：膀胱感觉、逼尿肌活动性、膀胱顺应性、膀胱容积、充盈期的尿道功能，并阐明其临床意义。

1. 膀胱感觉

（1）正常膀胱感觉。正常膀胱的 FD 出现在膀胱充盈达约 50% MCC 时，ND 出现在约 75% MCC 时，而 SD 出现在约 90% MCC 时。例如，患者的 MCC 估计为 400ml，则 FD、ND、SD 可能分别出现在 150～200ml、300ml、360ml 时。

（2）异常膀胱感觉。

1）膀胱感觉增高：也称膀胱感觉过敏（bladder hypersensitive，BHS），其被定义为提早出现的 FD（低于 100ml）、正常的 ND、降低的 MCC（低于 250ml）。BHS 可以是尿频、尿急及急迫性尿失禁等症状的原因，常见于各种膀胱炎及特发性感觉过敏，其表现为 MCC 降低而 MABC 正常，后者又包括特发性膀胱炎及精神感觉性尿频症（图 7-15，图 7-16）。

2）膀胱感觉减退：是指延迟出现的 FD 与 ND，但不会出现 SD 与尿急或膀胱疼痛等症状，常见于糖尿病性膀胱功能障碍、骶髓下神经源性膀胱功能障碍、膀胱出口梗阻（BOO）所致的慢性尿潴留等疾病（图 7-17）。

3）膀胱感觉缺乏：指患者完全丧失膀胱感觉，常见于急性脊髓病变、感觉麻痹性神经病变等患者。

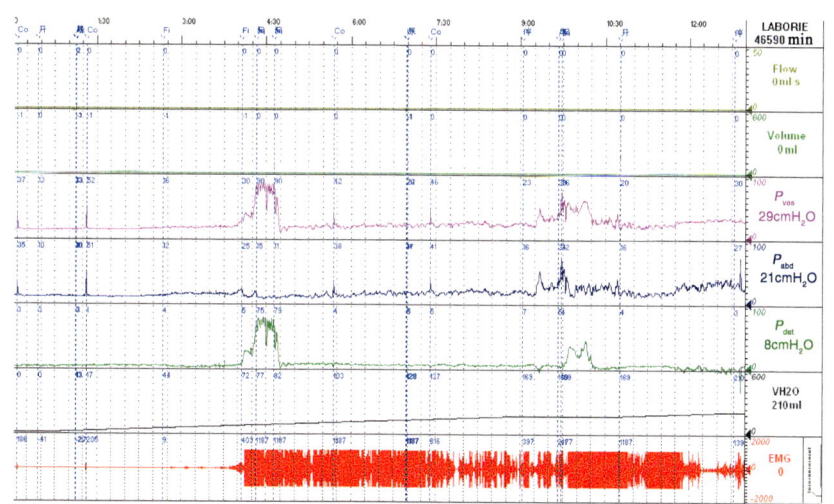

图 7-15　混合型尿失禁导致的膀胱感觉过敏（BHS）患者的膀胱测压曲线

患者，女性，69 岁，反复尿急、尿频 2～3 年，加重 1 年，咳嗽时出现漏尿。CMG 表现：截石位，8F 三腔导管，76% 泛影葡胺 100ml + 450ml 盐水，以 10～20ml/min 速度灌注膀胱。表现：膀胱充盈至 44ml 时出现初次膀胱充盈感（FS），71ml 时出现初次排尿感（FD），诉膀胱疼痛难忍，76ml 时膀胱出现无抑制性收缩、漏尿，继续灌注，膀胱间断收缩、漏尿。灌注至 169ml 时患者诉膀胱胀痛，停止灌注。嘱患者侧位排尿。CMG 结果分析：BHS、逼尿肌过度活动、膀胱测压容积减小。临床初步诊断：混合型尿失禁

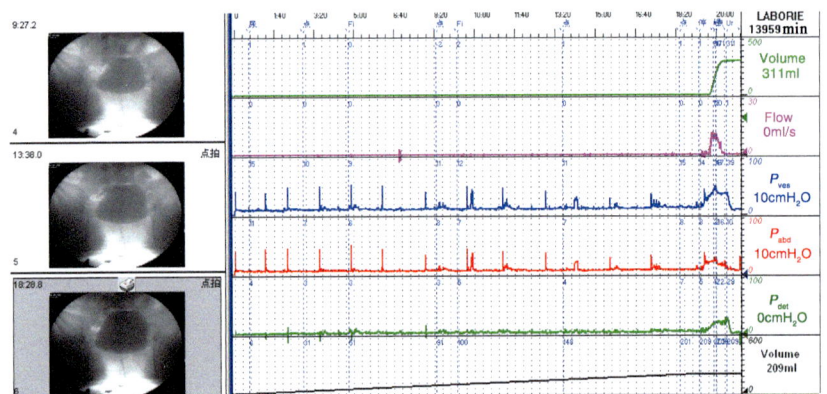

图 7-16　膀胱过度活动症（OAB）导致的膀胱感觉过敏（BHS）患者的膀胱测压曲线

患者，女性，15 岁，4 年前无明显诱因出现尿频、尿急、自觉尿不尽感，日间 40min 排尿 1 次，无排尿困难、尿痛等，曾于外院诊治未见明显好转。现患者自行排尿。鞍区感觉存在。B 超未见异常。CMG 表现：充盈期膀胱测压过程中多次嘱患者咳嗽及增加腹压均未出现膀胱无抑制性收缩及漏尿。灌注至 51ml 时患者出现初次膀胱充盈感（FS），100ml 时出现初次排尿感（FD），209ml 时诉其憋胀不能忍受而停止灌注。排尿期有尿液排出，最大尿流率为 13ml/s，最大尿流率对应的逼尿肌压力为 18cmH₂O。影像尿动力学显示膀胱颈及尿道外括约肌开放完全，透视显示无残余尿。结果分析：BHS、膀胱测压容积减小、膀胱顺应性（BC）大致正常。诊断：OAB

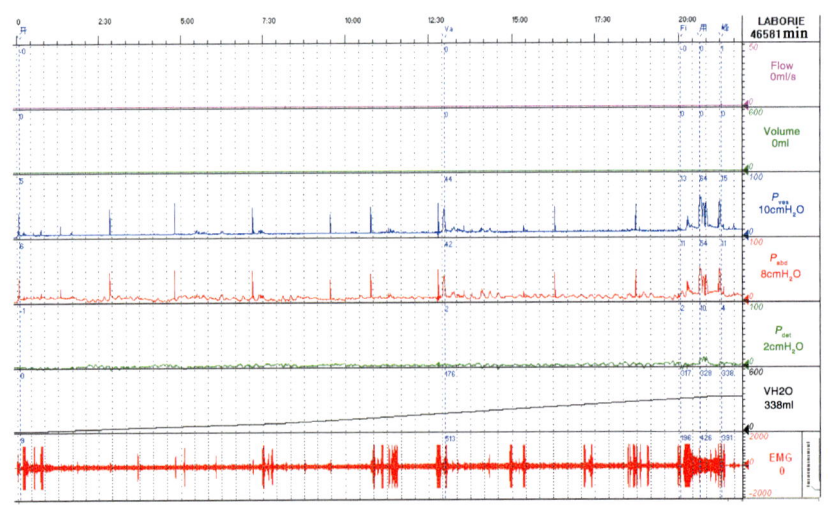

图 7-17　膀胱感觉减退患者的膀胱测压曲线

患者，女性，62 岁，患 1 型糖尿病 10 年余，1 周前因排尿困难予留置尿管至今。B 超显示残余尿量 78ml，无肾积水。CMG 表现：充盈期膀胱测压压力稳定，嘱患者咳嗽及增加腹压均未诱发出逼尿肌无抑制性收缩，316ml 出现初次排尿感，338ml 停止灌注，膀胱顺应性为 338/4=84.5ml/cmH₂O。嘱其用力排尿，无尿液排出。CMG 结果分析：膀胱感觉减退、逼尿肌无反射、膀胱顺应性增加。临床初步诊断：糖尿病膀胱病变

2. 逼尿肌活动性

（1）正常：在膀胱充盈过程中逼尿肌稳定，不出现逼尿肌无抑制性收缩，可以抑制由激惹试验诱发的逼尿肌收缩。正常的膀胱充盈期，逼尿肌松弛、舒展以允许膀胱容积增大，而压力无明显变化。这个特性一方面能够保证尿液由肾盂输尿管向膀胱排注，另一方面又使膀胱压力逐渐增高到一定程度并启动排尿。

（2）逼尿肌过度活动：是指在充盈期尿动力学观察到的自发或诱发出来的逼尿肌无抑制性收缩，包括两种模式。

1）期相型逼尿肌过度活动（图 7-18，图 7-19）：是指膀胱充盈过程中 P_{det} 曲线出现的波形改变，其可以或不会导致尿失禁。其并不总是与膀胱各种感觉相伴随，也可以解释为 FS 或 ND。

2）终末型逼尿肌过度活动（图 7-20）：是指膀胱充盈过程中逼尿肌压力曲线上出现的单一、发生于 MCC 处的逼尿肌无抑制性收缩，其不能被抑制，并常导致膀胱完全排空性尿失禁。

（3）特发性逼尿肌过度活动（idiopathic detrusor overactivity，IDO）：过去也称不稳定膀胱，是指膀胱充盈过程中逼尿肌出现的自主或诱发性的逼尿肌收缩所导致的逼尿肌压力增高，其为非神经因素所致；典型形式是 P_{det} 呈期相型的增高与降低，P_{det} 也可以呈逐渐的持续增高。IDO 可以是有症状的，也可以是无症状的，既可以是感觉性，也可以是运动性。由于感觉性 IDO 也称 BHS，因此一般指的 IDO 是运动性的。目前临床上在使用逼

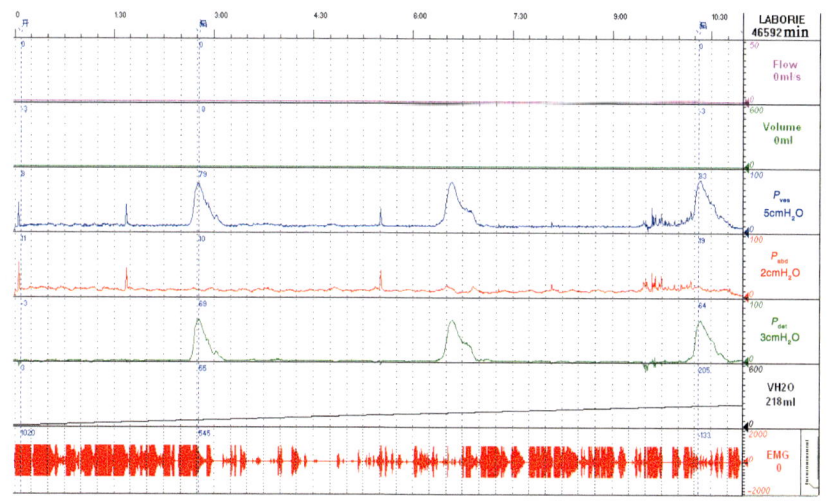

图 7-18 良性前列腺增生患者期相型逼尿肌过度活动的膀胱测压曲线

患者，男性，68 岁，5 年前无明显诱因出现排尿费力、尿线细、尿频、夜尿增多等症状。现尿急感明显伴尿液不自主流出。B 超显示前列腺增大，大小为 4.7cm×3.5cm×3.7cm。膀胱压力 - 容积测定表现：充盈期膀胱测压不稳定，灌注 50ml 液体时出现初次排尿感（FD），逼尿肌收缩并漏尿，P_{det} 为 69cmH₂O。继续灌注，逼尿肌间断收缩，P_{det} 呈升高降低的期相型波形变化。至 218ml 时停止灌注。嘱患者立位排尿，行压力 - 流率测定。压力 - 流率图显示Ⅱ度膀胱出口梗阻，逼尿肌收缩力 N⁻。结果分析：逼尿肌过度活动（期相型）、膀胱出口梗阻。诊断：良性前列腺增生所致下尿路功能障碍

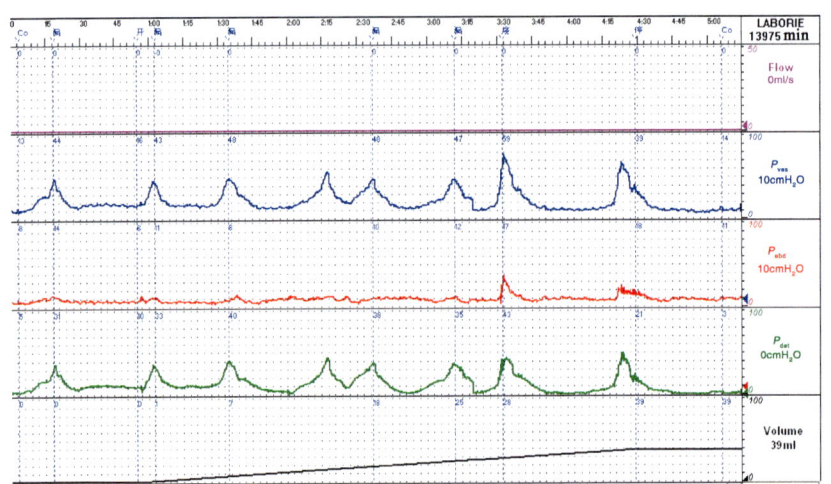

图 7-19　神经源性膀胱患者期相型逼尿肌过度活动的膀胱测压曲线

　　患者，男性，25 岁，外伤致 C_3 脊髓损伤，四肢感觉、运动功能障碍，大小便功能障碍 2 年，现患者留置尿管长期开放。鞍区感觉消失，B 超显示双肾积水。膀胱压力 - 容积测定表现：充盈期膀胱灌注未开始即出现逼尿肌过度活动，在膀胱充盈分别达到 1ml、7ml、15ml、18ml、25ml、28ml 及 36ml 时，逼尿肌出现期相型过度活动并漏尿。结果分析：逼尿肌过度活动（期相型）、膀胱顺应性下降、膀胱测压容积减小。诊断：神经源性下尿路功能障碍

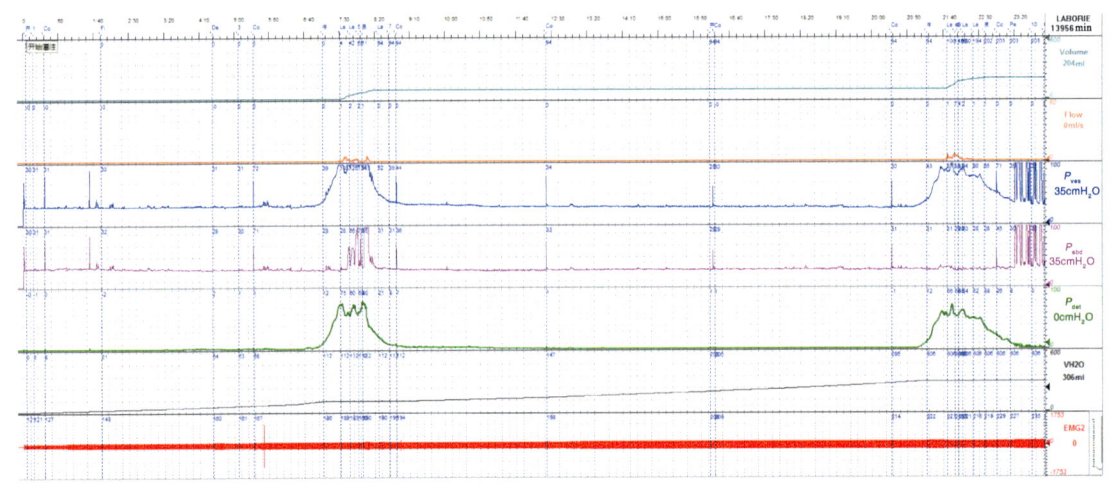

图 7-20　神经源性膀胱患者终末型逼尿肌过度活动的膀胱测压曲线

　　患者，男性，24 岁，于 2001 年 7 月从高处落下，致 C_6 脊髓损伤（完全性），现可自行排尿，尿量约 50ml，有漏尿，B 超显示无肾积水。膀胱压力 - 容积测定表现：充盈期膀胱压力较稳定，灌注至 189ml 时逼尿肌出现强烈无抑制性收缩并漏尿，P_{det} 压力为 75cmH$_2$O。结果分析：逼尿肌过度活动（终末型）、逼尿肌 - 外括约肌协同失调、膀胱顺应性下降、膀胱测压容积减小。诊断：骶髓上神经源性下尿路功能障碍

尿肌过度活动的定义时存在一些混淆的地方，许多人将充盈期出现 $P_{det} > 15cmH_2O$ 的变化作为逼尿肌过度活动的标准，但 ICS 在 1988 年对逼尿肌过度活动的定义中并未对 P_{det} 的增高值做出规定。一些低压力的 IDO（$5 \sim 15cmH_2O$）同样可以引起尿频或急迫性尿失禁的症状，在一些尿道功能不全的女性患者中尤为如此，因此对于 IDO 的 P_{det} 升高值的定义应该是开放的（图 7-21）。

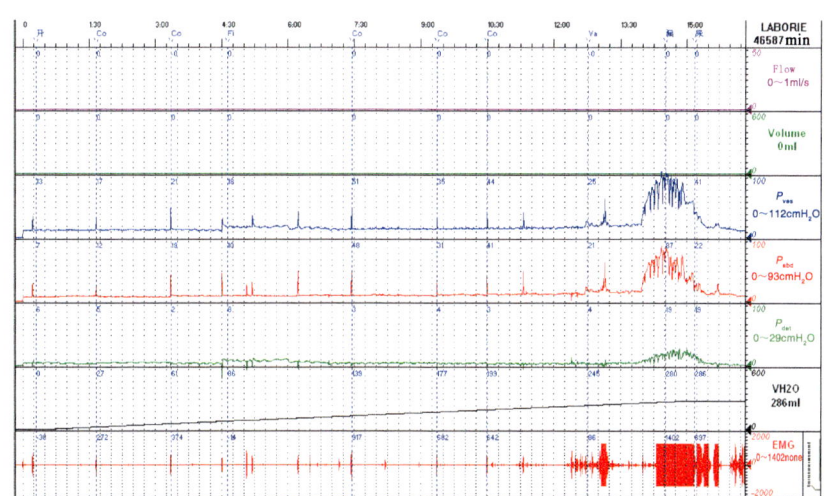

图 7-21 膀胱过度活动症患者出现特发性逼尿肌过度活动的膀胱测压曲线

患者，女性，72 岁，尿频、尿急病史 3 年，现自行排尿，无漏尿，鞍区感觉存在，B 超未见异常。膀胱压力 - 容积测定（CMG）表现：充盈期膀胱灌注至 86ml 时，咳嗽诱发与尿急感觉相伴随的低压逼尿肌增高波形，P_{det} 为 $8cmH_2O$，灌注至 276ml 时停止灌注，嘱患者用力排尿，有尿液排出，P_{det} 为 $19cmH_2O$。CMG 结果分析：特发性逼尿肌过度活动、膀胱顺应性与膀胱测压容积大致正常。诊断：膀胱过度活动症

IDO 不一定是膀胱功能的异常改变，或其既可以是生理性的，也可以是病理性的改变。有学者经过动态尿动力学监测发现正常人膀胱同样可以出现 IDO；然而，当 IDO 与尿频、尿急等症状联系在一起时，其就是异常改变。因此，在进行 CMG 过程中，当逼尿肌过度活动波出现时，若患者无任何感觉或排尿感觉正常，则说明 IDO 无临床相关性；若患者出现急迫感或不舒服感，那么就应该进一步询问患者这种感觉是否与平时的症状相同。若回答是否定的，那么这种 IDO 波是由赝像所致；若回答是肯定的，那么 IDO 具有临床相关性，IDO 的诊断可以成立。

IDO 可以不同的形式出现，可以是单发的，也可以是多发的。多发性 IDO 波随着膀胱充盈而频率增多、幅度增大。IDO 可以伴随漏尿（急迫性尿失禁），也可以不伴随漏尿。IDO 可以是自主性的，也可以是诱发性的。自主性逼尿肌过度活动是指在无特殊的刺激下出现的逼尿肌过度活动（图 7-22）。

诱发性逼尿肌过度活动是指在膀胱快速充盈、体位变换、咳嗽、行走、跑跳及其他一些特殊的刺激等状态下出现的逼尿肌过度活动（图 7-23）。若患者提供的病史中发现症状与一些刺激因素相关，则在 CMG 中应使用相应的刺激方式来诱发逼尿肌过度活动。

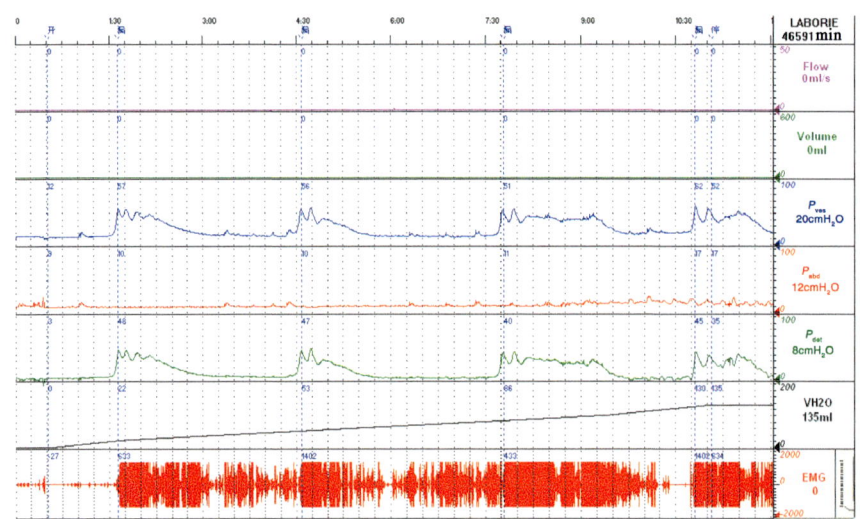

图 7-22　神经源性膀胱患者出现自发性逼尿肌过度活动的膀胱测压曲线

患者，男性，34 岁，因车祸致 C_4 脊髓不全性损伤 1 年，并四肢感觉、运动功能障碍及大小便功能障碍。患者每日漏尿。鞍区感觉减退，B 超未见异常。膀胱压力 - 容积测定表现：充盈期膀胱分别灌注至 20ml、50ml 及 80ml 时，逼尿肌均自发出现无抑制性逼尿肌过度活动并漏尿。结果分析：逼尿肌过度活动（自发性）、膀胱测压容积减小。诊断：神经源性下尿路功能障碍、尿失禁

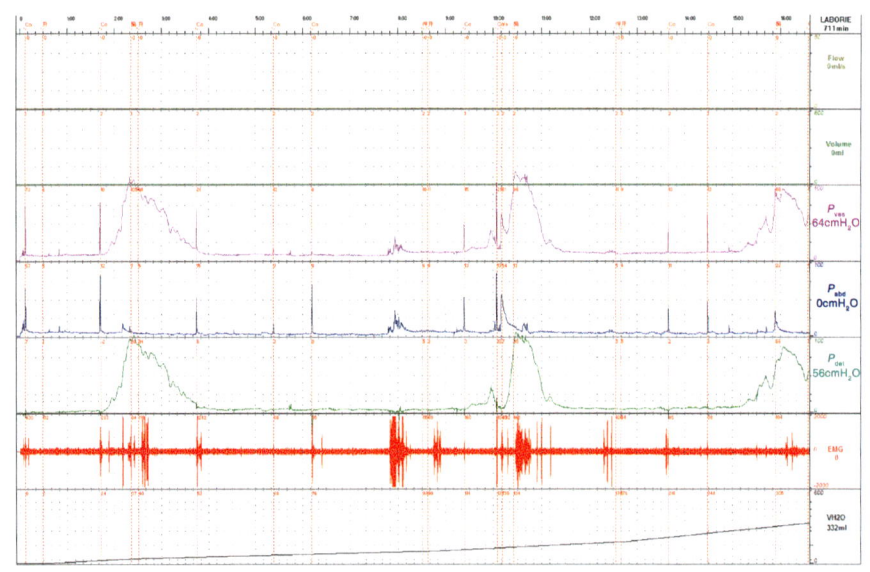

图 7-23　良性前列腺增生患者出现诱发性逼尿肌过度活动的膀胱测压曲线

患者，男性，82 岁，主诉尿失禁、排尿困难 3 年，现腹压排尿，有漏尿，曾诊断为前列腺增生。膀胱压力 - 容积测定表现：充盈期膀胱灌注至 24ml 时嘱患者咳嗽，诱发出逼尿肌无抑制性收缩或逼尿肌过度活动并漏尿，继续灌注至 114ml 及 250ml 时嘱患者咳嗽，均诱发出逼尿肌过度活动。结果分析：逼尿肌过度活动（诱发性）。诊断：良性前列腺增生所致下尿路功能障碍

也有学者试图对逼尿肌过度活动进行量化，如使用逼尿肌过度活动指数（detrusor overactivity index，DOI）（DOI= 逼尿肌过度活动波增幅总和 / 膀胱容积）、逼尿肌过度活动波曲线下面积等，但其临床相关性还有待进一步探讨。

IDO可无明确的原因，多见于儿童。正常儿童在3～4岁时，大脑皮质对皮质下排尿中枢的抑制已经建立，在不适当的排尿环境或夜间睡眠时排尿反射可以被抑制。而一些儿童由于神经系统发育迟缓或发育不全，继续呈幼稚、不成熟状态，因而出现逼尿肌无抑制性收缩，即IDO，出现遗尿症。另外，有部分女性也存在着IDO。IDO的临床症状有尿频、尿急、尿失禁、遗尿等，此类患者的MCC减小，因此在白天多表现为尿频、尿急症状，而在夜间由于逼尿肌过度活动而出现遗尿。在IDO的儿童中，出现逼尿肌无抑制性收缩时，患儿常习惯性地收缩尿道括约肌及盆底肌，产生BOO，长期这样可导致膀胱-输尿管反流、肾盂积水、肾功能受损。IDO也可继发于膀胱本身、局部性非神经因素，常见于BOO、压力性尿失禁（stress urinary incontinence，SUI）及老年患者。在前列腺增生症等所致的BOO患者中，超过50%的患者存在逼尿肌过度活动，其产生的尿频和尿急成为BPH患者LUTS的3个组成部分之一。其产生机制尚不完全清楚，目前比较肯定的是与由排尿期压力增高所致逼尿肌去神经超敏病变有关，去神经超敏病变的原因：①排尿期的长期高压状态所致的逼尿肌神经末梢的退行性变；②BOO所致的逼尿肌肥厚，单位体积的神经末梢密度减少，神经分布的相对不足。当BOO解除后绝大部分患者的逼尿肌过度活动能够消失。

在女性SUI患者中，30%～40%的患者合并逼尿肌过度活动，且可被CMG所证实；在SUI经手术纠正后，大部分患者的逼尿肌过度活动能够消失，少部分患者残留逼尿肌过度活动及其所致的尿频、尿急和急迫性尿失禁。压力性尿失禁患者产生逼尿肌过度活动而手术后逼尿肌过度活动又消失的机制尚不明确，有学者认为在SUI患者中膀胱尿道解剖位置关系的变化，使储尿期膀胱颈开放、漏斗形成，从而后尿道内尿液充盈，因而产生尿频、尿急等尿道刺激症状，反射性引起逼尿肌无抑制性收缩，进而产生逼尿肌过度活动；当手术恢复膀胱颈及后尿道于正常位置后，尿频、尿急症状及逼尿肌过度活动均随之消失。另外一些学者认为，SUI合并的逼尿肌过度活动是一种IDO，而与尿道括约肌功能不全无关。对于这种SUI合并急迫性尿失禁的患者宜先行药物治疗控制尿频、尿急症状，再行手术纠正SUI。

近年来，由于老年性逼尿肌退行性变所致的逼尿肌过度活动越来越受到人们的重视，许多学者发现在非BOO的男性与女性老年患者中均出现逼尿肌过度活动，且成为LUTS的主要原因。形态学研究发现这可能与支配逼尿肌神经末梢的生理性退化有关，这种改变大部分是不可逆的。

（4）神经源性逼尿肌过度活动（neurogenic detrusor overactivity，NDO）：是指由各种神经病变导致神经控制机制的异常所致的逼尿肌过度活跃，在诊断NDO时必须具备神经系统病变的客观证据。NDO常见于中枢神经系统的多发性硬化症、脑血管疾病、脑脊膜肿瘤、脊髓损伤等病变。

一般认为脑干以上的病变（如脑血管意外）可引起逼尿肌过度活动，但其与尿道括约肌间的协调性受影响较小（图7-24）。

而脑干以下尤其是脊髓病变的患者在产生逼尿肌过度活动的同时，出现逼尿肌-括约肌协同失调（detrusor-sphincter dyssynergia，DSD）（图7-25，图7-26）。

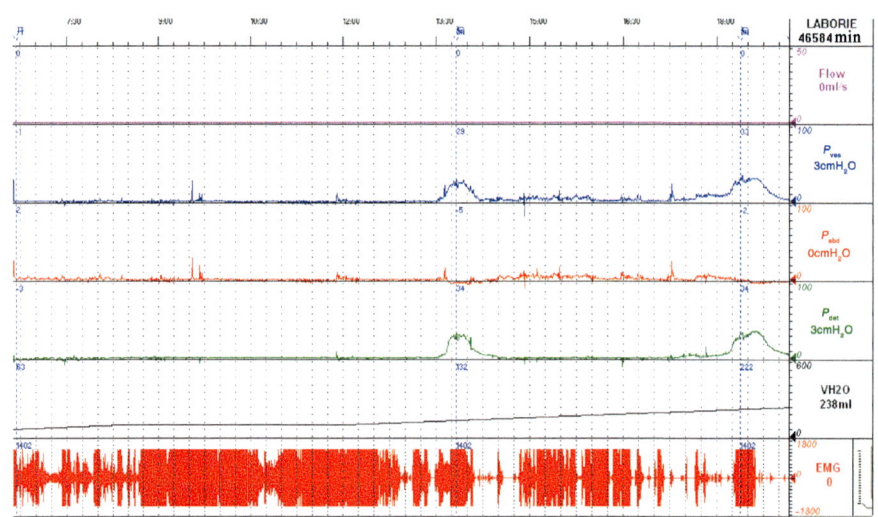

图 7-24 神经源性逼尿肌过度活动患者的膀胱测压 - 肌电图（EMG）联合记录曲线

患者，女性，60 岁，脑梗死 9 个月，排尿不能控制、尿失禁，无残余尿量，B 超显示无肾积水。膀胱压力 - 容积测定表现：充盈期膀胱测压过程中分别灌注至 125ml 及 217ml 时，自发出现期相型逼尿肌过度活动，每次逼尿肌过度活动均伴随漏尿。从膀胱充盈开始，括约肌 EMG 活动随容量增高保持一定的肌电活动幅度，逼尿肌过度活动发生的同时肌电活动略微增加，漏尿开始后肌电活动突然减弱或消失，漏尿结束后肌电活动重新恢复到膀胱充盈开始时的水平。提示逼尿肌收缩时，尿道括约肌同步松弛，表现出正常的逼尿肌 - 括约肌协同性。结果分析：逼尿肌过度活动。诊断：神经源性逼尿肌过度活动、逼尿肌过度活动性尿失禁

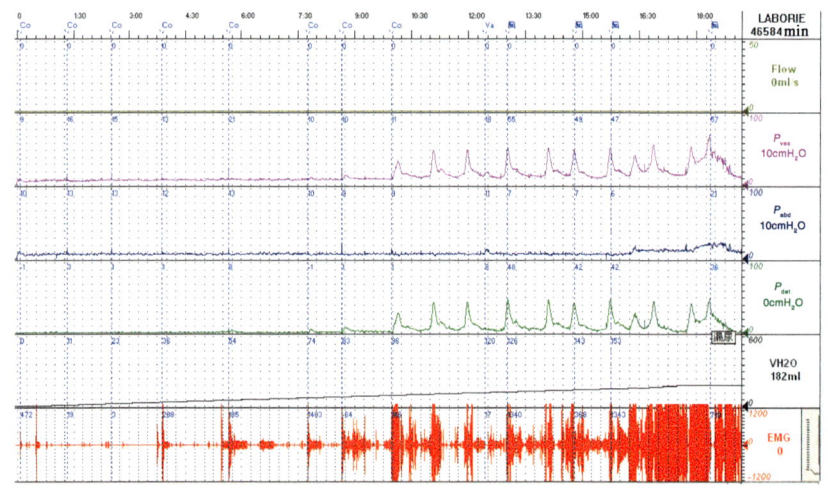

图 7-25 神经源性膀胱患者出现逼尿肌 - 括约肌协同失调的膀胱测压 - 肌电图（EMG）联合记录曲线

患者，男性，35 岁，车祸致 T_{10} 完全性脊髓损伤 6 个月，现间歇导尿，每日 4 次，有漏尿，鞍区感觉消失，B 超提示无肾积水。膀胱压力 - 容积测定表现：充盈期膀胱测压出现期相型逼尿肌过度活动，灌注至 74ml 以前，未见逼尿肌过度活动，灌注至 74ml 时嘱患者咳嗽诱发逼尿肌过度活动，随膀胱灌注增加，逼尿肌自发出现逼尿肌过度活动的幅度逐步增高，至 126ml 时漏尿。从膀胱充盈开始，括约肌 EMG 活动随容量增高逐步增加，每次出现逼尿肌过度活动时，EMG 活动随压力增高同步增加，随压力下降同步减弱，漏尿期间仍有 EMG 活动。至 182ml 时停止灌注，嘱患者用力排尿，有尿液排出，但 EMG 活动未见减弱，呈现典型的逼尿肌收缩时，尿道括约肌同步收缩，EMG 可用于诊断逼尿肌 - 括约肌协同失调。结果分析：逼尿肌过度活动、逼尿肌 - 括约肌协同失调。临床诊断：神经源性下尿路功能障碍

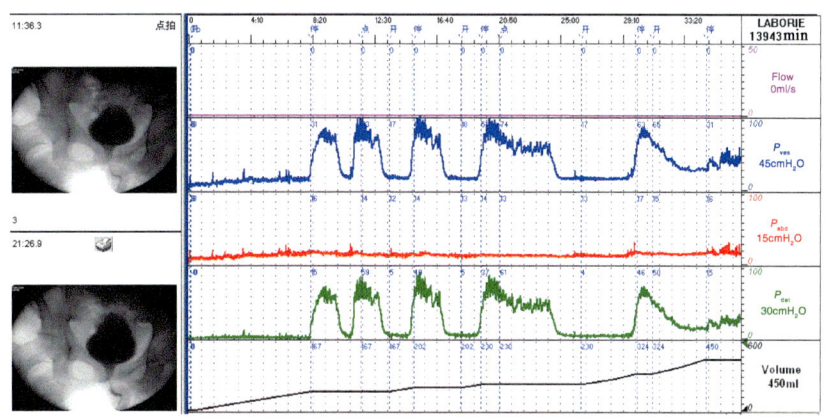

图 7-26　神经源性膀胱患者出现逼尿肌-外括约肌协同失调（DESD）的影像尿动力学图像

患者，男性，28 岁。患者外伤致 T_4 脊髓损伤 1 年，双下肢感觉、运动功能障碍，大小便功能障碍。现患者间歇导尿，每日 4 次，伴漏尿。鞍区感觉消失，B 超未见异常。影像尿动力学表现：灌注至 83ml 时患者诉其耻骨上区胀满感，左侧腰部不适，167ml 时出现膀胱无抑制性收缩，无漏尿，202ml 时有少量尿液漏出，漏尿点压力（LPP）为 85cmH₂O。继续灌注，患者出现膀胱间断收缩伴少量漏尿。灌注至 450ml 时停止灌注，嘱其侧位用力排尿，无尿液排出。影像学：逼尿肌收缩时膀胱颈开放、尿道外括约肌未开放，为典型的 DESD，无膀胱输尿管反流，X 线影像学是诊断 DESD 的准确方法。结果分析：逼尿肌过度活动、DESD、膀胱测压容积减小。临床诊断：神经源性下尿路功能障碍

在 NDO 患者中，CMG 曲线高度取决于测定技术，并且逼尿肌过度活动与顺应性降低之间的区别经常变得模糊不清。鉴别的方法是在膀胱灌注过程中停止灌注，观察压力是继续上升还是立即下降，若立即下降即为低顺应性膀胱（图 7-27～图 7-29），若继续上升即为逼尿肌过度活动，但也有混合存在的情况。

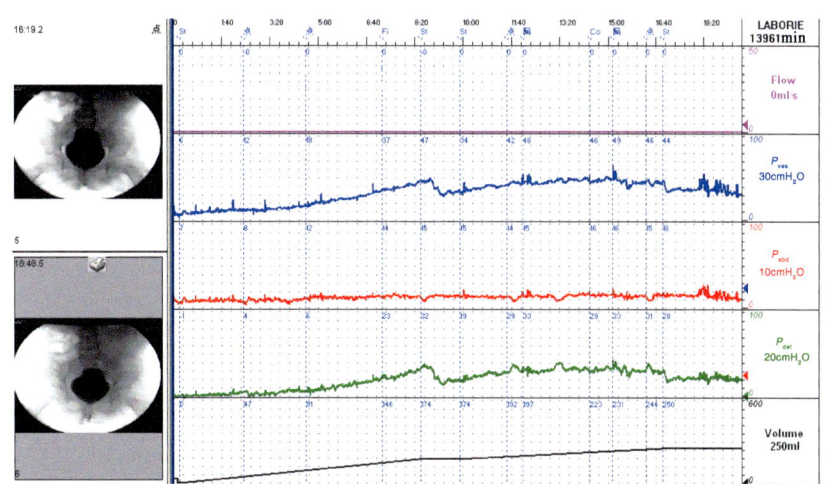

图 7-27　神经源性膀胱患者出现膀胱顺应性（BC）降低的影像尿动力学图像

患者，女性，7 岁，2009 年 6 月 26 日外伤致 T_1 脊髓完全性损伤，双下肢感觉、运动功能障碍，大小便功能障碍。现患者自行漏尿。鞍区感觉消失。B 超未见异常。影像尿动力学表现：灌注速度为 20ml/min，充盈期膀胱测压 P_{det} 逐渐直线斜行升高，灌注至 146ml 时患者出现排尿感觉。灌注至 174ml 时停止灌注后压力显著下降；降低灌注速度为 10ml/min 后压力升高变缓。灌注至 197ml 时嘱其咳嗽后出现少量漏尿，漏尿点压力（LPP）为 33cmH₂O，至 250ml 时停止灌注，嘱其侧位用力排尿，影像学提示膀胱有憩室形成，残余尿量为 100ml。结果分析：①膀胱顺应性下降，BC=（174－0）/（32－0）=5.4ml/cmH₂O，停止灌注后压力迅速下降，减慢灌注速度后压力增速减缓，为典型的低顺应性膀胱；②逼尿肌无反射；③膀胱测压容积减小。诊断：神经源性下尿路功能障碍

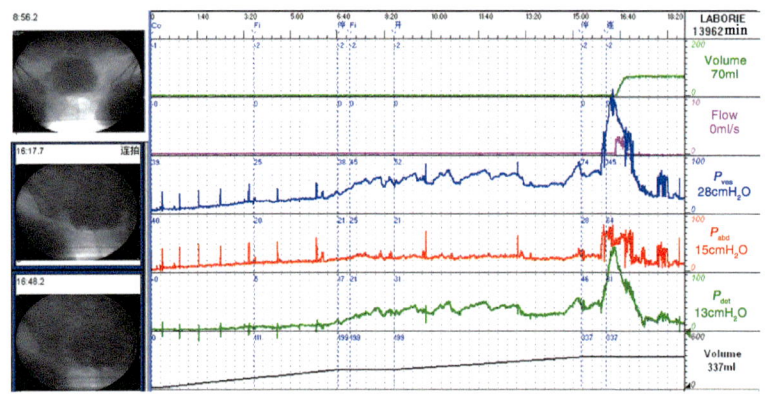

图 7-28　排尿困难患者出现逼尿肌过度活动的影像尿动力学图像

患者，女性，63 岁，半年前无明显诱因出现排尿困难，排尿中断，自觉尿不尽感，无尿频、尿急等，未给予特殊诊治，体检时发现大量残余尿，约 600ml，于外院就诊，给予口服药物治疗，尿道扩张，症状未见明显好转。现患者留置尿管。鞍区感觉存在。B 超未见异常。影像尿动力学表现：充盈期膀胱灌注至 111ml 时患者出现初次膀胱充盈感（FS），灌注至 199ml 时出现逼尿肌过度活动，产生初次排尿感觉（FD），无漏尿，停止灌注后 P_{det} 继续上升，说明 P_{det} 增高主要由逼尿肌过度活动所致。继续灌注至 337ml 时停止，用力排尿，有少量尿液排出，影像尿动力学排尿期动态观察见膀胱颈开放，外括约肌不能松弛，压力流率测定，峰值流速为 3ml/s，最大尿流率对应的逼尿肌压力 [P_{det}（Q_{max}）] 为 122cmH$_2$O，残余尿量约为 350ml。结果分析：逼尿肌过度活动、膀胱出口梗阻、逼尿肌-外括约肌协同失调。诊断：建议行下尿路神经电生理检查，进一步确诊神经源性下尿路功能障碍

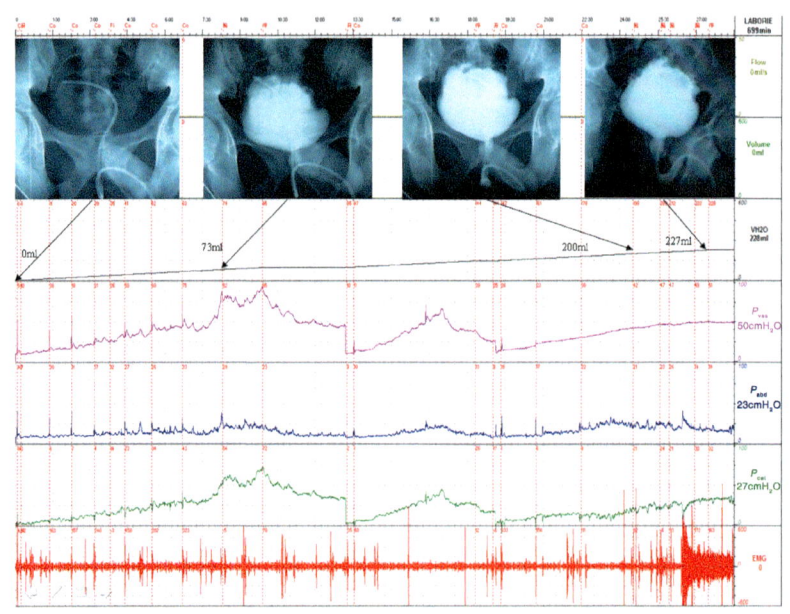

图 7-29　神经源性膀胱患者影像尿动力学测定中使用暂停灌注试验鉴别低顺应性膀胱与逼尿肌过度活动（DO）

患者，男性，27 岁，15 年前无明显诱因出现排尿费力、尿线中断、尿不尽。当地医院诊断膀胱憩室，行憩室切除术，术后排尿困难加重，行耻骨上膀胱造瘘，长期开放。鞍区感觉存在，B 超显示双肾积水。拍片提示隐性骶裂。影像尿动力学表现为充盈期膀胱测压逼尿肌压力直线斜行升高，灌注至 73ml 时，患者出现逼尿肌急剧收缩，少量漏尿，漏尿点压力为 73cmH$_2$O。为鉴别 P_{det} 增高的原因是 DO 还是顺应性下降，停止灌注，见 P_{det} 随之下降至起始水平。再次开始灌注膀胱，P_{det} 再次直线斜行增高，停止灌注，P_{det} 随之下降至起始水平。第 3 次灌注再次证实 P_{det}。上述测试证实 P_{det} 增高的主要因素是膀胱顺应性下降，其次是 DO。影像学显示膀胱充盈过程中膀胱颈及尿道外括约肌均未开放，但前列腺尿道扩张。结果分析：①膀胱功能，膀胱顺应性降低、膀胱测压容积减小、DO、漏尿点压力增高；②尿道功能，逼尿肌-膀胱颈协同失调、逼尿肌-外括约肌协同失调

NDO 可导致严重的急迫性尿失禁，若合并 DSD 则其更加重了对上尿路的损害，应该及早治疗（图 7-30，图 7-31）。

3. 膀胱顺应性（BC）

（1）正常 BC：在正常膀胱，从空虚到充盈状态 P_{det} 仅经历较小变化（10～15cmH$_2$O）；如果一个正常膀胱从空虚到充盈经历了 400ml 的容积变化，压力变化应该低于 10cmH$_2$O，则正常的 BC 应该在 40ml/cmH$_2$O 左右，过高和过低均属于异常。不同人群的 BC 正常值范围是不同的，这方面还有待进一步研究。因此目前尚很难得出正常 BC 的范围。有文献建议的正常值范围为 20～40ml/cmH$_2$O。

（2）影响 BC 测定的因素：BC 是一个非常复杂的物理生理参数。BC 的测定遵循了人体空腔器官顺应性测定的定义：BC=$\Delta V/\Delta P_{det}$，由这个公式可以看出，就测定本身，有太多因素影响着 BC，也可能存在测定赝像。这些因素包括以下几种。

1）膀胱充盈速度：充盈速度越快 BC 越低，若 CMG 过程中怀疑降低的 BC 是由充盈速度所致，那么应该立即减慢灌注速度，以去除赝像。

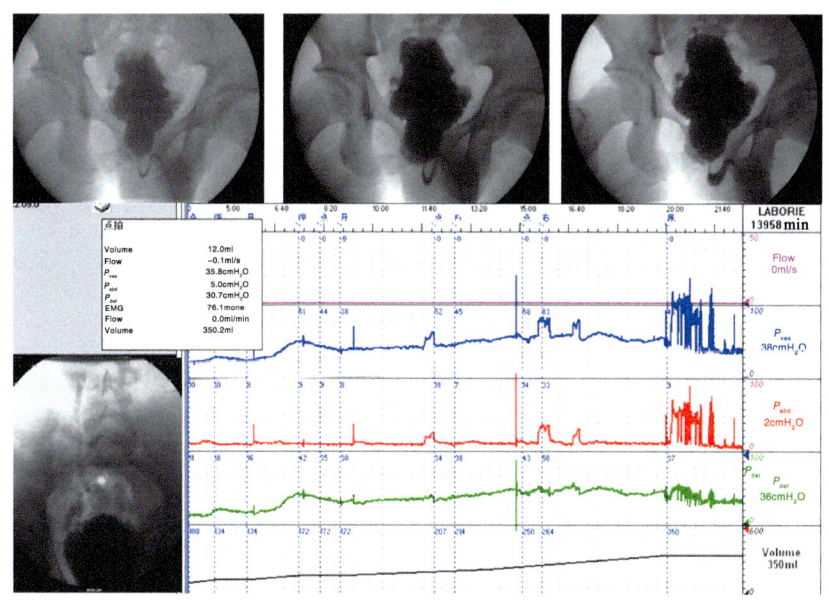

图 7-30　神经源性膀胱患者出现输尿管反流的影像尿动力学图像

患者，男性，15 岁，自幼排尿困难，腹压排尿，伴尿频、尿失禁，夜间严重。1 年前外院 B 超显示双肾积水，双侧输尿管扩张。现患者自行腹压排尿，有漏尿。影像尿动力学表现：充盈期 P_{ves} 逐渐升高，灌注液体至 88ml 时患者出现初次膀胱充盈感（FS），154ml 时出现膀胱无抑制性收缩，214ml 时出现初次排尿感（FD），247ml 时出现漏尿（漏尿点压力为 50cmH$_2$O），263ml 时摄片显示右侧膀胱输尿管反流（P_{det} 为 50cmH$_2$O）。立位用力排尿，腹压排尿模式，有 23ml 尿液排出，P_{det}（Q_{max}）为 38cmH$_2$O。同步影像：膀胱颈及前列腺尿道扩张，逼尿肌收缩时，尿道外括约肌未见扩张，造影剂狭窄影，为典型的逼尿肌 - 外括约肌协同失调（DESD），透视显示残余尿量为 100ml。尿动力学诊断：逼尿肌过度活动、逼尿肌 - 外括约肌协同失调、右侧膀胱输尿管反流（Ⅴ级）、膀胱颈及前列腺尿道扩张、膀胱憩室、膀胱顺应性下降。临床诊断：神经源性下尿路功能障碍、双肾积水、右侧膀胱输尿管反流

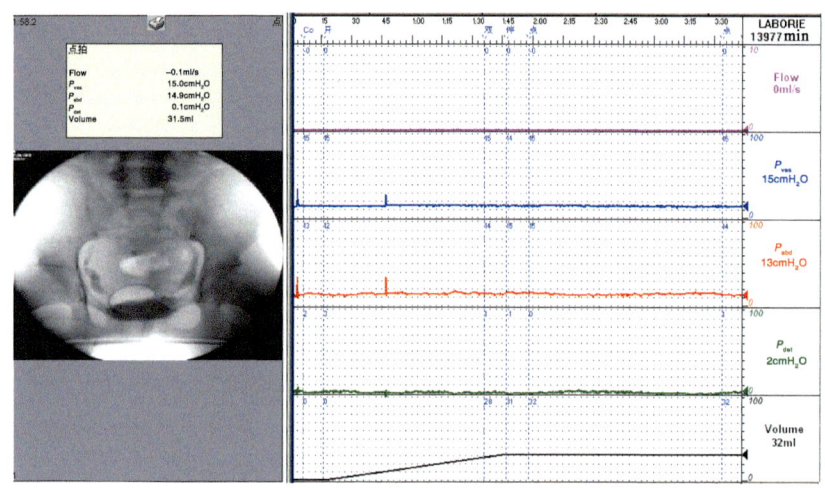

图 7-31 神经源性膀胱患者出现双侧输尿管反流的影像尿动力学图像

患者,女性,19 岁,为先天性脊膜膨出术后,双下肢感觉、运动功能障碍,大小便功能障碍,排尿困难,目前长期留置尿管。鞍区感觉减退。B 超显示双肾积水伴输尿管扩张。影像尿动力学表现:充盈期膀胱灌注至 28ml 时摄片显示双侧膀胱输尿管反流(P_{ves}=15cmH$_2$O,P_{abd}=14cmH$_2$O,P_{det}=1cmH$_2$O),至 32ml 时停止灌注。尿动力学诊断:双侧膀胱输尿管低压反流(Ⅳ级)、膀胱测压容积减小。临床诊断:神经源性下尿路功能障碍、双侧膀胱输尿管反流

2)用于计算 BC 值的 CMG 曲线的阶段:这是一个十分重要而又常被忽略的因素,其经常导致实验与临床结果不一致。

由图 7-32 可以看出,典型的膀胱充盈经历了三个不同的阶段,这三个阶段均具有各自不同的物理学意义与力学特征,因此所测定的 BC 及其意义将完全不同。

P1 期:膀胱低压充盈期,也近似于等压充盈期,该期代表了膀胱壁的基本力学特征,也代表了充盈期膀胱壁的顺应性,该期的 BC 代表膀胱充盈期的顺应性。

P2 期:膀胱膨胀期,此期间逼尿肌纤维充分伸展,膀胱继续容纳液体以使膀胱腔内压不致明显增高,近似于等容充盈期。

P3 期:膀胱过度膨胀期,也称排尿前期,此期间逼尿肌纤维伸展到达极限,膀胱若继续充盈,则膀胱腔内压明显增高。

就目前对 BC 的定义来说,应该测定 P1 期的 BC 以代表膀胱充盈期的 BC;有的学者使用 P1 + P2 期或 P1 + P2 + P3 期的 BC 代表膀胱充盈期的 BC,这是不合适的,也是导致研究结果不一致的原因。

3)用于计算 BC 的膀胱容积差(ΔV):见上文。

4)膀胱的几何形态:在膀胱充盈期,即使膀胱充盈容积相同,膀胱几何容积也不相同,膀胱壁的顺应性也不一样。

5)膀胱壁的厚度:膀胱壁越厚 BC 越低。

6)膀胱壁的力学特性:膀胱壁的黏弹性与弹性等力学特征均影响着 BC。

7)逼尿肌的收缩与舒张特性:膀胱壁逼尿肌的收缩和舒张特性也影响着 BC。

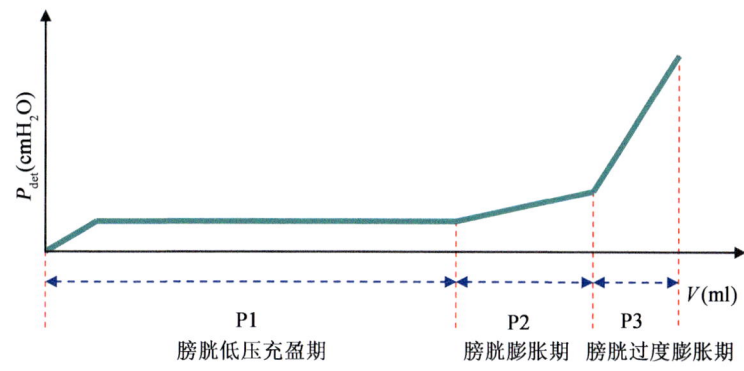

图 7-32 膀胱压力 - 容积测定（CMG）曲线的分期、物理特性与膀胱顺应性计算关系

因此，在报告 BC 值时，一定要注明膀胱灌注的速度、用于计算 BC 的容积差及 CMG 曲线的阶段。

（3）决定 BC 测定的因素：一般认为，BC 是由主动与被动两个方面的特性所决定的。

1）主动特性：神经因素，逼尿肌纤维存在着大量的神经末梢，其影响着逼尿肌的收缩和舒张特性，使逼尿肌保持一定张力，维持膀胱壁的正常顺应性。神经因素的病变影响了 BC：糖尿病性膀胱功能障碍及骶髓下神经源性膀胱失去了神经支配，因而 BC 增大；骶髓上脊髓损伤的神经源性膀胱使逼尿肌失去了上中枢的抑制，因而张力增高，BC 下降。

2）被动特性：取决于膀胱壁的组织成分，一般有两种成分决定着膀胱壁的力学特性，明显影响着 BC。

黏弹性：膀胱壁的胶原纤维含量决定了膀胱壁的黏弹性，膀胱壁胶原纤维越多黏弹性越大，其顺应性越低；在间质性膀胱炎或放射性膀胱炎中可以见到这种改变。

弹性：膀胱壁的弹性纤维含量决定了膀胱壁的弹性，膀胱壁弹性纤维越多弹性越大，其顺应性越高；这在动物实验中已得到充分证明。

（4）异常 BC：许多疾病可以影响 BC，而 BC 的改变也是产生 LUTS 的原因。如上所述，糖尿病性膀胱功能障碍（图 7-33）及骶髓下神经源性膀胱的 BC 增大（图 7-34）。

骶髓上神经源性膀胱（图 7-35）、间质性膀胱炎（图 7-36）、放射性膀胱炎、结核性膀胱炎患者的 BC 下降。

有临床报道 BPH 患者的 BC 下降，但该方面尚有待进一步研究（图 7-37）。

4. 膀胱容积　前面已经介绍了 ICS 对于膀胱容积的定义。我们所说的膀胱容积一般是指 FCC，FCC 是指在 CMG 过程中膀胱充盈到最大容积（继续充盈将导致压力迅速升高）时排出的尿量和 RUV 之和。一般认为正常男性的 FCC 为 300～750ml，正常女性的 FCC 为 250～550ml；FCC 正常值范围的变异性很大，很多因素影响 FCC。在膀胱测压时排出的尿量并非真正的 FCC，尿道内的导管、不适合的排尿环境与体位均可使膀胱容积降低，这种人为因素和测定技术影响了对膀胱容积的客观判断；一般认为 CMG 中测得的 MCC 仅为 FCC 的 60%。另外，受试者测定间的变异也影响着正常值范围的确定，有学者报道同一患者不同测定间的膀胱容积的平均误差为 60ml。因此，在临床上判断 FCC 或在行 CMG 时，一定要对照使用患者通过排尿日记得出的膀胱容积值。

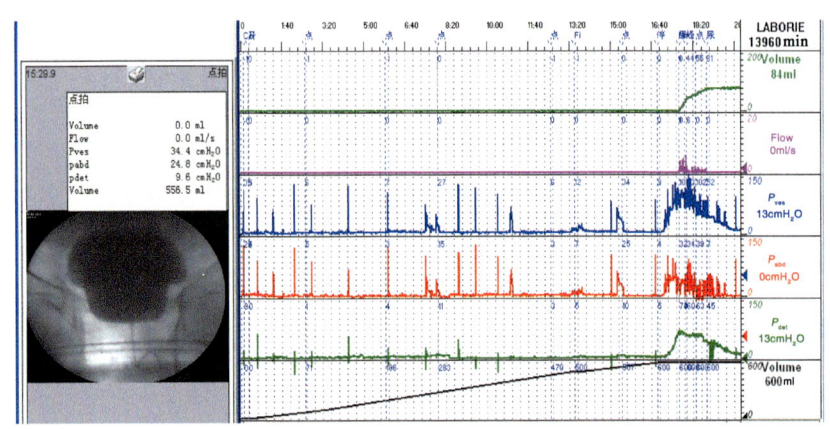

图 7-33　糖尿病性膀胱功能障碍患者出现膀胱顺应性（BC）增大的尿动力学影像

患者，男性，54 岁，2007 年 3 月出现排尿困难，每次均分次排尿，夜间排尿次数达 2～3 次，残余尿量（RUV）达 200ml。以上症状逐渐加重，外院诊断为糖尿病性膀胱病变，膀胱颈抬高，给予对症治疗效果均不佳。患者既往有糖尿病病史 15 年。现患者自行排尿。鞍区感觉存在。B 超显示右肾结石，左肾积水伴左输尿管扩张，膀胱壁厚伴漂浮物。影像尿动力学表现为充盈期膀胱灌注过程中多次嘱患者咳嗽及增加腹压均未出现逼尿肌过度活动（DO）及漏尿，灌注至 500ml 时患者出现初次膀胱充盈感（FS）。灌注至 600ml 时停止灌注，嘱其坐位用力排尿，有尿液排出，导尿测 RUV 为 350ml。X 线透视下见充盈后期膀胱出现巨大憩室，BC=600ml/（5－0）cmH₂O=120ml/cmH₂O。结果分析：膀胱顺应性增高、膀胱感觉减退、逼尿肌无反射、膀胱测压容积增大、膀胱憩室。BC 增高与感觉减退由糖尿病所致，但长期排尿困难形成的巨大憩室对 BC 增高与感觉减退有一定干扰。诊断：糖尿病性膀胱病变

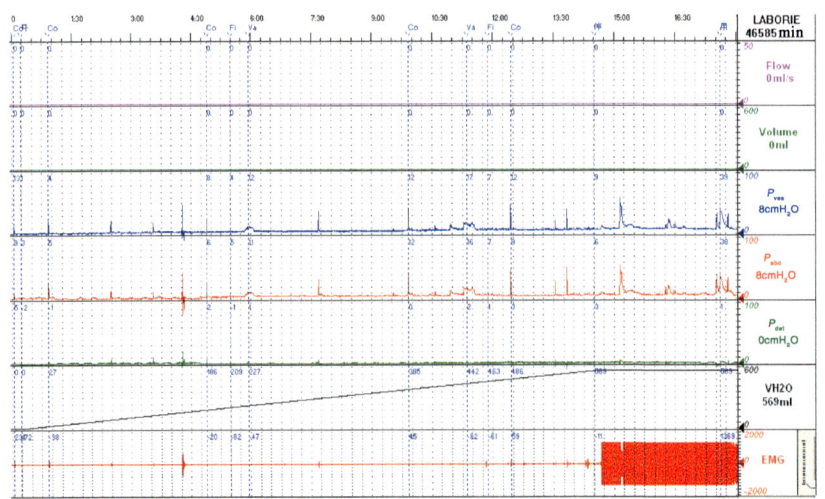

图 7-34　骶髓下神经源性膀胱患者出现膀胱顺应性（BC）增大的膀胱测压曲线

患者，男性，25 岁，体检发现右肾积水 1 年余，既往有脊柱裂，现自行排尿，鞍区感觉存在，B 超显示右肾积水，右输尿管上端扩张。膀胱压力-容积测定表现为充盈期膀胱压力稳定，膀胱灌注 209ml 时患者出现初次膀胱充盈感，灌注至 463ml 时出现初次排尿感，灌注至 569ml 时诉憋胀及疼痛不能忍受停止灌注，BC=569ml/（3－0）cmH₂O=190ml/cmH₂O。结果分析：膀胱顺应性增高、膀胱感觉减退、逼尿肌无反射、膀胱测压容积增大。诊断：骶髓下神经源性下尿路功能障碍

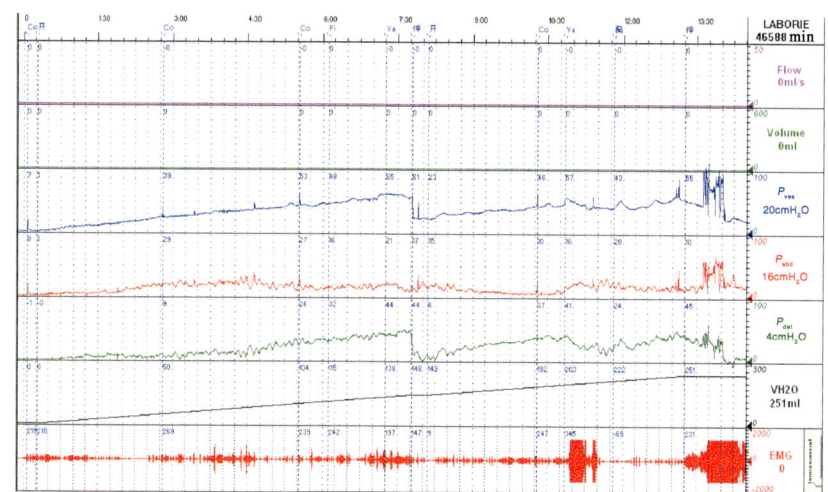

图 7-35 骶髓上神经源性膀胱患者出现膀胱顺应性（BC）下降的膀胱测压曲线

患者，男性，21 岁，脊膜膨出术后 8 年，术后出现排尿困难，长期使用腹压排尿，尿液混浊，间断发热。B 超显示双肾积水，双侧输尿管扩张，鞍区感觉减退。膀胱压力 - 容积测定（CMG）表现：充盈期 P_{ves} 逐渐升高，灌注过程中多次嘱患者咳嗽及增加腹压均未出现膀胱无抑制性收缩，115ml 时出现初次膀胱充盈感（FS），144ml 时 P_{det} 增高至 44cmH$_2$O，BC=144ml/（44－0）cmH$_2$O=3.3ml/cmH$_2$O。停止灌注后 P_{det} 下降至 8cmH$_2$O，再次开始灌注，P_{det} 增高至 41cmH$_2$O，证实 P_{det} 增高为 BC 下降所致，而非逼尿肌过度活动（DO）所致。结果分析：膀胱顺应性下降、逼尿肌无反射、膀胱测压容积减小。诊断：骶髓及骶髓上神经源性下尿路功能障碍

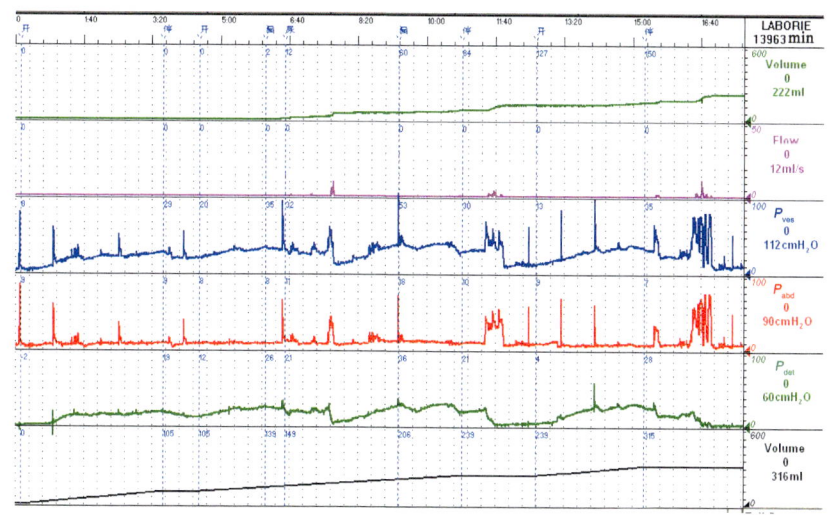

图 7-36 间质性膀胱炎患者出现膀胱顺应性降低的膀胱测压曲线

患者，女性，32 岁，诉 2006 年尿频、尿急，夜间平均每小时排尿 1 次，诊断为慢性膀胱炎，给予抗炎对症治疗，未见明显好转。2007 年出现憋尿大于 30min 膀胱疼痛，每日排尿 20 余次，2008 年出现尿急及膀胱疼痛加剧，不能入睡，每日排尿 30～40 次，2009 年病情加重，每日排尿多达 60 余次，每次尿量少，排尿后膀胱疼痛略有缓解。临床诊断为间质性膀胱炎。CMG 结果表现为随膀胱充盈，膀胱腔内压快速稳步增高，至 105ml 时停止灌注后膀胱腔内压下降，BC=105/19=5.5ml/cmH$_2$O；再次开始灌注，139ml 开始出现间断漏尿，至 239ml 再次停止灌注，膀胱腔内压下降至初始水平；第 3 次开始灌注，至 315ml 第 3 次停止灌注，膀胱腔内压再次下降至初始水平，BC=（315－239）/（28－4）=3.2ml/cmH$_2$O。整个膀胱充盈过程中漏尿量共计 150ml。通过充盈期多次停止灌注试验，均证实患者膀胱顺应性降低、膀胱测压容积减小

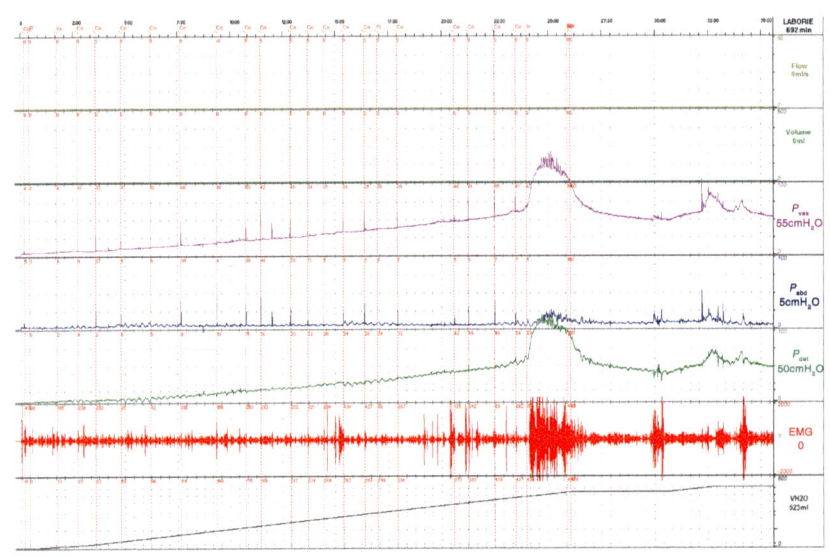

图 7-37　良性前列腺增生患者出现膀胱顺应性（BC）下降的膀胱测压曲线

患者，男性，78 岁，4 年前无明显原因出现尿频、夜尿增多、排尿量减少，服用药物后症状仍呈进行性加重，近半年夜尿达 6～7 次，尿线变细、滴沥、无力，排尿量为 60ml 左右。直肠指检：前列腺 Ⅲ 度大小。化验结果：尿素氮 28.26mmol/L，肌酐 604.1μmol/L，钾 5.17mmol/L，钠 144mmol/L，氯 105mmol/L。B 超显示双肾积水，膀胱壁厚，前列腺增大（4.3cm×4.4cm×3cm）。膀胱压力 - 容积测定（CMG）表现：充盈期 P_{ves} 逐渐增高，膀胱灌注至 298ml 时患者出现初次排尿感（FD），灌注至 438ml 时膀胱出现排尿收缩，并漏尿，P_{det} 增高至 63cmH$_2$O，BC=438ml/（63－0）cmH$_2$O=7ml/cmH$_2$O。结果分析：膀胱顺应性下降、膀胱出口梗阻。诊断：良性前列腺增生所致下尿路功能障碍

膀胱容积的大小的判断有助于对一些疾病进行诊断。

（1）FCC 下降可见于下列疾病：①遗尿症；②膀胱过度活动症；③尿路感染；④挛缩性膀胱，如间质性膀胱炎、结核性膀胱炎等；⑤骶髓上运动神经元病变；⑥手术后功能障碍；⑦尿失禁，包括急迫性尿失禁和 SUI。

（2）FCC 增加可见于下列情况：①人为因素，如不良的排尿习惯和不适合的排尿环境；②感觉障碍性疾病；③骶髓下运动神经元病变，如糖尿病、骶柱裂、骨盆骨折等；④ BOO，可导致膀胱容量代偿性增大，但膀胱感觉基本正常；⑤药物作用，如抗胆碱能药物影响；⑥麻醉；⑦尿崩症、巨膀胱症（图 7-38，图 7-39）。

病理性的膀胱容量改变常伴有膀胱感觉的障碍，这样的变化才有临床相关性。

5. 充盈期的尿道功能　　在 CMG 过程中也可判断尿道功能，这一点将在"漏尿点压力（leak point pressure，LPP）测定"中阐述。

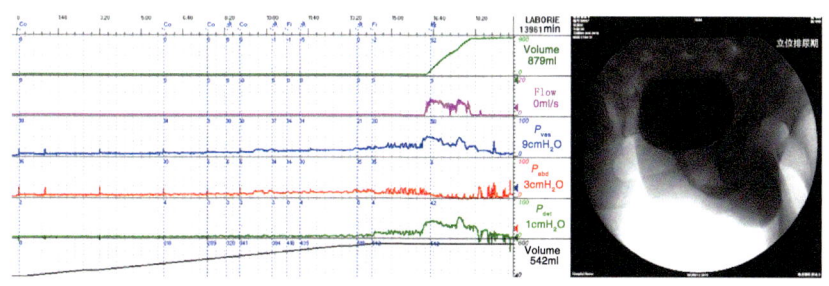

图 7-38 先天隐性骶柱裂患者出现膀胱容量增大的影像尿动力学图像曲线

患者,男性,19 岁,为先天隐性骶柱裂,排尿困难,尿等待,需增加腹压排尿。鞍区感觉减退。B 超未做,无残余尿量(RUV)。影像尿动力学表现:膀胱灌注过程中多次嘱患者咳嗽及增加腹压,均未出现逼尿肌过度活动(DO)及漏尿。灌注至 418ml 时患者出现初次膀胱充盈感(FS)。灌注至 542ml 时患者诉憋胀不能忍受而停止灌注,用力排尿有尿液排出,尿量为 879ml(因检查前饮水约 1000ml,检查过程中患者自身产生尿液量 879ml − 542ml=337ml),峰值流速为 9ml/s、P_{det}(Q_{max})为 42cmH$_2$O。压力-流率图显示逼尿肌收缩力 W$^+$,充盈期膀胱形态正常,排尿期尿道括约肌完全开放,逼尿肌-括约肌协同性正常,透视无 RUV。结果分析:①本例患者与其他此类患者不同,神经发育异常仅影响膀胱而未累及尿道括约肌,因而膀胱感觉减退、膀胱测压容积增大、收缩力减弱;②逼尿肌-括约肌协同性正常,能够完全排空膀胱;③检查前大量饮水致测压过程中产生大量尿液,影响测压容积的判断。诊断:神经源性下尿路功能障碍

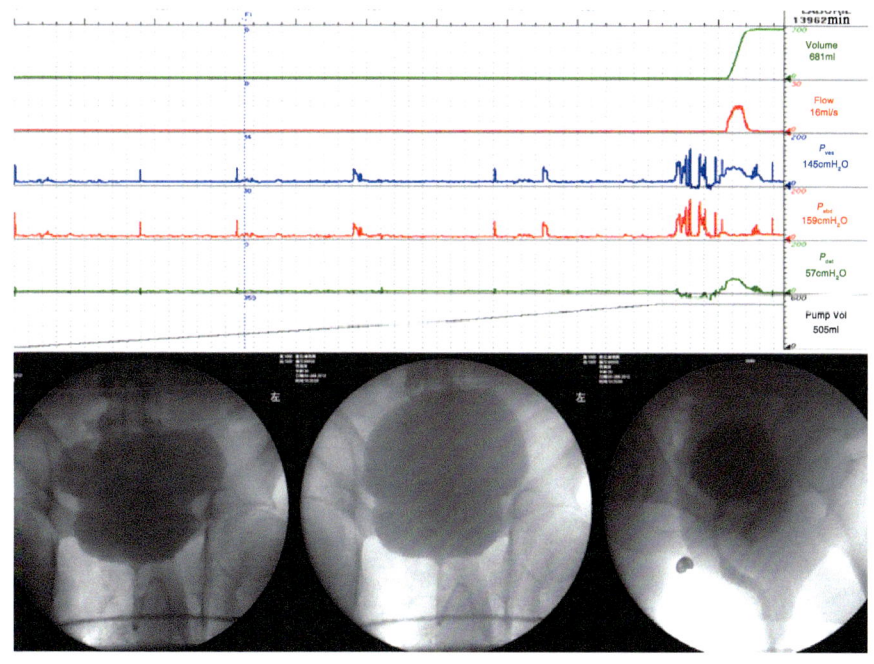

图 7-39 尿崩症患者出现膀胱容积增大的影像尿动力学图像

患者,男性,30 岁,主因排尿困难伴肾功能障碍 10 余年入院。血肌酐 208μmol/L,外院行膀胱颈部分切开术,术后仍需下蹲排尿,每次排尿量最多达 1000ml 以上。2011 年出现恶心、呕吐,诊断为肾功能障碍伴双肾积水,血肌酐最高时为 700μmol/L。入院后排尿日记显示患者每日尿量均在 6000ml 以上,以夜尿为主,垂体 MRI 鞍区未见明显占位。查血渗透压为 365mOsm/(kg·H$_2$O),尿渗透压为 257mOsm/(kg·H$_2$O)。给予醋酸去氨加压素片 0.1mg,每日 2 次,白天饮水量减少,尿量明显减少,每日尿量 3000ml 左右。治疗前影像尿动力学检查:充盈期膀胱腔内压稳定,膀胱形态异常增大,存在巨大憩室,充盈至 505ml 时患者有强烈尿意并开始排尿,排尿期膀胱颈及尿道外括约肌开放良好,排尿量为 681ml,透视下无残余尿量,说明患者功能性膀胱容积或膀胱测压容积为 681ml。患者为尿崩症所致尿液分泌增多,膀胱容积增大有限,进而导致上尿路功能受损

第六节 气体介质的膀胱压力测定

虽然 ICS 已不再推荐使用气体来进行膀胱压力测定，但其作为一种既往使用过的方法，笔者在此做一简单介绍。

一、气体介质的膀胱测压的优点

1. 设备准备快速。
2. 因膀胱充盈灌注更快，测定所需的时间也减少。
3. 一次性使用二氧化碳气筒。
4. 对灌注介质的温度无要求。
5. 传感器的水平对于压力参考平面并非至关重要。

二、气体介质的膀胱测压的缺点

若需进行尿流率测定，则膀胱需先排空气体，再灌入生理盐水。

三、对气体介质的膀胱测压的解释

气体介质的膀胱测压可能会出现最初的压力上升的赝像，当二氧化碳迫使尿液由导管进入膀胱时会出现这种情况。所测得的膀胱容积通常只有用液体介质进行测量所得的膀胱容积的 2/3，逼尿肌不稳定收缩的典型表现为 P_{det} 逐渐上升，其后并不下降；但是对于定性数据的分类来说，气体膀胱测压和液体膀胱测压并不存在重要区别（图 7-40）。

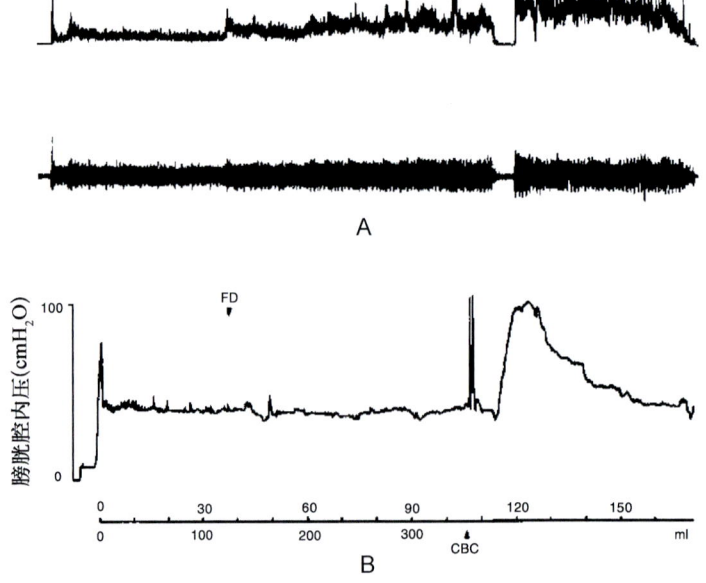

图 7-40 气体介质的膀胱测压（B）及尿道括约肌肌电图记录（A）
研究对象为正常男性，采用站立姿势

图 7-40 采用固定有环形电极的球囊导管进行灌注和记录，灌注速度为 200ml/min，灌注初期压力迅速上升为赝像，FD 为 118ml，膀胱测压容积（cystometric capacity, CC）为 352ml，此时停止灌注。患者反复咳嗽，产生了突兀的压力上升，但未显示有逼尿肌收缩。然后患者可应要求启动逼尿肌收缩，显示为压力缓慢而平滑的上升，幅度为 60cmH$_2$O，然后再自主抑制逼尿肌收缩。因为尿道内口被导管球囊堵塞，所以出现的压力上升为等容收缩压。随着患者收紧盆底肌程度的增加，以及排尿欲望的不断加强，EMG 活动由 FD 到 CC 的过程中不断增强。在逼尿肌随意收缩的过程中，EMG 活动可因括约肌的反射性松弛而停止；随着逼尿肌随意收缩的抑制，EMG 活动恢复为盆底肌的最大幅度收缩。两个 EMG 记录为整合信号（图 7-40A 上部）和 EMG 粗信号（图 7-40A 下部）。

图 7-41 使用固定有环形电极的球囊导管进行气体膀胱灌注和记录，灌注速度为 200ml/min，在膀胱测压前患者收紧盆底肌 2 次。在灌注开始时，因气体迫使尿液通过导管回流，引起压力上升的假象，FD 为 87ml，CC 为 267ml，停止灌注，告知患者反复咳嗽。尽管患者通过收缩尿道外括约肌而尽力抑制排尿反射，但仍诱发了有力的逼尿肌收缩，表现为终末型逼尿肌过度活动。尿道外括约肌的活动记录为整合 EMG，在最后的数秒，因漏尿使得压力有所下降，因尿液沿环形电极流动产生的噪声对 EMG 记录有所干扰。

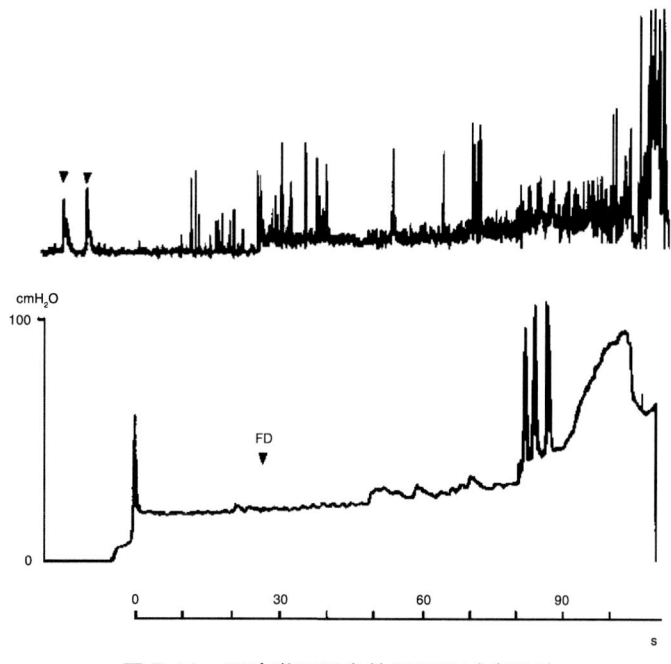

图 7-41 因咳嗽而诱发的逼尿肌过度活动
研究对象为女性尿失禁患者

第8章 压力-流率测定

压力-流率测定包括压力和尿流率的同步测定记录,压力记录通常包括膀胱腔内压(intravesical pressure,P_{ves})测定和腹压(intra-abdominal pressure,P_{abd})测定,也可同时记录括约肌肌电图(electromyogram,EMG)。逼尿肌压力(detrusor pressure,P_{det})是由仪器自动计算压力差,即 P_{ves} 减去 P_{abd} 后所得的值。此种方法可以了解排尿过程中有关逼尿肌功能和尿道功能的信息,若加上括约肌 EMG,还可以评估逼尿肌功能与括约肌活动之间的协调性。

压力-流率测定可以对排尿功能障碍进行详细的评估,可诊断膀胱出口梗阻(bladder outflow obstruction,BOO)、逼尿肌收缩力受损及各种神经源性膀胱功能障碍。压力-流率测定可作为充盈期膀胱测压的后续测定项目,也可以同步进行放射或超声影像学检查,即影像尿动力学测定。

压力-流率测定的指征:①当非侵入性测试表明病变位于下尿路,有可能存在 BOO 或逼尿肌收缩力受损,两者需要进一步鉴别时;②当期望获得的诊断对病变的预后及治疗效果具有提示作用时,就应该对下尿路症状(lower urinary tract symptoms,LUTS)患者行压力-流率评估,如考虑施行外科手术等不可逆的治疗手段,其显得尤为重要;③对治疗效果进行评估;④作为研究的目的。

早在1897年,Rehfisch 首次通过同步测定膀胱腔内压与尿流率来研究排尿功能,后来 von Garrelts(1956)及 Miller(1979)又对其进行了强调与深入研究。由于压力和流率均是流体力学的变量,因此早期通过测量这两个变量理解排尿功能的研究都是在"硬管流体力学模式及理论"的指导下完成的。由此,使用了多个"尿道阻力因子"及其他指标反映膀胱出口功能,这方面研究在 20 世纪 60 年代被 Gleason 及其合作者推向了顶峰。60 年代晚期及 70 年代,一些学者认为膀胱流出道不应该是一个硬管,而是一个可膨胀的管道;基于这一新观念的基本原理被用于尿道功能研究。不久人们开始认识到以前认为仅仅作为压力产生源泉的逼尿肌也与其他收缩肌一样,受相同的力学原理支配与工作;这就是尿流率与逼尿肌压力这样两个变量重要性的早期认识过程。由于上述关于尿道与膀胱的力学原理是全新的,因此人们尚未立刻说明在实践中如何运用这些新观念,从而产生了一系列相互竞争的压力-流率分析方法,所有这些方法均有着相似的基础,只不过在具体细节和目的上存在差别,我们将在后面内容中介绍几种方法。

自从 von Garrelts 及 Miller 进行研究以来,压力-流率测定的方法并没有多大的变化。

1988 年与 1997 年国际尿控协会（International Continence Society，ICS）2 次颁布了标准化报告，对压力 - 流率方法做出了相应的规定。然而，压力 - 流率测定真正走出实验室，完全在临床实践中应用与普及只有 10 来年的历史，计算机的应用与普及促进了这一转化与发展。计算机化的高级尿动力学分析仪和各种压力 - 流率数据分析软件为压力 - 流率的测定与分析提供了可能与方便，但这方面的工作还在不断发展，并进一步完善。

第一节　压力 - 流率测定的原理

上面已提及压力 - 流率测定的原理是建立在"塌陷的膨胀软管"的流体力学模型基础之上的，并通过测定来定义尿道阻力与 BOO。

1. **排尿期的尿道功能**　在排尿期，尿道功能可以正常，也可以异常，如尿道梗阻，梗阻的原因包括尿道活动过度与结构异常。尿道活动过度所致的梗阻是由于逼尿肌收缩时尿道非自主性闭合与收缩或在排尿期尿道不能松弛，属功能性梗阻。结构异常所致的梗阻有一定的解剖学基础，如尿道狭窄或前列腺增大，属器质性梗阻。

2. **尿道阻力**　可以通过压力与流率之间的关系，即压力 - 流率关系来描述与代表，其中所描述的压力被用来推动尿液以一定的流率通过尿道，这个关系也被称为尿道阻力关系（urethral resistance relation，URR）。尿道阻力关系可以通过 P_{det} 对流率所作的图来表示，准确的方法是计算机绘图，这种方法所作的图接近于完全连续，由无数个压力与流率的对应值所构成。另一种简单的方法是手工绘图，可以通过直线连接 2 个或 3 个压力 - 流率点而完成，如可以连接最小 P_{det} 与最大尿流率（maximum flow rate，Q_{max}）两点而成。压力 - 流率图可以进一步简化为一个点，即 Q_{max} 与相应 P_{det} 的对应点，但无论采用哪种绘图方式与简化形式，流率延迟均应以考虑。压力 - 流率图的分析方法将在下面进一步介绍。

3. **尿道活动**　理想状态下，排尿期尿道完全松弛，此时在给定的尿流率下，尿道阻力与 P_{det} 均为最低值；在此情况下，URR 由尿道本身内在的机制与形态学特征所决定，所以被称为被动尿道阻力关系（passive urethral resistance relation，PURR）。尿道活动使 P_{det} 只能在 PURR 所确定的范围内增高，因此若由 PURR 所得出的压力 - 流率图向高压区域移动，其为尿道或尿道周围的肌肉（横纹肌或平滑肌）主动活动的结果。

4. **膀胱出口梗阻（BOO）**　梗阻是一个物理学概念，其可以通过排尿过程中所测得的压力与流率进行估算。无论是尿道活动过度还是尿道异常狭窄，梗阻均意味着尿液流经该处尿道阻力的异常增高。因为个体间存在着差异，正常与异常间很难有非常明确的界限，所以对于异常的定义尚需进一步探讨。

第二节　压力 - 流率测定的技术构成

压力 - 流率测定可采用不同的方法记录 P_{ves} 和 P_{abd}，P_{ves} 可通过由耻骨上或经尿道将一根细导管插入膀胱来进行测定记录，可使用单腔导管或双腔导管。P_{abd} 可通过测量记录腹膜反折以上直肠内的压力来获得，此处压力与胃内压力或膀胱周围压力相等。压力可通过外部传感器测量。图 8-1 显示了经尿道测压导管进行压力 - 流率测定的一个技术构成。

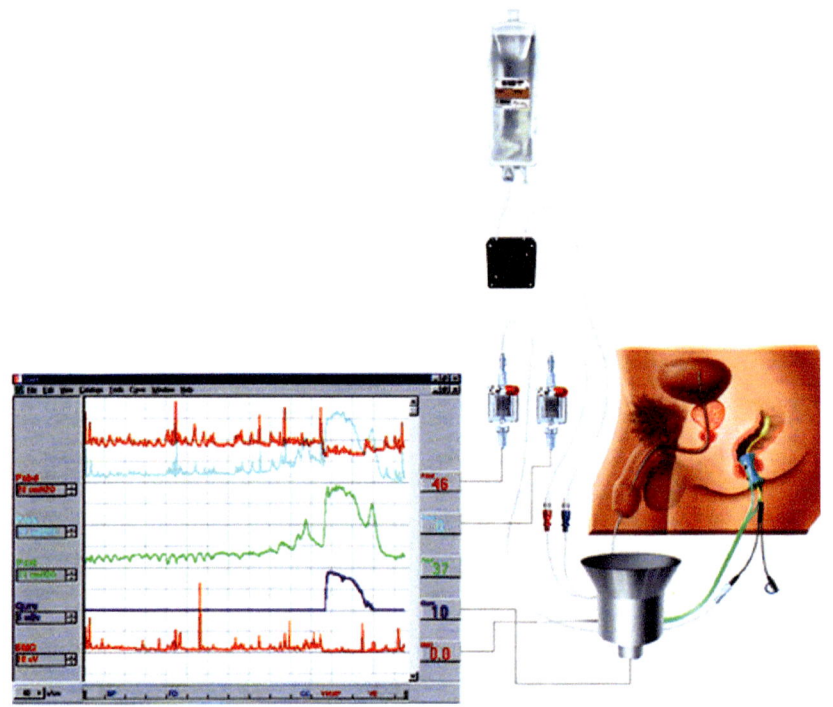

图 8-1　经尿道置管的压力 - 流率 - 肌电图（EMG）的联合测定

图 8-1 中，使用器械包括 1 根经尿道插入膀胱内的 6F 双腔导管、1 根插入直肠的 8F 球囊导管、1 个插入肛门的海绵肛塞表面电极或肛周皮肤表面电极，各部件按图 8-1 连接。使用水泵将塑料袋中体温生理盐水灌注膀胱，使用 Statham 外部传感器测定压力，使用转盘式或承重式尿流计测定尿流率。EMG 为综合肌电图记录。图 8-1 左框显示各曲线参数：上方红色为腹压（P_{abd}）、蔚蓝色为膀胱腔内压（P_{ves}）、绿色为逼尿肌压力（P_{det}）、深蓝色为尿流率，下方红色为 EMG。图 8-1 右框显示了不同参数的连续测量数值。在后期处理分析中，所有研究结果都可以通过鼠标指针加以显示，图 8-1 下框可标注其他不同事件。

本例研究对象为 64 岁男性患者，主诉经尿道前列腺电切术后持续性尿频和尿急。采用站立体位进行测定。测定的第一部分为膀胱测压，膀胱灌注速度为 50ml/min。产生初次排尿感（FD）时的膀胱容积为 120ml、膀胱测压容积（CC）为 332ml，非随意逼尿肌收缩压力为 45cmH$_2$O，其出现在压力 - 流率测定开始之前并得到部分控制。排尿过程中，P_{ves} 和 P_{det} 记录显示出压力的平稳上升，原因是盆底或括约肌的随意松弛和压力高达 75cmH$_2$O 的逼尿肌持续收缩，其共同促使尿流产生，并出现较小的排尿后收缩。尿流率曲线显示尿量为 555ml、曲线形态正常、最大尿流率（Q_{max}）为 9.1ml/s。P_{abd} 记录显示有突兀波动，原因是充盈期膀胱测压过程中出现肌肉运动（如腹肌收缩等），排尿过程中出现典型的 P_{abd} 下降。EMG 记录显示一些基础活动，在排尿前后出现一些轻微收缩，在排尿过程中肌电活动降低到最小限度。

结论：逼尿肌过度活动、膀胱出口梗阻。

一、各种膀胱压力测定方法的优点

1. 经尿道膀胱压力测定的优点　该技术适用于体型明显肥胖的患者和（或）腹部下垂、不宜进行耻骨上膀胱穿刺的患者。另外，膀胱容积过小将使得耻骨上膀胱穿刺难以进行，因此膀胱容积较小的患者也可采用此法。只要导管不被冲出体外，则可进行反复灌注。在针对女性尿失禁患者的研究中，尿道内置入小型号导管不会显著影响尿流通过尿道；对于压迫型尿道梗阻的男性（如良性前列腺增生患者），尿道内 6F 导管所带来的影响是非常轻微的。这种技术的缺点是排尿过程中存在导管被冲出体外的危险，在男性患者，大于 6F 粗细的导管可能影响尿流率测定值和 BOO 的分级。

2. 经耻骨上膀胱穿刺行膀胱压力测定的优点　此种技术在尿道中不插入导管，因此患者在排尿时无不适感，由于未采用尿道插管，消除了因导管而使得尿道腔径减小，进而影响尿流率记录数据的弊端。耻骨上膀胱穿刺插管对于小儿和患有严重缩窄型尿道梗阻（如尿道狭窄）的患者尤其有用。通过耻骨上膀胱穿刺插管可对膀胱进行反复灌注，实现在短时间内反复的排尿测定。通过在腹壁和膀胱壁施行局部麻醉，可最大程度减少耻骨上膀胱穿刺插管过程中的不适。多项研究已表明耻骨上膀胱穿刺技术是一种安全的方法。

3. 直肠内腹压测定的优点　与有可能诱发呕吐的经鼻或经口留置胃管测定胃内腹压相比，直肠内插管可以将患者的不适感减少到最小。另外，在膀胱周围间隙进行腹腔内压力测定具有侵入性。但是导管前端开口被粪便阻塞会干扰直肠内压力的测定，可通过使用盐水注射器缓慢推注导管的方法避免此种情况发生，或使用球囊测压导管，也可在导管头端戴上一个护指套加以解决。

二、压力-流率测定的程序和方法

1. 经尿道插管

（1）进行常规消毒，使用普通润滑剂，初次尿流率测定可能受润滑剂的影响。另外，局部麻醉也可能影响定量测定的参数。

（2）固定导管，冲洗导管，大气压下耻骨联合平面置零，连接管道，检查压力传导情况。

2. 耻骨上膀胱穿刺

（1）膀胱应被灌注到充足的容量以便穿刺，灌注量一般为 150～200ml 或更多，该操作可以在充盈期膀胱测压过程中很方便地完成。若在压力-流率测定之前不做充盈期膀胱测压，则可进行超声检查以保证膀胱被充盈到超过耻骨联合的水平。

（2）在耻骨联合以上 1 指或 2 指宽处注射局部麻醉药。在穿刺针刺入膀胱后，若能够抽吸出液体来，说明穿刺方向是正确的。

（3）通过套管将小号导管（3.5F 婴儿饲养管，或是其他小型号的导管）插入膀胱，方向为垂直向下或稍偏头侧。

（4）固定导管，灌注生理盐水，大气压下耻骨联合平面置零，连接压力传感器，咳嗽即可显示压力传导。

3. 直肠内腹压测量

(1) 将头端附有球囊/护指套的 8F 导管插入直肠，导管插入位置要尽可能深，保证导管头端开口应高于腹膜反折的直肠深度的位置。

(2) 固定导管，连接压力传感器，大气压下耻骨联合平面置零。

(3) 将球囊/护指套排气，使之处于塌陷状，灌注适量水，直至 P_{ves} 与 P_{abd} 的差值接近于零。

(4) 反复咳嗽以证实压力经导管传递至传感器并被记录。

4. 逼尿肌压力记录

(1) 使用记录设备对 P_{ves} 和 P_{abd} 进行电子化自动相减，并使结果显示于记录仪的独立通道上。

(2) 咳嗽和腹部紧缩，以确定所记录的 P_{ves} 和直肠压力具有相同的应答，其差值保持为接近于零的水平。

5. 同步括约肌 EMG 记录　参见"括约肌肌电图描记"以了解有关技术及操作方法。

6. 膀胱灌注

(1) 将双腔导管的一个腔道与压力传感器进行连接。

(2) 将与体温相当的生理盐水的灌注系统通过一根连接管连至双腔导管的另一腔道。

(3) 将连接管嵌入灌注泵槽内，启动灌注泵后即可从生理盐水袋中不断抽取生理盐水以进行反复膀胱灌注。

7. 记录

(1) 同时记录尿流率、压力、EMG 等参数，将各项数据集中同步显示在一幅图中。以 X 轴为时间、Y 轴为不同参数的变化值（图 8-2）。因此若在同一患者尿流率曲线模式与单纯尿流率测定相比不具代表性，则需进一步确定流率延迟和其他赝像。

(2) 具有代表性的压力-流率测定数据可被留存以供将来分析之用，数据分析时仪器将对原始数据进行如下自动转换：在 X 轴上显示尿流率，在 Y 轴上显示 P_{det}（图 8-3A）；也可在 X 轴上显示 P_{det}，在 Y 轴上显示尿流率（图 8-3B）。

对图 8-2 患者数据进行压力-流率分析。压力-流率测定的原始数据以压力与流率等参数为 Y 轴、时间为 X 轴的实时作图。在进行结果分析时必须将压力和尿流率通过计算机转换 X-Y 的坐标图，以获得连续的压力-流率曲线，并进行定量及定性分析。图 8-3A 为国际尿控协会（ICS）列线图，用以进行压力-流率分析，判断 BOO 存在与否，其 X 轴为尿流率、Y 轴为 P_{det}，图中红、黄、绿色部分分别代表梗阻、可疑和无梗阻，半环状压力-流率曲线上最大尿流率对应的逼尿肌压力 [$P_{det}(Q_{max})$] 的点落在黄色可疑区，因此分析结果不能判断 BOO 存在。图 8-3B 为 Schaefer 列线图，用以进行压力-流率分析，判断 BOO 存在与否及逼尿肌收缩力大小，其 X 轴为 P_{det}、Y 轴为尿流率，图中红线将梗阻程度分为 0～Ⅵ 7 个等级，绿线将逼尿肌收缩力分为 VW～ST 6 个等级，半环状压力-流率曲线上 [$P_{det}(Q_{max})$] 的点落在 Ⅱ 度梗阻区、W^+ 收缩力区。因此分析结果不能判断 BOO 存在，但逼尿肌收缩力减弱。

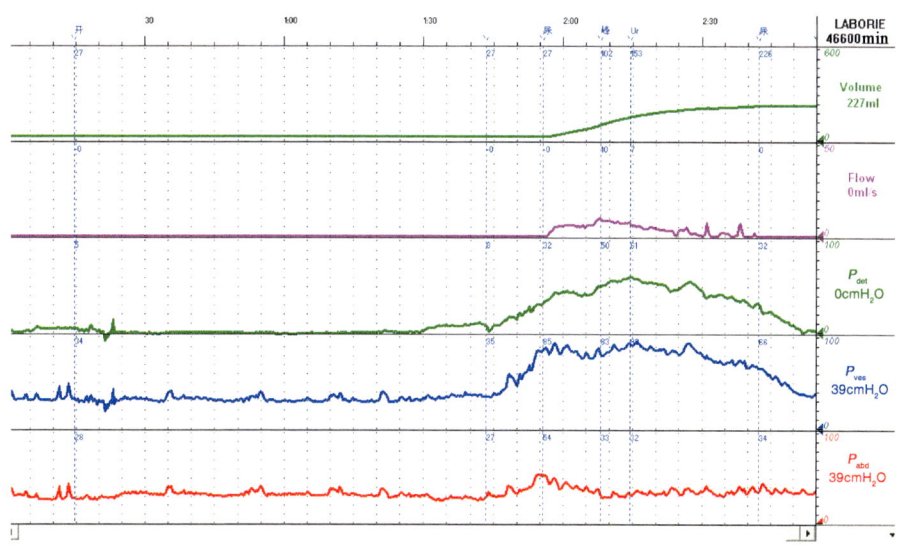

图 8-2　压力 - 流率测定记录

患者，男性，79 岁，3 个月前感排尿困难，进行性加重。B 超显示前列腺增大，体积为 5cm×4cm×6cm，曾口服药物治疗。患者立位行压力 - 流率测定：经尿道插入 6F 双腔导管，应用 76% 泛影葡胺盐水以 20ml/min 速度灌注膀胱，灌注 100ml 时出现初次膀胱充盈感（FS），200ml 时出现初次排尿感觉（FD），240ml 时停止灌注，嘱其排尿。X 轴为时间，Y 轴由上向下为排尿量、尿流率、P_{det}、P_{ves} 及 P_{abd}。排尿期尿量为 227ml，最大尿流率（Q_{max}）为 10ml/s，最大尿流率对应的膀胱压力 [$P_{ves}(Q_{max})$] 为 83cmH$_2$O，最大尿流率对应的腹压 [$P_{abd}(Q_{max})$] 为 33cmH$_2$O，最大尿流率对应的逼尿肌压力 [$P_{det}(Q_{max})$] 为 50cmH$_2$O

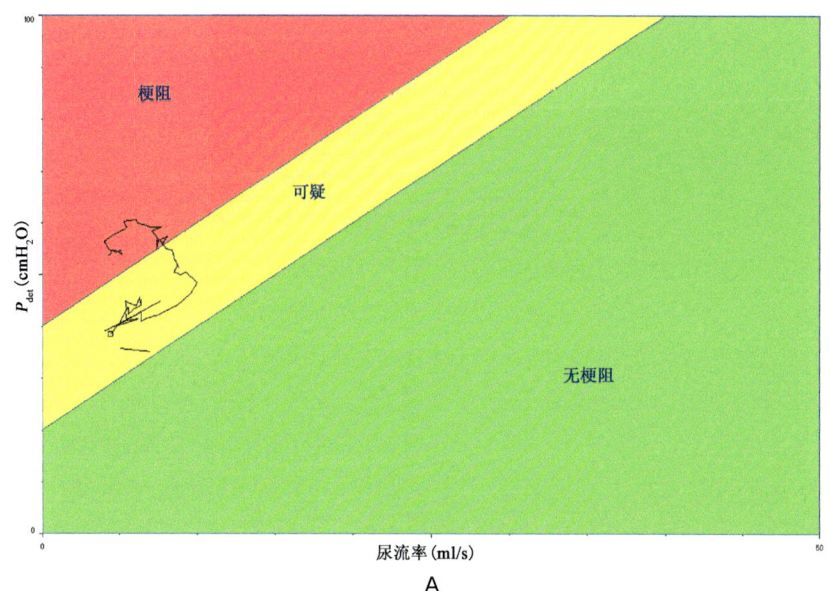

A

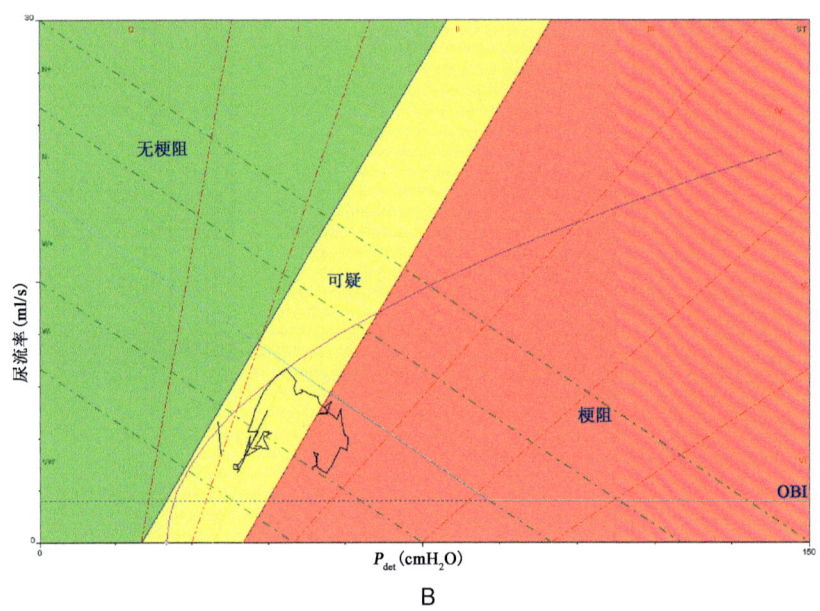

图 8-3　压力-流率测定结果的压力-流率分析

三、压力-流率测定的参数及临床意义

压力-流率研究的临床解释涉及对所显示的各个参数解释及对同步记录的多条曲线模式的总体印象，应进行多次排尿测定以消除患者窘迫带来的影响，获得可重复性的排尿。图 8-4 为 ICS 建议的压力-流率测定的各个参数。

1. **尿流率曲线模式及最大尿流率（Q_{max}）**　参见"尿流率测定"，Q_{max} 的平均水平要低于单纯尿流率测定中的值。

2. **膀胱腔内压（P_{ves}）**　即膀胱腔内的总体压力，是排尿的驱动力所在，P_{ves} 同时取决于 P_{det} 及 P_{abd}。

3. **腹压（P_{abd}）**　在排尿过程中，P_{abd} 通常会有轻微下降。虽然在排尿过程中 P_{abd} 不应该升高，但在排尿初始和结束时会有暂时性上升；只有小部分受试者可通过紧缩腹肌来增加 Q_{max}。在女性当中，腹肌紧缩也可能出现在无排尿障碍的情况下。

4. **逼尿肌压力（P_{det}）**　逼尿肌的收缩必须被维持到膀胱完全排空，正常功能的逼尿肌将使压力的上升与尿道阻力的增高相适应。当膀胱出口完全梗阻时，逼尿肌收缩力将上升至最大幅度（等容收缩）；当膀胱出口开放时，逼尿肌收缩力将相应减弱（等张收缩）。因此，P_{det} 与尿流率之间的关系很好地表达了排尿过程中的动力学特征与意义。从 Q_{max} 与相应的 P_{det} 的坐标图，可诊断是否存在 BOO（图 8-5），并对逼尿肌功能进行评估（图 8-6）。可通过"停止测试"的方法记录逼尿肌的最大等容收缩力。在这个测试中，患者被要求在排尿过程中缩紧尿道横纹括约肌，于是可记录到 P_{det} 升高。但是，缩紧括约肌可能会抑制逼尿肌反射，进而导致收缩减弱或消失。作为一种替代方法，男性患者可以用手压迫阴茎尿道来进行该测试。

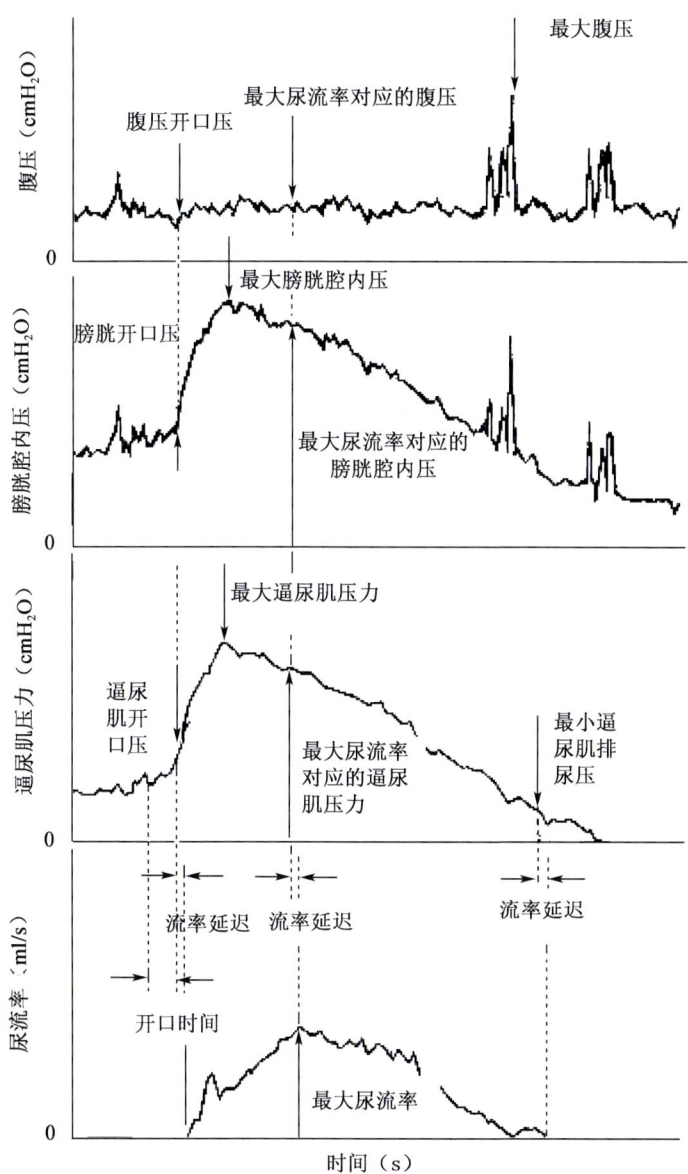

图 8-4 压力-流率测定中 ICS 推荐名词术语

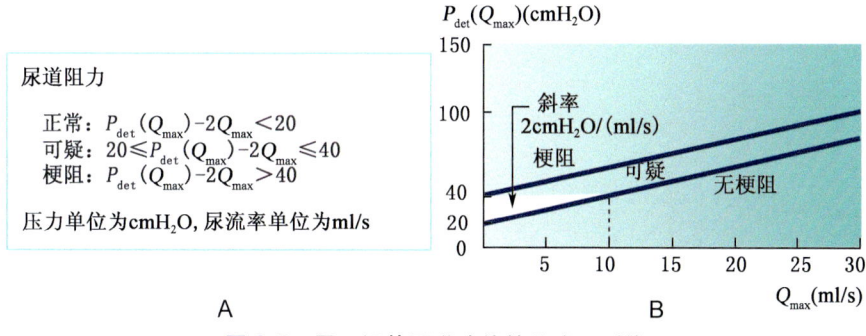

图 8-5 用于评估尿道功能的公式及列线图

A. 公式；B. 列线图。国际尿控协会定义男性膀胱出口梗阻的方法

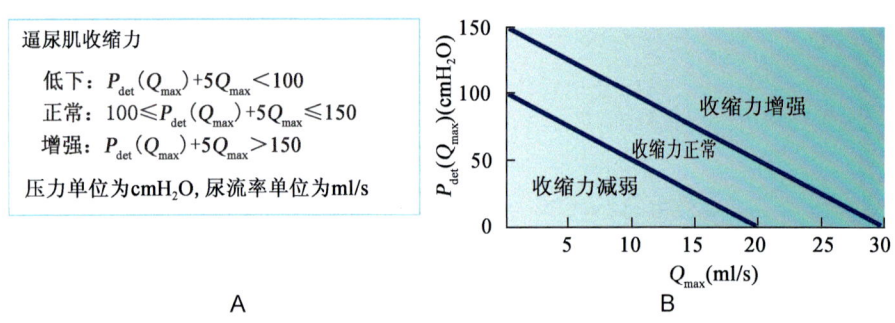

图 8-6　用于评估逼尿肌收缩力的公式及列线图

A. 公式；B. 列线图

5. 后收缩现象　在尿流率曲线终末时刻发生的或再次发生的逼尿肌收缩，可视为正常现象。

6. 横纹括约肌 EMG（参见"括约肌肌电图描记"）　正常情况下在逼尿肌收缩时，盆底、肛门及尿道括约肌 EMG 均应该保持平静或肌电活动减弱；在收缩完成后肌电活动逐步恢复（图 8-7）。

对于脊髓损伤后逼尿肌 - 括约肌协同失调（detrusor-sphincter dyssynergia，DSD）的患者，在逼尿肌收缩期可记录到异常的括约肌肌电活动；当逼尿肌收缩减弱时，括约肌活动也减弱，以便尿液流出。在患有排尿功能障碍或括约肌痉挛的非神经病变的患者中，排尿过程中可以见到突发的 EMG 活动；随意和非随意的括约肌收缩均会使尿流中断，伴随 P_{det} 和 P_{ves} 上升。在腹部紧缩的情况下，括约肌 EMG 有时会受相伴随的其他肌肉活动的干扰。

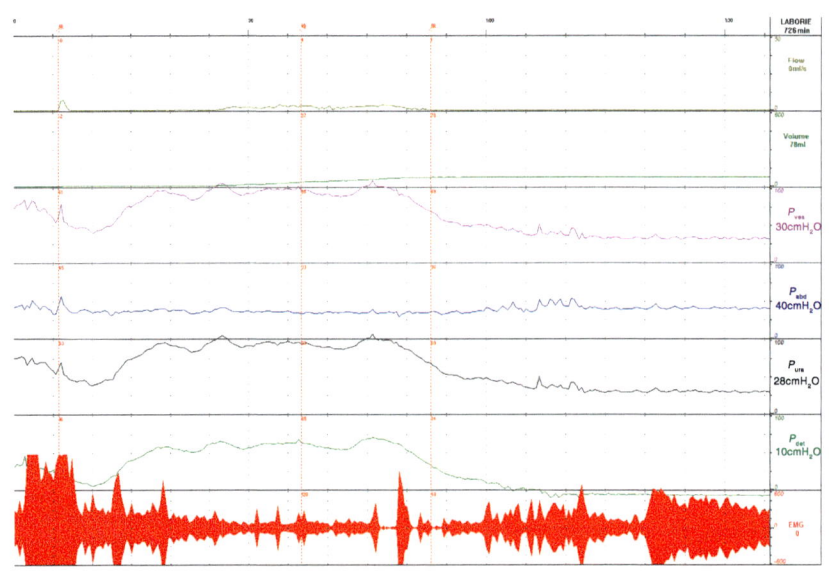

图 8-7　压力 - 流率测定过程中括约肌肌电图（EMG）联合记录

患者，男性，82 岁，因排尿困难、尿失禁入院。临床诊断为前列腺增生。本图为排尿期压力 - 流率 -EMG 测定结果：在膀胱充盈末期，P_{ves} 及 P_{det} 增高，肛门旁记录 EMG 肌电活动急剧增强，出现尿流后肌电活动立即减弱，逼尿肌开始稳步收缩，肌电活动逐渐进一步减弱，P_{det} 升高到一定幅度时出现连续尿流，尿流率曲线达到最大尿流率（Q_{max}）时肌电活动降至最低。随着逼尿肌收缩下降，肌电活动逐步增强，排尿结束时恢复到排尿前水平，表现为正常的逼尿肌 - 括约肌协同性

7. 尿流延迟　是指从膀胱腔内压变化开始到测到相应的尿流率变化之间的时间延迟。该延迟一部分为生理原因造成（尿道长度和尿流速度），一部分为患者体位及设备原因所致（尿流到达测量装置之间的距离）。可以通过观察压力改变到尿流率改变之间所观察到的时间延迟来估计，典型值为 0.5～1s。在研究压力-流率关系时，考虑尿流延迟因素是极为重要的，在快速改变时尤为如此。

8. 开口压力（$P_{ves.open}$、$P_{det.open}$、$P_{abd.open}$）　即尿流开始出现时的膀胱腔内压（$P_{ves.open}$）和逼尿肌压力（$P_{det.open}$），代表了膀胱出口开放时所克服的阻力。若逼尿肌开口压高于 80cmH$_2$O，则表明梗阻性排尿。BOO 的患者在排尿开始时的腹部紧缩是一种常见现象，但并不一定就是功能障碍的表现。

9. 最大压力（$P_{ves.max}$、$P_{det.max}$、$P_{abd.max}$）　最大膀胱腔内压、最大逼尿肌压力和最大腹压分别为压力-流率测定中所测得的各项压力的最高值，也可在尿流率为零时测得。

10. 闭合压力（$P_{ves.close}$、$P_{det.close}$、$P_{abd.close}$）　是指在尿流率测量的末期所测得的各压力值。

11. 最小排尿压（$P_{ves.min.void}$、$P_{det.min.void}$、$P_{abd.min.void}$）　是指尿流率测定过程中所测得的最低压力值，并不一定等于开口压力或闭合压力。

12. 最大尿流率对应的压力 [$P_{ves}(Q_{max})$]、[$P_{det}(Q_{max})$]、[$P_{abd}(Q_{max})$]　是指当尿流率达到最大值时所测得的各压力数值。对于波动性尿流或平稳尿流模式，在达到 Q_{max} 的那一点时进行测量即可测得该压力，此时 P_{det} 为产生此尿流率所需的最低值。在该时刻可同时测得 P_{ves} 和 P_{abd}，同时要考虑各种赝像和尿流延迟的影响。男性排尿过程中的尿道功能评估可使用 ICS 推荐的梗阻定义方法来进行，逼尿肌功能可采用相似的方法进行评估。

13. 膀胱输出关系（bladder output relation，BOR）　逼尿肌功能以 BOR 为特征，即排尿过程中尿流率与 P_{det} 之间的关系。P_{det} 既取决于膀胱容积，又取决于尿流率。在尿流率为零时，P_{det} 为最高值。随着尿流率的增加，P_{det} 逐渐递减至零，被描述为双曲线函数；对于横纹肌来说，BOR 类似于希尔（Hill）方程。在 BOO 的发展和随后的治疗过程中，假设其他参数保持不变，Q_{max} 和 $P_{det}(Q_{max})$ 的对应点将遵从 BOR（图 8-8）。

14. 尿道阻力关系（URR）　在一定的排尿时期内，相对于尿流的尿道阻力可通过尿流率和 P_{det} 之间的关系来表示，其可通过在二维记录仪或计算机上对 P_{det} 和尿流率进行作图来获得，也可通过手工作图获得，但应考虑流率延迟的问题（图 8-9）。

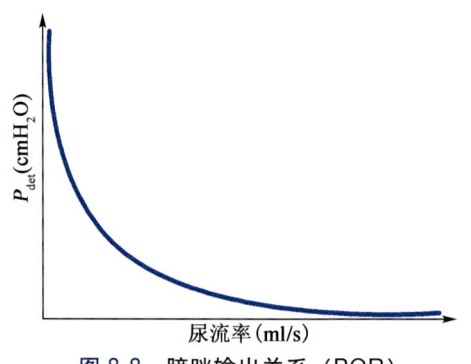

图 8-8　膀胱输出关系（BOR）

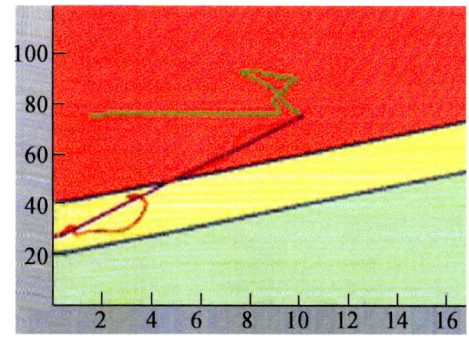

图 8-9　尿道阻力关系（URR）与被动尿道阻力关系（PURR）
URR（绿色代表尿流率的上升阶段，红色代表尿流率的下降部分），PURR（紫色），其在此种情况下接近于直线

15. 被动尿道阻力关系（PURR） 是 URR 的最低值，这意味着对于任何给定的尿流率，P_{det} 均有其最低值。它发生在排尿过程中尿道完全放松时，PURR 的偏差只可能表现为在给定的尿流率条件下的 P_{det} 增高，通常被认为由括约肌活动所引起（图 8-10）。

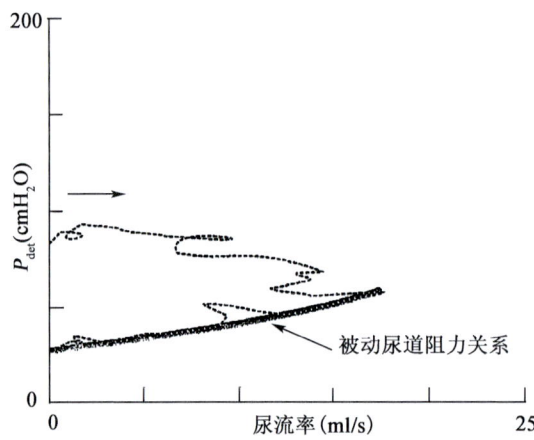

图 8-10 排尿期逼尿肌压力对尿流率作图（点状线）与被动尿道阻力关系（PURR）
提供对尿道阻力关系（URR）的一种表达。连续抹平的线段为估计的 PURR

第三节 压力-流率图的分析方法

压力-流率测定的结果可以用于不同的目的，如对尿道梗阻的客观判断、对不同患者组间尿道阻力差异性的统计学分析、对逼尿肌收缩力的判断等。在这些目的中，可以通过一个或多个参数制订对压力-流率图进行定量分析的方法，这些参数包括压力-流率图的位置、斜度、曲率等。其中一些方法的原始目的是用于前列腺增生症的研究。常见的方法有 A/G 列线图、Schaefer 列线图、Spangberg 列线图、组间特异性尿道阻力因子（URA）、棋盘分类法（CHESS 分类法）、梗阻指数（obstruction index，OBI）、逼尿肌调节的平均被动尿道阻力关系因子（DAMPF）及 A/G 数等。

一、对于流出道阻力的判断及膀胱出口梗阻的诊断

1. 定量、半定量及定性尿道阻力的方法　在目前所有方法中，尿道阻力均是从压力和流率中衍生获得的，最常用的方法是压力-流率图。该图的低压部分代表 PURR，一般来说，在这部分中某一流率处的压力越高，或斜度越大，则尿道阻力越大。根据压力-流率图的位置、斜度、曲率或这些参数的不同组合，产生了不同的定量分析方法。一些方法对尿道阻力的分级是以连续的刻度进行的（如 URA、OBI、DAMPF 及 A/G 数等）；另一些方法则分为少数几个等级（如 A/G 列线图及 Spangberg 列线图为 3 级，直线 PURR 为 7 级，CHESS 分类法为 16 级）；分级数越少，微小的阻力变化越不易被发现。一些方法使用一个参数（如 URA、A/G 数及 OBI、DAMPF 等），另一些方法则使用 2 个或多个参数（如 Schaefer 列线图、PURR 及 CHESS 分类法为 2 个参数，Spangberg 列线图为 3 个参数）。单一参数法使得比较不同的测定结果更为容易；多个参数法在比较结果时较为困难，但其准确性与稳定性较好。

然而如果参数过多，又使得其准确性好的优点被重复性差的缺点所抵消。

2. **方法选择** 上述一些方法的原始目的是对尿道阻力进行量化，而另一些方法的目的则是对梗阻进行诊断。在使用以一定刻度量化尿道阻力的方法时，也可同时通过设置刻度的分界值诊断梗阻；对于落在可疑区的病例就可以通过此类方法诊断梗阻。因为所有方法所依据的基础是相似的，故它们对于明显梗阻与明显无梗阻的诊断是一致的；但在判断少数尿道阻力处于中间值的病例时尚存在差异。压力-流率测定的一种分析方法可能非常适合于某一特定的目的，所以在选择方法时研究者必须仔细考虑其目的是什么？哪种方法最适合于这一目的？

3. **理想方法的确定** ICS 将比较上述各种方法，可能推出一种新方法，使其在应用时达到统一；同时 ICS 也将继续探寻一种更好的、更有临床应用价值的方法。对新方法的确定必须符合以下原则：必须以高质量的数字化形式来储存数据，同时必须具备以下的数据基础。①对具有 LUTS 并提示前列腺增生症的患者，在未给予治疗前所进行的压力-流率测定，用于决定一种现存或新的方法能否充分、准确地描述具有 LUTS 患者的压力-流率关系；②对这些患者在经过一段时间观察后，各种治疗开始之前所重复进行的压力-流率测定，用于决定各种方法的可重复性；③在经尿道前列腺电切术前与术后所进行的压力-流率测定，用于说明一组患者经尿道前列腺切除术（transurethral resection of prostate, TURP）后尿道阻力明显降低，因此证明患者确实存在梗阻；④一些使尿道阻力发生微小变化的治疗实施前后所进行的压力-流率测定，用于测试各种方法对于判断微小尿道阻力变化的灵敏度。

在进行了上述数据分析的基础上，ICS 将试图确定：一种简单、重复性好、能够确实诊断梗阻的方法，以及一种灵敏度高、重复性好、能够确实测量尿道阻力及其变化的方法。

4. **暂时的推荐方法** 在未获得一种理想的方法之前，ICS 暂时推荐一种简单的标准方法（图 8-11），对成年男性，尤其是前列腺增生患者进行压力-流率测定，并辅以供选择的其他方法对其结果进行分析，使得来自不同研究中心的结果具有可比性。在这个暂时方法中，推荐 Q_{max} 及最大尿流率对应的逼尿肌压力 [detrusor pressure at maximum flow rate, $P_{det}(Q_{max})$] 这一对数值来代表尿道阻力。暂时的诊断分类标准可依照下列数值：①若 $P_{det}(Q_{max}) - 2Q_{max} > 40$，压力-流率测定可判为梗阻结果（图 8-12）；②若 $P_{det}(Q_{max}) - 2Q_{max} < 20$，压力-流率测定可判为无梗阻结果（图 8-13）；③其间者为可疑结果（图 8-14）。在上述公式中，压力与流率的单位分别为 cmH_2O 与 ml/s；该方法可附图说明，其被确定为 ICS 诊断梗阻的暂时方法。

当一些病例位于该方法的可疑区（或 A/G 列线图及 Spangberg 列线图的可疑区、直线 PURR 分级的 II 级）时，由于其较为相似，上述方法不能确定其是否存在梗阻，所以对于这些尿流率为中等或偏低的患者，应使用 URA 及 CHESS 分类法的分界值来确定梗阻。

5. **各种方法对尿道阻力的分类** 尿道功能可表现为正常、梗阻或不全。正常情况下，膀胱出口和尿道在张开时就如同一根可膨胀的管道。梗阻意味着针对尿流的尿道阻力异常增高，梗阻形成的原因可能是闭合机制不恰当的活动（过度活动），或存在解剖结构的病理异常，如增大的前列腺或尿道狭窄（异常结构）。过度活跃的尿道功能是由横纹肌或平滑肌活动所致,并在 URR 上产生不同的波动,PURR 则取决于非膨胀性结构。

(1) 对尿道梗阻的定性判断方法:ICS 列线图(图 8-15)及 A/G 列线图(图 8-16)。

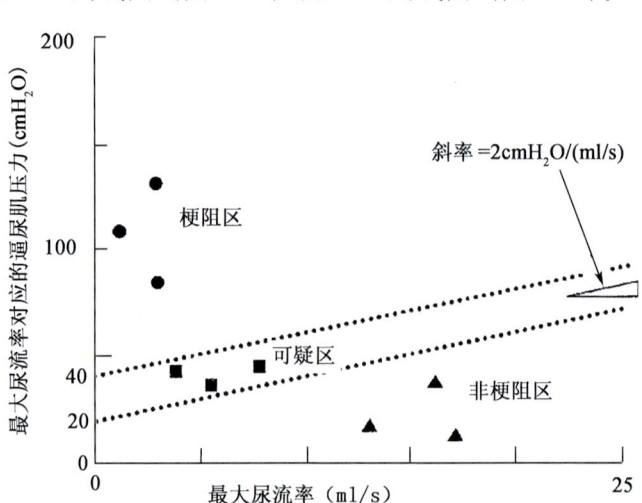

图 8-11 ICS 列线图

ICS 列线图为 ICS 暂时推荐的定义梗阻的标准方法。图中有 9 个分别代表最大尿流率(Q_{max})和最大尿流率对应的逼尿肌压力 [$P_{det}(Q_{max})$] 的点,梗阻区、无梗阻区和可疑区各分布 3 个点,代表对于膀胱出口梗阻(BOO)的相应诊断

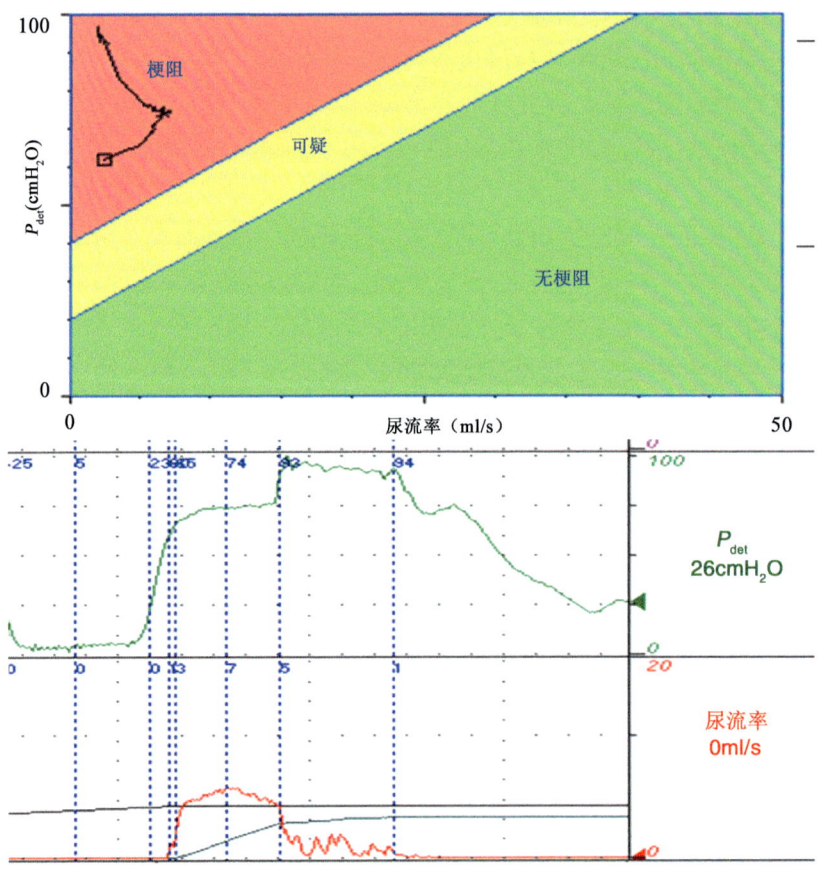

图 8-12 应用 ICS 列线图对患者的压力 - 流率结果进行分析

所得最大尿流率为 7ml/s,最大尿流率对应的逼尿肌压力为 74cmH$_2$O,在 ICS 列线图中的对应点落在梗阻区,所以可判为梗阻

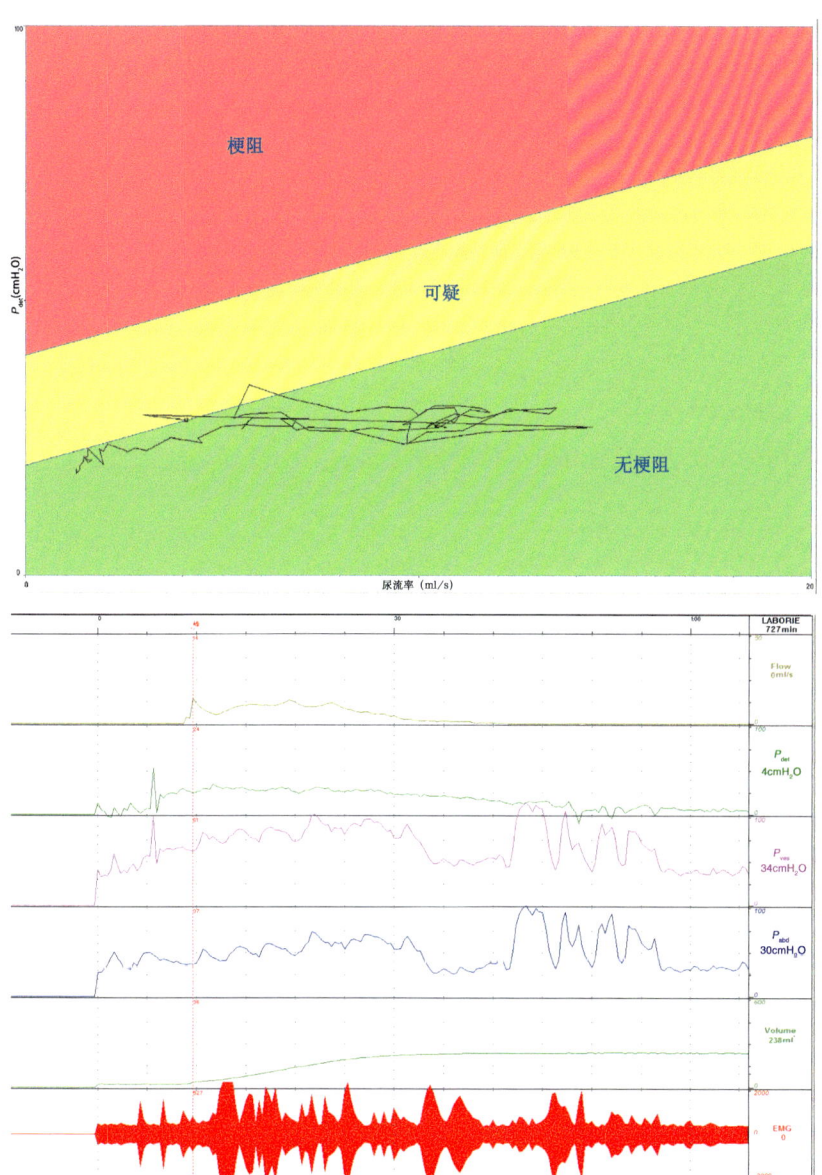

图 8-13 应用 ICS 列线图对非膀胱出口梗阻（BOO）患者的压力 - 流率结果进行分析

所得最大尿流率（Q_{max}）为 14ml/s，最大尿流率对应的逼尿肌压力 [$P_{det}(Q_{max})$] 为 24cmH$_2$O，在 ICS 列线图中的对应点落在无梗阻区，所以可判为无梗阻

（2）尿道阻力的定量判断方法：目前已有多种不同方法用以量化尿道阻力，它们均衍生于对 P_{det} 和尿流率关系的分析。对于给定的尿流率，P_{det} 越高，则 PURR 的向上坡度越陡、尿道阻力越高。

1）Abrams/Griffiths 数值（A/G 数）或膀胱出口梗阻指数（bladder outflow obstruction index，BOOI）：A/G 数或 BOOI=$P_{det}(Q_{max}) - 2Q_{max}$，采用压力 - 流率测定来判断结果，A/G 数 > 40 可判为梗阻，< 20 为无梗阻，20 ~ 40 为可疑。若重复进行多次测定，则选择梗阻最轻的一次测定作为最后结果。A/G 数或 BOOI 可与 ICS 列线图结合使用（图 8-17，图 8-18）。

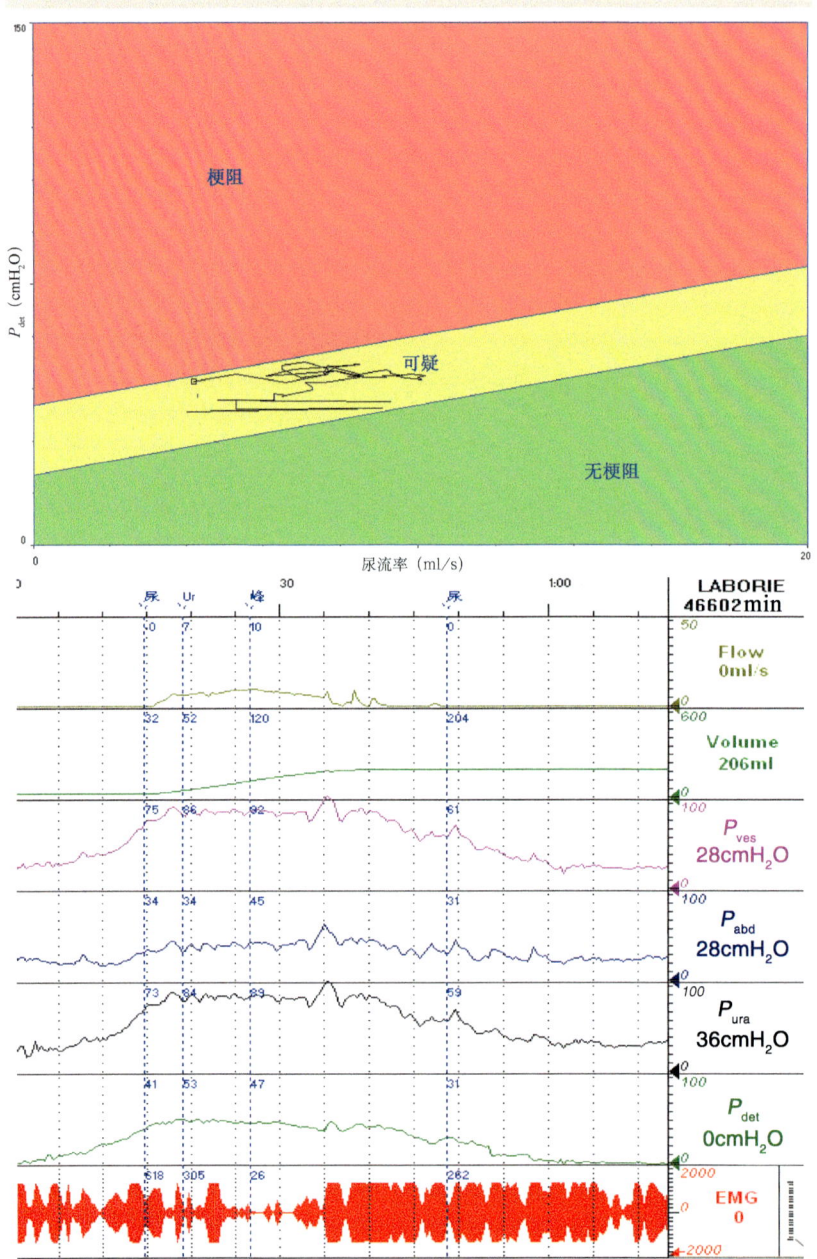

图 8-14 应用 ICS 列线图对另一可疑膀胱出口梗阻（BOO）患者的压力-流率结果进行分析

所得最大尿流率（Q_{max}）为 10.2ml/s，最大尿流率对应的逼尿肌压力 [$P_{det}(Q_{max})$] 为 48.5cmH$_2$O，在 ICS 列线图中的对应点落在可疑梗阻区，所以不能判为 BOO

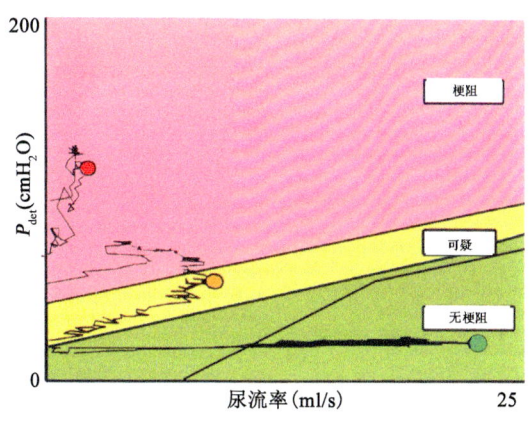

图 8-15 ICS 列线图

以横轴为尿流率、纵轴为逼尿肌压力（P_{det}）作压力-流率图，将图形分为梗阻区（粉红色）、可疑区（黄色）和无梗阻区（绿色），根据最大尿流率（Q_{max}）与最大尿流率对应的逼尿肌压力 [$P_{det}(Q_{max})$] 在图中的对应点落在不同区域做出不同判断：红点为梗阻、绿点为无梗阻、黄点为可疑梗阻

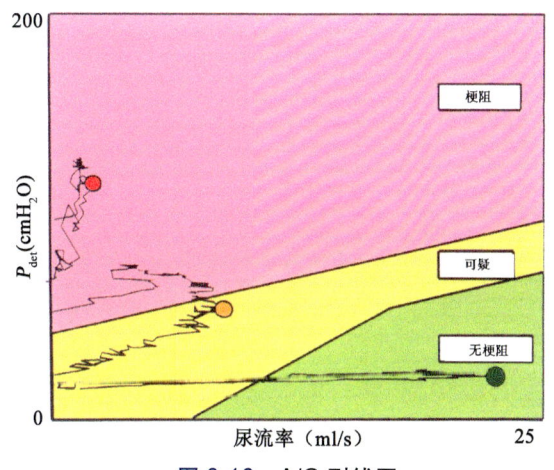

图 8-16 A/G 列线图

A/G 列线图即 Abrams/Griffiths 列线图。以横轴为尿流率、纵轴为逼尿肌压力（P_{det}）作压力-流率图，将图形分为梗阻区（粉红色）、可疑区（黄色）和无梗阻区（绿色），根据最大尿流率（Q_{max}）与对应的逼尿肌压力 [$P_{det}(Q_{max})$] 在图中的对应点落在不同区域做出不同判断：红点为梗阻、绿点为无梗阻、黄点为可疑梗阻

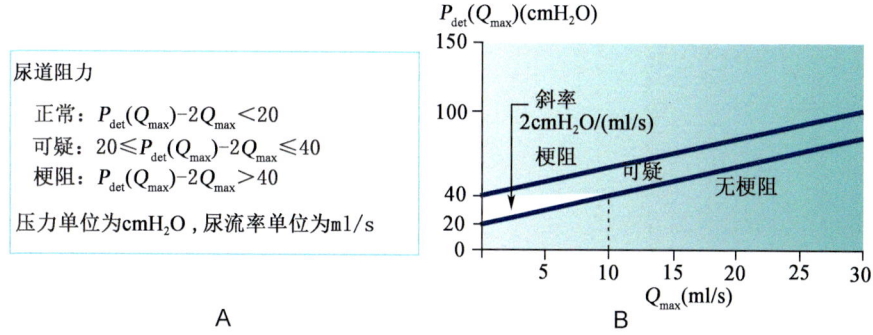

图 8-17 用膀胱出口梗阻指数（BOOI）公式（A）和 ICS 列线图（B）来评估尿道功能

A. 公式；B. ICS 列线图。ICS 定义男性膀胱出口梗阻（BOO）的暂时方法

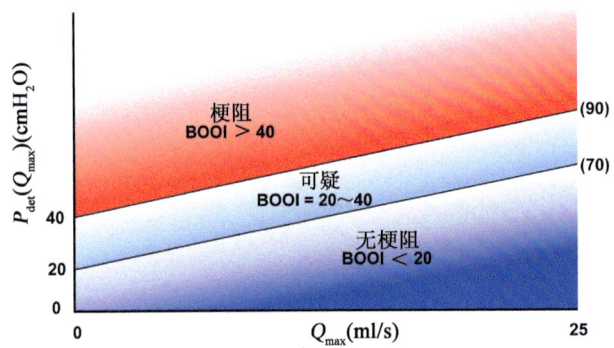

图 8-18 ICS 列线图与膀胱出口梗阻指数（BOOI）结合形成的膀胱出口梗阻（BOO）诊断列线图

可以定性及定量诊断 BOO

2）Schaefer 列线图：如图 8-19 所示。

目前尿动力学对 BOO 的研究目的有两种，一是只判断是否存在 BOO，二是对 BOO 进行分度，后者更具有临床意义。任何一种分度方法必须依据一个分度体系。使用 PURR 对 BOO 进行分度时，由于良性前列腺增生（benign prostatic hyperplasia，BPH）既有压迫性梗阻，又伴有一定的狭窄性梗阻，所以直线 PURR 在压力较高时有斜率变小的趋势，若忽略此因素，可将最小开口压（minimal urethral opening pressure，P_{muo}）作为分度体系。Schaefer 等应用直线 PURR 将 BOO 分为 7 度（图 8-20），在 P_{muo} 的分度体系中，将 1.98kPa 作为轻微与无梗阻的界限，1.98～4.9kPa 作为轻微至中度梗阻，＞4.9kPa 为中至重度梗阻，这样膀胱出口状态被分为从正常（0 度）至严重（Ⅵ度）的 7 个等级度。Schaefer 等将分度集中于轻微至中度梗阻，认为此部分患者的诊断对于治疗具有重要意义；而对于 P_{muo} ＞ 9.8kPa 的重度梗阻者，Schaefer 等认为因为其重复性差、较小改变而无明显临床意义，所

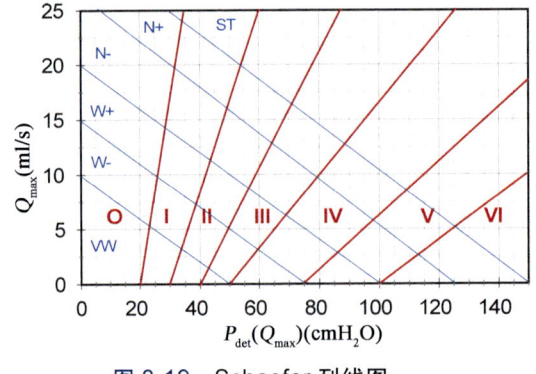

图 8-19 Schaefer 列线图

以纵轴为尿流率、横轴为压力所作的坐标图，将流出道梗阻程度分为 0、Ⅰ、Ⅱ、Ⅲ、Ⅳ、Ⅴ、Ⅵ 7 度，逼尿肌收缩力分为 VW～ST 6 度。根据最大尿流率（Q_{max}）与最大尿流率对应的逼尿肌压力 [P_{det}（Q_{max}）] 的对应点落在列线图中的区域，即可判断梗阻程度和逼尿肌收缩力

以未做进一步分度。PURR 以其精确定量分度成为疗效评价的理想方法；PURR 也有助于治疗适应证的选择。另外，近年来早期、轻度 BOO 的诊断与治疗越来越显示出重要的临床意义，日益受到人们重视；PURR 以其较精细的度量区分此类轻微梗阻，为其诊断与治疗提供了依据（图 8-21～图 8-24）。

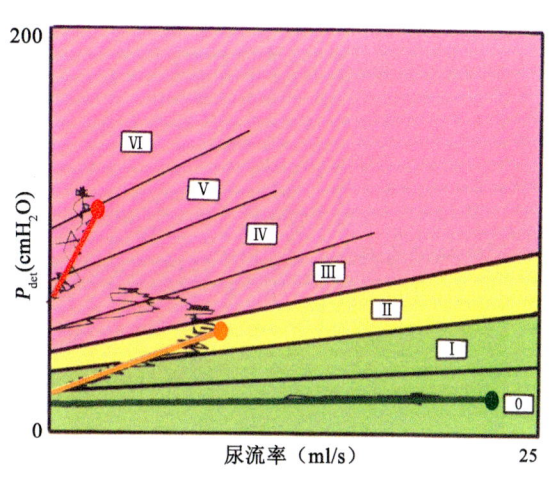

图 8-20 Schaefer 列线图诊断梗阻部分

Schaefer 列线图的原始状态是以横轴为逼尿肌压力、纵轴为尿流率所作的图。为了与 ICS 列线图统一，本图将 Schaefer 列线图诊断梗阻部分修改为以横轴为尿流率、纵轴为逼尿肌压力压力-流率图，将图形分为 0～Ⅵ 7 个梗阻等级，根据最大尿流率（Q_{max}）与最大尿流率对应的逼尿肌压力 [$P_{det}(Q_{max})$] 在图中的对应点落在不同区域做出不同判断：红点为Ⅴ度梗阻、绿点为 0 度梗阻（无 BOO）、黄点为Ⅱ度梗阻（可疑 BOO）

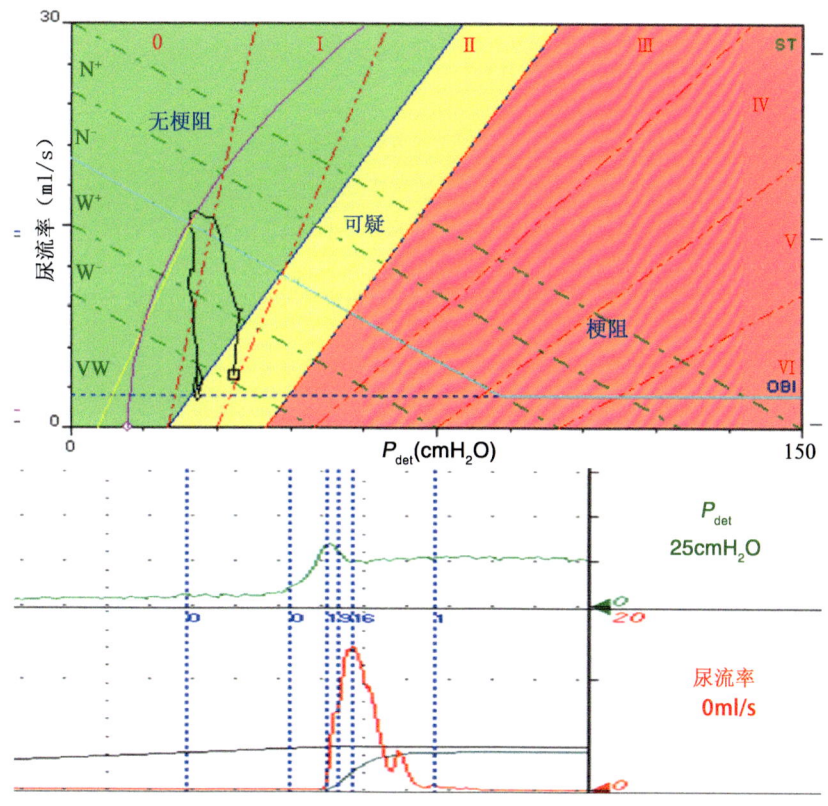

图 8-21 应用 Schaefer 列线图对患者的压力-流率结果进行分析

所得压力-流率图较为规则，最大尿流率（Q_{max}）为 16ml/s，最大尿流率对应的逼尿肌压力 [$P_{det}(Q_{max})$] 为 35cmH$_2$O，在 Schaefer 列线图中的对应点落在 0 度梗阻区，所以可判为无梗阻

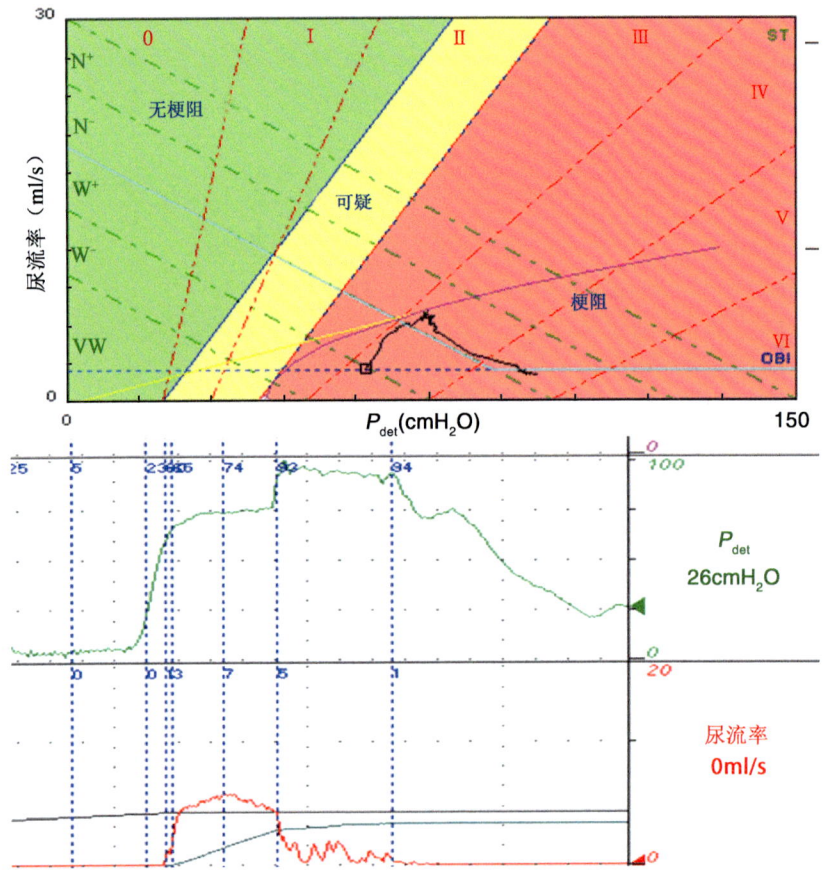

图 8-22 应用 Schaefer 列线图对患者的压力 - 流率结果进行分析

所得压力 - 流率图较为规则,最大尿流率(Q_{max})为 7ml/s,最大尿流率对应的逼尿肌压力 [$P_{det}(Q_{max})$] 为 74cmH$_2$O,在 Schaefer 列线图中的对应点落在Ⅳ度梗阻区,所以可判为Ⅳ度梗阻

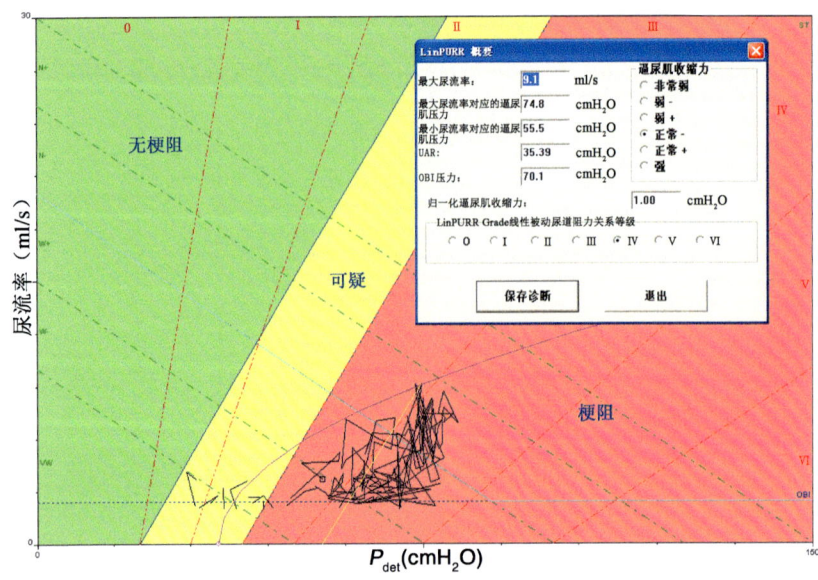

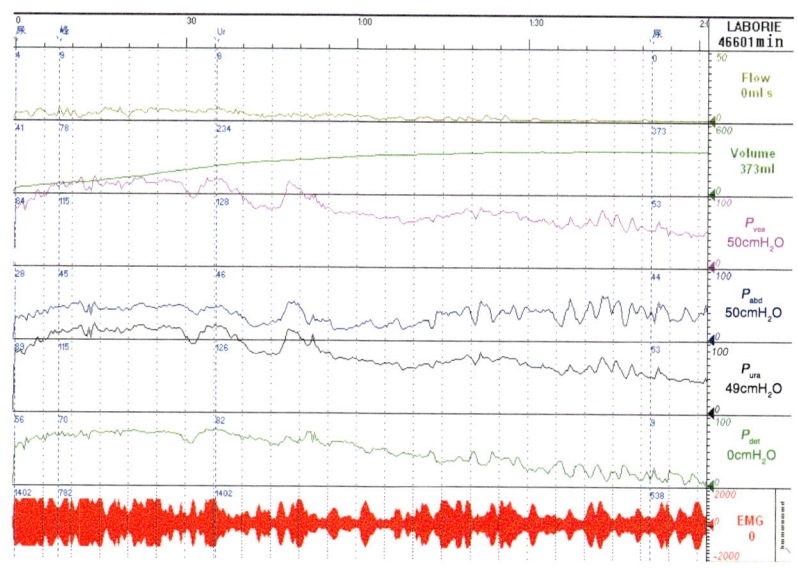

图 8-23　应用 Schaefer 列线图对患者的压力 - 流率结果进行分析

所得压力 - 流率图不规则，最大尿流率（Q_{max}）为 9.1ml/s，最大尿流率对应的逼尿肌压力 [$P_{det}(Q_{max})$] 为 74.8cmH$_2$O，在 Schaefer 列线图中的对应点落在Ⅳ度梗阻区，所以可判为Ⅳ度梗阻

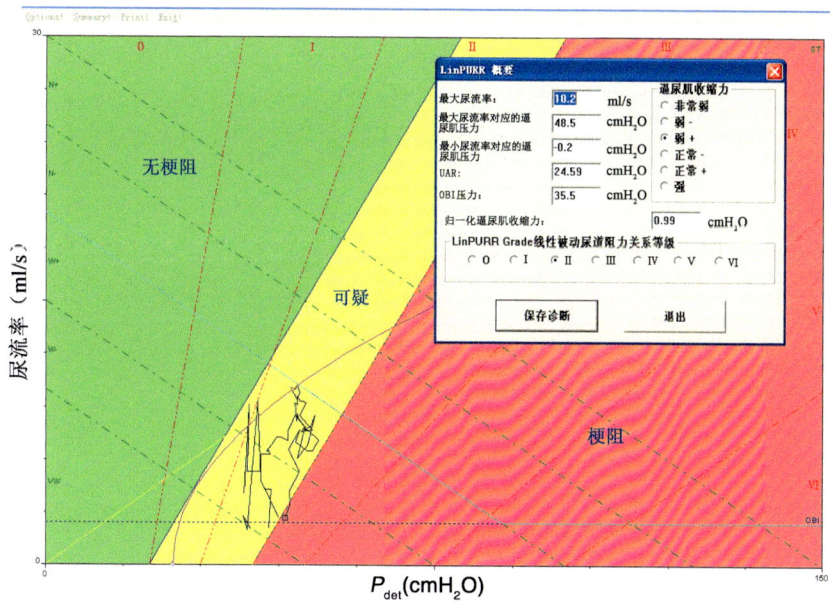

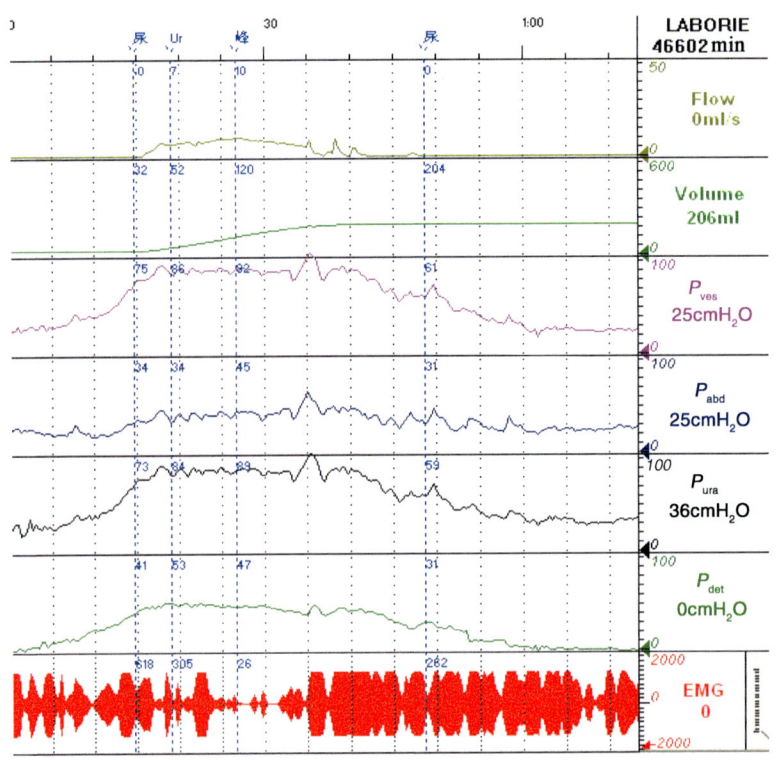

图 8-24 应用 Schaefer 列线图对另一患者的压力-流率结果进行分析

所得压力-流率图不规则,最大尿流率(Q_{max})为 10.2ml/s,最大尿流率对应的逼尿肌压力[$P_{det}(Q_{max})$]为 48.5cmH$_2$O,在 Schaefer 列线图中的对应点落在Ⅱ度梗阻区,所以可判梗阻程度为可疑

6. 梗阻系数(obstruction coefficient,OCO) Schaefer 提出梗阻系数计算公式:OCO=$P_{det}(Q_{max})/(40+2Q_{max})$,利用 OCO 可以连续计算流出道阻力。OCO 与 Schaefer 列线图结合,形成 Schaefer-OCO 列线图。可以发现列线图中Ⅰ度与Ⅱ度界限 OCO=0.5,Ⅱ度与Ⅲ度界限 OCO=1,即 OCO>1 可判断为梗阻(图 8-25,图 8-26)。

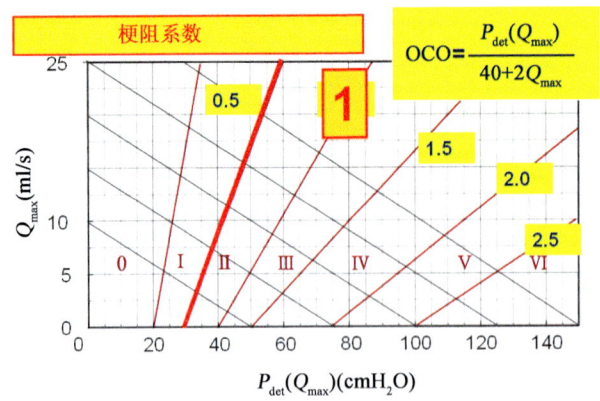

图 8-25 与梗阻系数相结合的 Schaefer-OCO 列线图

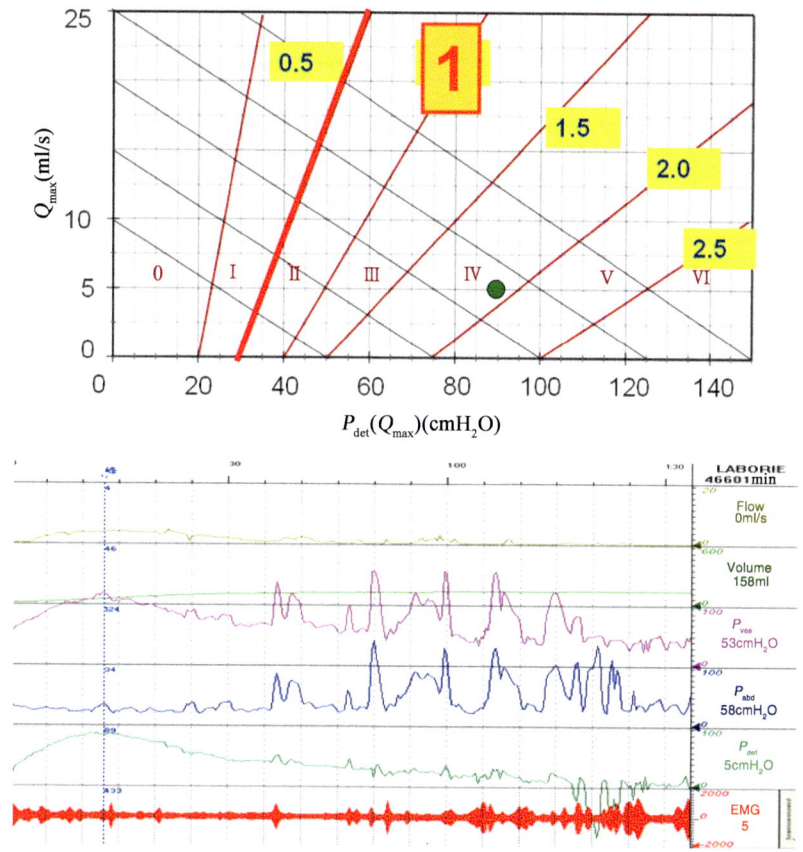

图 8-26 膀胱出口梗阻（BOO）男性患者的压力-流率结果的 Schaefer-OCO 列线图分析

患者，男性，74 岁，主诉排尿困难、尿等待、尿线细、尿流中断等症状。下图为压力-流率结果，表现为高压-低流，Q_{max}=4ml/s，$P_{det}(Q_{max})$=89cmH$_2$O，上图为 Schaefer-OCO 列线图，将 Q_{max} 与 $P_{det}(Q_{max})$ 在图中作图，得出对应点（绿点）位于接近 OCO=2.0 线，公式计算 OCO=89/（40+2×4）=1.85。患者可被定量诊断为 BOO，OCO 为 1.85

7. **组间特异性尿道阻力因子**（urethral resistance factor，URA） 可以连续地直接测量尿道阻力以诊断 BOO。理论上排尿过程中压力与流率始终存在着一种关系，此关系被描述为理论尿道开放压（urethral opening pressure，P_{uo}），Griffiths 等将其称为 URA，指一组相似压力-流率曲线的平均逼尿肌压力值，代表尿道阻力高低，通常以 Q_{max} 与 $P_{det}(Q_{max})$ 的对应点来表示。URA 诊断 BOO 的标准：URA ＞ 2.842kPa（1kPa=10.20cmH$_2$O）者诊断为 BOO。URA 计算方法如下。

（1）通过 Griffiths 列线图查找 URA（图 8-27，图 8-28），即通过 Q_{max} 与 $P_{det}(Q_{max})$ 在图中的对应点位置，结合图中各 URA 曲线进行估算。

（2）通过计算机拟合计算如图 8-29 所示。

（3）通过公式直接计算：URA=$[(1+4dQ^2P_{det})^{1/2}-1]/2dQ^2$，$d$=3.8×10^{-4}。

8. **其他复杂方法** 如棋盘分类法（CHESS 分类法）。Hofner 于 1993 年报道了对 BOO 的棋盘分类法，该方法的优点是除了对梗阻程度进行分级判断外，还能对梗阻性质进行判断（图 8-30）。

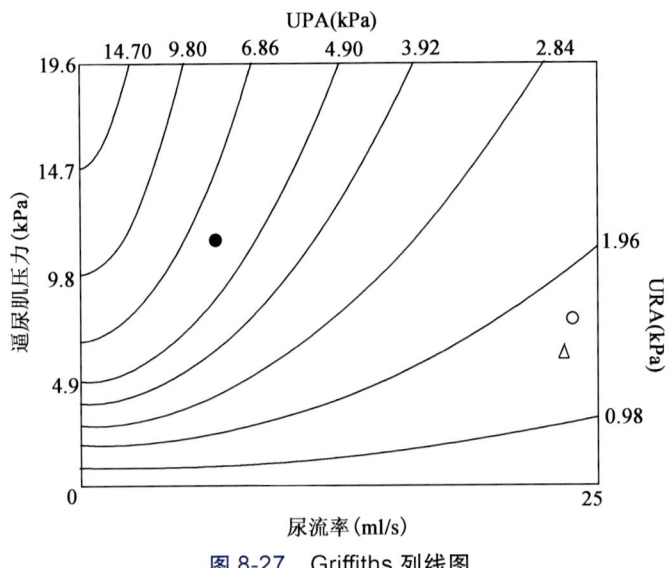

图 8-27 Griffiths 列线图

由该图查找 URA 值：● 代表术前梗阻者，URA=5.88kPa；○代表术后无梗阻者，URA=1.63kPa；△ 代表术前无梗阻者，URA=1.47kPa

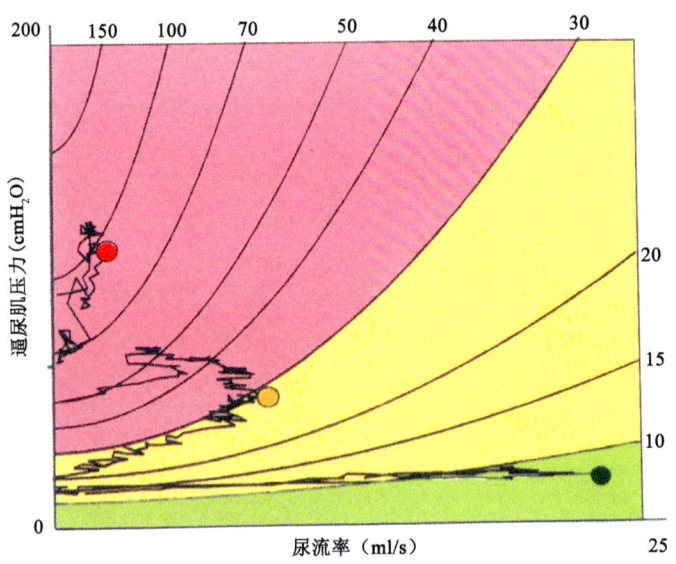

图 8-28 组间特异性尿道阻力因子（URA）列线图

即 Griffiths 列线图。以横轴为尿流率、纵轴为逼尿肌压力作压力 - 流率图，根据 URA 将图形分为不同刻度，根据最大尿流率（Q_{max}）与最大尿流率对应的逼尿肌压力 [$P_{det}(Q_{max})$] 在图中的对应点落在不同区域而判断 URA 值，并做出不同诊断，URA > 29cmH$_2$O 可判为梗阻。红点 URA 为 95cmH$_2$O（梗阻）、黄点 URA 为 28cmH$_2$O（可疑梗阻）、绿点 URA 为 7cmH$_2$O（无梗阻）

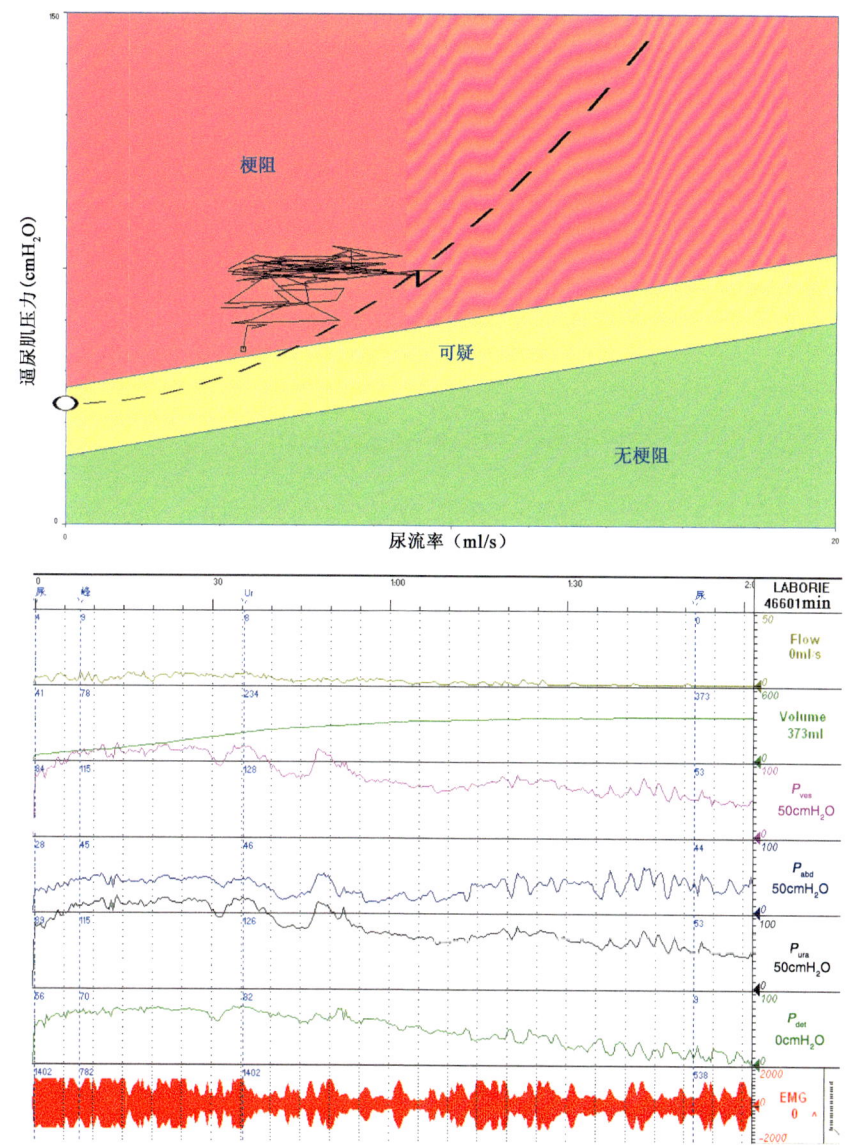

图 8-29 通过计算机拟合计算的组间特异性尿道阻力因子（URA）

图下半部为 1 次压力 - 流率测定，上半部为计算机拟合计算的 URA 曲线与 ICS 列线图结合图，URA=35.39cmH$_2$O，可判断为梗阻

图 8-30 所示：横轴足点分为 A、B、C、D 四级，代表尿道开放压高低（cmH$_2$O），也表示梗阻程度，由 A 至 D 梗阻程度逐渐增加。纵轴曲率分为 1、2、3、4 四级，代表缩窄型梗阻与压迫型梗阻成分，1 表示流出道顺应性最好、4 表示流出道顺应性最差，由 1 至 4 表示硬性狭窄程度逐渐增加、曲率值由低向高过渡。例如：

（1）A1：代表正常，表现为低足点、陡直曲线（低曲率）（图 8-31）。

（2）A4：代表狭窄，为压迫型梗阻，表现为低足点、近水平曲线（高曲率）（图 8-32）。

（3）D1：代表梗阻，为压迫型梗阻，表现为高足点、正常曲线。

（4）D4：代表梗阻＋狭窄，表现为高足点、近水平曲线（高曲率）。

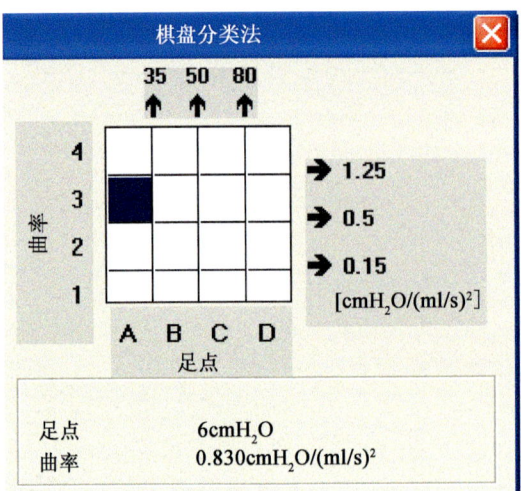

图 8-30　膀胱出口梗阻（BOO）的棋盘分类法

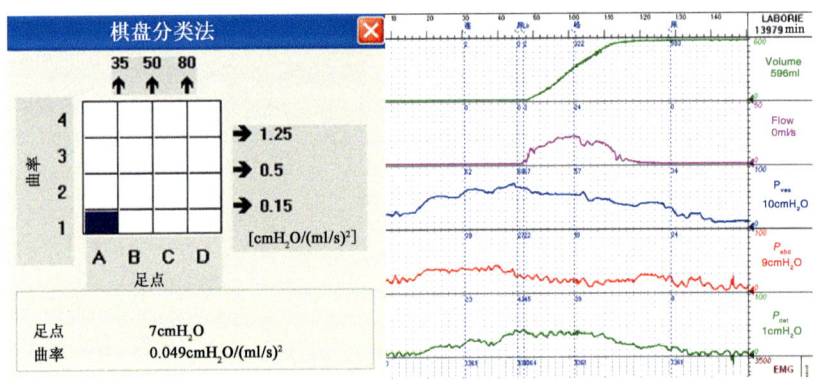

图 8-31　应用棋盘分类法对一正常人进行压力 - 流率结果分析

患者，男性，40 岁，压力 - 流率结果为低压 - 高流，棋盘分类足点为 7cmH₂O，曲率为 0.049cmH₂O/ (ml/s)²，处于 A-1 分格，提示正常排尿

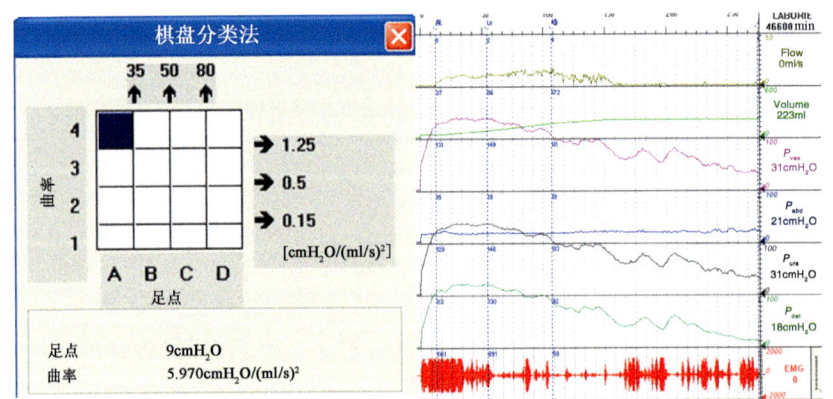

图 8-32　应用棋盘分类法对膀胱出口梗阻（BOO）患者进行压力 - 流率结果分析

患者，男性，73 岁，压力 - 流率结果为高压 - 低流，棋盘分类足点为 9cmH₂O，曲率为 5.97cmH₂O/ (ml/s)²，处于 A-4 分格，提示缩窄型梗阻。用本法判断梗阻不明显，但其最大尿流率（Q_{max}）为 2ml/s，最大尿流率对应的逼尿肌压力 [$P_{det}(Q_{max})$] 为 130cmH₂O，属于严重梗阻。所以压力 - 流率分析法应使用多种方法相互补充

二、对于逼尿肌收缩力的判断

排尿期逼尿肌收缩力可以分为无收缩、收缩无力和正常收缩。逼尿肌无收缩是指在尿动力学测定中逼尿肌收缩不能够被证实。逼尿肌收缩无力是指在无尿道梗阻的情况下有效地完全排空膀胱所需的逼尿肌收缩幅度和（或）时间不充分；在评价逼尿肌收缩力时收缩幅度与时间均应以考虑。逼尿肌收缩力正常是指在无尿道梗阻的情况下，逼尿肌能够产生有效的完全排空膀胱的收缩；老年人的逼尿肌收缩力应给予特殊考虑。对于一次给定的逼尿肌收缩，所记录到的压力升高幅度取决于膀胱出口阻力；一般 P_{det} 越高和（或）尿流率越高，逼尿肌收缩力越强。

逼尿肌收缩力可通过压力-流率测定进行评估，P_{det} 和尿流率越高，则表明逼尿肌收缩力越强；但 ICS 尚未确定具体的分界值。目前通过压力-流率测定结果对逼尿肌收缩力进行半定量或定量分级的方法有以下几种。

1. Schaefer 列线图（图 8-33，图 8-34）

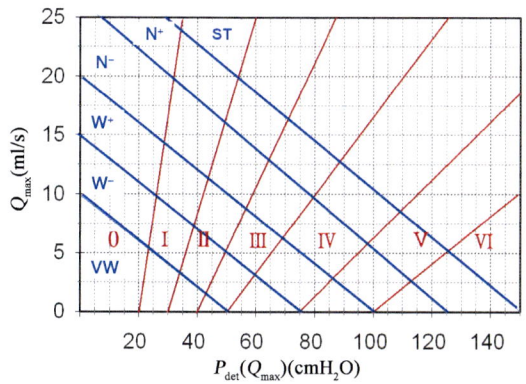

图 8-33 Schaefer 列线图

以纵轴为尿流率、横轴为压力所作的坐标图，将逼尿肌收缩力分为 VW、W^-、W^+、N^-、N^+、ST 6 级，梗阻程度分为 0～Ⅵ 7 度。根据最大尿流率（Q_{max}）与最大尿流率对应的逼尿肌压力 [$P_{det}(Q_{max})$] 的对应点落在列线图中的区域，即可判断逼尿肌收缩力

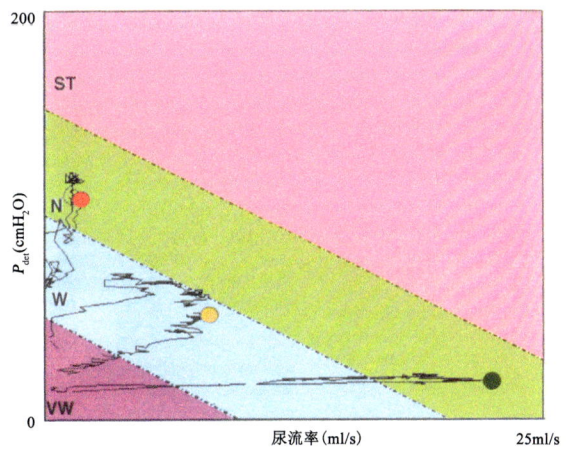

图 8-34 Schaefer 列线图判断逼尿肌收缩力部分

Schaefer 列线图的原始状态是以横轴为逼尿肌压力、纵轴为尿流率所作图。为了与 ICS 列线图统一，本图将 Schaefer 列线图判断逼尿肌收缩力部分修改为以横轴为尿流率、纵轴为逼尿肌压力作压力-流率图，将图形分为 VW～ST 6 个逼尿肌收缩力等级（其中 W、N 分为 2 个等级），根据最大尿流率（Q_{max}）与最大尿流率对应的逼尿肌压力 [$P_{det}(Q_{max})$] 在图中的对应点落在不同区域做出不同判断。红点为收缩力正常（高压-低流）、绿点也为收缩力正常（低压-高流）、黄点为收缩力减弱

(1) 正常男性排尿的 Schaefer 列线图分析（图 8-35）。
(2) 逼尿肌收缩力减弱 - 无梗阻患者排尿的 Schaefer 列线图分析（图 8-36）。
(3) 逼尿肌收缩力减弱 - 可疑梗阻患者排尿的 Schaefer 列线图分析（图 8-37）。
(4) 逼尿肌收缩力极弱 - 无梗阻患者排尿的 Schaefer 列线图分析（图 8-38）。
(5) 逼尿肌收缩力正常 - 有梗阻患者排尿的 Schaefer 列线图分析（图 8-39）。
(6) 逼尿肌收缩力代偿性增强 - 有梗阻患者排尿的 Schaefer 列线图分析（图 8-40）。

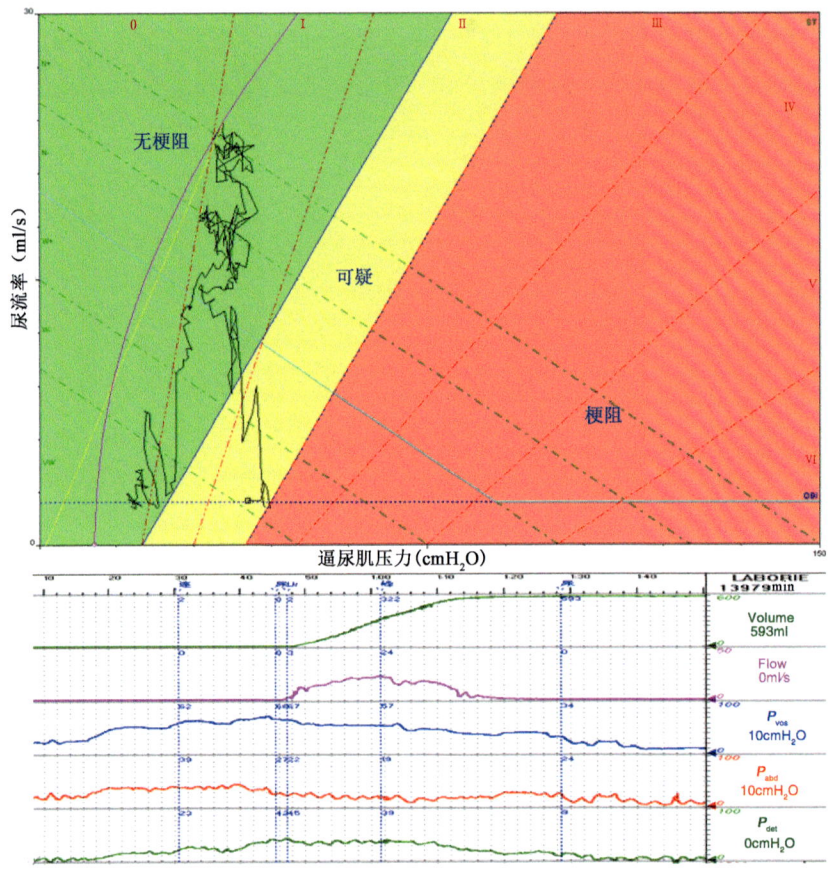

图 8-35　正常男性排尿的 Schaefer 列线图分析

患者，男性，40 岁，下图为压力 - 流率测定结果，为低压 - 高流，上图为压力 - 流率曲线在 Schaefer 列线图中的分布，最大尿流率（Q_{max}）与最大尿流率对应的逼尿肌压力 [$P_{det}(Q_{max})$] 对应点落在列线图的逼尿肌收缩力 N^+ 与 ST 交界处、梗阻 I 栏，因此该患者逼尿肌收缩力可判为 N^+ 或 ST 级（正常）、梗阻分度为 I 度，可判为逼尿肌收缩力正常、无梗阻

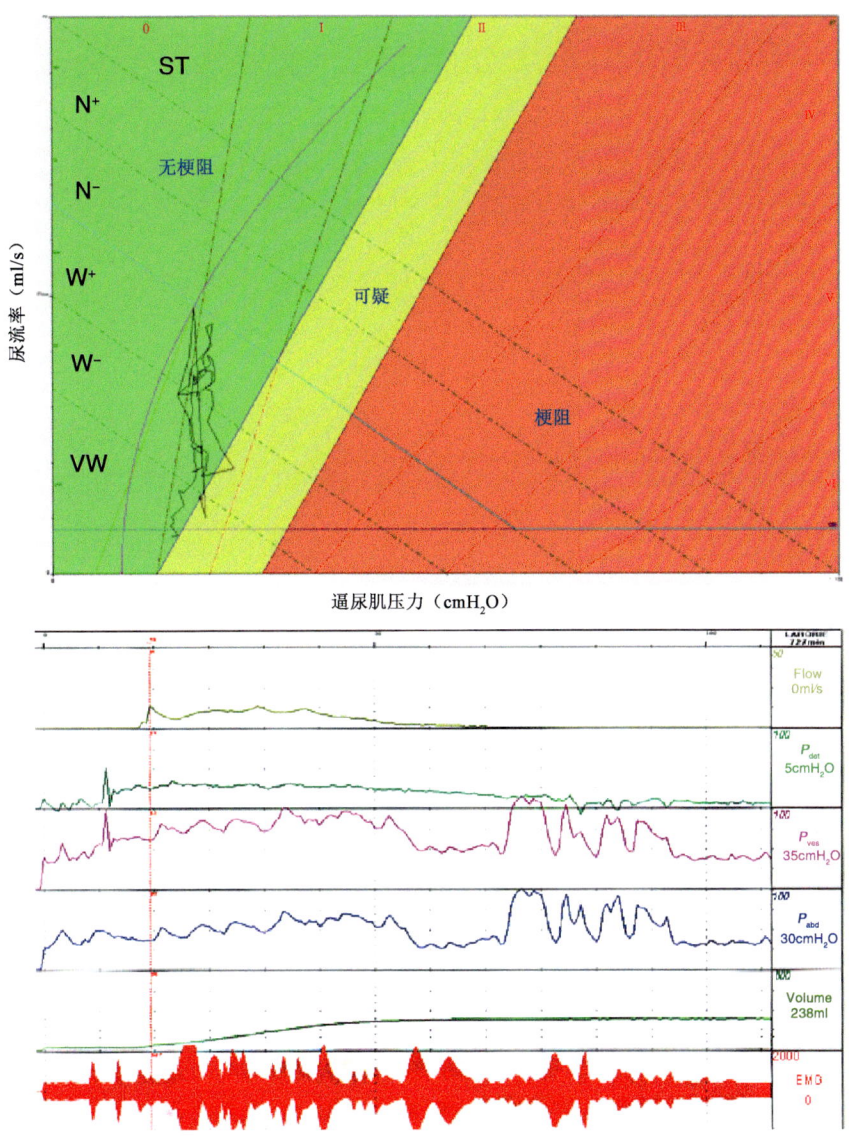

图 8-36　应用 Schaefer 列线图判断 1 例急性尿潴留患者逼尿肌收缩力

患者，男性，67 岁，急性尿潴留入院，B 超显示前列腺大小为 5cm×3.9cm×4cm。下图为压力 - 流率测定结果，上图为压力 - 流率曲线在 Schaefer 列线图中的分布，最大尿流率（Q_{max}）与最大尿流率对应的逼尿肌压力 [$P_{det}(Q_{max})$] 对应点落在列线图的逼尿肌收缩力 W^+ 栏及梗阻 I 栏，因此该患者逼尿肌收缩力可判为 W^+ 级、梗阻为 I 度，逼尿肌收缩力减弱、无梗阻

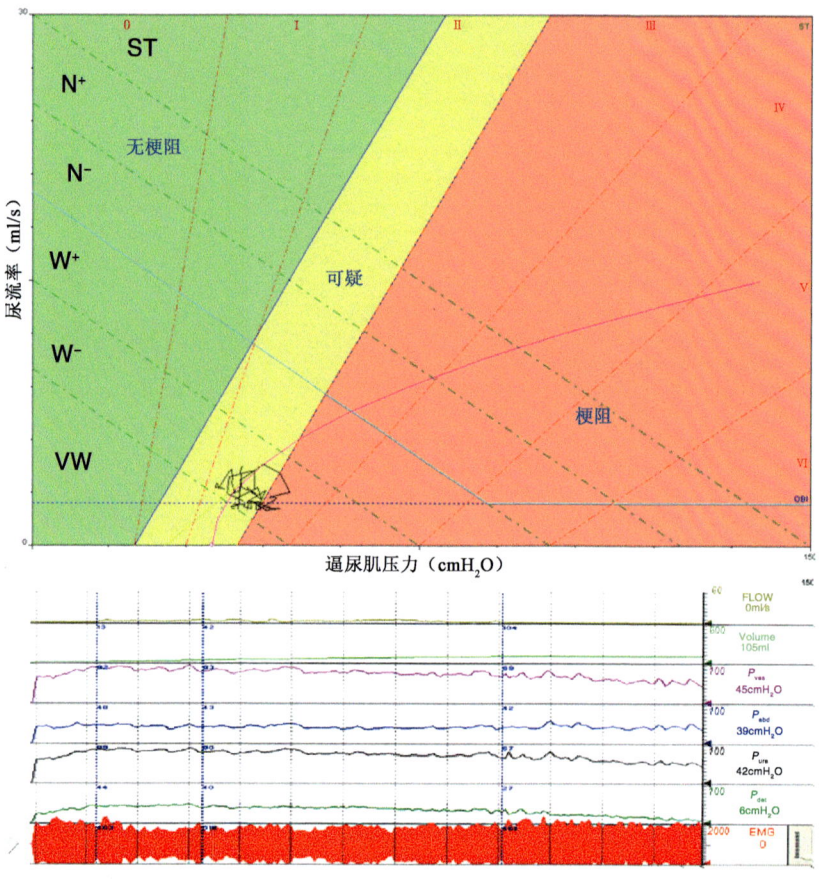

图 8-37 应用 Schaefer 列线图判断 1 例排尿困难患者逼尿肌收缩力

患者，男性，82 岁，排尿困难入院。下图为压力 - 流率测定结果，上图为压力 - 流率曲线在 Schaefer 列线图中的分布，最大尿流率（Q_{max}）与最大尿流率对应的逼尿肌压力 [$P_{det}(Q_{max})$] 对应点落在列线图的逼尿肌收缩力 W⁻栏及梗阻Ⅱ栏，因此该患者逼尿肌收缩力可判为 W⁻级、梗阻为Ⅱ度，逼尿肌收缩力弱、梗阻可疑

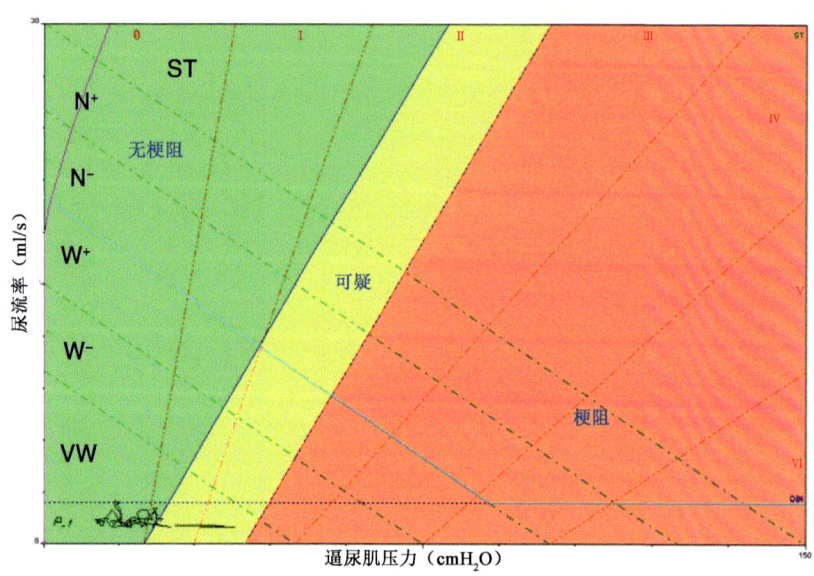

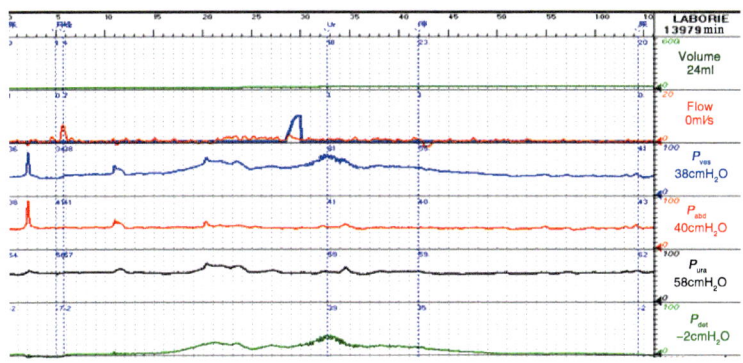

图 8-38 应用 Schaefer 列线图判断 1 例慢性尿潴留患者逼尿肌收缩力

患者，男性，75 岁，慢性尿潴留入院。下图为压力 - 流率测定结果，上图为压力 - 流率曲线在 Schaefer 列线图中的分布，最大尿流率（Q_{max}）与最大尿流率对应的逼尿肌压力 [$P_{det}(Q_{max})$] 对应点落在列线图的逼尿肌收缩力 VW 栏及梗阻 0 栏，因此该患者逼尿肌收缩力可判为 VW 级、梗阻为 0 度，逼尿肌收缩力极弱、无梗阻

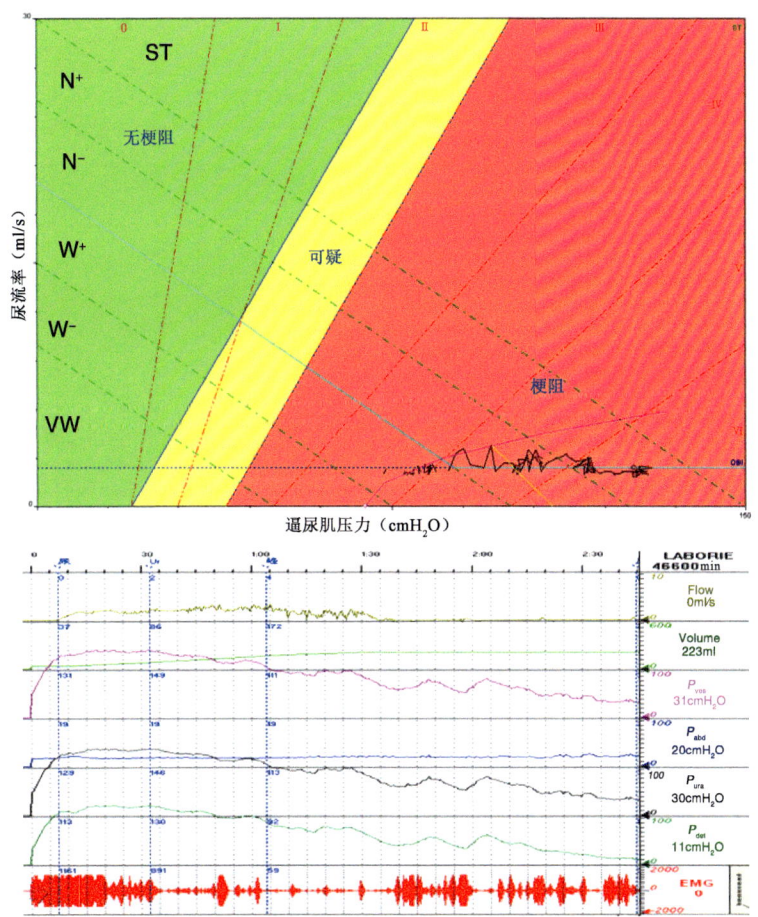

图 8-39 应用 Schaefer 列线图判断 1 例排尿困难患者逼尿肌收缩力

患者，男性，74 岁，因排尿困难入院。下图为压力 - 流率测定结果，上图为压力 - 流率曲线在 Schaefer 列线图中的分布，最大尿流率（Q_{max}）与最大尿流率对应的逼尿肌压力 [$P_{det}(Q_{max})$] 对应点落在列线图的逼尿肌收缩力 N^+ 栏及梗阻 Ⅵ 栏，因此该患者逼尿肌收缩力可判为 N^+ 级、梗阻为 Ⅵ 度，逼尿肌收缩力正常、重度梗阻

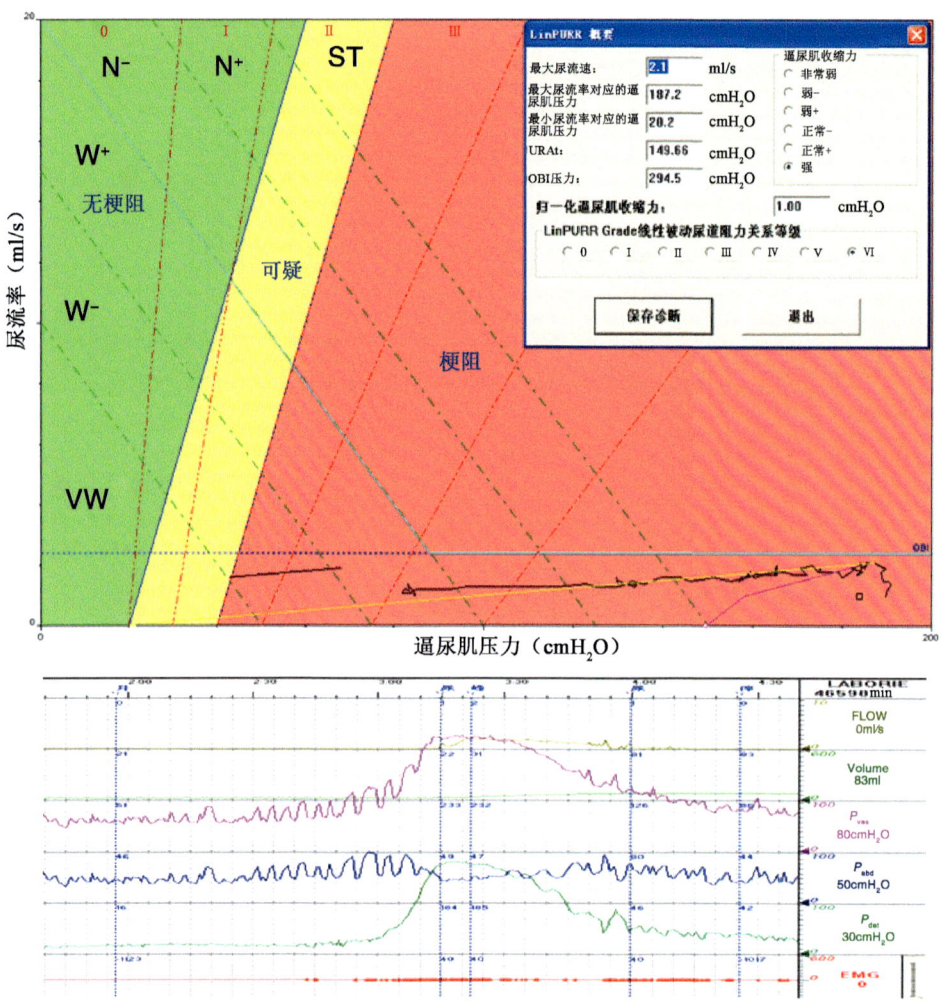

图 8-40　应用 Schaefer 列线图判断 1 例排尿困难患者逼尿肌收缩力

患者，男性，81 岁，因排尿困难入院。下图为压力-流率测定结果，表现为极度高压-低流，上图为压力-流率曲线在 Schaefer 列线图中的分布，最大尿流率（Q_{max}）与最大尿流率对应的逼尿肌压力 [$P_{det}(Q_{max})$] 对应点落在列线图的逼尿肌收缩力 ST 栏及梗阻 Ⅵ 栏，因此该患者逼尿肌收缩力可判为 ST 级、梗阻为 Ⅵ 度，逼尿肌收缩力代偿性增强、重度梗阻

2. **逼尿肌收缩系数**（detrusor contraction coefficient，DECO）　Schaefer 提出 DECO 计算公式：DECO=[$P_{det}(Q_{max})$ + 5Q_{max}]/100，利用 DECO 可以连续计算逼尿肌收缩力。DECO 与 Schaefer 列线图结合，形成 Schaefer-DECO 列线图，可以发现列线图中 W^+ 与 N^- 的界线 DECO=1，即 DECO > 1 可判断逼尿肌收缩力正常（图 8-41～图 8-44）。

3. **瓦特因子**（Watts factor，WF）　Griffiths 提出以 WF 作为判断逼尿肌收缩强度的方法，其定义为排尿过程中单位逼尿肌表面积的机械收缩力，它综合了逼尿肌压力、尿流率、膀胱容积变化及收缩持续时间等，全面地反映逼尿肌的排尿功能，可由计算机计算拟合完成。

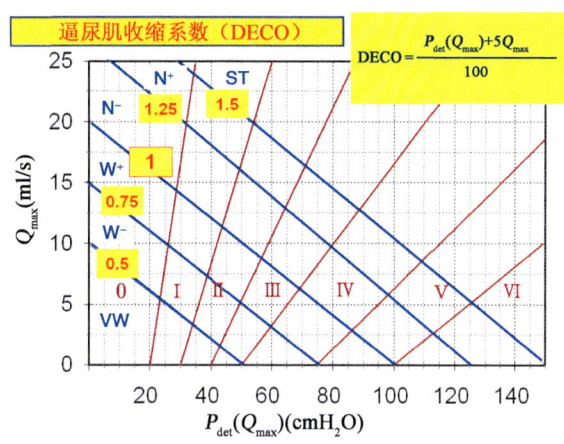

图 8-41　与逼尿肌收缩系数相结合的 Schaefer-DECO 列线图

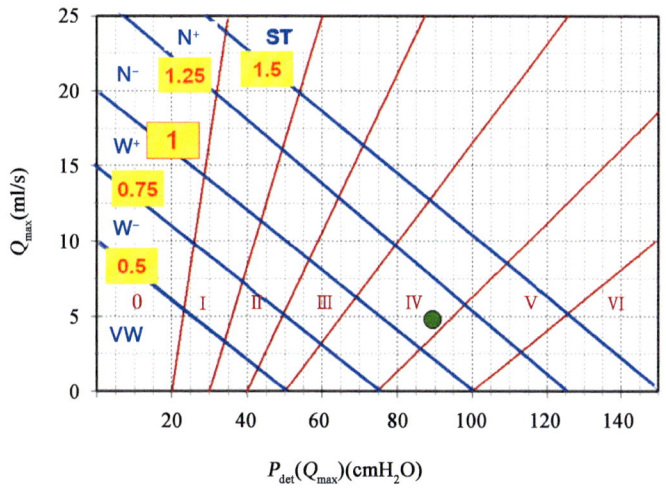

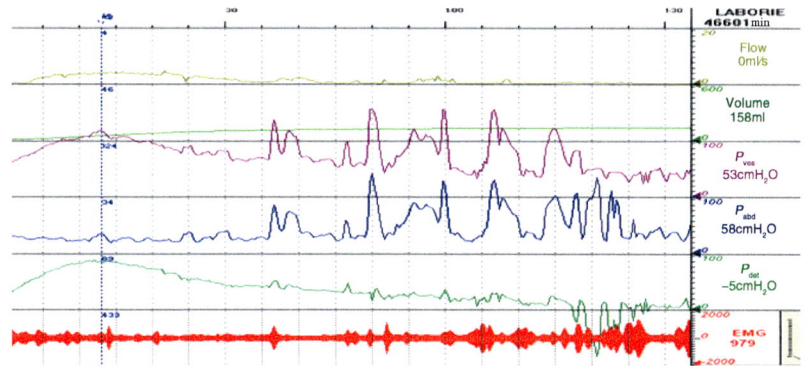

图 8-42　应用 Schaefer-DECO 列线图分析 1 例排尿困难患者的逼尿肌收缩力

患者，男性，74 岁，主诉排尿困难、尿等待、尿线细、尿流中断等症状。下图为压力-流率结果，表现为高压-低流，最大尿流率（Q_{max}）为 4ml/s，最大尿流率对应的逼尿肌压力 [P_{det}（Q_{max}）] 为 89cmH$_2$O，上图为 Schaefer-DECO 列线图，将 Q_{max} 与 P_{det}（Q_{max}）在图中作图，得出对应点位于 DECO=1.0 和 1.25 线之间的位置，公式计算 DECO=（89＋5×4）/100=1.09。患者可被定量判断为逼尿肌收缩力正常，逼尿肌收缩系数为 1.09

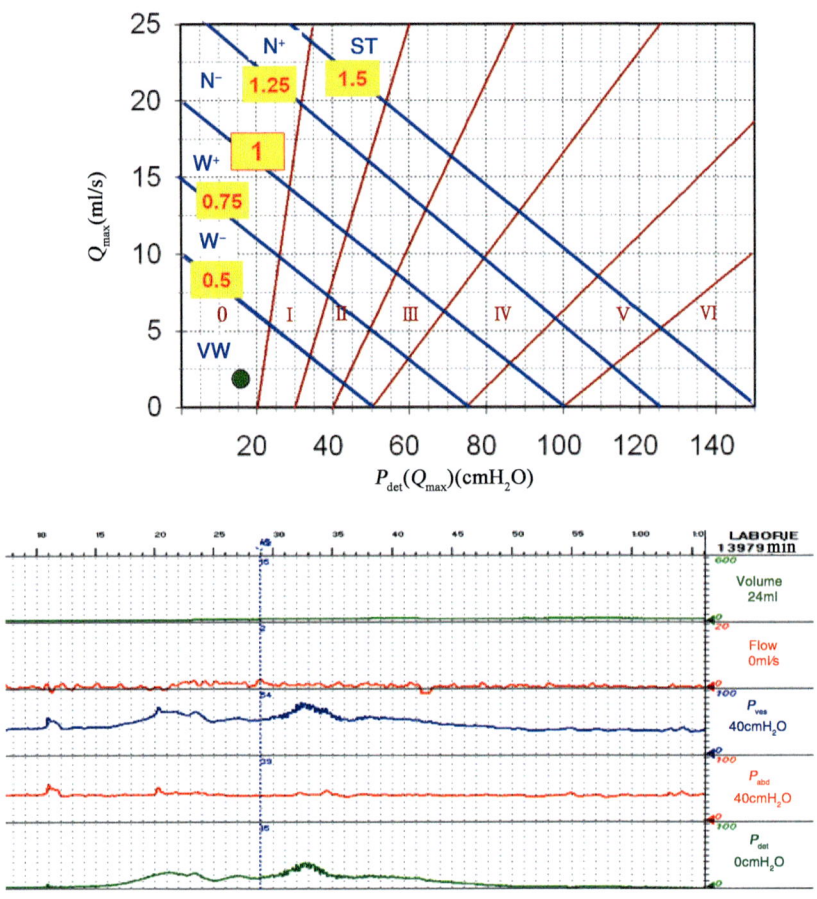

图 8-43 应用 Schaefer-DECO 列线图分析 1 例男性患者的逼尿肌收缩力

患者，男性，75 岁，主诉排尿困难等症状。下图为压力 - 流率结果，表现为低压 - 低流，最大尿流率（Q_{max}）为 2ml/s，最大尿流率对应的逼尿肌压力 [P_{det}（Q_{max}）] 为 15cmH$_2$O，上图为 Schaefer-DECO 列线图，将 Q_{max} 与 P_{det}（Q_{max}）在图中作图，得出对应点位于 DECO=0.5 线以下的位置，公式计算 DECO=（15＋5×2）/100=0.25。患者可被定量判断为逼尿肌收缩力极弱，逼尿肌收缩系数为 0.25

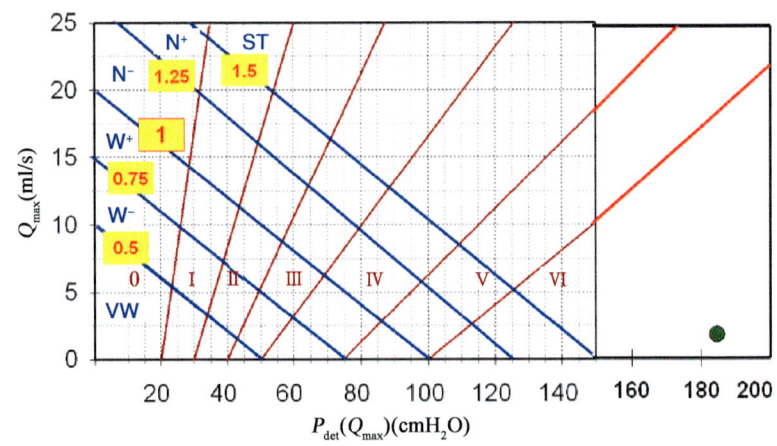

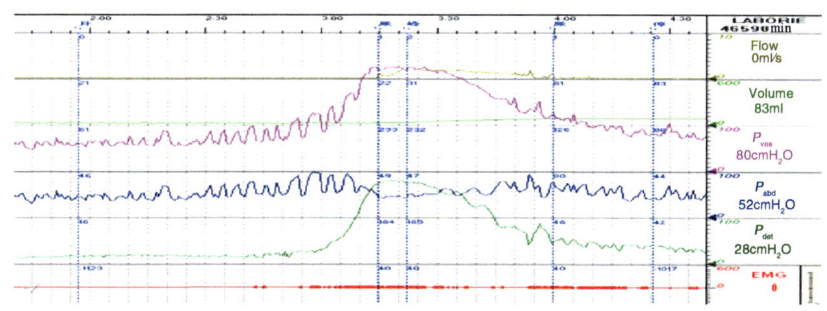

图 8-44 应用 Schaefer-DECO 列线图分析 1 例男性患者的逼尿肌收缩力

患者，男性，81 岁，主诉排尿困难等症状。下图为压力 - 流率结果，表现为高压 - 低流，最大尿流率（Q_{max}）为 2ml/s，最大尿流率对应的逼尿肌压力 [P_{det}（Q_{max}）] 为 185cmH$_2$O，上图为 Schaefer-DECO 列线图，将 Q_{max} 与 P_{det}（Q_{max}）在图中作图，得出对应点位于 DECO=1.5 线以上的位置（超出列线图），公式计算 DECO=（185 ＋ 5×2）/100=1.95。患者可被定量判断为逼尿肌收缩力代偿性增强，逼尿肌收缩系数为 1.95

（1）正常情况下，WF 快速增加，然后持续上升，排尿终止前出现 1 个峰值，排尿过程中逼尿肌收缩持续有力，曲线逐渐终止于左侧纵轴，能有效排空，无残余尿量，最大 WF 相对较高，一般约为 15W/m^2（图 8-45）。

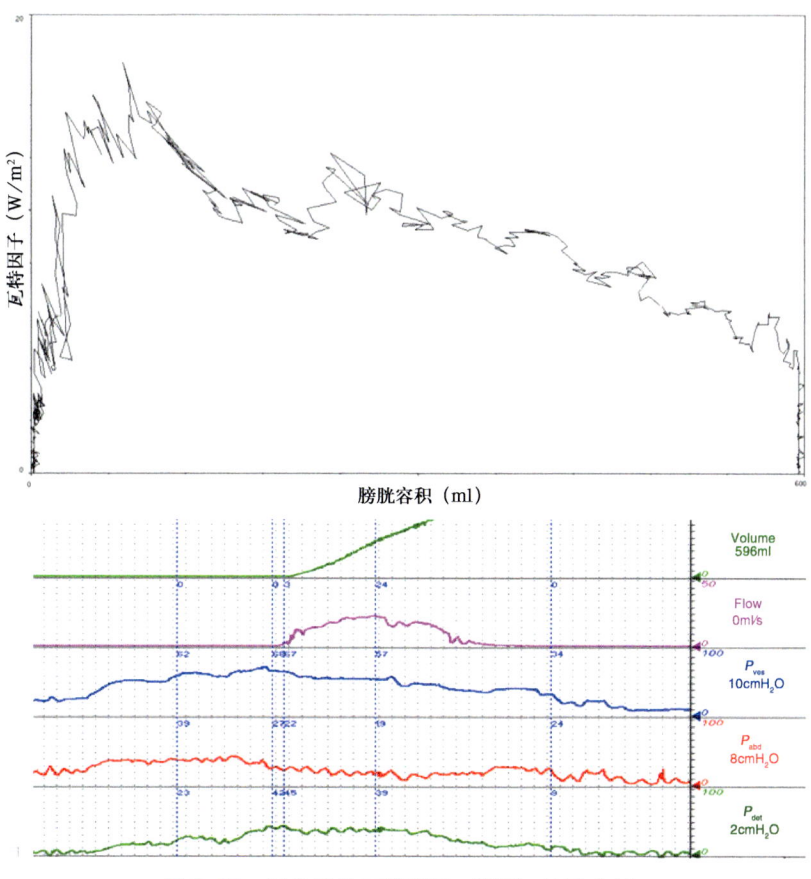

图 8-45 正常男性瓦特因子（WF）结果分析

患者，男性，40 岁，下图为压力 - 流率结果，表现为低压 - 高流，上图为 WF 结果，表现为开始时 WF 快速增加，然后持续上升，排尿终止前出现 1 个峰值，排尿过程中逼尿肌收缩持续有力，曲线逐渐终止于右侧纵轴，能有效排空，最大 WF 为 15.63W/m^2，表明逼尿肌收缩力正常

(2) 逼尿肌收缩力减弱的情况下，逼尿肌收缩不稳定，曲线可终止于任何时刻，最大 WF 较低，一般约为 $5W/m^2$（图 8-46）。

(3) 逼尿肌收缩力代偿性增强的情况下，WF 快速增高，排尿过程中逼尿肌收缩有力，曲线突然终止，不能有效排空，存在残余尿量，最大 WF 非常高，一般为 $20W/m^2$ 左右（图 8-47）。

4. 膀胱收缩力指数（bladder contractility index，BCI） 继 Schaefer 之后，又有学者提出膀胱收缩力指数的参数，$BCI=P_{det}(Q_{max})+5Q_{max}$，采用压力-流率测定来判断结果，BCI＞100 可判为正常或增强的膀胱收缩力，＜100 为收缩力减弱（图 8-48）。BCI 可形成列线图（图 8-49）。

将判断膀胱 BOOI 与 BCI 两个列线图结合起来考虑，可将压力-流率测定结果分为 9 种组合类型：从无梗阻-逼肌收缩力强到膀胱出口梗阻-逼肌收缩力减弱。

三、女性膀胱出口梗阻的诊断

女性膀胱出口梗阻（female bladder outflow obstruction，FBOO）的诊断与男性不同，具有特殊性，应使用专门的判断标准与列线图。

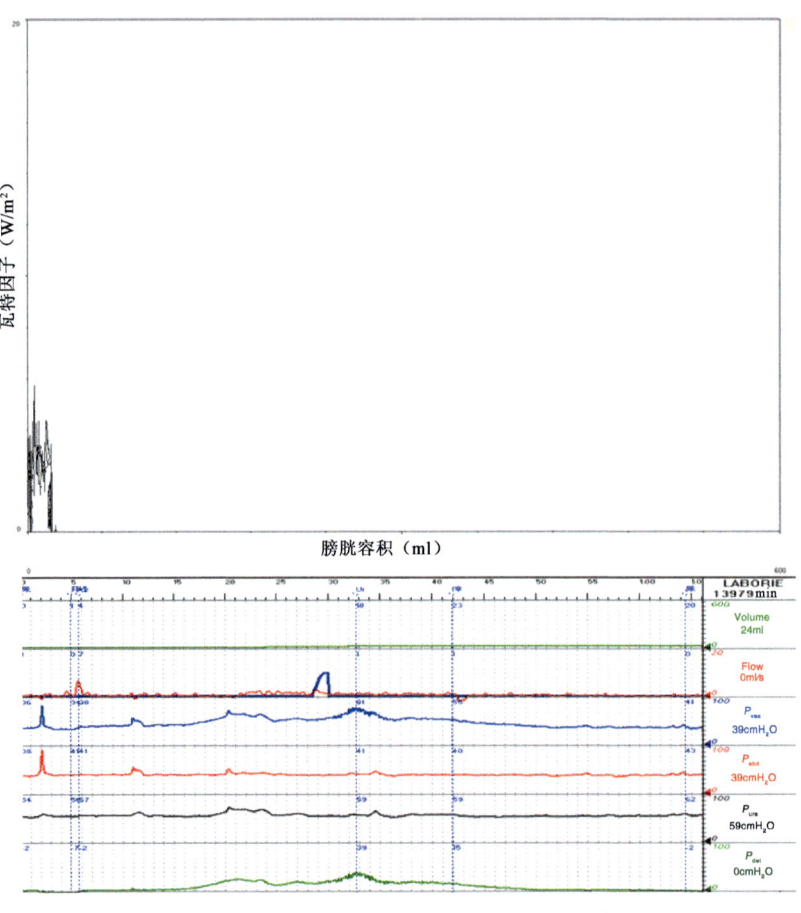

图 8-46 逼尿肌收缩力减弱的瓦特因子（WF）结果分析

患者，男性，75 岁，下图为压力-流率结果，表现为低压-低流，上图为 WF 结果，表现为开始时 WF 增加不明显，不稳定，曲线突然终止于左侧纵轴，不能有效排空膀胱，呈现为低小的曲线。最大 WF 为 $5.75W/m^2$

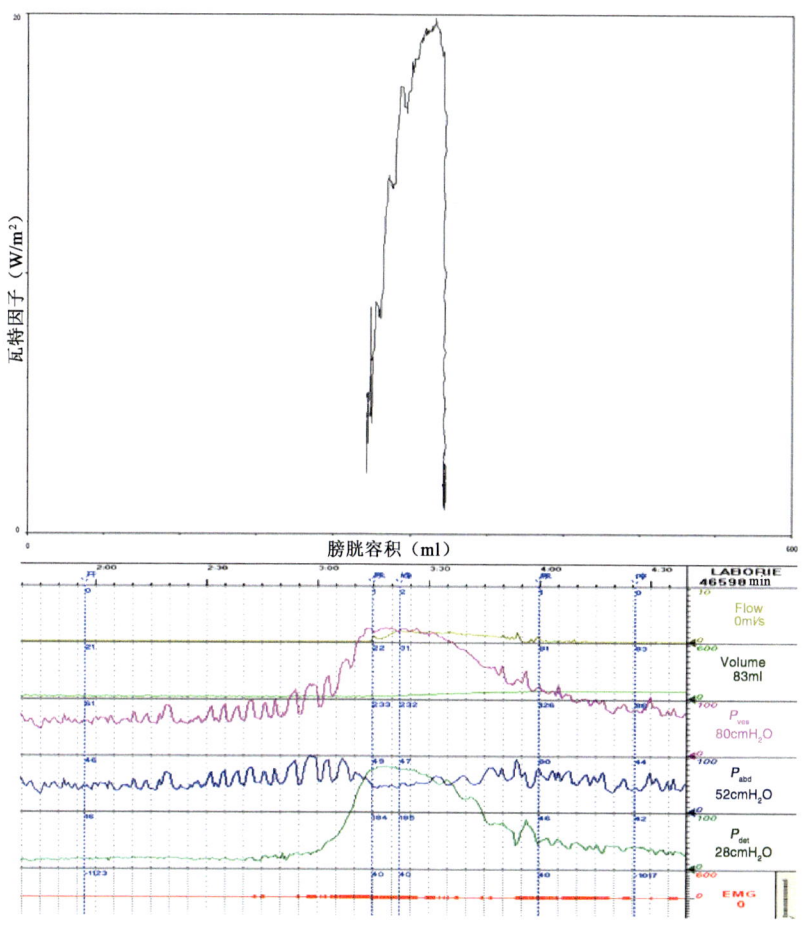

图 8-47 逼尿肌收缩力代偿性增强瓦特因子（WF）结果分析

患者，男性，81岁，下图为压力-流率结果，表现为高压-低流，上图为 WF 结果，WF 快速增高，排尿过程中逼尿肌收缩有力，曲线突然终止，不能有效排空，最大 WF 为 $19.91 W/m^2$，表明逼尿肌收缩力代偿性增强

1. 根据压力-流率数据判断

（1）Massey 和 Abrams 报道：$P_{det}(Q_{max}) > 50 cmH_2O$ 并且 $Q_{max} < 12 ml/s$。

（2）Axelrod 和 Blaivas 报道：$P_{det}(Q_{max}) > 20 cmH_2O$ 并且 $Q_{max} < 12 ml/s$。

（3）Chassagne 等报道：$P_{det}(Q_{max}) > 20 cmH_2O$ 并且 $Q_{max} < 15 ml/s$。

（4）Nitti 等报道：影像尿动力学证实 BOO、高压力、低流率、大量残余尿量。

2. 压力-流率分析列线图判断　较常用的是 Blaivas-FBOO 列线图（图 8-50～图 8-52）。

Blaivas 等分析梗阻与无梗阻女性的压力-流率结果，得出一诊断列线图，专门用于 FBOO 的诊断。

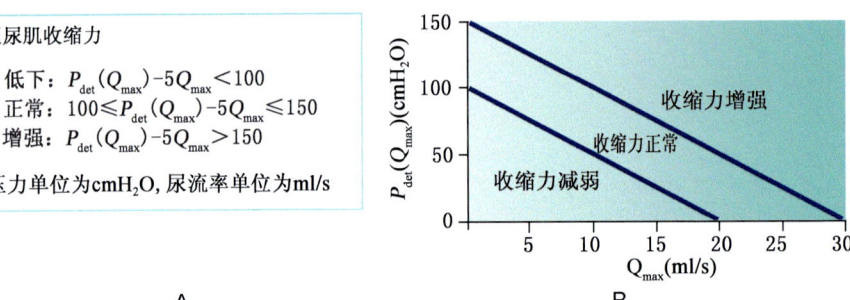

图 8-48 用膀胱收缩力指数（BCI）来评估逼尿肌的收缩力
A. BCI 公式；B. 列线图

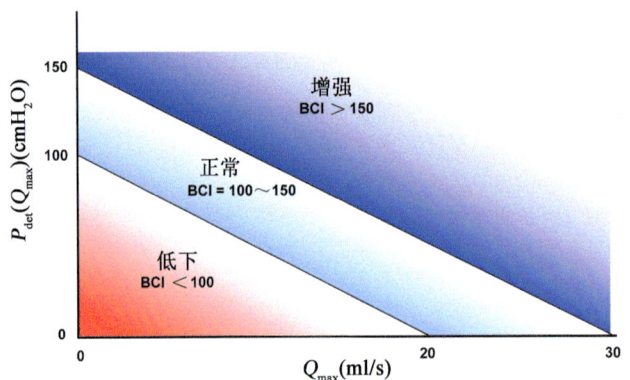

图 8-49 用膀胱收缩力指数（BCI）判断膀胱收缩力的列线图
可以定性及定量判断膀胱收缩力（晚于 Schaefer 列线图）

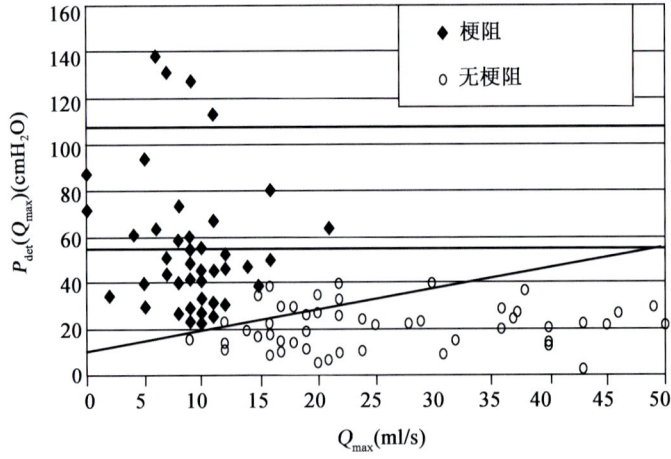

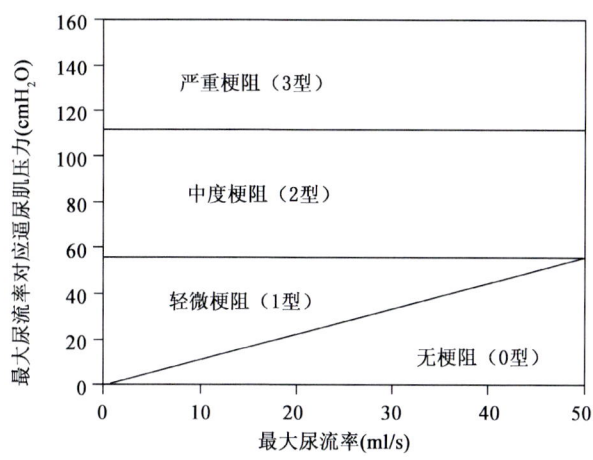

图 8-50 诊断女性膀胱出口梗阻（FBOO）的 Blaivas 列线图

上图为 Blaivas 列线图的制订方法与工程示意图，图中典型的高流率-低压力的无梗阻女性多集中于图的右下方，而典型的低流率-高压力的梗阻女性多集中于图的左上方。据此得出 Blaivas 列线图（下图），将压力-流率坐标图分割为无梗阻（0 型）、轻微梗阻（1 型）、中度梗阻（2 型）、严重梗阻（3 型）4 个等级，根据最大尿流率（Q_{max}）与最大尿流率对应的逼尿肌压力 [$P_{det}(Q_{max})$] 在图中对应点所落得位置可以得出相应诊断

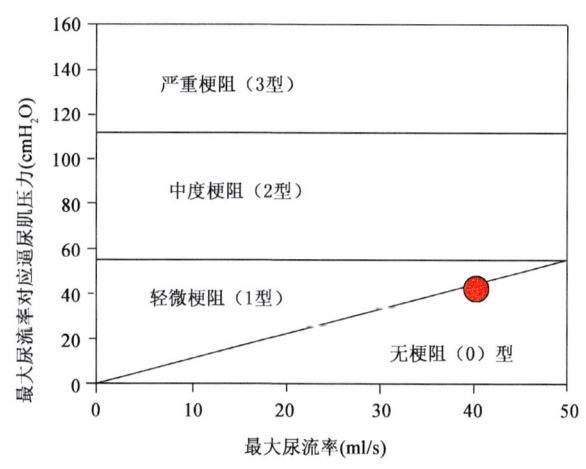

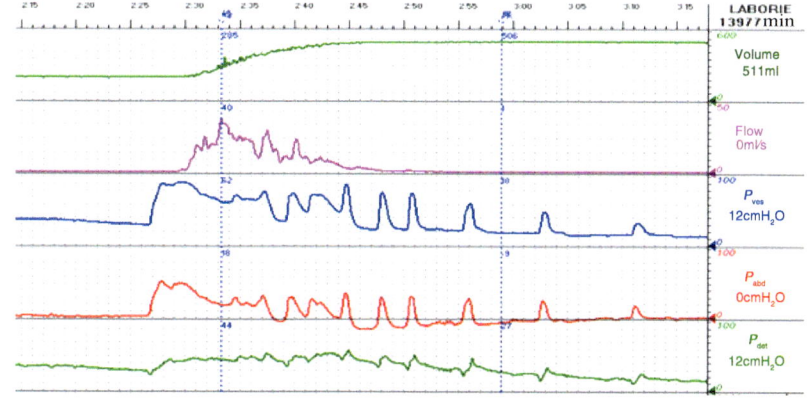

图 8-51 正常女性压力-流率结果的 Blaivas 列线图分析

患者，女性，48 岁，下图为压力-流率结果，表现为低压-高流，最大尿流率（Q_{max}）为 40ml/s，最大尿流率对应的逼尿肌压力 [$P_{det}(Q_{max})$] 为 44cmH$_2$O，上图为 Blaivas 列线图，将 Q_{max} 与 $P_{det}(Q_{max})$ 在图中作图，得出对应点位于无梗阻（0 型）区（略靠近交界线）。表明患者无膀胱出口梗阻（BOO）

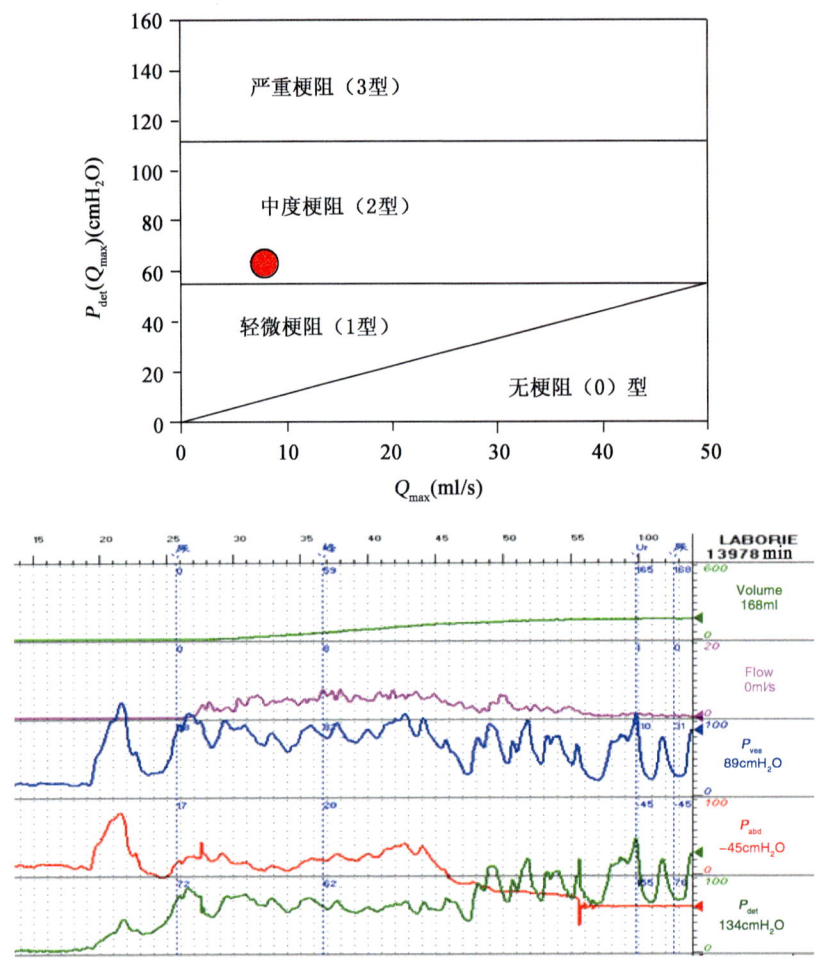

图 8-52 膀胱出口梗阻（BOO）女性患者的压力-流率结果的 Blaivas 列线图分析

患者，女性，32 岁，主诉尿频、尿急、排尿困难、尿等待、尿线细、尿流中断、尿滴沥等症状。下图为压力-流率结果，表现为低压-高流，最大尿流率（Q_{max}）为 8ml/s，最大尿流率对应的逼尿肌压力 [$P_{det}(Q_{max})$] 为 62cmH$_2$O，上图为 Blaivas 列线图，将 Q_{max} 与 $P_{det}(Q_{max})$ 在图中作图，得出对应点位于中度梗阻（2 型）区。患者可被诊断为 BOO

第四节　压力-流率测定的可靠性

一、同一测试内的可重复性

在同一次测定的重复排尿测试中发现，尿道阻力和 P_{det} 存在连续的显著性降低，并且排尿量和残余尿量有增高的趋势。在第 1 次与第 2 次排尿之间和第 1 次与第 3 次排尿之间的 $P_{det}(Q_{max})$ 降低的 95% 置信区间分别为 4%～10% 和 10%～16%；平均差值 ± 标准差对于男性和女性均在相同的范围：$P_{det}(Q_{max})$ 为 (3±10)cmH$_2$O，$P_{det.open}$ 和 $P_{det.close}$ 为 (7±15) cmH$_2$O，Q_{max} 为 (0.5±3) ml/s，排尿量和残余尿量为 (15±90) ml。这意味着 80% 的患

者存在重复测定的 Q_{max} 差值 < 2ml/s 而 P_{det} (Q_{max}) 差值 < 15cmH$_2$O。

二、测试 - 再测试的可重复性

长期可重复性与测试内可重复性的范围相同，10% ~ 15% 压力 - 流率的重复测定将改变在压力 - 流率图中的类别。

三、个体间的观察变异性

在经验丰富的医师间针对压力 - 流率图评估的个体间观察变异性很小（r 为 0.95），在 90% 的患者中，Q_{max} 的差值 < 2ml/s，P_{det} (Q_{max}) 差值 < 15cmH$_2$O。

四、正常人与患者之间的重叠情况

正常志愿者与患者之间的交叉重叠情况较大。在年龄 > 50 岁的无症状男性当中，约有 50% 处于可疑梗阻或 BOO 区域。在不进行筛选的疑为良性前列腺梗阻（benign prostatic obstruction，BPO）导致的 LUTS 男性中，约 1/3 在压力 - 流率测定中未证实 BOO；这组患者对于解除 BOO 的外科手术效果不及那些存在 BOO 的患者组理想，但是两组患者对药物治疗的反应均可能相同（图 8-53 ~ 图 8-57）。

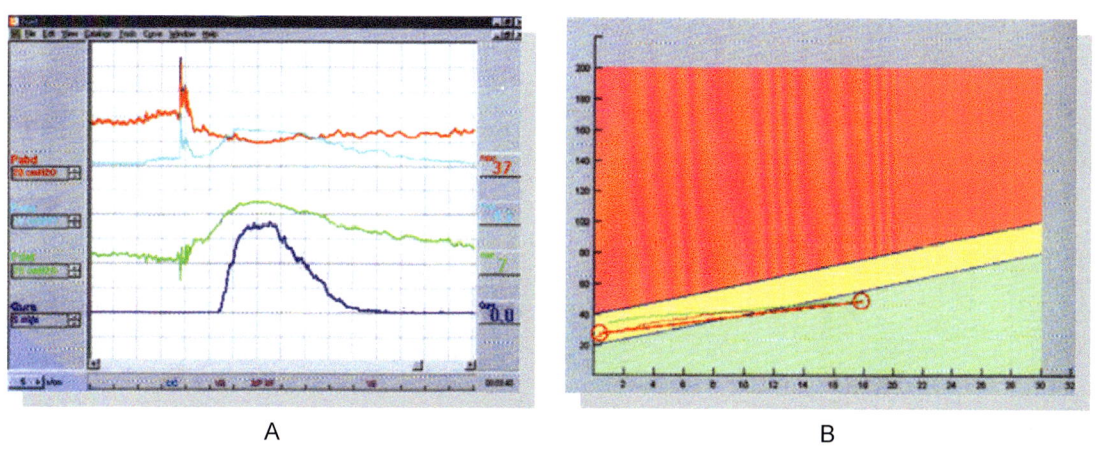

A   B

图 8-53　对 1 名 39 岁正常男性进行的正常压力 - 流率测定和压力 - 流率图

A. 尿流率记录显示 1 条稍微不对称的钟形尿流率曲线，最大尿流率（Q_{max}）为 17.9ml/s，排尿量为 294ml，P_{det} 记录显示压力上升平稳且保持良好，最大尿流率对应的逼尿肌压力 [P_{det} (Q_{max})] 为 49cmH$_2$O，同时腹压在排尿过程中有所下降，压力记录显示 P_{ves} 上升是由逼尿肌收缩单独引起，排尿前的咳嗽证实在 P_{ves} 和 P_{abd} 记录中有几乎相等的压力传递，在逼尿肌曲线上只引起轻微的静噪变化。B. 逼尿肌压力 - 流率绘图证实 Q_{max} 与 P_{det} (Q_{max}) 对应点落在正常无梗阻区域，压力 - 流率图的上升部分为绿色，下降部分为红色，开口压（$P_{det.open}$）=34cmH$_2$O，闭合压（$P_{det.close}$）=21cmH$_2$O，斜率，即 [P_{det} (Q_{max}) − $P_{det.close}$]/Q_{max}=1.6

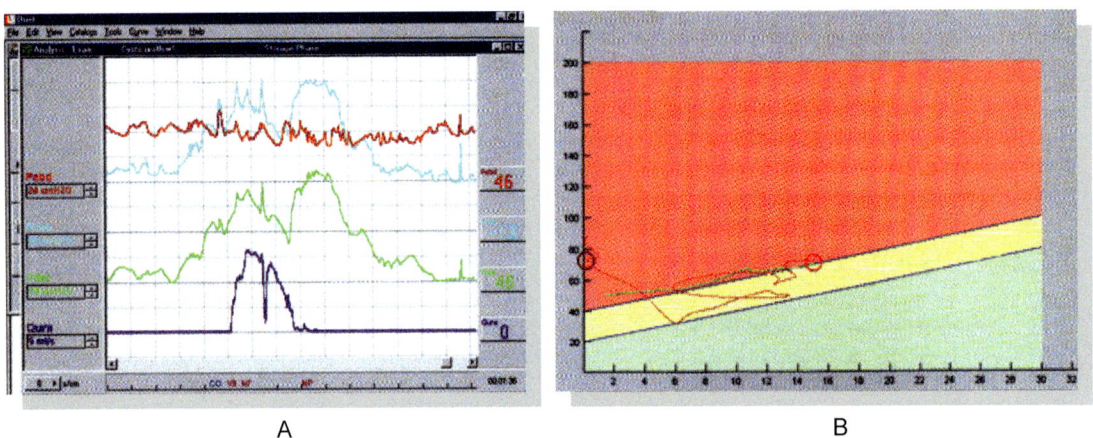

图 8-54　1 例表现为高流率、膀胱出口梗阻（BOO）处于边界的 65 岁老年男性的压力 - 流率测定和压力 - 流率图

A. 尿流率记录显示为钟形、正常轮廓的尿流率曲线，其具有短暂而较深的向下偏斜，可能为横纹尿道括约肌收缩引起。排尿量为 213ml，最大尿流率（Q_{max}）为 15.2ml/s，P_{det} 曲线显示良好的收缩及有力的排尿后收缩，注意逼尿肌曲线上的凸刺与尿流曲线上的凹陷之间的时间延迟，其反映了尿流延迟。腹压记录显示了较小的波动，未见明显的腹部收缩。B. 逼尿肌压力 - 流率图：Q_{max} 与最大尿流率对应的逼尿肌压力 [$P_{det}(Q_{max})$] 对应点在梗阻区和可疑区的界线上，在压力 - 流率曲线的下降支（红色）有弯曲部分，其将闭合压（$P_{det.close}$）带入梗阻区，此为排尿后收缩的结果，若考虑流率延迟，并进行目视分析，则 Q_{max} 与 $P_{det}(Q_{max})$ 对应点将落入可疑区

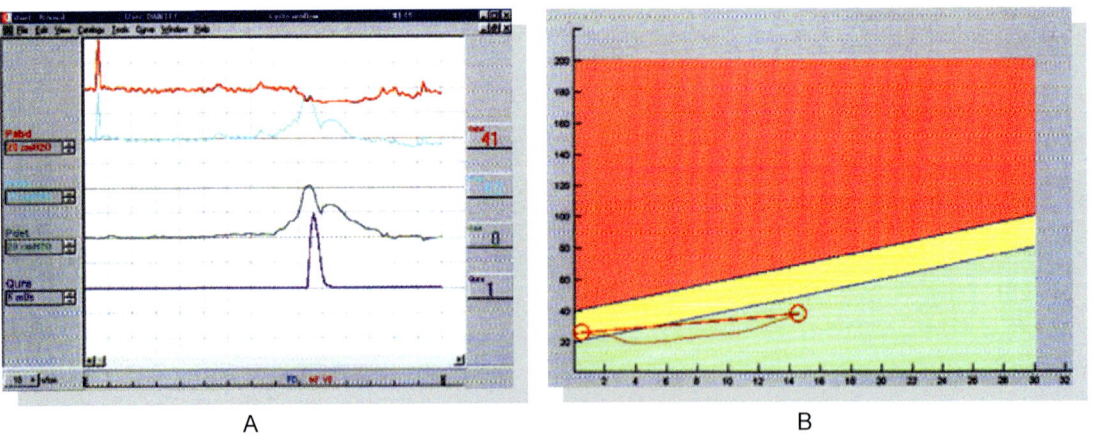

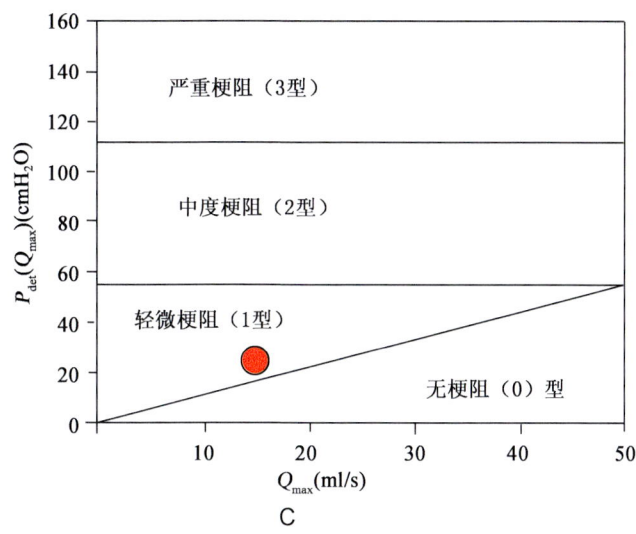

图 8-55　1 例女性尿失禁患者的压力 - 流率测定和压力 - 流率图

A. 该测定的起始部分为膀胱压力测定，当达到初次排尿感时即开始排尿。尿流率曲线平滑而陡峭，但由于排尿量较少（只有 75ml），因此最大尿流率（Q_{max}）只有 15ml/s，压力曲线显示无腹肌收缩，排尿过程中出现腹压降低，逼尿肌收缩平稳且保持良好，P_{det} 达 20cmH$_2$O，并产生尿流及一个较小的排尿后收缩，测定开始时的一次咳嗽证实了不相等的压力传导。B. 压力 - 流率图显示尿道阻力关系（URR）接近被动尿道阻力关系（PURR），ICS 列线图判断为无梗阻，但其适用于男性。C. 使用女性 Blaivas 列线图分析，Q_{max} 与最大尿流率对应的逼尿肌压力 [$P_{det}(Q_{max})$] 对应点落在轻微梗阻区域。结论：逼尿肌过度活动，逼尿肌收缩力良好，轻微膀胱出口梗阻

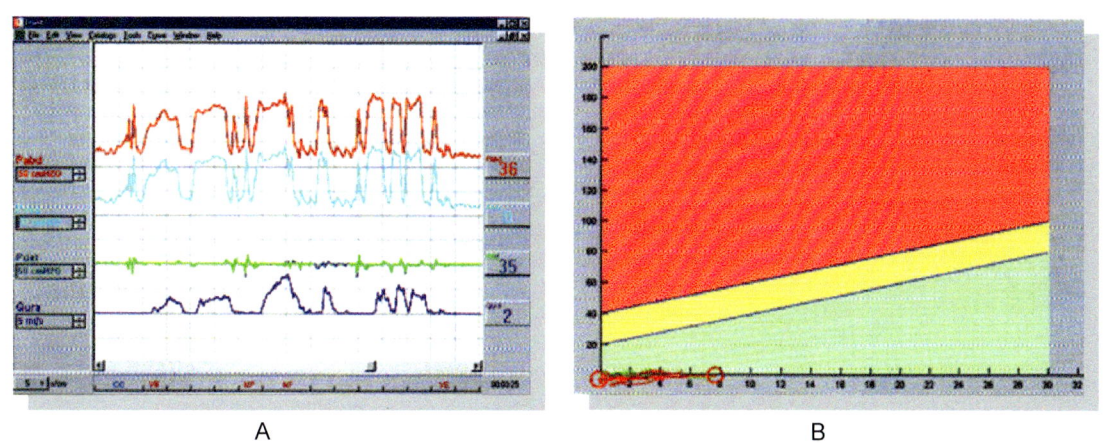

图 8-56　1 例依靠腹肌收缩排尿患者的压力 - 流率测定和压力 - 流率图

患者，女性，64 岁，患压迫性尿失禁。P_{ves} 测量显示膀胱稳定，顺应性正常，受尿急所限，膀胱容量为 133ml。膀胱炎可能引起患者尿急，伴随或缺乏逼尿肌过度活动（DO），但焦虑也会产生此结果。在稳定患者情绪后再次进行膀胱测压，显示膀胱测压容积（CC）为 365ml，排尿日记显示在家的排尿量相当正常，排尿后的残余尿量（RUV）为 10～50ml。通过腹部收缩帮助有效排空膀胱在女性中较常见，该女性患者在接受局部雌激素治疗及排尿指导后，产生了合理的疗效。A. 尿流率曲线分为多个片断，总量为 117ml，最大尿流率（Q_{max}）为 7.8ml/s。P_{abd} 和 P_{ves} 记录显示有相等的突兀偏斜，幅度高达 20cmH$_2$O。P_{det} 记录显示有较小的陡峭偏斜（静噪），测定中没有出现平滑肌的压力上升作为逼尿肌收缩的征兆。B. 压力 - 流率图显示无逼尿肌收缩，不伴随逼尿肌收缩的排尿，在无 RUV 的情况下可能意味着不存在梗阻，但不一定绝对如此。结论：在测定过程中未发现逼尿肌活动，尿流由腹部收缩所产生

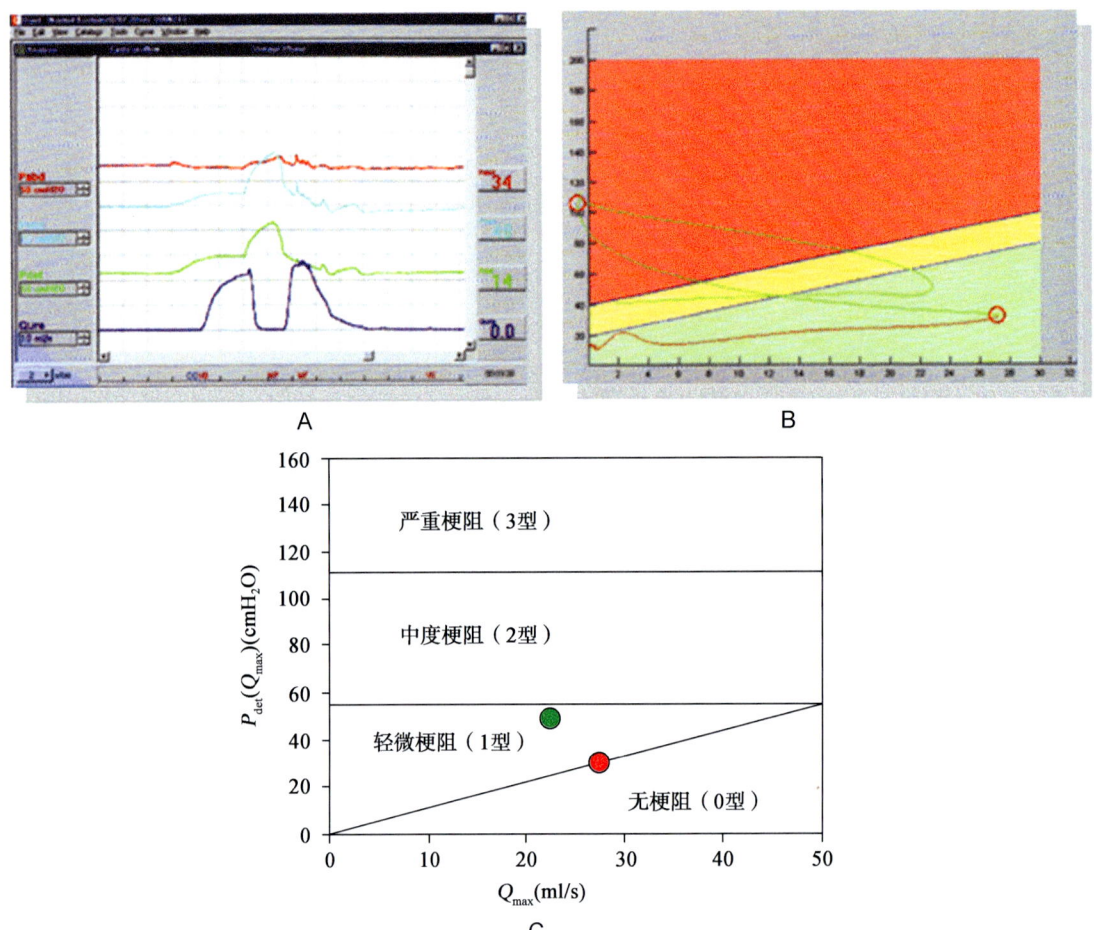

图 8-57 1 例进行"停止排尿"的压力性尿失禁女性患者的压力 - 流率测定和压力 - 流率图

在膀胱测压过程中用 162ml 体温生理盐水将膀胱灌注至膀胱测压容积（CC），显示了稳定的逼尿肌功能，然后患者被告知开始排尿。当尿流率达到最高值时，告知患者收紧尿道括约肌以停止排尿，直至 P_{det} 达到最大值。A. 尿流率曲线在起始和末端均较为平滑，在中段因有括约肌收缩产生了一个突然的中断，然后又突然重新开始。排尿量为 153ml，最大尿流率（Q_{max}）为 27.5ml/s，P_{det} 曲线显示在出现尿流的过程中逼尿肌收缩平滑，压力为 47cmH$_2$O；在尿流中断时 P_{det} 可上升至 115cmH$_2$O，P_{ves} 的上升与 P_{det} 类似，因为腹压曲线在患者收紧尿道括约肌时仅显示有很小的收缩。B. 压力 - 流率图显示中断的尿流为环状曲线，很容易辨认 Q_{max}、等容逼尿肌压力（$P_{det.iso}$）和等张逼尿肌压力（$P_{det.ism}$），$P_{det.iso}$=115cmH$_2$O；$P_{det.ism}$=47cmH$_2$O，ICS 列线图判断 2 次排尿均为无梗阻，但其适用于男性。C. 使用 Blaivas 列线图分析，Q_{max} 与最大尿流率对应的逼尿肌压力 [$P_{det}(Q_{max})$] 对应点在停止排尿前落在轻微梗阻区域（绿点）、在终止排尿后落在轻微梗阻与无梗阻交界处（红点）。结论：逼尿肌稳定、尿道阻力无明显增高、逼尿肌收缩力强、括约肌收紧能力良好、盆底和腹肌控制能力与意识很好，患者适合进行经阴道悬吊术

第五节　压力 – 流率测定的赝像分析

很多因素都影响着压力 - 流率测定，进而产生赝像。传感器或管道内的气泡、管腔堵塞、导管放置不当、膀胱和直肠之间压力传递不等，都会导致测量无效。窘迫可能造成心理性抑制，仪器导管的放置或急促状态可能造成尿道和逼尿肌行为的改变。插管途径（如耻骨上插管和经尿道插管）、不同尺寸的导管均可对尿流率和压力产生不同的影响，也可影响对尿道和逼尿肌功能的评估。所记录的尿流率曲线模式必须能够代表患者在单纯尿流率测定中的曲线模式，应重复进行压力 - 流率测定以确保数据的可重复性，应在压力 - 流率曲线上辨别出赝像和不真实的偏斜，将其剔除在分析以外，确保结果的客观真实（详见相关章节）。

第 9 章 括约肌肌电图描记

括约肌肌电图（EMG）描记术是指记录参与主动控尿机制的横纹括约肌除极化所产生的电位的方法。通过这种方法，可以了解括约肌的随意控制及膀胱充盈与排尿过程中逼尿肌与括约肌复合体的协调性。括约肌 EMG 可用于记录尿道横纹括约肌、肛门括约肌或盆底肌肉的活动，也可同步记录上述所有括约肌的活动。

一、分类

目前有两种根本不同的技术可采用：①针形电极，用于记录单个运动单位的放电；②表面电极，用于记录电极下肌肉的总体电输出。

两种技术都需要用 EMG 放大器、示波器和（或）记录装置，EMG 记录还需要一根接地电极，为方便起见，通常将其置于腿部（图 9-1）。

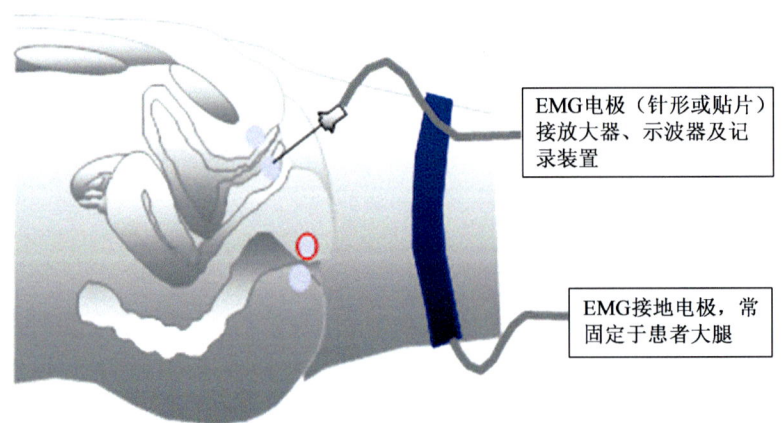

图 9-1　括约肌肌电图（EMG）测定中肌电记录电极与接地电极的放置

EMG 信号可以两种方式显示：①仪器整合信号，偏斜只会从零点向一个方向移动，振荡越宽，则离零点的距离越远；②原始信号，沿零点线的对称振荡（图 9-2）。

（一）针形电极肌电图的优点

该技术可用于记录横纹肌急性或慢性去神经支配的肌电信号，以确定神经支配是否发生中断。对于单个运动单位放电的解释需要神经学或神经生理学的专业知识，因此该技术很少适合于常规泌尿科患者的筛选。但使用走纸速度较慢的条形纸记录仪时，总体 EMG 的活动模式还是能够辨别的。

各种针形电极（同心、双极、单极、单纤维）均可插入肛门括约肌、尿道横纹括约肌、盆底肌肉及球海绵体肌（图 9-3，图 9-4）。

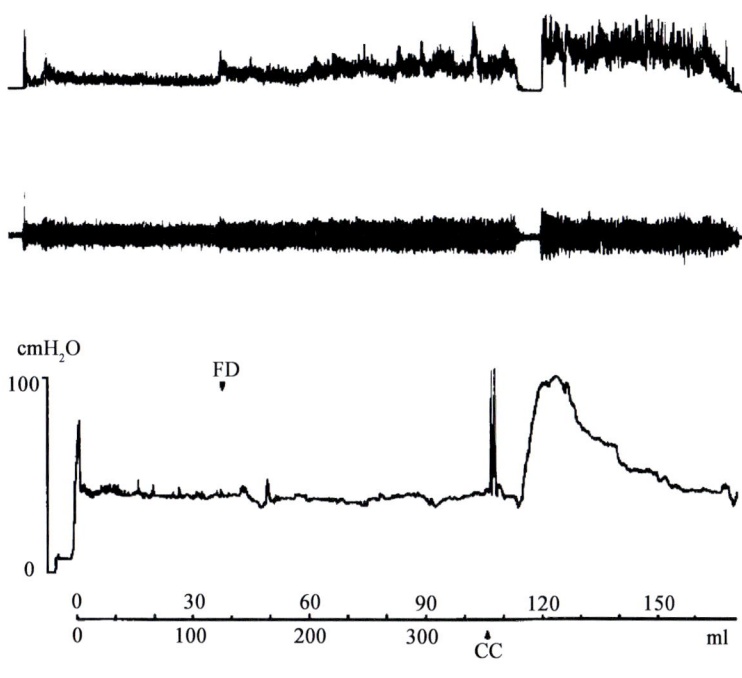

图 9-2　气体膀胱测压及尿道括约肌肌电图记录

研究对象为正常男性，采用站立姿势。采用固定有球囊导管的环形电极进行灌注和记录，灌注速度为 20ml/min，初次排尿感（FD）膀胱容积为 118ml，膀胱测压容积为 352ml（CC），此时停止灌注，逼尿肌收缩幅度为 60cmH$_2$O，EMG 活动由 FD 膀胱容积增加为 CC，在逼尿肌自主收缩过程中，因括约肌的反射性放松，EMG 活动停止，随着逼尿肌自主收缩的抑制，EMG 活动显示盆腔底的最大收缩程度，两个 EMG 记录为 EMG 整合信号（上部）和原始信号（下部）

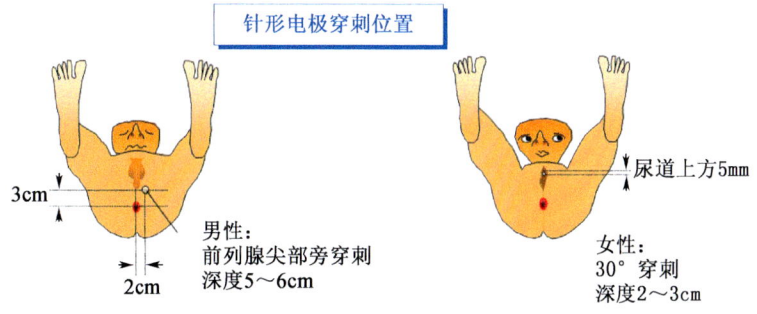

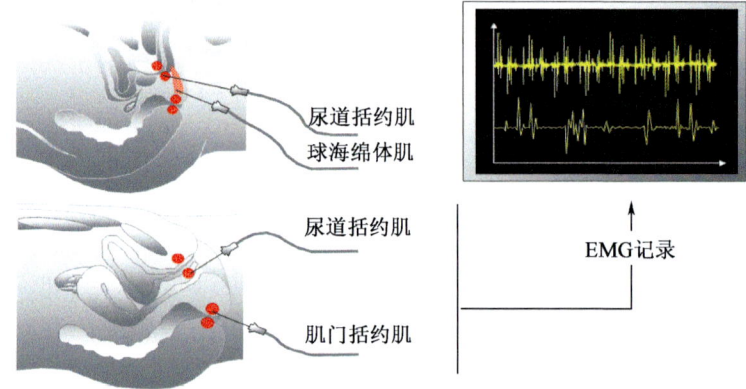

图 9-3 针形电极记录括约肌肌电图方法示意图

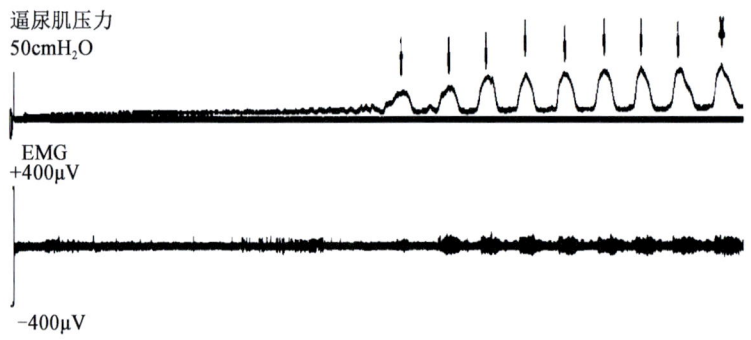

图 9-4 针形电极记录的脊髓损伤大鼠尿道外括约肌肌电图（EMG）

随膀胱充盈出现多个阶段性逼尿肌过度活动性收缩，与此相对应，外括约肌 EMG 活动出现节律性增强、减弱，为典型的逼尿肌-括约肌协同失调模式

（二）表面电极肌电图的优点

该技术可用于记录简单的肌电模式来反映横纹括约肌的总体活动，电极种类有皮肤式、肛塞式、海绵式及固定有电极的导尿管式等。除了使用导尿管式电极之外，其他种类的电极使用时都是非侵入性的。EMG 经常与膀胱测压结合以评估膀胱充盈过程中横纹括约肌的活动；或与尿流率测定、压力-流率测定结合来评估横纹括约肌在排尿期和生物反馈过程中的活动（图 9-5）。

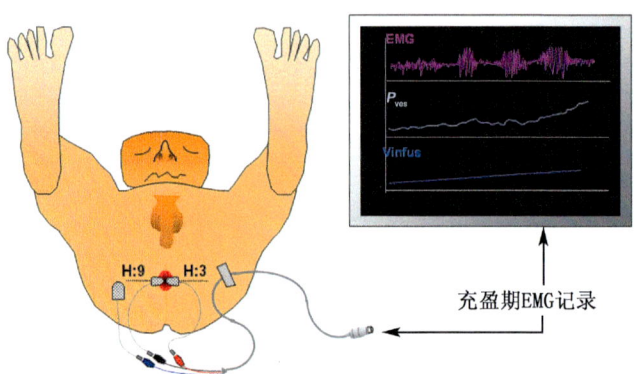

图 9-5 表面电极肌电图（EMG）记录示意图

1. 使用表面电极进行检查

（1）EMG 表面电极：贴片式电极（图 9-6），可放置于肛周，一根电极放在 3 点位置，另一根电极放在 9 点位置，尽量靠近肛门。这种电极尤其适用于儿童，但也可用于成年人。

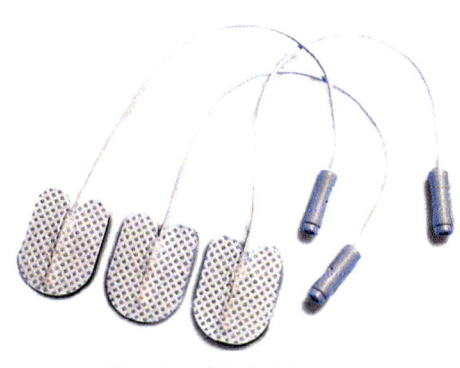

图 9-6　贴片式表面电极

（2）将电极连接到仪器上，开始测定；表面电极需要使用特殊的导电胶，以保证良好的导电性。

（3）指导患者缩紧和放松盆底肌肉，EMG 信号会显示电极位置是否正确；同时也提供有关患者随意控制横纹括约肌的信息。

（4）根据事先计划，开始进行尿动力学检查（图 9-7）。

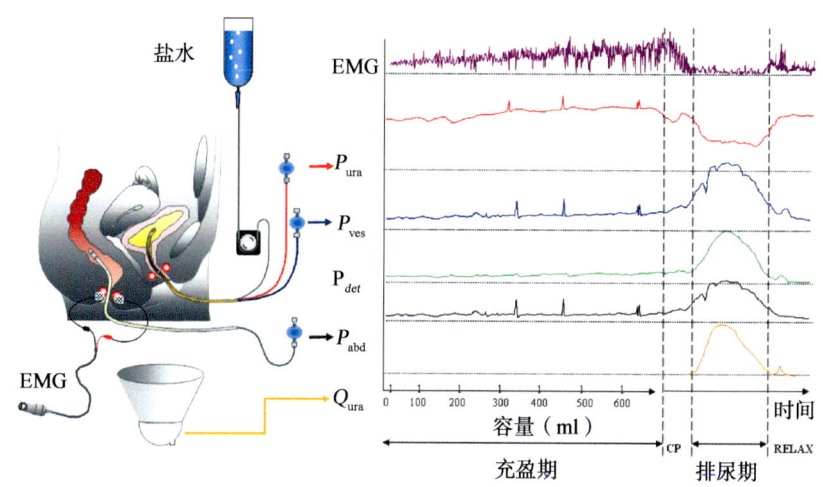

图 9-7　表面电极 EMG ＋膀胱压力联合测定

2. 使用环形电极进行尿道横纹括约肌活动的检查　将环形电极固定在一根标准的 Foley 导尿管前端（10F 或 14F，图 9-8），环形电极与球囊的距离等于至尿道外括约肌的预测位置（通常为球囊下 1cm），将导尿管经尿道插入膀胱，插入过程相对于普通导尿操作更具损伤性和疼痛。

也可将电极与一个神经刺激器相连，用以测量感觉阈值。

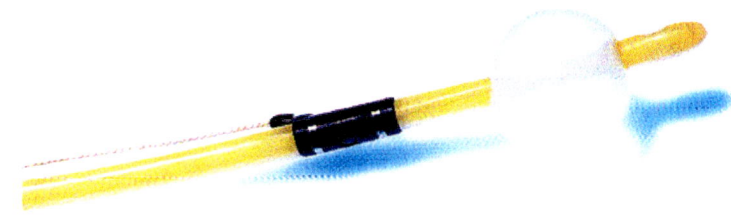

图 9-8　固定在 Foley 导尿管上的环形电极

3. **使用肛塞电极记录肛门括约肌 EMG** 将特制的肛塞电极插入肛门，有些肛塞电极中央还可穿过一细管用以同步记录直肠压力（图9-9）。在肛门内插入肛塞电极可能会不舒服，并因担心肛塞移位而产生肛门挤压动作，也可导致逼尿肌的反射性抑制。

4. **使用海绵电极记录括约肌 EMG 活力** 海绵电极为用于插入肛门通道或阴道的特制电极（图9-10），通常优于肛塞电极。

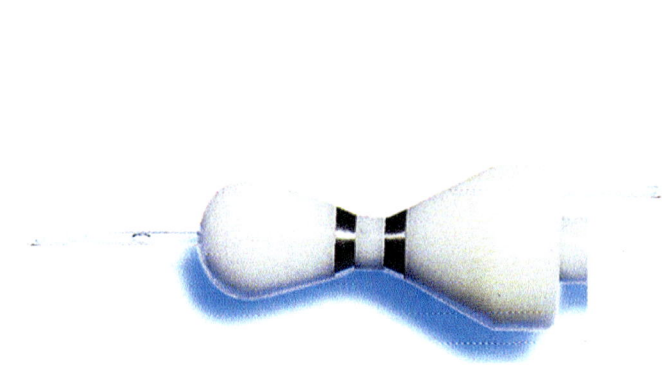

图 9-9 肛塞电极
中央有一腔道以用于通过直肠测压导管

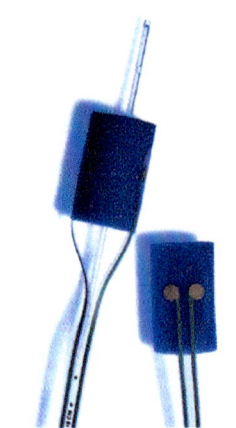

图 9-10 一次性使用海绵肛门/阴道括约肌电极
肛门括约肌电极（左侧）有一道缝隙以用于置入压力测定导管

二、临床解释

EMG 正常表明括约肌神经控制的完整性，这意味着在皮质脊髓束中存在未中断的、功能良好的神经通路，以及从脊髓到括约肌间存在完好的传出神经支配，检查中患者的配合是非常重要的。

三、从尿道括约肌或肛门括约肌进行肌电图记录的选择

大多数患者的尿道及肛门横纹括约肌是同步工作的，这意味着通过记录其中一个括约肌的 EMG 活动可以反映另外一个括约肌的同步活动。但是，在某些神经性疾病中，尤其是在脱髓鞘病变中（如多发硬化），有时会发现尿道括约肌和肛门括约肌的 EMG 活动不同，这些不同表现在数量及性质上。因此，对于怀疑患有脱髓鞘病变或其他脊髓部分受损的患者，应选用尿道括约肌 EMG 测定来评估下尿路功能。

临床解释要基于以下参数。

1. 在膀胱静息和逼尿肌收缩时，患者应检查收缩和松弛括约肌（图9-11）。
2. 在逼尿肌收缩时，反射性括约肌舒张的存在或缺乏（图9-12，图9-13）。
3. 在控尿阶段非随意性括约肌松弛能力（图9-14）。

相应的，有3种异常的括约肌 EMG 模式被描述：①括约肌缺乏随意控制；②逼尿肌-括约肌协同失调（DSD）；③无抑制括约肌松弛。

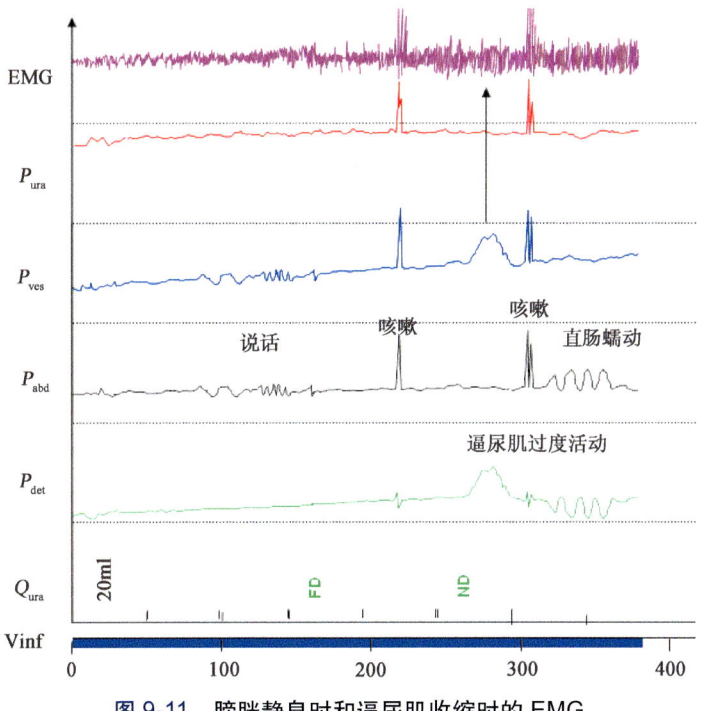

图 9-11 膀胱静息时和逼尿肌收缩时的 EMG

患者在膀胱充盈过程中出现逼尿肌过度活动（DO），并产生尿急感，患者通过随意收缩括约肌抑制排尿，表现为 EMG 活动增加，阶段性 DO 被抑制，说明患者随意收缩括约肌能力正常

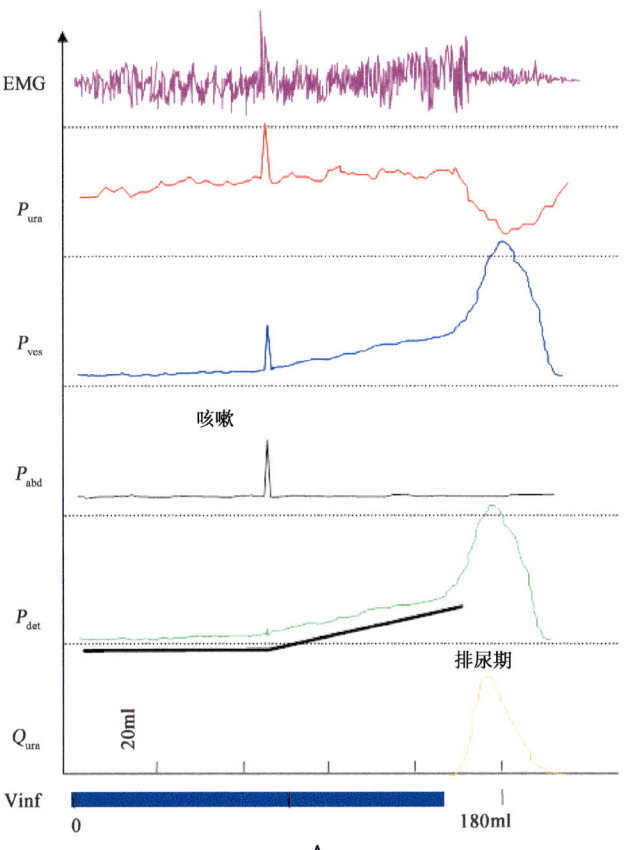

A

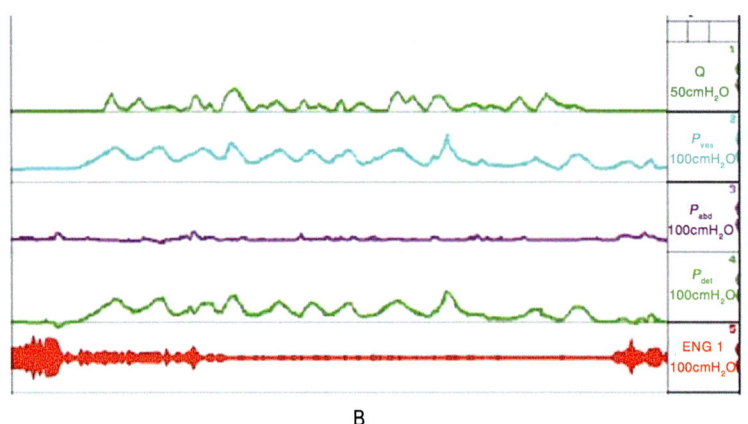

B

图 9-12　逼尿肌收缩时反射性括约肌舒张的 EMG

A. 示意图，患者在膀胱充盈期突然产生尿急感，逼尿肌过度活动（DO），患者通过随意收缩括约肌抑制排尿（表现为 EMG 活动增加），但未成功；逼尿肌产生 1 次排尿收缩，括约肌放射性松弛，表现为 EMG 活动减弱或消失，说明患者反射性括约肌舒张能力存在。B. 患者在膀胱充盈末期产生强烈排尿感，EMG 活动增强，逼尿肌开始收缩、括约肌反射性舒张，EMG 活动逐渐减弱或消失，尿流出现，但由于逼尿肌收缩力减弱而使尿流呈间断模式，排尿结束后 EMG 活动恢复

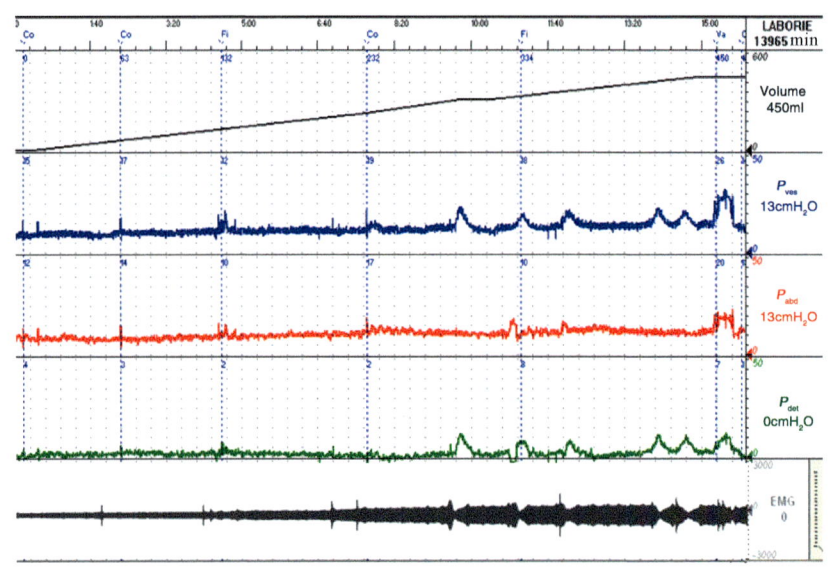

图 9-13　充盈期膀胱压力-EMG 联合测定

患者，女性，48 岁，1 年前外伤致 C_5、C_6 脊髓损伤，四肢感觉、运动功能障碍，大小便功能障碍。现患者留置尿管引流，无漏尿。鞍区感觉减退。充盈期膀胱压力-EMG 联合测定：采用针形电极记录肌电图，灌注过程中多次嘱患者咳嗽及增加腹压以诱发逼尿肌无抑制性收缩，EMG 活动从膀胱充盈开始逐渐增强，每次 DO 发生时逼尿肌压力呈阶段性增高，EMG 活动出现同步下降，DO 消失后 EMG 恢复较强活动，说明患者存在反射性括约肌松弛。灌注至 132ml 时出现初次膀胱充盈感，334ml 时出现初次排尿感，450ml 时停止灌注，无尿液排出。结论：逼尿肌-括约肌反射存在

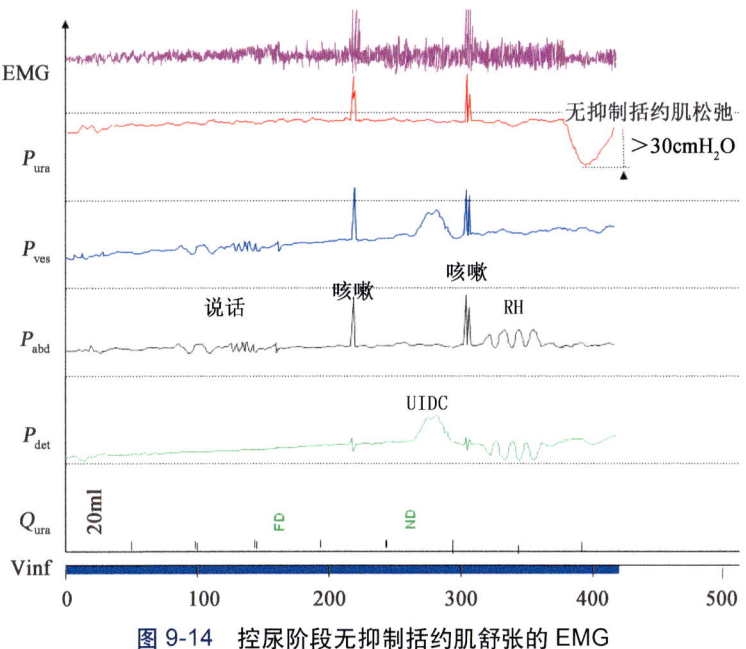

图 9-14 控尿阶段无抑制括约肌舒张的 EMG

患者在膀胱充盈期突然产生尿急感，但无逼尿肌过度活动（DO）出现，尿道压力测定出现无抑制括约肌松弛（幅度要求 > 30cmH₂O），EMG 记录表现为 EMG 活动减弱，说明患者存在非随意性或无抑制性括约肌舒张

四、膀胱测压过程中的括约肌肌电图特性

括约肌 EMG 模式分为正常模式、僵持模式、逼尿肌 - 括约肌协同失调（DSD）和无抑制性括约肌松弛。

1. **正常模式** 在膀胱静息和排空时，显示有括约肌的随意收缩和相继松弛。在膀胱充盈灌注过程中，随着灌注量的增高，EMG 活动可见轻微增加，尤其是在产生了初次排尿感之后更是如此。在非随意逼尿肌收缩过程中，告知患者抑制逼尿肌收缩，可发现 EMG 活动显著增强，证实了患者在有意识地抑制排尿。在随意和非随意的逼尿肌收缩过程中，若患者未抑制排尿，则括约肌处于完全松弛状态（图 9-15，图 9-16）。

2. **僵持模式** 此模式尤其见于女性患者，归咎于在测试环境下产生了不适和窘迫感，从而导致有意识的逼尿肌反射抑制。该模式的特征是括约肌活动随膀胱灌注的增加而增强，在告知患者排尿时括约肌活动仍不减弱或消除，膀胱测压图显示无逼尿肌反射活动，此种情形可视为正常反应（图 9-17）。

3. **逼尿肌 - 括约肌协同失调（DSD）** 特征为在膀胱膨胀和逼尿肌反射收缩过程中，横纹括约肌的收缩或松弛能力丧失。在逼尿肌收缩过程中缺乏反射性括约肌松弛。典型 DSD 的括约肌 EMG 表现为在膀胱充盈和逼尿肌反射性收缩过程中，EMG 活动增强并保持不变。这种 EMG 活动无法被抑制或消除。DSD 提示患者存在脊髓损伤，充盈期膀胱测压结合括约肌 EMG 记录能够诊断 DSD 是否存在，但若要评估损伤对排尿机制的影响，则需进行压力 - 流率测定，并同步进行 EMG 记录；只有这种研究才能对由逼尿肌-外括约肌协同失调所造成的排尿机制的功能紊乱进行分析（图9-18～图9-20）。

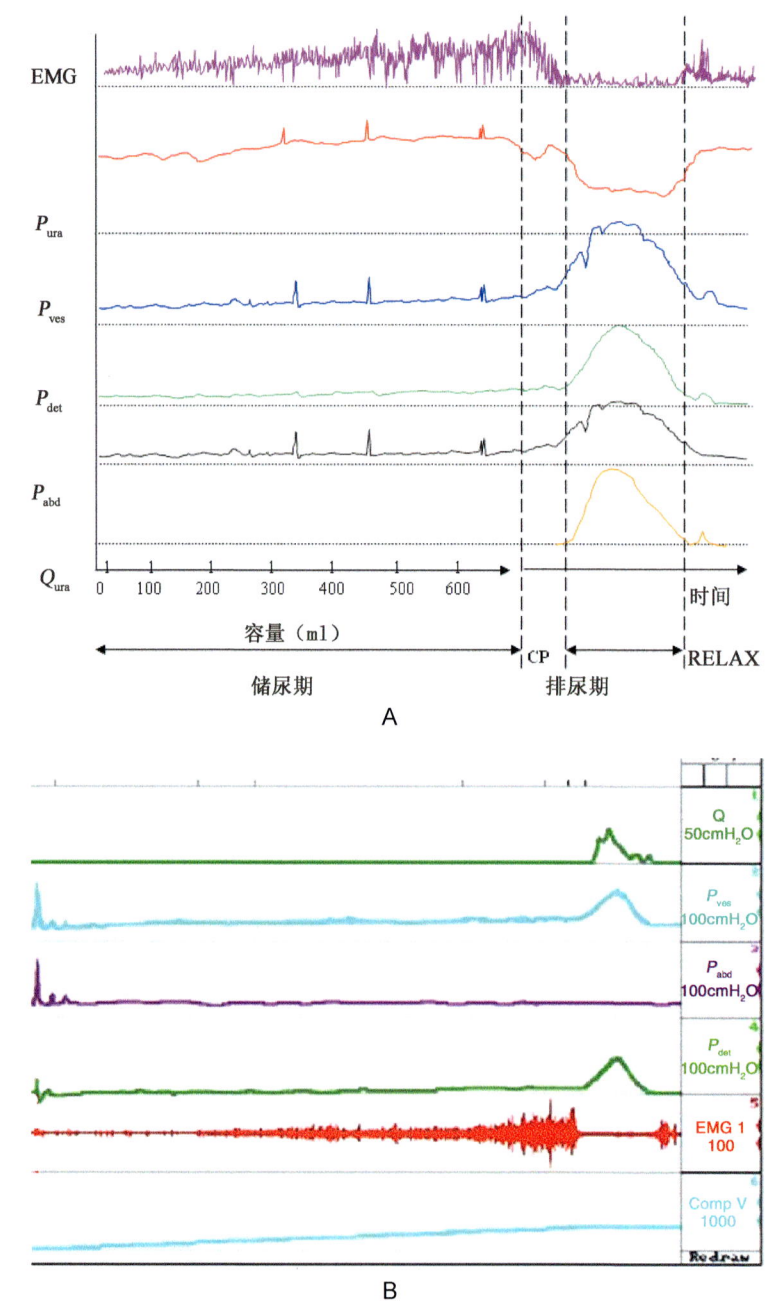

图 9-15　膀胱充盈与排尿期肌电图的正常模式

A. 示意图。B. 在膀胱充盈过程中，EMG活动随膀胱容积增大而逐步增加，在随意逼尿肌收缩前，告知患者抑制逼尿肌收缩，可发现EMG活动显著增强。在随意逼尿肌收缩排尿过程中，括约肌处于完全松弛状态，EMG活动完全消失，排尿结束后EMG活动恢复

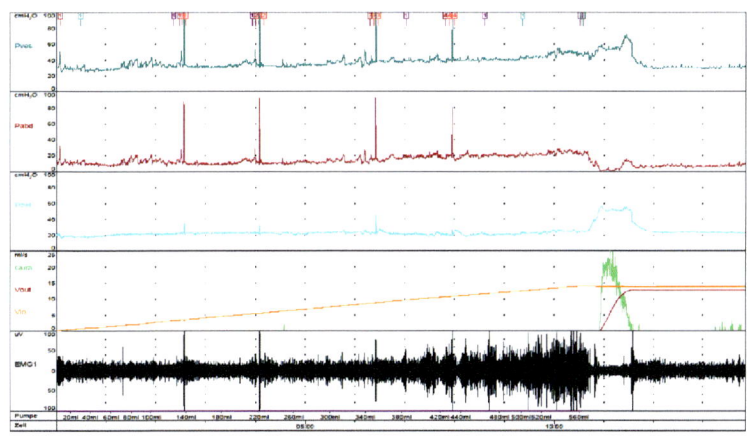

图 9-16 逼尿肌 - 括约肌协同性正常者的膀胱压力 -EMG 联合测定

在膀胱充盈过程中，EMG 活动随膀胱容积增大而逐步增加，在随意逼尿肌收缩前，告知患者抑制逼尿肌收缩，可发现 EMG 活动显著增强。当膀胱充盈达 500ml 时，逼尿肌开始收缩、盆底肌松弛（腹压下降），尿流出现；在随意逼尿肌收缩排尿过程中，括约肌完全松弛，EMG 活动完全消失，排尿结束后 EMG 活动恢复。证明患者逼尿肌 - 括约肌协同正常

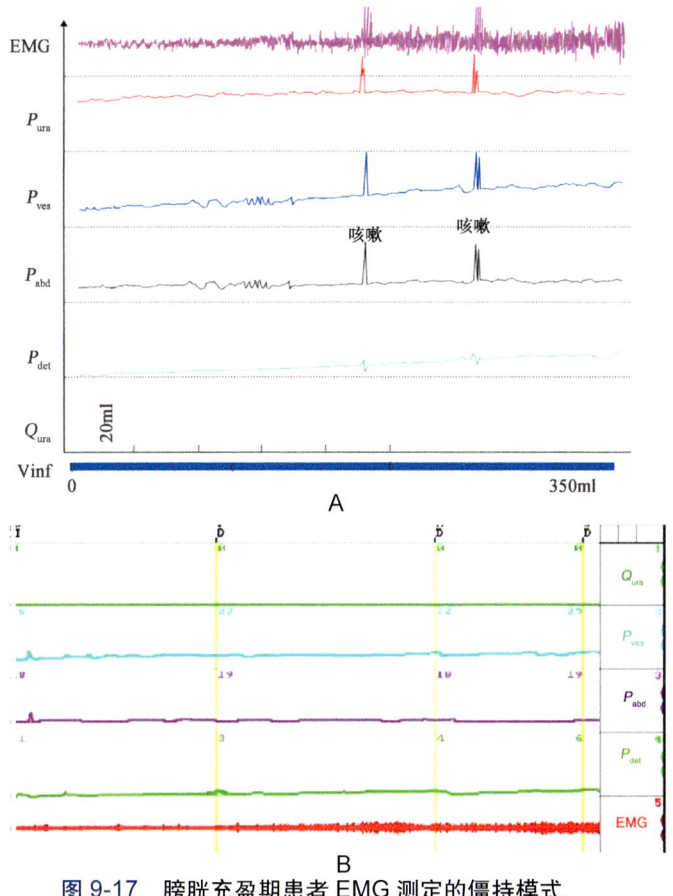

图 9-17 膀胱充盈期患者 EMG 测定的僵持模式

A. 示意图，括约肌 EMG 活动随膀胱灌注增加而逐步增强，至 300ml 时出现尿急感，告知患者排尿，但括约肌 EMG 活动仍不减弱或消除，同时膀胱测压显示无逼尿肌反射活动，此为括约肌僵持模式；B. 患者膀胱压力 -EMG 联合测定中 EMG 活动随膀胱灌注增加而逐步增强，尿急时嘱患者排尿，但 EMG 活动仍不减弱或消除，逼尿肌压力无变化，为括约肌僵持模式

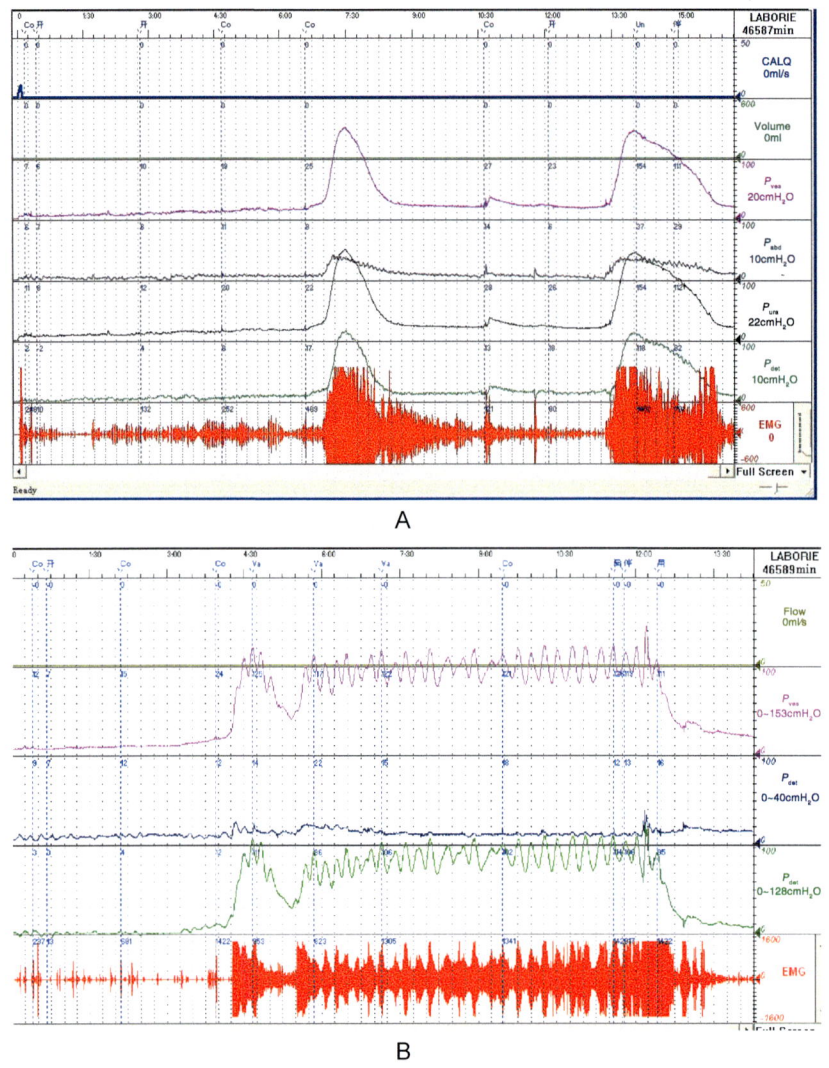

图 9-18 脊髓损伤患者膀胱充盈期膀胱压力-EMG 测定的逼尿肌-括约肌协同失调模式

A. T_4 脊髓损伤男性患者括约肌 EMG 随膀胱充盈出现 2 个期相性逼尿肌过度活动（DO）性收缩，与此相对应，外括约肌 EMG 活动出现节律性增强、减弱，患者无意识收缩括约肌，缺乏反射性括约肌松弛，为典型的逼尿肌-括约肌协同失调（DSD）模式；B. T_2 脊髓损伤女性患者括约肌 EMG 随膀胱充盈末期出现 DO，与此相对应，外括约肌 EMG 活动出现持续增强，发生漏尿，随着逼尿肌压力下降，EMG 活动减弱，为典型的 DSD 模式

4. 无抑制性括约肌松弛 特征为尿道横纹外括约肌的突然松弛。在临床上，这种情况表现为突然的、无防备的尿液漏出，该症状可见于一些神经病变的患者，也可是神经系统完好患者的逼尿肌反射发生的随即变化（图 9-21）。

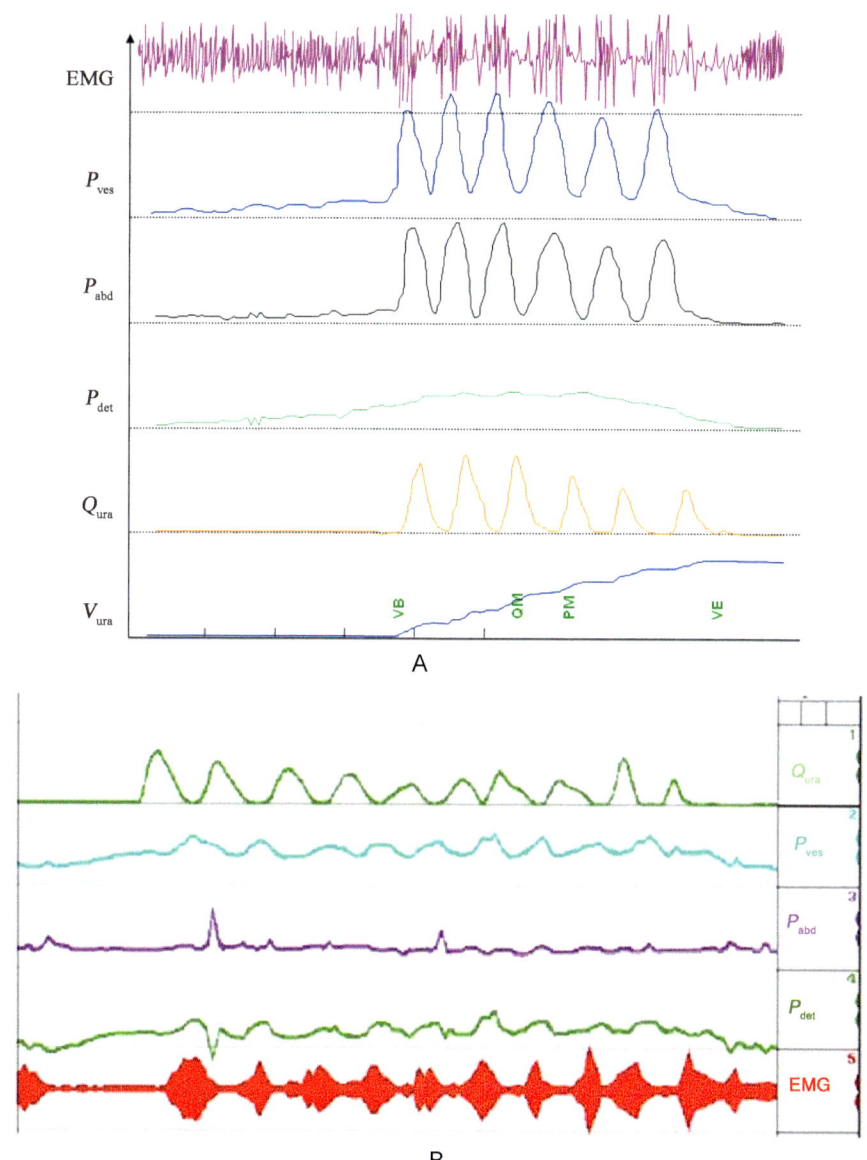

图 9-19 脊髓损伤神经源性膀胱患者排尿期压力 - 流率 -EMG 联合测定

排尿期随逼尿肌过度活动收缩，括约肌 EMG 活动没有因反射性松弛而减弱或停止，反而随尿流的出现呈节律性增强，为典型逼尿肌 - 括约肌协同失调（DSD）模式。A. 模式图；B. 患者测定图

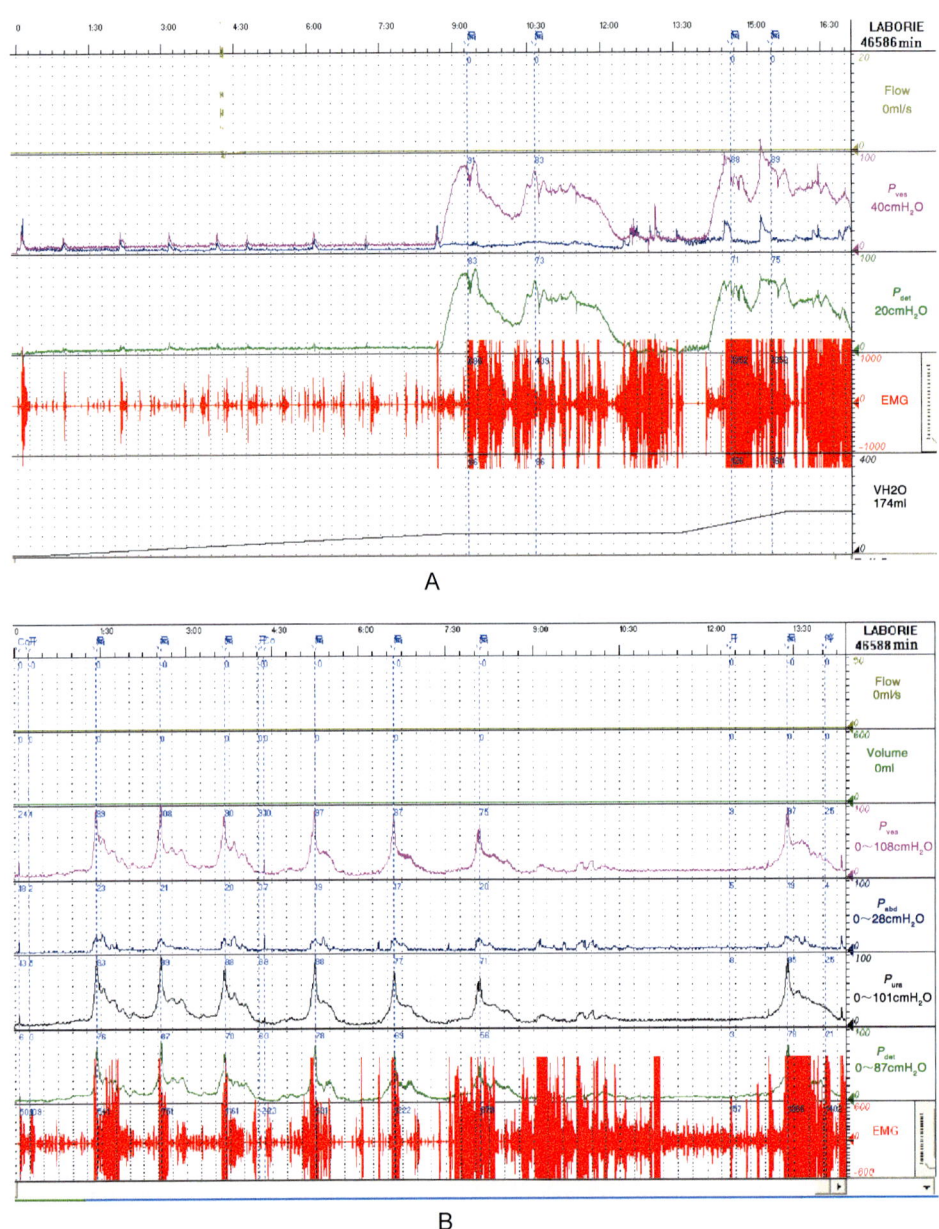

图 9-20 逼尿肌-括约肌协同失调患者膀胱压力-EMG 联合测定

A. 患者，女性，28 岁，畸胎瘤术后半年，感觉平面 T_1，鞍区感觉、肛门反射、球海绵体反射均消失，肌张力高，叩击可排尿，每日排尿 7～8 次，尿量不清楚，B 超未查。膀胱压力-EMG 联合测定：使用肛周表面贴附电极，EMG 表现为在膀胱充盈过程中肌电活动有所增加，在逼尿肌过度活动（DO）性收缩过程中，患者无意识收缩括约肌，缺乏反射性括约肌松弛，EMG 活动显著增强并保持不变，表现为典型的逼尿肌-括约肌协同失调（DSD）。B. 16 岁，男性，神经源性膀胱，10 年前出现双下肢疼痛、尿失禁及排尿困难。膀胱压力-EMG 测定表现为随膀胱充盈出现 7 次 DO，并出现漏尿，与此相对应括约肌 EMG 活动出现同步节律性增强、减弱，为典型的 DSD 模式

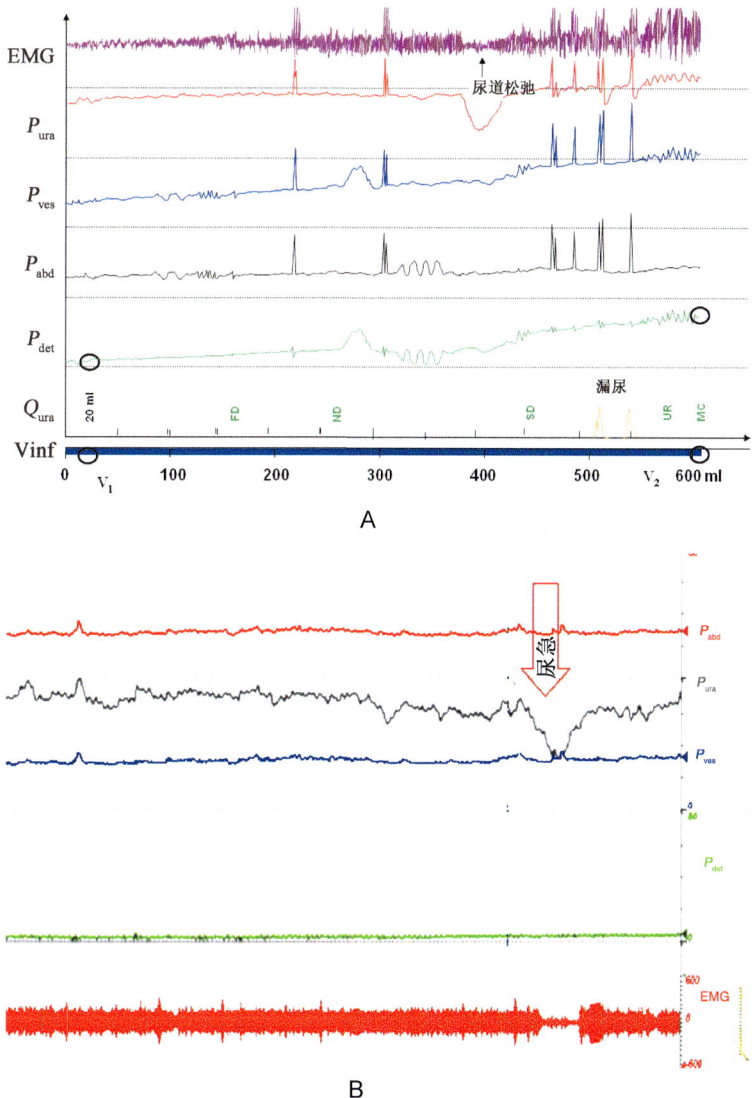

图 9-21 充盈期膀胱压力 - 尿道压力 -EMG 联合测定

A. 示意图，膀胱充盈过程中突然产生尿急感并出现 EMG 无抑制性松弛，尿道压力曲线出现无抑制括约肌松弛，但无逼尿肌过度活动（DO）出现，EMG 记录到相对应的肌电活动减弱，说明患者存在非随意性或无抑制性括约肌松弛，并产生尿失禁。B. 膀胱过度活动症（OAB）患者充盈期膀胱压 - 尿道压联合测定图，膀胱充盈过程中突然产生尿急，尿道压力曲线出现压力下降，EMG 活动减弱，为无抑制性括约肌松弛，无 DO 出现，然后尿道压力恢复正常

五、排尿过程中括约肌肌电图的特征

正常人从排尿开始及在逼尿肌收缩的过程中，除非患者有意抑制排尿，否则括约肌 EMG 活动必定会完全消失。逼尿肌-括约肌协同失调（DSD）可以存在于脊髓损伤患者，表现为尿道或尿道周围的横纹括约肌与逼尿肌同时收缩。对于神经系统正常的患者，排尿过程中异常的 EMG 活动被称为排尿功能障碍，参见压力-流率研究部分（图 9-22～图 9-26）。

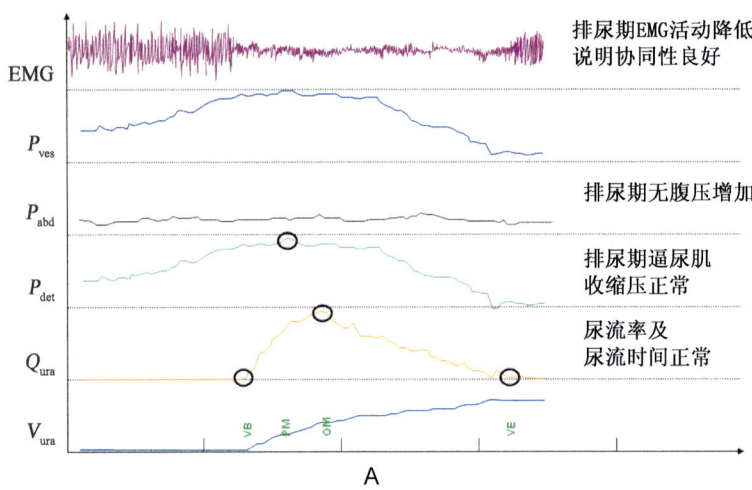

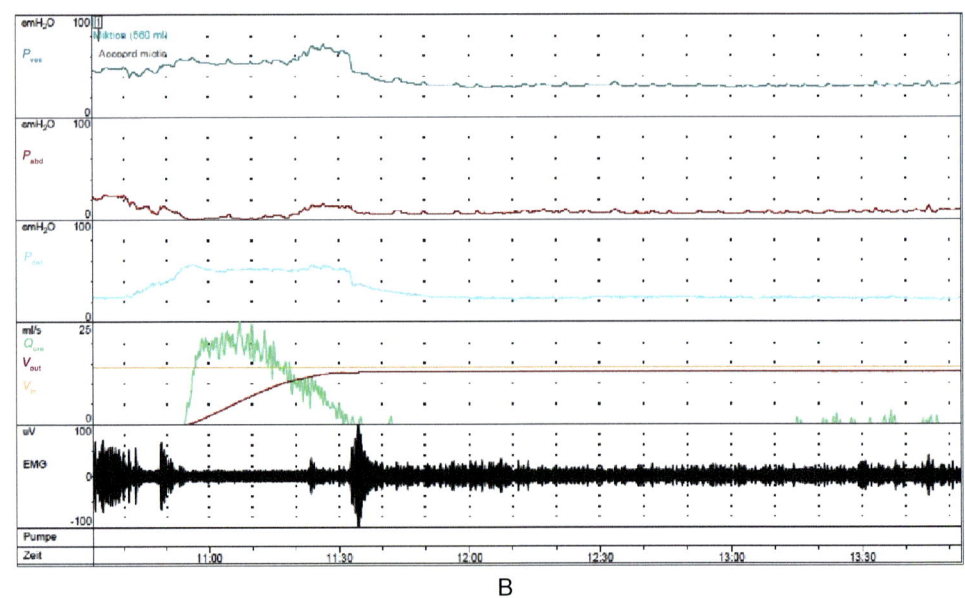

图 9-22 正常人排尿期压力-流率-EMG 联合测定

A. 排尿期无腹压增高，逼尿肌收缩正常，尿流率正常，EMG 活动随逼尿肌压力增高及尿流率出现而减弱，逼尿肌压力下降及尿流曲线终止后 EMG 重新增高，说明逼尿肌-括约肌协同性正常。B. 排尿期压力-流率-EMG 联合测定，排尿期随逼尿肌压力增高腹压下降（盆底松弛），同时尿流率增加，EMG 活动减弱，排尿结束后 EMG 活动重新恢复

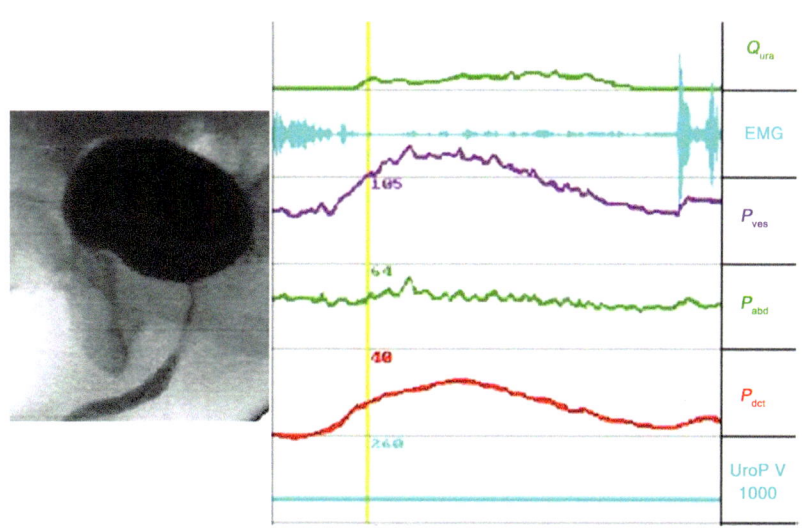

图 9-23　正常人排尿期影像 - 压力 - 流率 -EMG 联合测定

左侧为排尿期膀胱尿道影像图。右侧为压力 - 流率 -EMG 联合测定，黄线为影像采集时刻，排尿期随逼尿肌压力及尿流率增高，EMG 活动减弱、括约肌及膀胱颈开放，排尿结束后 EMG 活动重新恢复

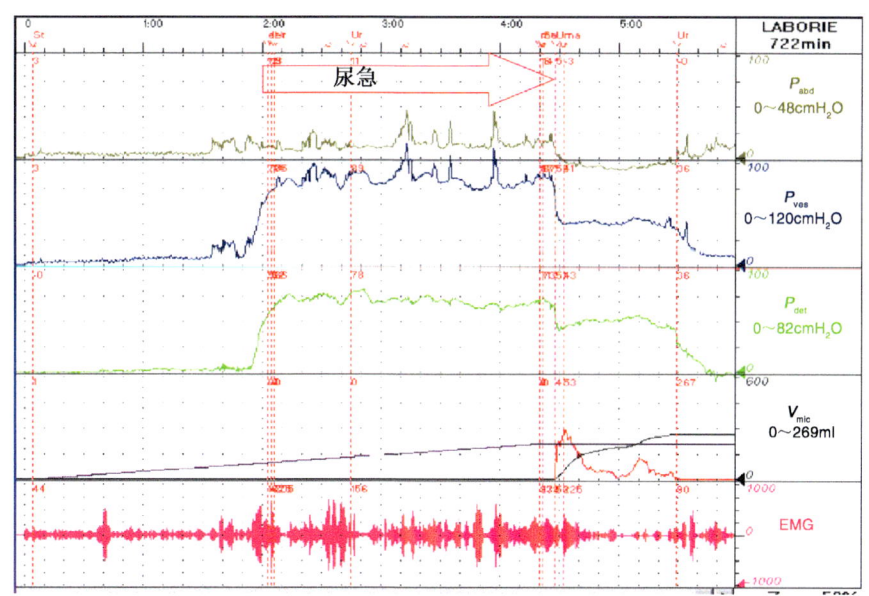

图 9-24　急迫性尿失禁患者膀胱压力 -EMG 联合测定

1 例急迫性尿失禁患者在膀胱充盈至 60ml 时突发尿急，逼尿肌开始收缩，患者收缩尿道括约肌以抑制逼尿肌收缩，EMG 活动增强，当患者不能再抑制尿急时，括约肌松弛、EMG 活动减弱、尿流出现、排尿结束后逼尿肌压力下降、EMG 活动恢复

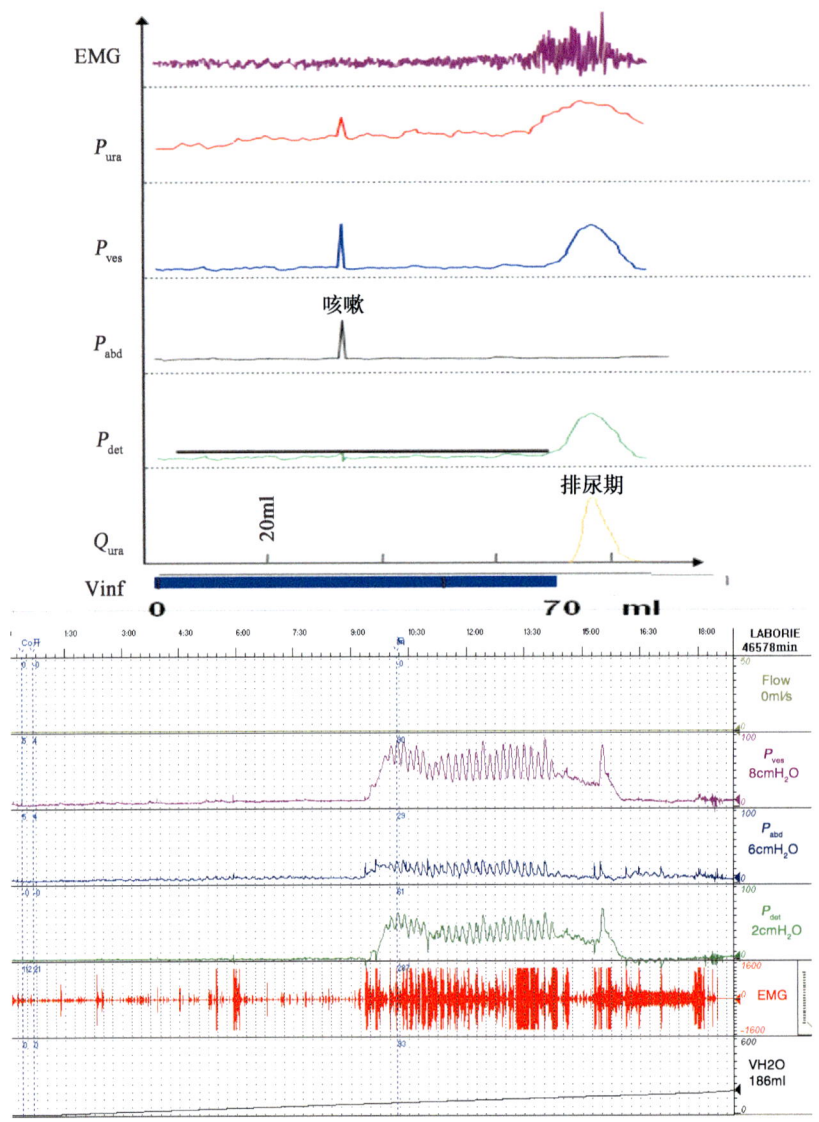

图 9-25 T₁₀ 脊髓损伤患者充盈期及排尿期膀胱压力-EMG 联合测定

患者，男性，21 岁，2003 年 11 月被枪击中致完全性 T₁₀ 脊髓损伤。膀胱压力-EMG 联合测定：灌注速度为 20ml/min，膀胱测压容积降低，终末型逼尿肌过度活动，顺应性正常，排尿期随逼尿肌收缩，尿道压力、EMG 活动均同步增高，表现为典型逼尿肌-括约肌协同失调（DSD）。上图为 DSD 示意图，下图为实际测定图

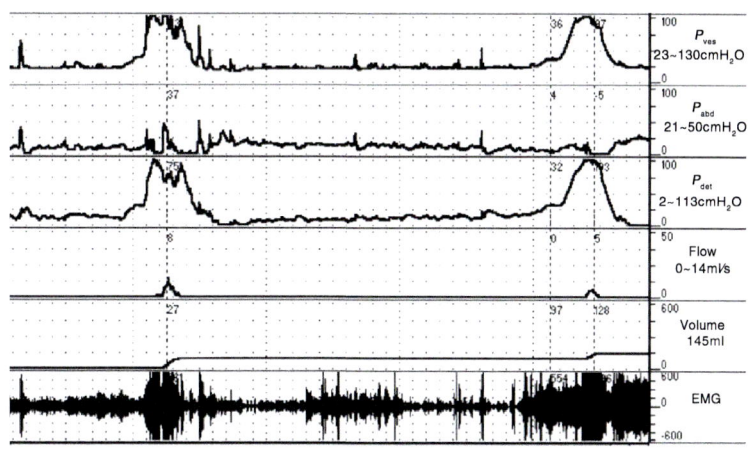

图 9-26　神经源性膀胱患者充盈期及排尿期膀胱压力-EMG 联合测定

EMG 活动在膀胱充盈过程中有所增加，当逼尿肌过度活动出现时，逼尿肌压力增高，尿流出现，EMG 活动同步显著增强，排尿后 EMG 活动减弱；第二次膀胱测压循环中重复上述变化模式，表现为典型的 DSD

六、赝像

邻近肌肉的活动、尿液漏出或污染产生的静噪、接触不良造成的导电障碍及来自其他仪器或周围环境的干扰都有可能淹没括约肌活动信号，进而导致结果无法解释。如果没有示波器，则记录系统速度太慢而无法跟上 EMG 信号的变化速度，结果就是无法分辨真正的信号和电噪（图 9-27～图 9-30）。

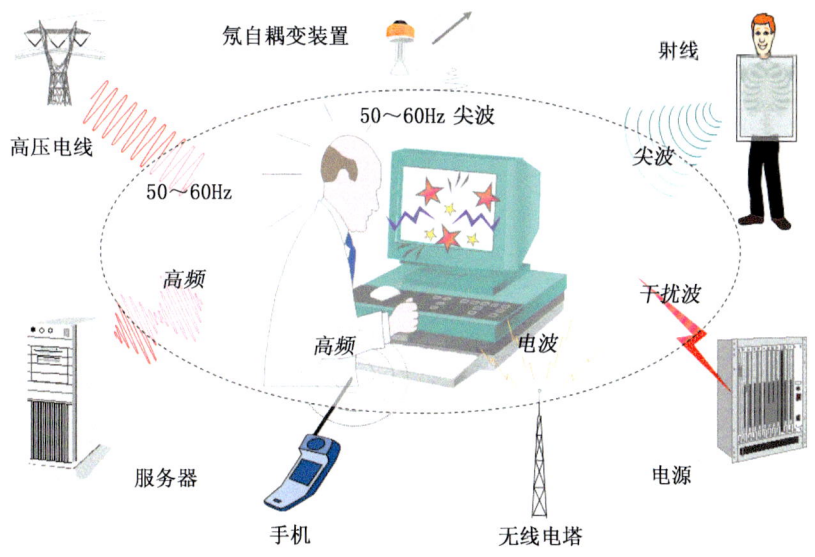

图 9-27　周围环境对肌电图测定的影响

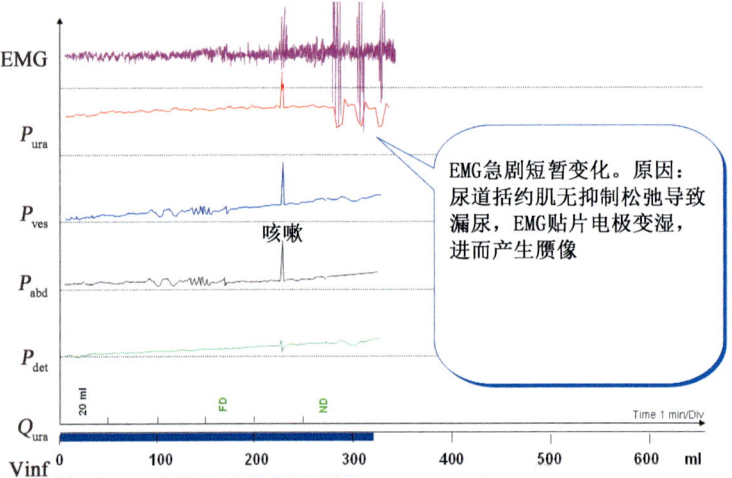

图 9-28　膀胱充盈期漏尿对肌电图产生的影响

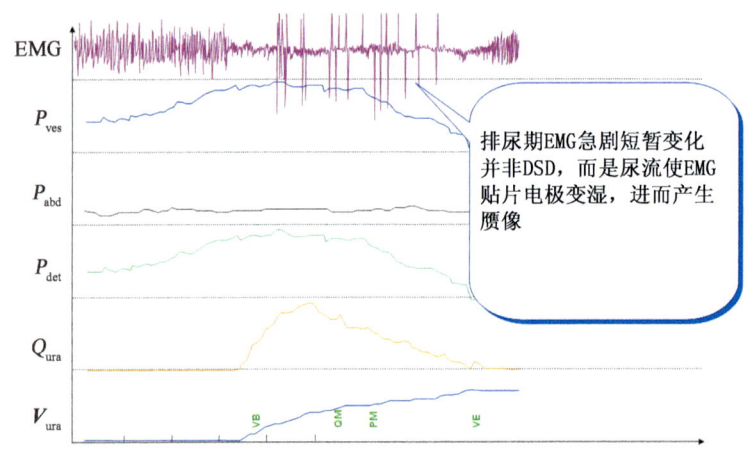

图 9-29　排尿期尿液对肌电图产生的影响

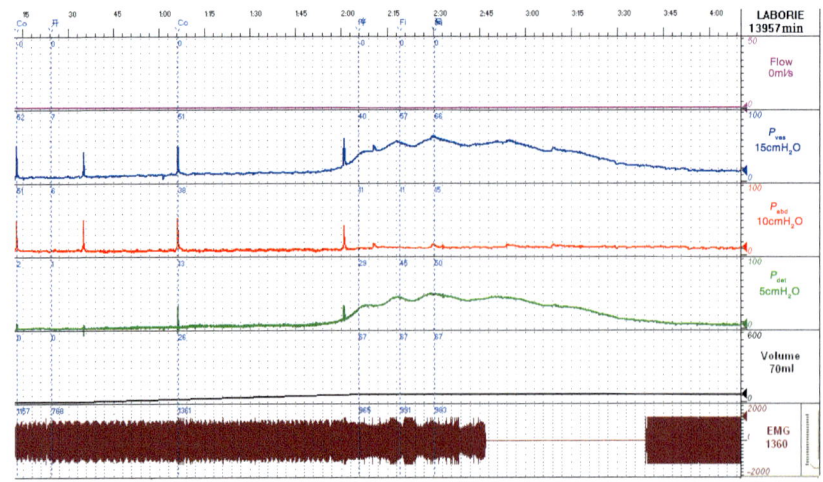

图 9-30　尿液对 EMG 的影响

排尿过程中尿液湿透了 EMG 肛周表面贴附电极，EMG 负极脱落导致 EMG 活动突然完全消失，然后正极相继脱落，EMG 断路突然出现满格增加，初看像正常排尿期 EMG 模式

第 10 章 漏尿点压力测定

漏尿点压力（leak point pressure，LPP）为尿液自膀胱漏出时的压力。LPP 测定是测定尿液漏出时的腹压（intra-abdominal pressure，P_{abd}）或膀胱腔内压（intravesical pressure，P_{ves}）及逼尿肌压力（detrusor pressure，P_{det}）的方法，该压力可以通过使用单导程或多导程的常规尿动力仪来测量膀胱、直肠和（或）阴道压力加以表示。漏尿可通过肉眼观察尿道外口、尿流计测定、X 线透视等手段进行观察。LPP 可用作评估压力性尿失禁（stress urinary incontinence，SUI）或评估下尿路梗阻性病变对上尿路的危险性，该测试方法在国际上尚未被标准化。LPP 可以进一步分为两类。

1. 腹压漏尿点压力（abdominal leak point pressures，ALPP）测定 即测量造成漏尿所需的 P_{abd} 的大小，ALPP 是指患者在进行各种增加 P_{abd} 的动作过程中出现尿液漏出时的 P_{ves}（等于 P_{abd} 与 P_{det} 之和）。SUI 是指由腹压增高诱发的尿液漏出的病理现象，ALPP 能够定量反映尿道的闭合功能，因此 ALPP 测定是一种能够稳定地、可重复地诊断 SUI，并能判断 SUI 程度的方法。按照增加腹压的不同动作方式，ALPP 测定又可以分为以下两类。

(1) Valsalva 漏尿点压力（valsalva leak point pressure，VLPP）测定。

(2) 咳嗽诱导漏尿点压力（cough-induced leak point pressure，CILPP）测定。

2. 逼尿肌漏尿点压力（detrusor leak point pressures，DLPP）测定 是指在无增高腹压的应力动作及无逼尿肌收缩的膀胱充盈过程中出现尿液漏出的最小 P_{det}；DLPP 在意义上与 ALPP 截然不同，DLPP 测定实质上是测量膀胱出口的阻力状态，而并不反映尿道的闭合功能。

以下分别阐述 LPP 测定的原理、技术方法、诊断标准、临床意义及应用价值。

第一节 腹压漏尿点压力

以下将 ALPP 分为 VLPP 与 CILPP 分别进行阐述。

一、Valsalva 漏尿点压力

1. 定义 VLPP 是指通过 Valsalva 动作增高 P_{abd} 而出现漏尿时所测出的最低 P_{ves}（P_{abd} 与 P_{det} 之和），其实质是测量造成漏尿所需的 P_{abd} 的大小。其用于代表与定量反映尿道固有括约肌功能的完整性，并为 SUI 的诊断与分类提供标准。

2. VLPP 测定的原理 VLPP 或 ALPP 是一种动态的激发试验，目的是模拟 SUI 发生的条件并诱发之，试验简单易行，仅需基本的尿动力学设备，其基本原理如图 10-1 所示。

（1）在正常人体静止状态下，正常膀胱颈和后尿道是闭合、密封的，突然增高的 P_{abd} 可以被膀胱颈和尿道固有括约肌压力的相应代偿性增高所抵抗（图 10-1A）。

（2）一些 SUI 患者的膀胱颈和后尿道存在缺陷，在静止状态下膀胱颈处于开放状态，尿道上皮不能密封尿道，因此当 P_{abd} 增高时膀胱颈和尿道固有括约肌不能完全代偿抵抗，尿液漏出，因而发生 SUI（图 10-1B）。

（3）将测压管经尿道插入膀胱，在静止条件下充盈膀胱直至尿液漏出，此时测得的 P_{ves} 即为 DLPP；在膀胱充盈到一定容积时通过 Valsalva 动作或咳嗽增加 P_{abd}，若膀胱颈和尿道固有括约肌不能代偿，则可以出现漏尿，此时测得的 P_{ves} 即为 VLPP 或 CILPP，统称为 ALPP（图 10-1C）。

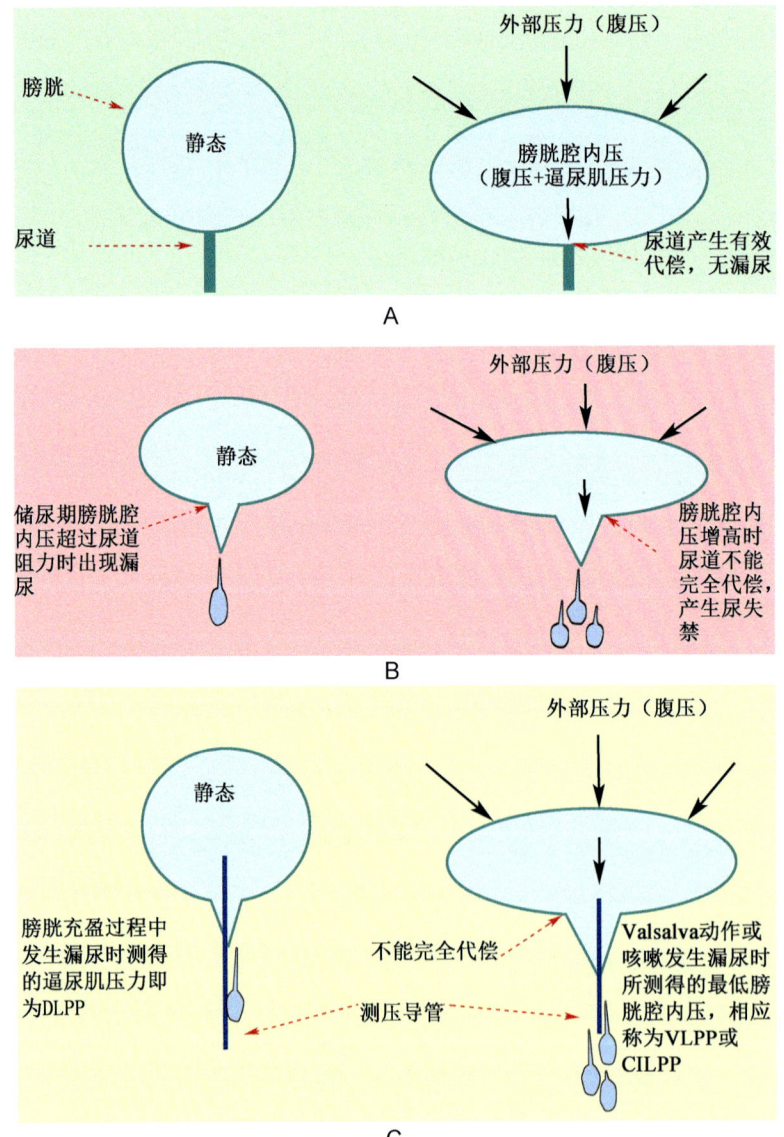

图 10-1　VLPP 测定的原理示意图

A. 正常；B. 膀胱颈及尿道固有括约肌异常；C. DLPP、VLPP 与 CILPP 测量

3. VLPP 测定设备与技术　同膀胱压力测定。

4. VLPP 的测定方法

(1) 经尿道插入 7F 双腔膀胱测压导管，排空膀胱；经肛门插入球囊测压导管，球囊内注入少量液体。

(2) 女性患者可采取站姿，尽量直立，两腿分开、膝盖弯曲，将阴唇分开，露出尿道外口。男性也采取站姿，保证尿道外口可视。也可使用 X 线影像透视、尿流计测量、预警尿布或电导测量等方法来代替尿道外口直视法。

(3) 连接压力测量系统，进行调校，以保证压力传感器暴露在大气压下，进行耻骨联合上缘水平调零。

(4) 向膀胱内灌注 37℃生理盐水（若使用 X 线透视则可注入造影剂），直至达到所需容量，如 100～300ml。

(5) 要求患者进行多次 Valsalva 动作。Valsalva 动作要领：紧闭口和鼻，保持头部向下，用力呼气和（或）逐步增强的强烈反复咳嗽，直到最终发生尿液漏出，测量和记录漏尿发生时的压力。若有尿液漏出，则测定完成；若无尿液漏出，则要求患者反复咳嗽，以诱发尿液漏出。在以造影剂灌注膀胱时，漏尿点可以在同步影像记录中确定，并选择该点 P_{ves} 的最低值作为 VLPP 值；若以盐水灌注膀胱，则漏尿点可以通过视觉观测估计，也可通过电子装置检测或尿流计记录（图 10-2）。目前有的尿动力学分析仪具有 LPP 软件，自动记录 LPP。

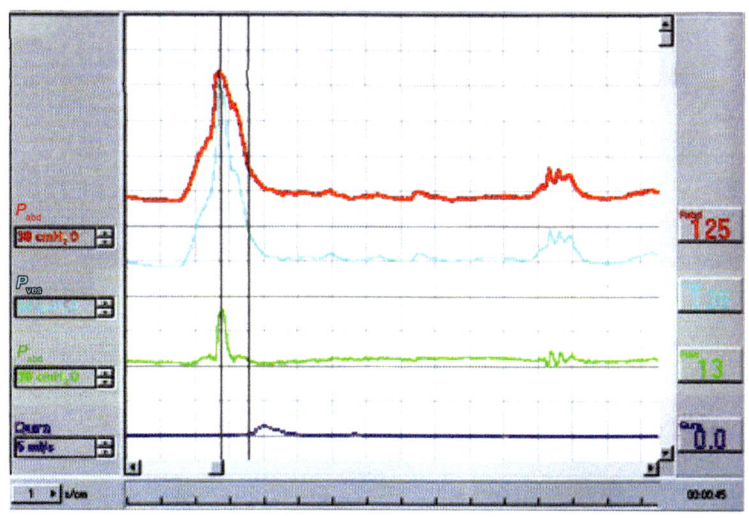

图 10-2　咳嗽诱导漏尿点压力（CILPP）测定图

受试者为女性压力性尿失禁（SUI）患者，该项测定在 P_{ves} 测定中进行。患者采用坐姿，以生理盐水进行的膀胱灌注量为 250ml，然后告知患者咳嗽，显示只有 1 次咳嗽，尿流率记录的时间延迟为 0.8s。在此例测定中，对应于漏尿开始的 P_{ves} 应等于咳嗽时的最大压力，因时间延迟实际上为 1.4s，则最大压力对应于最大尿流率（Q_{max}），即 ALPP 或 CILPP 为 138cmH$_2$O。图中 P_{abd} 和 P_{ves} 的压力传导差异导致了 P_{det} 增高。结论：该病例证实为 SUI，咳嗽诱发的 ALPP（CILPP）为 138cmH$_2$O。但流率延迟和压力传导差异导致的偏斜对 ALPP 数值有一定影响

5. VLPP 的参考值范围 上面已经提及在正常尿道功能条件下，无论怎样出现的生理性 P_{abd} 增高均不会产生漏尿或尿失禁，因此 VLPP 是对尿道病理程度的测定。VLPP 是一个连续参数，不存在正常值范围，但存在与尿道固有括约肌功能缺陷（intrinsic sphincter deficiency，ISD）程度和尿道移动程度共同决定的相对应的参考值范围。在不考虑膀胱功能与尿道位置的前提下，VLPP 值可用于判断尿道固有括约肌功能，一般认为其参考值范围如下。

（1）VLPP $>$ 90cmH$_2$O，尿道固有括约肌功能基本正常。

（2）VLPP $<$ 20cmH$_2$O，ISD。

（3）VLPP 于 20～90cmH$_2$O，尿道固有括约肌功能处于正常与异常的交界区（图 10-3～图 10-5）。

6. VLPP 测定的可重复性 可重复性研究表明，VLPP 测定在测定方法与膀胱容积恒定的条件下具有较高的可重复性。McGuire 报道 VLPP 的个体内变异的标准差是 5.4，标准误是 1.5，这种变异无显著性差异，即 VLPP 具有较高的可重复性。Heritz 等发现检查者间与检查者内的多次检查的相关系数为 0.99 与 0.97。Bump 等报道只要测压导管保持恒定，VLPP 测定在 80% 的女性 SUI 患者中具有高度的可重复性。然而如果患者的漏尿未被仔细观察或者增加腹压过快均会导致 VLPP 值不准确，从而影响测定的稳定性与重复性。为此，Song 等报道了一种使用光导纤维传感器并以靛青洋红灌注膀胱测定 VLPP 的方法，使得 VLPP 测定在不使用放射线的条件下获得高度的可重复性。

7. VLPP 的测定技术条件与影响因素 与其他尿动力学测定一样，VLPP 测定同样有测定条件与影响因素，这些条件与因素导致了 VLPP 的测定存在变异性。

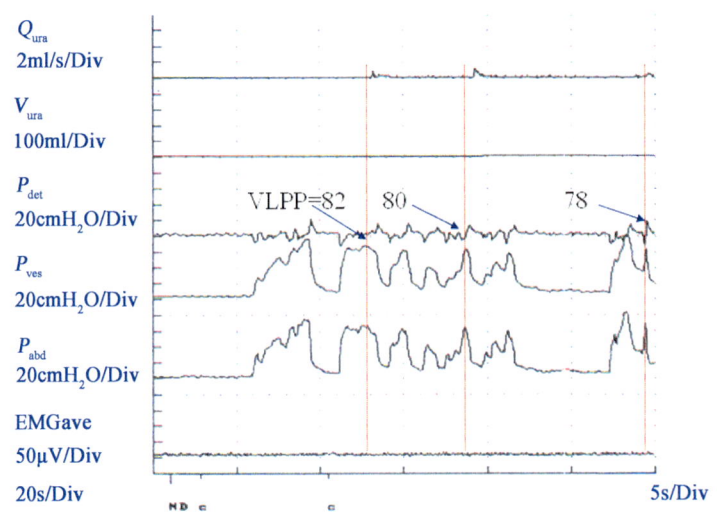

图 10-3 膀胱测压过程中 Valsalva 漏尿点压力（VLPP）测定

受试者为女性，56 岁，咳嗽等应力状态下漏尿 3 年。VLPP 测定在膀胱压力测定中进行。患者采用坐姿，以生理盐水进行膀胱灌注过程中多次嘱患者进行增加 P_{abd} 的 Valsalva 动作，尿流率记录的时间延迟为 0.7s，尿流率曲线上 3 次记录到漏尿发生，相对应的 P_{ves} 分别为 82cmH$_2$O、80cmH$_2$O、78cmH$_2$O，取最小值 78cmH$_2$O 作为 VLPP。结论：尿动力学诊断为女性压力性尿失禁（SUI），VLPP 为 78cmH$_2$O，尿道固有括约肌功能处于正常与异常的交界区，尿道过度移动是尿失禁的原因之一

（1）尿道内测压导管的粗细：对 VLPP 的测定结果有显著影响。Bump 等证实以 8F 导管测定的 VLPP 值明显高于 3F 导管的测定值。Payne 等发现用尿道内导管测得的 VLPP 值总是高于用直肠导管的测定值，50% 的患者尿道内导管与直肠导管测得的 VLPP 差值＞20cmH$_2$O，因此他们认为尿道内导管可以因为其带来的梗阻人为地提高 VLPP 值，更为准确的测定是单独使用直肠球囊导管测定 VLPP。然而，单独使用直肠球囊导管测定 VLPP 并不能检测出逼尿肌不稳定收缩或其他的膀胱腔内压改变，因此使用直肠导管所测得的 VLPP 值总是较低。与上述结果相反，Flood 等分别在具有尿道内 10F 导管及无尿道内导管的条件下测定腹压，发现两种条件测得的 VLPP 值并无明显差异，说明尿道内导管的存在与否并不影响 VLPP 值。

（2）膀胱容积：以往有多项研究报道，VLPP 随着膀胱充盈量的增加而进行性下降，这种改变在具有尿道移位的患者中更为明显。虽然 VLPP 随着膀胱充盈增加而下降的确切机制尚不清楚，但至少与以下因素有关：充盈期膀胱腔内压的改变、膀胱和膀胱出口之间局部反射活动的调节、尿道括约肌慢反应纤维的疲劳度变化、膀胱壁张力变化所致的膀胱出口稳定性的改变等。因此大多数学者推荐进行 VLPP 测定的膀胱充盈容积应为 150～250ml，或达到由排尿日记获得的功能性膀胱容量（functional cystometric capacity，FCC）的一半。VLPP

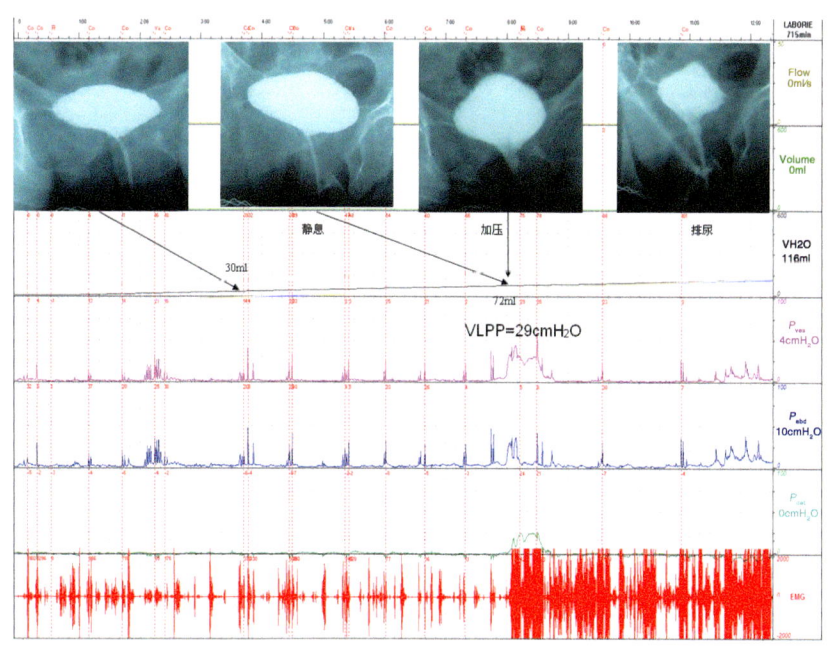

图 10-4　影像尿动力测定过程中 Valsalva 漏尿点压力（VLPP）测定

受试者为女性，58 岁，咳嗽、行走等应力状态下漏尿 5 年。VLPP 测定在影像尿动力学膀胱测压中进行。患者采用坐姿，以泛影葡胺造影剂进行膀胱灌注过程中多次嘱患者咳嗽或进行增加 P_{abd} 的 Valsalva 动作，膀胱充盈至 72ml 时 X 线透视观察及目测观察到造影剂或尿液漏出，相对应的 VLPP 为 29cmH$_2$O，说明尿道功能差。通过膀胱尿道 X 线影像学观察，膀胱充盈至 30ml 时膀胱颈处于闭合状态，至 72ml 时静息状态下膀胱颈开放，以 Valsalva 动作加压时膀胱颈及尿道完全开放、尿液漏出，排尿期膀胱颈及尿道开放更为明显，准确证实了漏尿点的出现及尿道固有括约肌缺陷（ISD）的存在。结论：影像尿动力学诊断为女性压力性尿失禁（SUI），VLPP 为 29cmH$_2$O，影像学证实尿道固有括约肌功能很差，ISD 是其尿失禁的主要甚至唯一原因

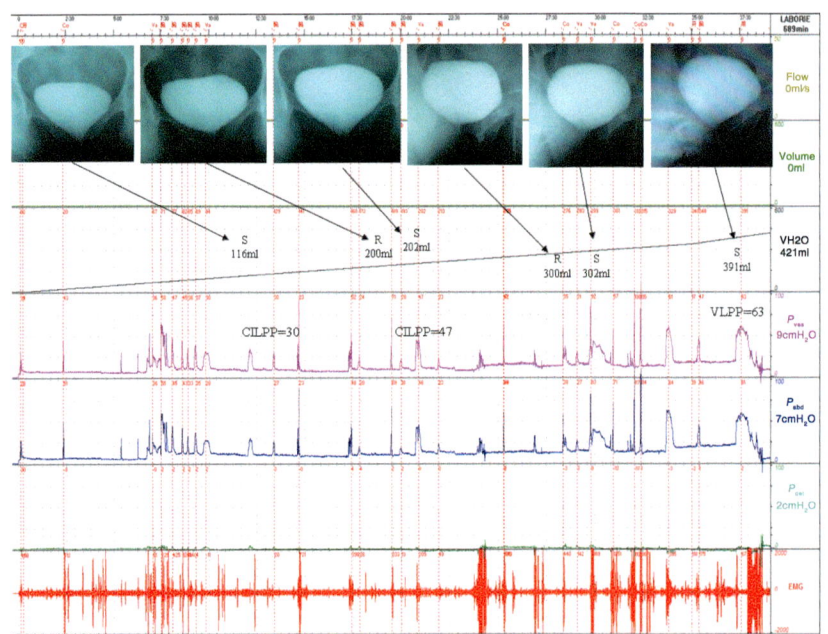

图 10-5 影像尿动力测定过程中咳嗽诱导漏尿点压力（CILPP）及 Valsalva 漏尿点压力（VLPP）测定

受试者为女性，62 岁，咳嗽、打喷嚏等应力状态下漏尿 3 年。VLPP 及 CILPP 测定在影像尿动力学膀胱测压中进行。患者采用平卧位，以泛影葡胺造影剂进行膀胱灌注过程中多次嘱患者咳嗽或进行增加 P_{abd} 的 Valsalva 动作，膀胱充盈至 116ml 及 202ml 咳嗽时观察到尿液漏出，相对应的 CILPP 为 30cmH$_2$O 及 47cmH$_2$O，391ml 时 VLPP 为 63cmH$_2$O，说明尿道功能较差。通过膀胱尿道 X 线影像学观察，膀胱充盈分别至 200ml 及 300ml 时静息状态下膀胱颈处于闭合及轻微开放状态，以 Valsalva 动作加压时膀胱颈及尿道部分开放，膀胱底及膀胱颈下移 > 2cm，客观证实了膀胱底和尿道的过度移动及尿道固有括约肌缺陷（ISD）的存在。结论：影像尿动力学诊断为女性压力性尿失禁（SUI），VLPP 为 63cmH$_2$O，CILPP 为 30cmH$_2$O，膀胱底和尿道过度移动明显，尿道固有括约肌功能较差，尿道过度移动与 ISD 均为尿失禁的原因

随着膀胱充盈量的增加而进行性下降的意义尚未被完全阐明。相反，也有研究结果表明只要膀胱腔内压保持在不影响尿道的范围内，膀胱容积将不会影响 VLPP 值。

（3）漏尿点检测方法：直接影响 VLPP 的准确性。虽然影像学确定漏尿点较为准确，但所需设备较昂贵；视觉观测缺乏准确性与稳定性；尿流计检测存在较长的时间延迟；一些电子检测装置或计算机检测尚未完全应用于临床。

（4）增加腹压动作的快慢：也影响着 VLPP 或 ALPP 的测定，如应用较快的咳嗽所得的 ALPP 与应用相对较慢的 Valsalva 动作所得的 VLPP 存在一定差别。

（5）体位：与其他尿动力学检查一样，患者体位也将影响 VLPP 测定，通常应采用站立位或半卧位进行测定，并以标注。

（6）逼尿肌稳定性：VLPP 测定应该反映出逼尿肌的活动性，并去除逼尿肌无抑制性收缩的影响。因此单纯直肠导管测定 VLPP 虽然能避免尿道内导管的干扰，但却不能反映出逼尿肌的活动性。因此在测定腹压的同时，还是应该同时测定膀胱腔内压。

（7）测试环境：有的患者在陌生环境下不能获得充足的腹腔压力而产生漏尿，应注意避免。

(8)膀胱憩室:大的膀胱憩室(如 4 度)患者不适合进行 VLPP 或 ALPP 测定。

上述分析可见,在 VLPP 测定已经获得了广泛的学术与临床认可的同时,应该积极对测定技术进行标准化,使其能够进行横向与纵向比较及多中心的数据交流。

8. VLPP 对 SUI 的评估及其价值　VLPP 对尿道功能的评估、SUI 的诊断与分类等有着重要的研究与临床价值。

(1)用于定量评估尿道固有括约肌功能:尿道压力描记(urethral pressure profile,UPP)在过去一直被用于评估尿道括约肌的功能,其中最常用的参数为最大尿道闭合压(maximum urethral close pressure,MUCP)。一般认为,MUCP 低者 VLPP 也低,但情况并非总是如此。在一些最大尿道压(maximum urethral pressure,MUP)正常或较高的女性中仍然可以在低水平腹压下出现漏尿或尿失禁(图 10-6);相反,一些 MUP 较低的女性尿失禁患者 ALPP 可以较高(图 10-7)。虽然 MUP 并不是一个测定与评估尿道固有

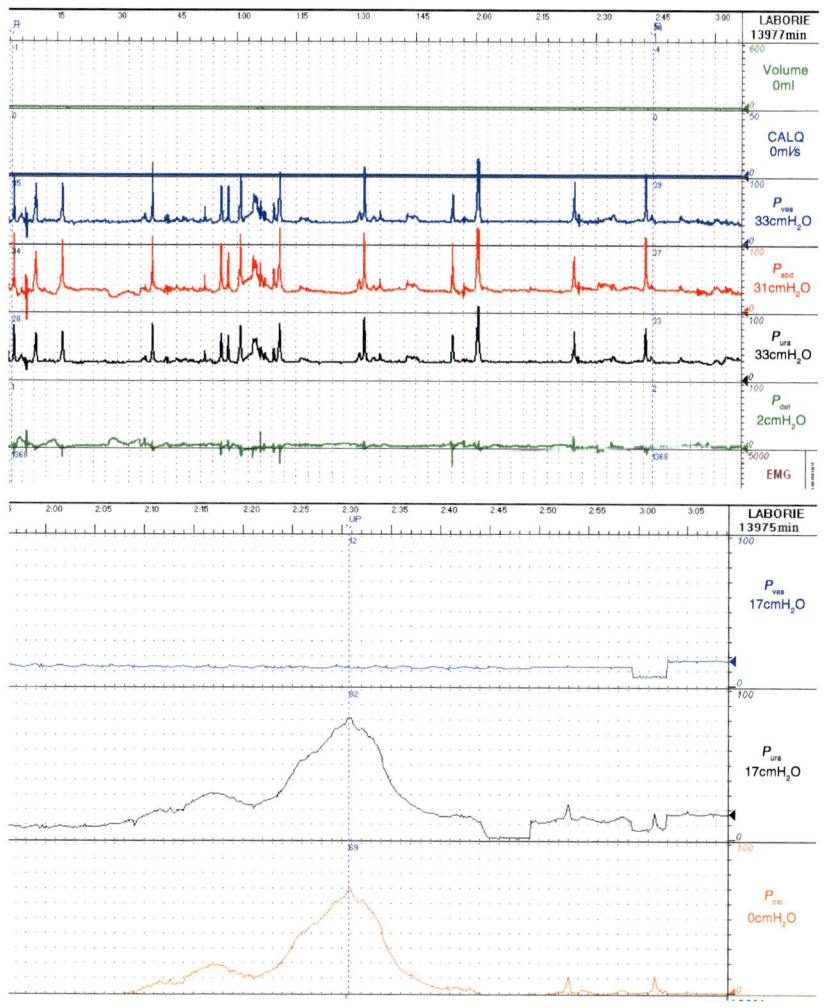

图 10-6　最大尿道压(MUP)较高患者漏尿点压力(LPP)测定中出现较低的 Valsalva 漏尿点压力(VLPP)

患者,女性,75 岁,无明显诱因立位咳嗽、大笑等增加腹压时出现漏尿 2 年,近日症状加重。上图为充盈期膀胱测压,充盈末期增加腹压可出现漏尿,VLPP 为 39cmH$_2$O。下图为尿道压力描记图,MUP 为 82cmH$_2$O。该患者有明显的压力性尿失禁(SUI)症状,但 MUP 正常,腹压漏尿点压力(ALPP)却较低

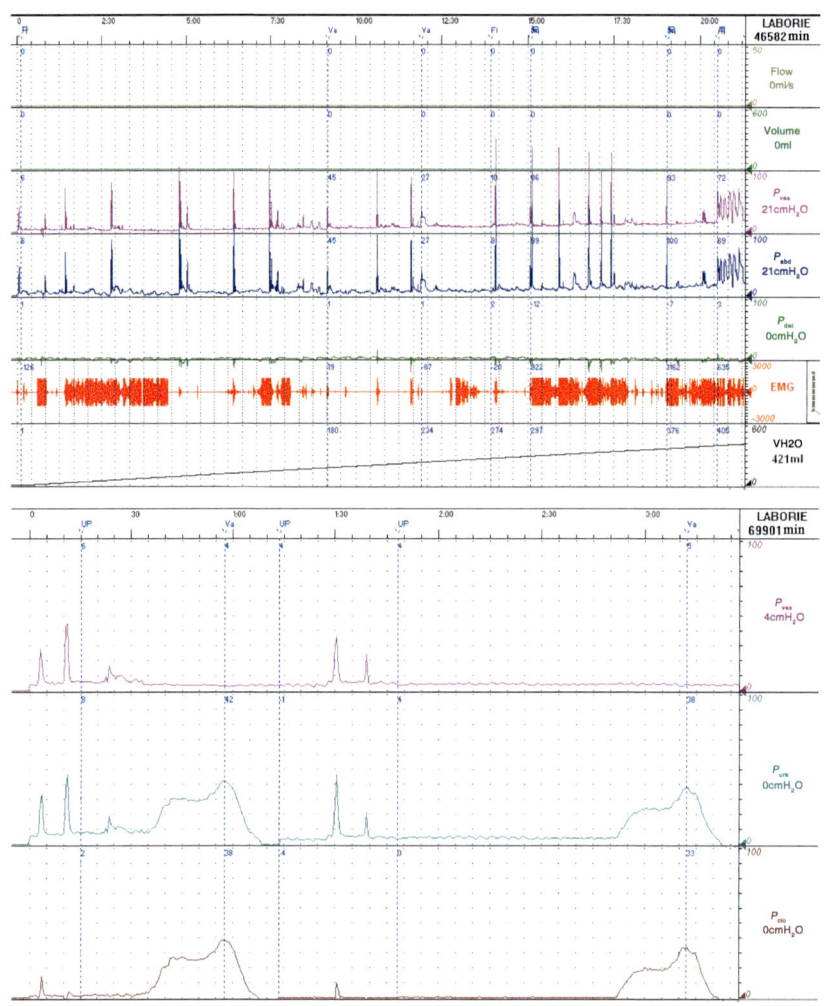

图 10-7 最大尿道压（MUP）较低患者漏尿点压力（LPP）测定中出现较高的咳嗽诱导漏尿点压力（CILPP）

患者，女性，65 岁，增加腹压动作时出现尿失禁 4 年。上图为充盈期膀胱测压，充盈至 297ml 及 376ml 时患者咳嗽可出现漏尿，CILPP 分别为 86cmH$_2$O 及 93cmH$_2$O。下图为 2 次尿道压力描记图，MUP 为 42cmH$_2$O 及 38cmH$_2$O。该患者有明显的压力性尿失禁（SUI）症状，MUP 较低，但腹压漏尿点压力（ALPP）却较高

括约肌功能的理想指标，但若 MUP 低于 20cmH$_2$O，则 ISD 的可能性增大。近来研究证明：MUP 更多地代表了尿道外括约肌功能，真正能够代表与反映尿道固有括约肌功能及其抵抗腹压增高能力的指标是 VLPP，其为定量测量尿道固有括约肌功能的稳定方法，因此被广泛应用于临床。目前认为，在尿道位置与膀胱功能正常的前提下：①若 VLPP > 90cmH$_2$O 说明尿道固有括约肌正常；②若 VLPP < 90cmH$_2$O 提示 ISD；③若 VLPP < 60cmH$_2$O 表明 ISD；④若 VLPP < 20cmH$_2$O 则肯定尿道固有括约肌功能很差。

综上所述，笔者认为，对于 SUI 患者可联合使用 UPP 与 ALPP，以全面反映患者控尿能力。

(2)用于 SUI 的分类与Ⅲ型 SUI 的诊断：SUI 的尿动力学定义是在逼尿肌无收缩的情况下腹压增高导致膀胱腔内压超过尿道阻力时所产生的尿失禁。根据尿失禁产生的不同机制，既往产生了多种对 SUI 进行分类的方法。图 10-8 为正常女性膀胱尿道造影示意图。

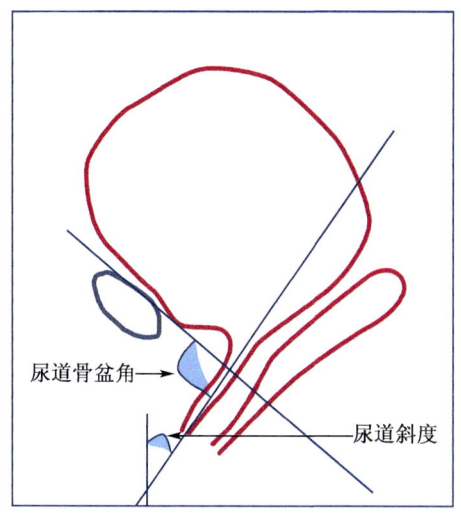

图 10-8 正常女性增加腹压时膀胱尿道造影图

尿道斜度（UI）为近端尿道轴与垂直面之间形成的角度

1962 年，Green 根据放射影像学变化描述了两种类型的 SUI：Ⅰ型 SUI，是膀胱前壁悬吊缺陷或基底乏力导致的膀胱尿道下降及漏尿，尿道斜度 < 45°；Ⅱ型 SUI，是由于膀胱后壁悬吊缺陷，同时合并在腹压增高的情况下膀胱基底及尿道向下移位，进而使尿液漏出，尿道斜度 > 45°。1980 年，McGuire 首先提出Ⅲ型 SUI 的概念，其也称为尿道固有括约肌缺陷（ISD）。在这类患者中无论解剖位置如何，近端尿道均不再有括约肌的功能（图 10-9）。McGuire 等观察了一些多次耻骨后手术失败的患者，发现他们有一个缺陷的括约肌机制，其特征为静止状态下膀胱颈与近端尿道呈开放状态、应力状态下尿道出现轻微下移或无下移。

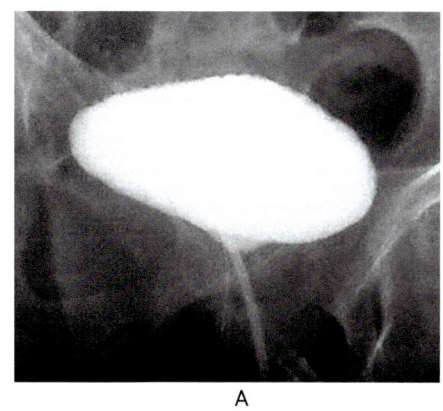
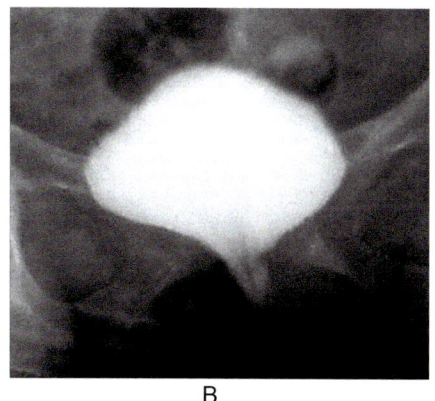

图 10-9 骨盆骨折所致尿道固有括约肌缺陷（ISD）的女性压力性尿失禁（SUI）患者膀胱尿道造影图

A. 可见静息状态下膀胱颈处于开放状态。B. 可见增加腹压状态下膀胱颈与后尿道完全开放、尿道无下移，为典型的Ⅲ型 SUI 或 ISD

Blaivas 结合上述分型，详细描述了女性 SUI 的分类标准。① 0 型：典型病史，无尿动力学发现；静息时膀胱颈闭合，位于耻骨联合下缘之上；应力下膀胱颈开放且尿道旋转性下移，无尿失禁出现。②Ⅰ型：静息时膀胱颈闭合，位于耻骨联合下缘之上；应力下膀胱颈及后尿道开放，下移 < 2cm，同时出现尿失禁（图 10-10）。③Ⅱa 型：静息状态下膀胱颈关闭，位于耻骨联合下缘之上，应力下膀胱颈和近端尿道开放，旋转性下降 > 2cm，同时出现尿失禁（图 10-11）。④Ⅱb 型：静息状态下膀胱颈关闭，位于耻骨联合下缘之下，应力下膀胱颈和近端尿道开放、旋转性下降，同时出现尿失禁。⑤Ⅲ型：静息状态下膀胱颈及后尿道开放，轻微膀胱腔内压升高情况下即可出现漏尿（图10-4，图10-9）。

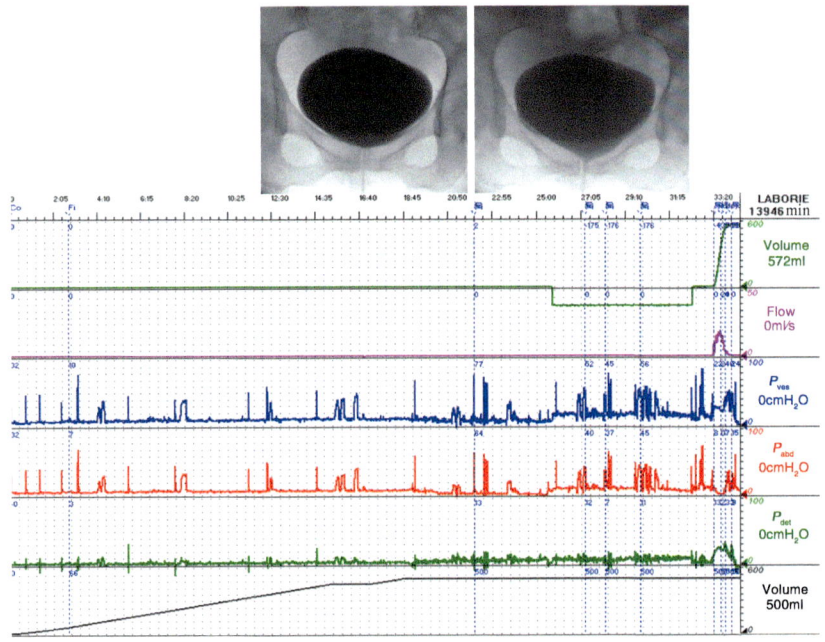

图 10-10　Ⅰ型压力性尿失禁（SUI）患者的影像尿动力学图像

患者，女性，45岁。患者活动时尿液不自主流出5年，加重2年，咳嗽及增加腹压时漏尿，立位时较严重。影像尿动力学表现：患者取平卧位，充盈期膀胱测压灌注过程中多次嘱患者咳嗽及增加腹压，灌注至500ml时停止灌注，咳嗽后出现漏尿，咳嗽诱导漏尿点压力（CILPP）为77cmH$_2$O；咳嗽前静止期X线影像显示膀胱颈闭合并位于耻骨联合下缘以上，咳嗽应力状态下膀胱颈及后尿道部分开放，并向下移位，移位幅度＜2cm。结论：患者具有中等漏尿点压力（LPP），影像学提示膀胱颈及后尿道移位幅度小，为Ⅰ型SUI

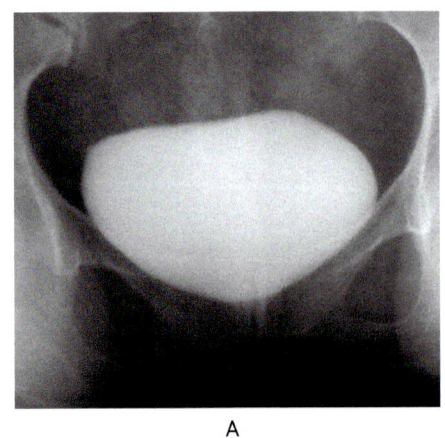 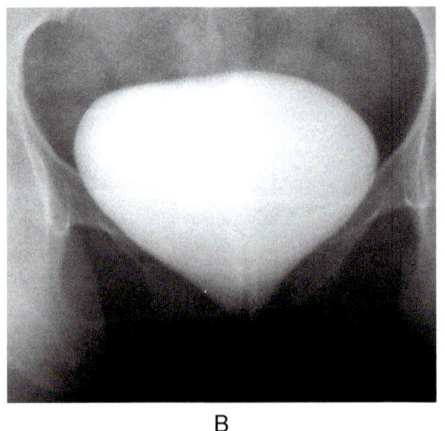

A　　　　　　　　　　　　　　B

图 10-11　尿道过度移动的女性压力性尿失禁（SUI）患者膀胱尿道造影图

A. 可见静息状态下膀胱颈处于耻骨联合下缘之上。B. 可见增加腹压状态下膀胱颈与后尿道完全开放，尿道下移超过2cm，为典型的Ⅱ型SUI或尿道过度移动

自从Ⅲ型 SUI 的概念提出以来，许多学者围绕着对其定义、识别、客观证实、临床诊断、ISD 的治疗等问题进行了大量的工作。虽然在识别与诊断方面，主观参数（如病史、体检等）是重要的，但人们仍在不断寻求一种能够定量尿道括约肌功能、诊断 ISD（尿道既可以有很好的支持，也可以具有高度移动性）的客观测定方法。如上所述，VLPP 能够定量测定尿道固有括约肌功能，评估其对腹压增高产生漏尿的抵抗能力，因此 VLPP 测定是一种对 SUI 进行分类、对Ⅲ型 SUI 进行诊断的较好方法。

VLPP 在 SUI 分类及Ⅲ型 SUI 诊断中的临床价值如表 10-1 所示。该表为 McGuire 的报道结果，由表可见：VLPP 低于 60cmH$_2$O 者，Ⅲ型 SUI 发生率为 75.7%；VLPP 为 60～90cmH$_2$O 者，Ⅲ型 SUI 为 19.6%；VLPP ＞ 90cmH$_2$O 者，则无Ⅲ型 SUI 发生，VLPP 越低Ⅲ型 SUI 发生率越高，说明 VLPP 能够有效诊断Ⅲ型 SUI。Nitti 报道的结果表明：VLPP ＜ 60cmH$_2$O 者，尿道移位的发生率为 36%；VLPP 为 60～90cmH$_2$O 者，尿道移位为 90%；VLPP ＞ 90cmH$_2$O 者，尿道移位为 97%。说明 VLPP 越高，尿道移位发生率也越高；也间接表明在Ⅱ型 SUI 中，较高的 VLPP 由两部分构成，第一部分腹压用于移动尿道，第二部分腹压才用于克服来自膀胱颈及尿道固有括约肌的抵抗、诱导漏尿。上述结果说明：尿道相对固定的Ⅲ型 SUI 患者的 VLPP ＜ 60cmH$_2$O，而尿道移位的Ⅱ型 SUI 患者的 VLPP ＞ 90cmH$_2$O；由此可见 VLPP 可以用于诊断Ⅲ型 SUI、鉴别Ⅱ型和Ⅲ型 SUI。

表 10-1　Valsalva 漏尿点压力（VLPP）与压力性尿失禁（SUI）分类之间的关系

VLPP (cmH$_2$O)	Ⅰ型（%）	Ⅱ型（%）	Ⅲ型（%）
0～60	0	24.3	75.7
60～90	0	80.4	19.6
90～119	0	100	0
≥ 120	15.4	84.6	0

VLPP 用于分类与诊断的分界值是相对的，为此 McGuire 又提出了Ⅲ型 SUI 与Ⅱ型 SUI 的明确定义。

1）单纯Ⅲ型 SUI：尿道无移位、VLPP 较低（0～65cmH$_2$O），这类患者存在 ISD。

2）单纯Ⅱ型 SUI：尿道有明显移位、VLPP 相对较高（65～120cmH$_2$O），这类患者尿道固有括约肌功能正常（图 10-12）。

3）合并Ⅱ型尿道移位的尿道固有括约肌缺陷性 SUI：是指存在 ISD 的同时合并Ⅱ型尿道移位，这类患者增高的腹压导致了尿道移位，但是产生漏尿所需的腹压较低（0～65 cmH$_2$O），因此最终的 VLPP 值处于交界区（60～90cmH$_2$O）。这类 SUI 看似Ⅲ型与Ⅱ型 SUI 的结合，但不能以Ⅰ、Ⅱ、Ⅲ型 SUI 的分类方法命名，因此称为合并Ⅱ型尿道移位的尿道固有括约肌缺陷性 SUI（图 10-13）。

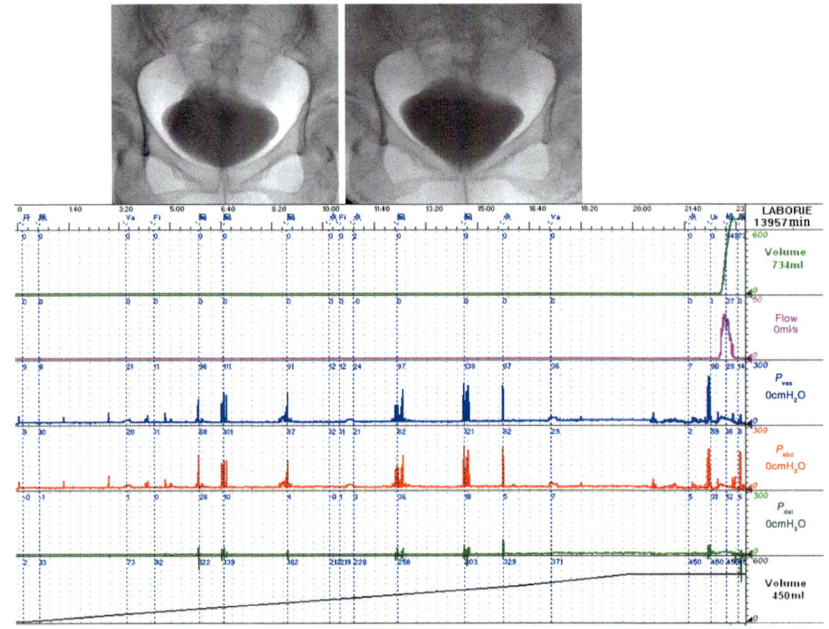

图 10-12　单纯Ⅱ型压力性尿失禁（SUI）患者的影像尿动力学图像

患者，女性，50 岁，17 年前产后出现下蹲时尿液不自主流出，量少，无排尿困难。仅 1 年症状进行性加重，出现咳嗽、走路等腹压增加时漏尿，卧床翻身无漏尿。影像尿动力学表现：充盈期膀胱灌注至 92ml 时出现初次膀胱充盈感（FS），分别灌注至 122ml、139ml、182ml、258ml 及 303ml 时嘱其间断咳嗽，均出现漏尿，对应的漏尿点压力（CILPP）分别为 96cmH$_2$O、111cmH$_2$O、91cmH$_2$O、97cmH$_2$O 及 138cmH$_2$O，确定 CILPP 为 91cmH$_2$O。在灌注至 220ml 时嘱患者行 Valsalva 动作，动作前静止期 X 线影像显示膀胱颈闭合并位于耻骨联合下缘以上，动作期间应力状态下膀胱颈及后尿道开放，并向下移位，移位幅度＞2cm。排尿期压力 - 流率测定，最大尿流率（Q_{max}）为 37ml/s，透视无残余尿。结论：患者具有较高的腹压漏尿点压力（ALPP），影像学提示膀胱颈及后尿道过度移位，为Ⅱa 型 SUI

（3）用于 SUI 治疗手段与方法的选择与预后估计：由上述内容可知，SUI 可以有多种类型，不同类型均存在不同的发生机制，因此只有针对性地采取措施纠正病理异常，才能达到满意的疗效。1993 年 Raz 在评估一组解剖异常性 SUI 患者的疗效中发现，尽管通过膀胱颈悬吊术，正常尿道解剖位置得到充分的恢复，但短期的失败率高达 90%，这说明这些患者可能还合并 ISD。所以只有选择合适的治疗方法，才能收到良好的治疗效果。VLPP 在帮助明确 SUI 的诊断与分类后，进一步为有效、针对性治疗措施和方法的选择提供了指导。

1）单纯Ⅲ型 SUI 适合于以下方法，目的在于弥补 ISD 或取代缺陷的尿道固有括约肌：膀胱颈及近端尿道周围各种充胀剂注射治疗，人工尿道括约肌植入术。

2）单纯Ⅱ型 SUI 适合于各种标准的悬吊术，目的在于纠正尿道的解剖位置异常：开放性悬吊术，其他非开放手术途径。

3）合并Ⅱ型尿道移位的尿道固有括约肌缺陷性 SUI 适合于各种耻骨后经阴道吊带术，目的是在恢复尿道正常解剖位置的同时，弥补 ISD：开放性吊带术，其他非开放手术途径。

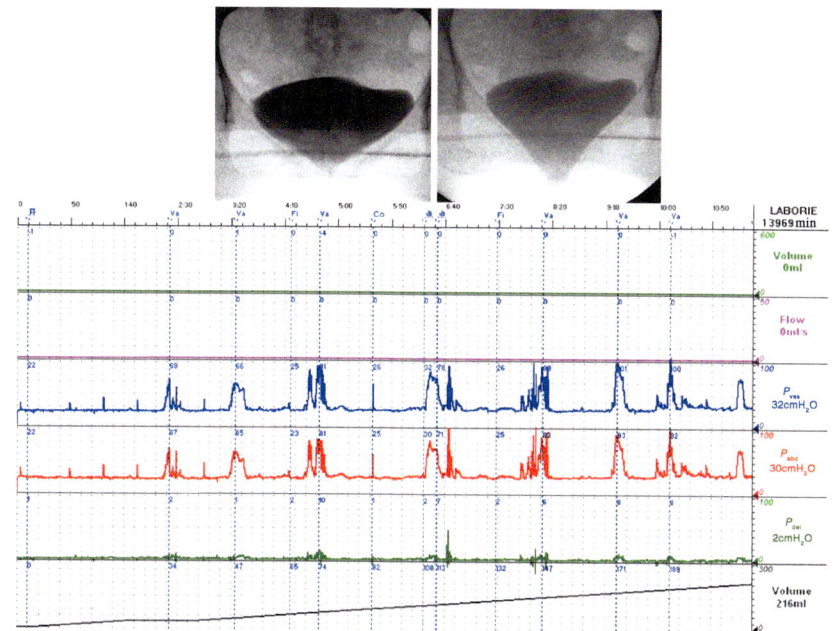

图 10-13 合并Ⅱ型尿道移位的尿道固有括约肌功能缺陷（ISD）性压力性尿失禁（SUI）患者的影像尿动力学图像

患者，女性，58岁，咳嗽、走路等腹压增加时漏尿2年。影像尿动力学表现：充盈期膀胱灌注至92ml时出现初次排尿感，分别灌注至34ml、47ml、74ml、113ml及147ml时嘱其间断增加腹压，均出现漏尿，对应的漏尿点压力（VLPP）分别为69cmH₂O、66cmH₂O、91cmH₂O、78cmH₂O及89cmH₂O，确定VLPP为66cmH₂O。在灌注至110ml时嘱患者行Valsalva动作，动作前静止期X线影像显示膀胱颈部分开放，动作期间应力状态下膀胱颈及后尿道完全开放，向下移位＞2cm。结论：患者具有中等腹压漏尿点压力（ALPP），影像学提示膀胱颈及后尿道开放及过度移位，为合并Ⅱ型的尿道移位的尿道固有括约肌缺陷性SUI

有关上述治疗方法与途径在此不详细介绍。目前各种尿道中段无张力吊带术（经阴道无张力尿道悬吊术、经阴道经闭孔尿道中段无张力悬吊术等）可应用于上述所有情况。但在Ⅲ型SUI手术时吊带张力应适当增加，疗效也有待进一步观察。

（4）用于SUI治疗效果的评价：治疗前、治疗后的VLPP对比，可以显示与评价Ⅲ型SUI或合并Ⅱ型尿道移位的尿道固有括约肌缺陷性SUI的治疗效果。

（5）用于分析治疗失败的原因：对于一些治疗失败者，VLPP测定可以帮助分析原因，如是否遗漏了对合并ISD的治疗或对其治疗不充分、治疗适应证是否选择正确等。

二、咳嗽诱导漏尿点压力

CILPP是指患者在不断咳嗽的过程中出现尿液漏出时的膀胱腔内压。CILPP一般以两种形式出现。

1. 作为Valsalva动作的补充　在进行VLPP测定中，有时单靠Valsalva动作并不能获得漏尿，此时可以通过多次咳嗽来进行补充以期产生漏尿。

2. 单独作为ALPP测定的一种形式　在此主要对该种形式作一简要阐述。

1996 年 Siltberg 等描述了一种测定 ALPP 的方法，即通过标准化的咳嗽来诱发漏尿，通过电子装置来检测漏尿点的同时测定记录此时的腹腔压力。

患者取半卧位，直肠或阴道内插入测压导管，远端尿道内插入 7F 的 Silastic 电极以测定远端尿道的电传导（distal urethra electrical conduction，DUEC）；膀胱被充盈约 300ml；嘱患者以逐渐增高的力量咳嗽直至漏尿被检测出。共进行 3 组咳嗽，每组咳嗽间隔 15～20s；DUEC 及腹腔压力被记录、储存和分析。CILPP 被定义为 3 组咳嗽中出现漏尿的腹压最低值（图 10-14）。

Siltberg 报道 CILLP 测定具有可以接受的可重复性。在另一项 SUI 的药物治疗研究中发现，在两种药物与安慰剂治疗前的平均 CILPP 分别为 90.4cmH$_2$O、103.3cmH$_2$O 与 90.6cmH$_2$O；治疗后分别为 100.4cmH$_2$O、125.0cmH$_2$O 与 98.7cmH$_2$O；CILPP 与 MUP 和尿垫试验的相关系数分别为 0.386 和－0.585。这些结果均说明 CILPP 测定可以用于临床评估 SUI 及其治疗效果。单独应用 CILPP 判断尿道功能、诊断 SUI 的临床应用研究还有待进一步开展。有学者发现 CILPP 值要高于 VLPP 值，因此 ALPP 在方法学、名词定义等方面均有待标准化。

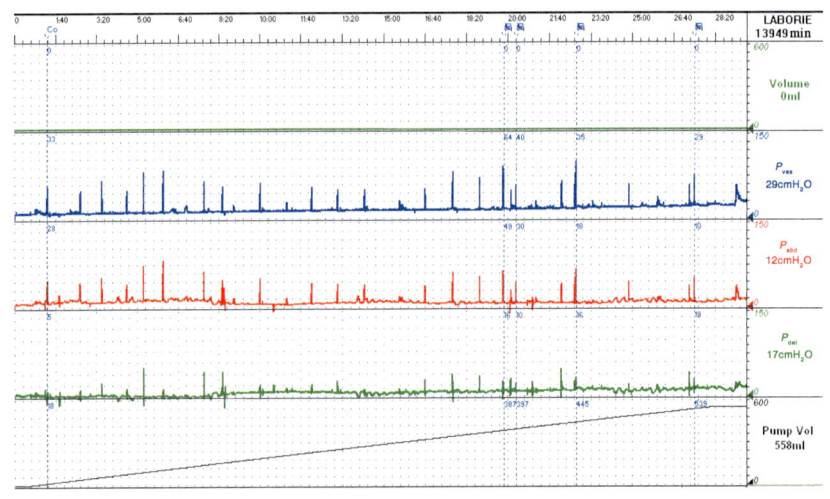

图 10-14　膀胱测压过程中咳嗽诱导漏尿点压力（CILPP）测定

患者，女性，66 岁，半年前因腰椎良性肿瘤行腰椎管肿瘤切除术，术后小便失禁，咳嗽及增加腹压时漏尿，患 2 型糖尿病 8 年。充盈期膀胱测压过程中嘱患者间断咳嗽，当膀胱分别充盈至 387ml、397ml、445ml 及 539ml 时咳嗽出现漏尿，此时的膀胱腔内压分别为 64cmH$_2$O、40cmH$_2$O、35cmH$_2$O 及 29cmH$_2$O，CILPP 为 29cmH$_2$O。患者为压力性尿失禁（SUI），由于腹压漏尿点压力（ALPP）较低，又有神经损伤病史，因此Ⅲ型 SUI 可能性大

三、可靠性与赝像

LPP 测定基于 3 个假设：①尿道内的测压导管不能明显地改变尿道的密封性；②腹压增高并不能导致尿道变形，尿道的弯曲变形可以人为增高 VLPP；③测试过程中无盆底肌松弛与收缩。

但是 LPP 有时很难满足上述假设。在 LPP 越来越普及的今天，应用时必须意识到

LPP 测定存在的技术缺陷与赝像。

1. 各种 LPP 具有有限的可重复性，1 次检查中的 2 次测试之间及 2 次检查之间的 95% 置信区间约为 ±30%。

2. CILPP 测定中，咳嗽导致的压力快速动态变化使情况更加复杂化，因此 CILPP 有时很难精确测量。

3. 直接观察漏尿点出现与压力记录之间存在着明显的主观误差。

4. 尿道内存在的测压导管破坏了尿道的密封性能，本身就是一种赝像。而尿道测压导管占据尿道部分空间，若一些患者存在尿道狭窄，应将压力测量装置放置在直肠或阴道内。

5. 大的膀胱疝可能会吸收腹部压力或堵塞尿道，造成虚假的 VLPP 增高。

6. 盆底肌肉或横纹括约肌的同步收缩可造成假性 VLPP 增高，此点常见于女性尿失禁患者。

7. 在存在逼尿肌过度活动（detrusor overactivity，DO）或顺应性降低的情况下，VLPP 的测量结果会变得不可靠。

总之，目前对于尿道闭合功能的测定尚缺乏一种完美的方法，在此背景下，LPP 是一种评估尿道功能、临床诊断 SUI 的有效方法，但在临床应用时应注意结合 UPP 等其他方法与手段综合判断。

第二节 逼尿肌漏尿点压力

DLPP 是指在无增高腹压的应力动作及无逼尿肌收缩的膀胱充盈过程中出现尿液漏出时的最小 P_{det}；它与 ALPP 的意义截然不同。ALPP 或 VLPP 可以评价尿道抵抗腹压增加的能力或反映控尿能力；而 DLPP 则反映了膀胱出口的阻力状态，它并不表示维持尿道闭合的能力，相反它可以使近端尿道开放，从而导致尿液漏出。实际上许多尿失禁患者虽然具有很低的 ALPP，但其 DLPP 却非常高，甚至高到足以损毁上尿路的程度。因此 DLPP 测定具有重要的临床意义。

一、测定设备、方法与技术

DLPP 的测定设备、方法、技术条件与标准均同充盈期膀胱压力测定。关键点是判断漏尿点的位置与时刻，并记录产生漏尿的最低 P_{det}；影像尿动力学测定中，漏尿点及其 P_{det} 可以在同步影像记录中确定；若以盐水灌注膀胱，则漏尿点可以通过视觉观测估计或通过尿动力学分析仪判断记录。

二、测定原理

DLPP 的测定原理：在膀胱充盈过程中，P_{ves} 随着充盈量的增加而增高，当 P_{ves} 增高超过尿道压力或尿道阻力时，即发生尿液漏出，此时测定记录的 P_{det} 即为 DLPP。

三、参考值

DLPP 测定的最初目的是预示上尿路损害的危险度，当 DLPP 超过 40cmH$_2$O 时，就有可能导致上尿路积水、上尿路功能受损。因此一般将 40cmH$_2$O 作为 DLPP 的参考界值（图 10-15）。

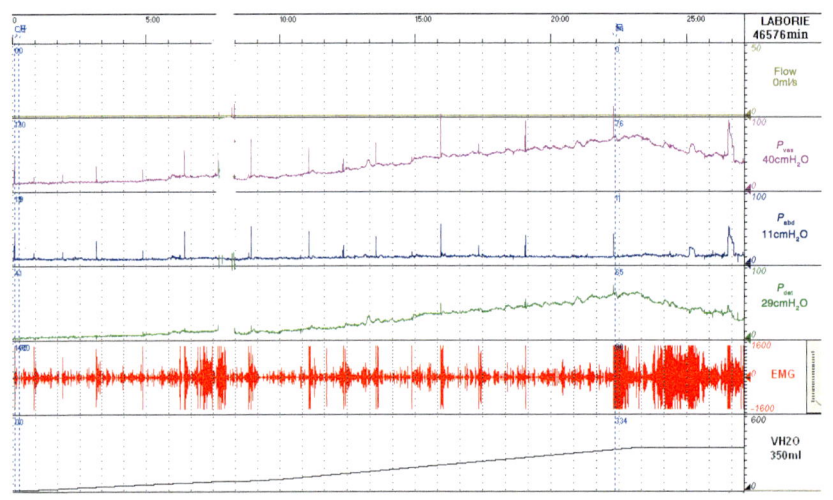

图 10-15 马尾神经损伤患者尿流率曲线

患者，男性，28岁，外伤致圆锥马尾神经损伤8年，现增加腹压排尿，有漏尿。B 超显示双肾积水、双侧输尿管扩张。充盈期膀胱测压：膀胱腔内压随灌注容积增加逐步增高，无逼尿肌无抑制性收缩，灌注至 72ml 时因传感器故障压力信号异常，调整后继续灌注，至 334ml 时出现漏尿，DLPP 为 65cmH$_2$O，逼尿肌顺应性为 5.1ml/cmH$_2$O。结论：低顺应性膀胱，DLPP 超过 40cmH$_2$O 导致的上尿路损毁

四、测定的意义及临床价值

DLPP 测定是一种被动地测试储尿期膀胱腔内压与膀胱出口阻力、有效地预测神经源性膀胱患者上尿路损毁的危险性的简单方法。较高的 DLPP 意味着较高的储尿期膀胱腔内压，长期的膀胱高压状态最终可导致上尿路损毁；高储尿期膀胱腔内压与肾盂积水和肾功能受损之间的相关关系也已建立。DLPP 是评价这种损害危险程度的重要指标，一般认为 DLPP ≥ 40cmH$_2$O 为造成上尿路损害的危险因素，其异常多见于高位脊髓损伤、脊髓拴系综合征等神经源性疾病导致的膀胱壁顺应性降低的患者。而在尿动力学检查时，在无逼尿肌收缩及腹压改变的前提下，逼尿肌压力达 40cmH$_2$O 时的膀胱容积为相对安全膀胱容积；DLPP 相对应的膀胱容积称为漏尿点压力时的膀胱容积。若 DLPP > 40cmH$_2$O，则漏尿点压力膀胱容积与相对安全膀胱容积之差越大，意味着膀胱腔内压高于 40cmH$_2$O 的时间越长、病变的隐蔽性也越大，从而发生上尿路损害的危险性越大（图 10-16）。

膀胱出口阻力状态很大程度上决定了 DLPP 的高低，因此不难理解 DLPP 可能为尿道闭合功能测定提供一些有用资料，但这一点在临床上却完全相反。在临床上，DLPP 经常不能反映尿道抵抗尿失禁的能力，如在脊髓发育异常的患者中经常发现其虽然具有很高的 DLPP，但同时还出现 SUI，DLPP 在这种情况下对于诊断尿失禁是没有任何帮助的，原因是 DLPP 是一种被动测试。正常膀胱颈和近端尿道是抵抗腹压快速增高的结构，该部位对腹压增高的代偿能力要远远大于膀胱本身的内在力量。而尿道外括约肌才是抵抗逼尿肌压

力增高的有效结构。在一些逼尿肌-括约肌协同失调（DSD）的患者，尤其是脊髓损伤导致 DSD 的患者中，外括约肌是构成尿道阻力的主要成分；在这些患者中增高的膀胱腔内压可以反射性导致外括约肌收缩、压迫尿道，增加了膀胱颈及尿道固有括约肌抗尿失禁的效果。

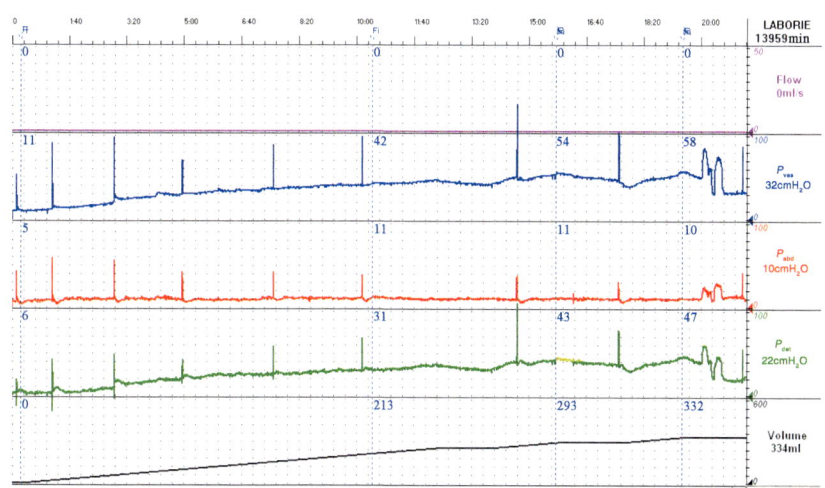

图 10-16　脊髓完全性损伤患者尿流率曲线

患者，男性，44 岁，外伤导致 T_{11} 脊髓完全性损伤 4 年，排尿功能障碍，现患者间歇导尿，每日 3 次，伴发漏尿。鞍区感觉消失，B 超显示双肾积水、双侧输尿管扩张。充盈期膀胱测压：膀胱腔内压随灌注容积增加逐步增高，无逼尿肌无抑制性收缩，灌注至 293ml 时出现漏尿，逼尿肌漏尿点压力（DLPP）为 43cmH$_2$O，逼尿肌顺应性为 6.8ml/ cmH$_2$O。结论：低顺应性膀胱，DLPP 超过 40cmH$_2$O 导致的上尿路损毁

第 11 章 尿道压力测定

尿道压力测定是指在不同阶段及不同条件下，应用不同方法，对不同部位的尿道压力进行测量并记录。严格地说，尿道压力描记（urethral pressure profile，UPP）与尿道压力测定是两个不同的概念，前者是后者的一种测定方法，在过去一段时间内 UPP 被临床广泛应用于评价尿道功能和诊断尿失禁。值得注意的是，尿道压力和尿道闭合压都是人们针对尿道阻止尿液漏出能力所提出的理想化概念。在目前的尿动力学实践中，尿道压力可以通过多种不同的技术与方法来测定，而这些方法并不能产生一致的结果。即使是同一种方法，在不同时刻的测定也经常产生不一致的结果。UPP 的技术缺陷、赝像及临床局限性近年来越来越引起人们重视，但是至今人们还没有寻找到一种理想的反映尿道功能的方法。

尿道压力（urethral pressure，P_{ura}）可以在下列状态下测定：①静止状态（膀胱充盈至给定的容积）；②加压状态（咳嗽或腹肌收缩）；③排尿过程中。

尿道压力测定可以通过以下方式进行：①在一给定的时间段内测定尿道内某一点的压力（膀胱-尿道压力同步测定）；②沿尿道腔连续测定多个点的压力并形成一条连续的 UPP，该方法将是第 11 章的主要内容。

上述不同的状态和方式又可以进行不同的组合，产生不同的方法，如静态 UPP、加压 UPP、排尿期 UPP 等。

第一节 静态尿道压力描记

静态尿道压力描记（resting urethral pressure profile，RUPP）是一种在膀胱及其周围组织处于静止状态条件下描记沿尿道长度各点的压力及其分布图的方法。

一、静态尿道压力描记的测定方法与原理

尿动力学发展至今，常用于进行 RUPP 的方法主要有导管侧孔灌注法、精密换能导管法及球囊导管法（图 11-1），其中以导管侧孔灌注法最为常用。以下简述各种方法的原理及其优缺点。

1. **导管侧孔灌注法** 也称 Brown-Wickham 法，该法的基本原理是测定以一恒定速率灌注导管所需的压力。导管在距末端 5cm 处开有一个或多个侧孔，通过侧孔灌注的液体可以流入膀胱或尿道（图 11-1A）。测定时先将导管插入膀胱内，然后再缓慢退出尿道，同时水泵或毛细管以一恒定的速度维持液体灌注导管，压力传感器测量压力，尿道壁对液体

的压力被记录下来,并描记沿尿道长度的压力分布图,该法的原理示意图如图 11-2 所示。灌注介质为液体,液体灌注的速度应≥1ml/min 以保证导管侧孔不被尿道黏膜堵塞(图11-3)。

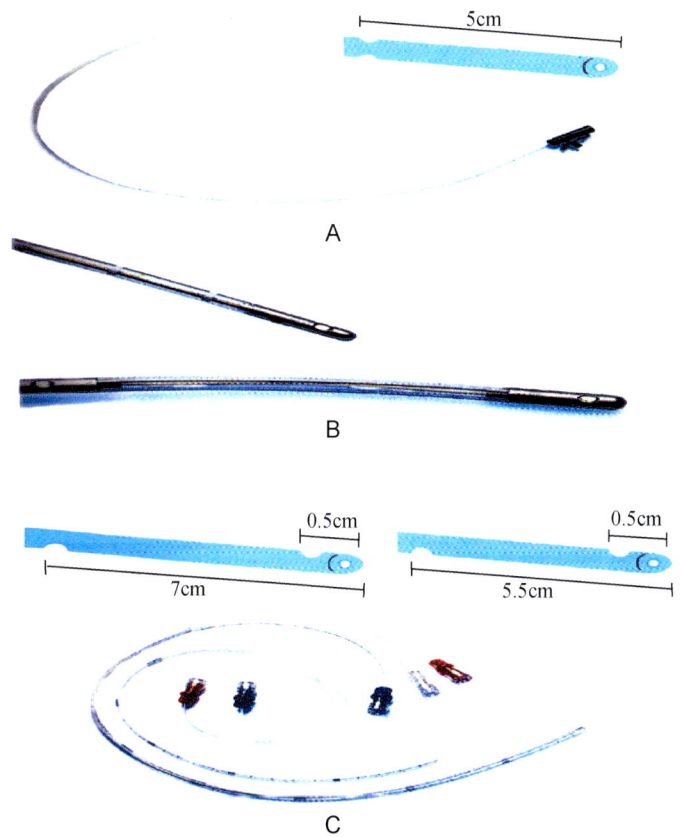

图 11-1 静态尿道压力描记(RUPP)测定用导管

A. 导管侧孔灌注法测压导管;B. 顶端带 1 个或 2 个精密传感器的测压导管;C. 双腔/三腔测压导管

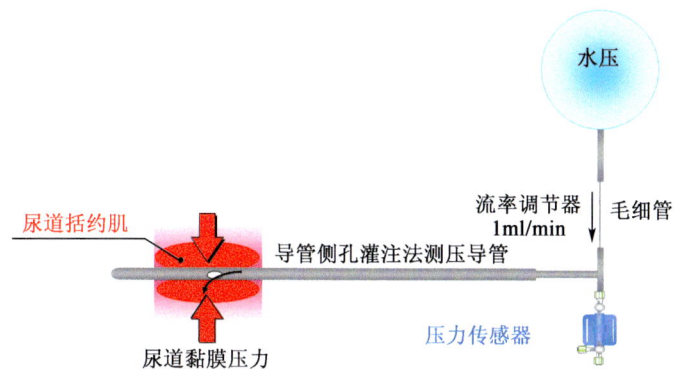

图 11-2 导管侧孔灌注法原理

使用距末端 5cm 处开有一孔的测压导管以 1ml/min 恒速灌注下,测量维持导管侧孔不被尿道黏膜阻塞的液体压力,此时所记录的液体压力 = 尿道黏膜压力 = 尿道压力

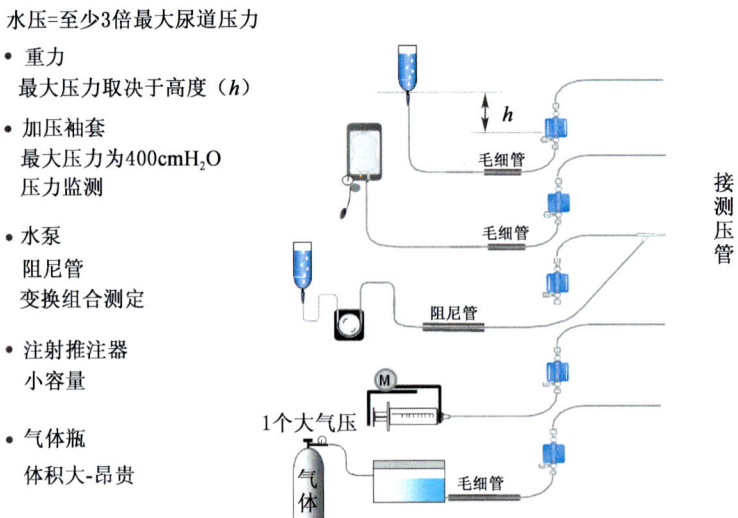

图 11-3　尿道测压中 5 种不同的灌注方法

2. **精密换能导管法**　尿道压力（P_{ura}）可以通过精密换能导管进行测定，此类导管的前端有一个或多个能够精确传递压力的薄膜覆盖侧孔，大小约为 0.75mm²，也称为精密换能传感器（图 11-1B），其可以测量、传导并记录 P_{ura}，若导管缓慢退出尿道即可描记 UPP。可以使用双传感器导管来同步测定膀胱腔内压（intravesical pressure，P_{ves}）与 P_{ura}。精密换能导管的优点是测定准确，缺点是昂贵，并且所测结果与导管侧孔灌注法存在一定差异。在使用精密换能导管时，膀胱与尿道内导管的高度差无法消灭，而在使用灌注法时这种高度差可以通过共同的零压力水平及虹吸效应克服。

3. **球囊导管法**　P_{ura} 还可以通过球囊导管进行测定。1964 年 Enhorning 使用球囊导管连接外部传感器进行 P_{ura} 测定；后来 Kooi 等又将球囊导管法与精密换能导管法相结合来测定 P_{ura}。此类导管的一端设置一个或多个含液体的球囊，在导管缓慢恒定的退出尿道过程中，P_{ura} 通过球囊内的液体传导并记录，其可以同时记录 P_{ves} 及 P_{ura}。该法较客观地记录了尿道内各点的阻力及压力变化。

4. **各种方法的比较**　各种方法均可以用于测定 P_{ura}，但各具有优缺点。导管侧孔灌注法的导管价格低、使用方便，被广泛地应用于临床和实验室中，若使用得当，可以获得较准确的结果。缺点是液体传导压力过程中易受干扰，使用液体灌注时应严格排除导管系统内的气泡，否则测定结果不准确。使用气体灌注时不易发现渗漏现象。另外，导管侧孔灌注法需附加装置，操作也较复杂。球囊导管法测定结果较为准确，价格并不高，但易发生球囊破裂、渗漏等现象，且不易被发现，临床上较少应用。精密换能导管法是一种相对较好的测压方法，其操作简单、结果准确，缺点是昂贵、不易保护，在进行 P_{ves} 及 P_{ura} 同步测定时不能消灭高度所致的压力差。导管侧孔灌注法与精密换能导管法进行 RUPP 的主要区别如表 11-1 所示。

表 11-1　静态尿道压力描记（RUPP）测定方法比较

导管侧孔灌注法	精密换能导管法
价格低	价格高
适用于缓慢测压，如 RUPP	适用于快速测压，如加压 UPP（SUPP）
使用于持续时间较短的测定	适用于长期、动态监测
导管可一次性使用	导管必须重新消毒
操作较复杂	操作较简单
可消除膀胱与尿道的高度差	不能克服膀胱与尿道的高度差

二、静态尿道压力描记的测定设备与部件

以目前临床最常用的导管侧孔灌注法为例，简述进行 RUPP 所需的设备与部件（图 11-4）。

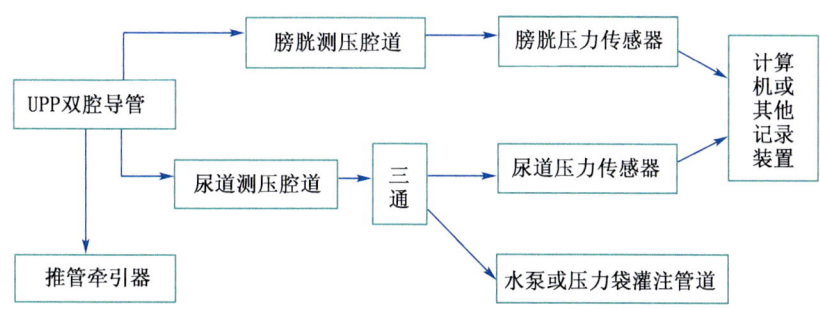

图 11-4　尿道压力描记（UPP）测定装置连接设备与部件

1. UPP 测压导管

（1）单腔测压导管：为一种专门用于 UPP 的 6～8F 的单腔导管，在其距顶端 5cm 处有一个或多个侧孔，导管尾端可通过三通分别连接传感器与水泵。该管用于测定 P_{ura}，而不能测定尿道闭合压（urethral closure pressure，P_{clo}）。

（2）双腔测压导管：为一种专门用于 UPP 的 6～10F 的双腔导管，在顶端及距顶端 5cm 处各有 1 个侧孔，2 个侧孔分别与相应的腔道相通，并分别测定 P_{ura} 与 P_{ves}；该管在尾部分为 2 根管道，1 根测定 P_{ves}，另 1 根通过三通分别连接尿道压力传感器与水泵。该管用于测定 P_{ura} 及 P_{clo}。

2. 压力传感器　所用压力传感器包括 P_{ura} 传感器与 P_{ves} 传感器，均为外部传感器，有关压力传感器的标准与要求见"充盈期膀胱压力容积测定"。必须强调的是：与膀胱腔内压 - 容积测定（cystometrogram，CMG）中的 P_{ves} 与 P_{abd} 一样，P_{ves} 与 P_{ura} 也必须遵循国际尿控协会（ICS）的零压力标准，即以大气压中患者耻骨联合上缘平面为零压力水平，在进行 UPP 前对 P_{ves} 与 P_{ura} 调零。

3. 水泵或压力袋　水泵应该以不同速度匀速地进行灌注，最小速度应达 1ml/min，并配备相应的阻尼管。若使用压力袋，最大压力应达 400cmH$_2$O，并配备相应的毛细管。

4. 牵引器　应该以不同速度匀速地牵引测压导管退出尿道。

5. 三通接头 用于连接测压导管、尿道压力传感器与水泵。

6. 测定装置的连接 装置连接示意图如图 11-5 所示。

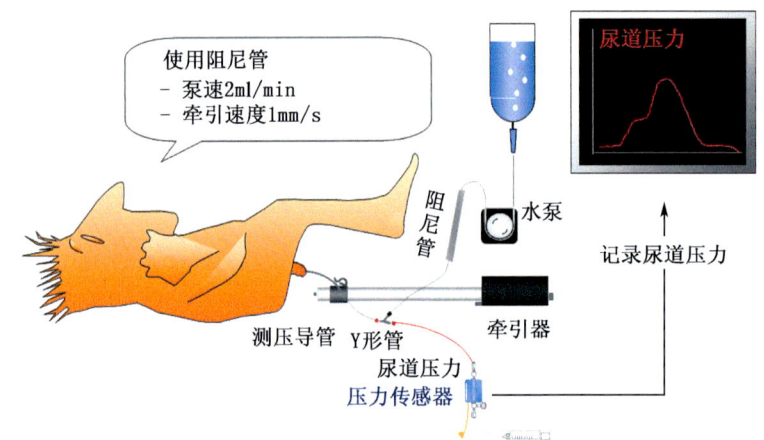

图 11-5 尿道压力描记测定装置的连接

三、静态尿道压力描记的测定方法

下面简述使用双腔导管侧孔灌注法进行 RUPP 的方法。

1. 在进行 RUPP 前应告知患者测定的内容，使其消除对检查的恐惧。
2. 根据需要嘱患者取相应体位，如坐位、立位及仰卧位等。
3. 在无菌条件下插入 UPP 双腔导管，插入深度必须保证两个测压孔均在膀胱内。
4. 排空膀胱，再向膀胱内灌注 50ml 液体，并保持。
5. 在连接各管道系统以前，彻底冲洗排出 P_{ves} 与 P_{ura} 测压管道系统内的气泡，排出液体灌注管道系统内的气泡。
6. 选择尿动力学分析仪的"UPP"项，进入设定准备状态，设定水泵灌注速度与牵引器退管速度，如可以将水泵灌注速度设定为 1～2ml/min，牵引器退管速度设定为 1～2mm/s。
7. 将 P_{ves} 与 P_{ura} 测压管道系统及灌注管道系统的远端同时暴露于大气压中，液面与患者耻骨联合上缘平面平齐，对 P_{ves} 与 P_{ura} 两个压力传感器进行调零。
8. 如图 11-6 所示将 P_{ves} 与 P_{ura} 测压管道系统及灌注管道系统的远端与双腔测压管相连接。应结合临床及其他尿动力学测定项目综合判断。
9. 嘱患者咳嗽以检查 2 个测压孔是否均在膀胱内，同时也测试测压管道系统连接是否紧密；若咳嗽显示 P_{ves} 与 P_{ura} 出现相同增幅，P_{clo} 为零或接近于零，说明 2 个测压孔均在膀胱内，测压管道系统无漏水，UPP 测定可以开始。
10. 按尿动力学分析仪的启动按钮，开始 UPP 测定。
11. 测压导管匀速缓慢地退出尿道，当尿道测压侧孔露出尿道外口时，即终止测定。
12. 进入分析程序，储存 UPP 曲线与结果。
13. 重复测定。

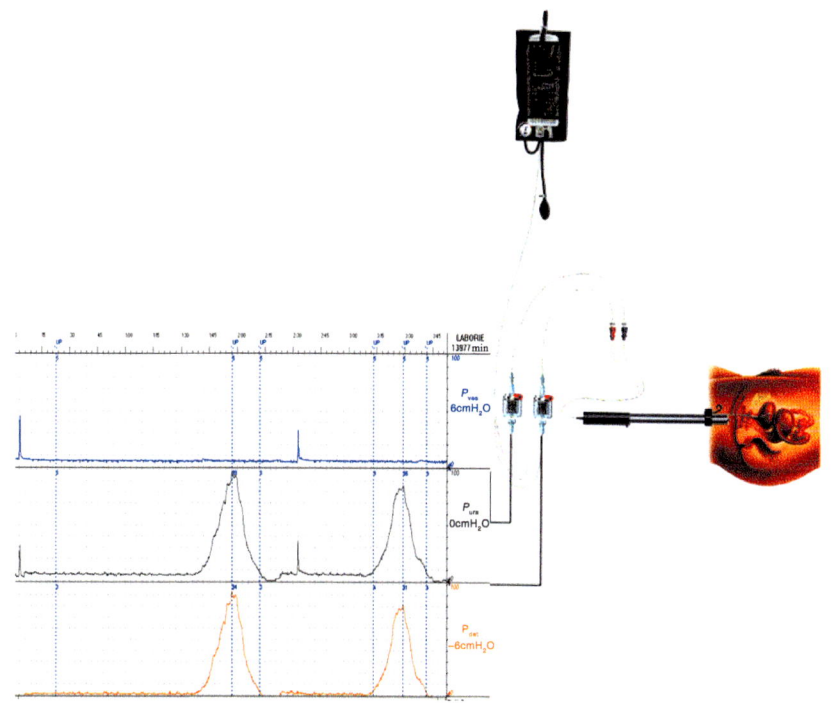

图 11-6　使用导管侧孔灌注方法进行的静态尿道压力描记（RUPP）测定

患者，女性，67 岁，大笑、打喷嚏时出现漏尿 2 年，取仰卧位，经尿道将 6F 双腔导管插入膀胱，通过挤压压力袋应用生理盐水灌注导管腔，生理盐水经过毛细管，阻力较高，只能一滴一滴地滴注（优点：不会出现灌注泵所致的记录曲线上的静噪；缺点：不能确定灌注速度）。使用外部传感器进行压力测量，2 个传感器均暴露于大气压，患者耻骨联合上缘平面调零，使用牵拉装置对测压导管进行支托/牵拉移动。右侧纵轴数字显示在导管退出后尿道过程中不同参数测量值的连续变化，蓝色曲线为膀胱腔内压（P_{ves}），黑色为尿道压力（P_{ura}），黄色为尿道闭合压力（P_{clo}）。测定开始告知患者咳嗽，P_{ves} 与 P_{ura} 出现相同应答，P_{clo} 无变化，说明信号传递可靠。牵引器将导管以 1mm/s 的速度回拉导管，与屏幕上的时间校准刻度保持一致，P_{ves} 与 P_{ura} 初始压力为 5cmH$_2$O，曲线同步出现增高降低的钟形曲线。重复 2 次测定。结果：最大尿道压（MUP）为 99cmH$_2$O 及 86cmH$_2$O，最大尿道闭合压（MUCP）为 94cmH$_2$O 及 81cmH$_2$O，功能尿道长度为 3.5cm 及 3.3cm。结论：RUPP 结果正常，应结合临床及其他尿动力学测定项目综合判断

四、静态尿道压力描记的测定条件与影响

总体上说，RUPP 测定的变异性较大，可重复性较差。原因是测定条件及多种因素均可影响测定结果。下面以导管侧孔灌注法为例，测定条件与影响因素包括以下几种。

1. **导管粗细**　4～10F 导管的差异似乎对测定结果的影响不大。当导管粗于 10F 后，RUPP 可以测出过高的 P_{ura}，这部分增高的假性 P_{ura} 是尿道壁的弹性所致。

2. **导管的侧孔**　如导管末端只有单一的侧孔则测定 P_{ura} 是不准确的，原因是侧孔不能充分与尿道黏膜接触及压力测定的方向性。一般来说，使用距导管末端 5cm 处相对的两个侧孔的导管即可以满足测定的准确度，过多的侧孔并不能明显提高测定的准确性。

3. **灌注速度**　必须恒定，灌注速度一般为 2～10ml/min，＜2ml/min 的灌注速度除非配以极慢的退管速度，否则将不能真实地测出 P_{ura}，因此，液体灌注速度必须与退管速度

相匹配。相反，> 10ml/min 的速度可能导致过高的测定压力值。

4. 退管速度　导管退出尿道的速度必须恒定，一般认为当灌注速度为 2～10ml/min 时，< 0.7mm/s 的退管速度是比较合适的。有学者报道退管速度在 1～40cm/min 时 P_{ura} 测定结果无明显变化；若 > 40cm/min 则测定结果往往不准确。退管速度与灌注速度必须相匹配，否则测定结果不准确或出现赝像。退管速度过快或灌注速度过慢均会导致一种锯齿样曲线，退管法所得 P_{ura} 比静止法高；退管速度 > 40cm/min 的所得结果高于正常速度下的压力测定结果。

推荐采用 1mm/s 的退管速度配合 2ml/min 的液体灌注速度进行 RUPP。

5. 系统响应时间　系统的响应时间由 5 个因素决定：①连接患者与外部压力传感器之间的管道长度与直径，1m 的连接管道比较合适；②液体灌注速度；③退管速度；④气泡；⑤管道系统漏水。在临床尿动力学实践中，通常可以通过研究 UPP 的曲线形态来判断测定系统的响应时间是否适合。锯齿形的 UPP 曲线说明 UPP 测定不准确，如果出现这样的锯齿曲线，则液体灌注速度应该增加，退管速度应该降低。

6. 仪器因素　除了上述系统响应时间外，还有其他一些仪器因素影响着 UPP 结果。

7. 年龄因素　通常 P_{ura} 随年龄增长而逐渐下降，特别在女性患者中 40 岁以上者的 P_{ura} 较 40 岁以下者低得多；而功能性尿道长度（functional urethral length，FUL）在男性则随年龄增长而增加，在女性随着年龄增长而减少。

8. 体位不同　体位不同所得的 P_{ura} 也不一致，一般卧位时 P_{ura} 最低，坐位时略为增高，立位时则明显增高。

9. 腹压　腹压的变化可以传递到膀胱和后尿道，腹压升高时也可以导致 P_{ves} 和 P_{ura} 上升；正常呼吸对腹压的影响较小（约为 ±4%）。

10. 尿道外括约肌　尿道外括约肌收缩可导致 P_{ura} 上升。

11. 膀胱收缩　膀胱逼尿肌收缩可以明显影响 P_{ura} 测定结果。通常在进行 RUPP 时向膀胱内灌注 50ml 液体，一般不会导致逼尿肌的无抑制性收缩。若在尿道测压的过程中出现逼尿肌收缩，即可导致膀胱颈开放、FUL 缩短、P_{ura} 下降。

12. 膀胱内液体量　膀胱内的液体量为 50～100ml 时膀胱腔内压升高可以导致 P_{ura} 相应升高。

由此可见，有许多因素及测定条件影响着 UPP 结果，因此有必要与膀胱测压一样，制订关于 UPP 测定的标准化方案与质量控制标准，以获得一个真实而标准的 P_{ura}。

五、静态尿道压力描记的测定参数、正常参考值范围及临床意义

ICS 于 1988 年对 UPP 测定的各参数做出了定义（图 11-7）。

1. 最大尿道压力（MUP）　指 UPP 过程中出现的最大压力值。其正常值范围随性别、年龄的不同而不同，这种依赖性如表 11-2 所示。

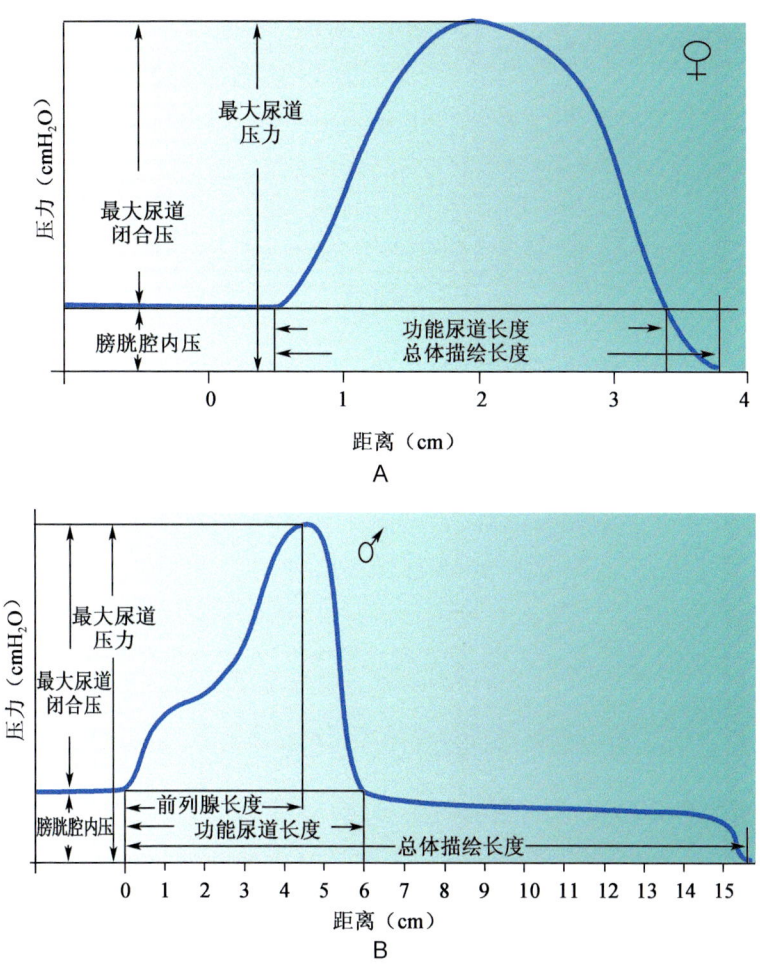

图 11-7 女性（A）、男性（B）尿道压力描记示意图及名词术语

表 11-2 不同年龄组的正常人最大尿道压的平均值与范围

年龄（岁）	女性（cmH$_2$O）		男性（cmH$_2$O）	
	平均值	范围	平均值	范围
<25	90	55～103	75	37～126
25～44	82	31～115	79	35～113
45～64	74	40～100	75	40～123
>64	65	35～75	77	55～105

由表 11-2 可见，正常男性的 MUP 相对稳定，一般不随年龄的增长而呈下降趋势；而在中年女性，特别是在绝经后，MUP 迅速下降。因此对于 MUP 测定值的分析应结合性别和年龄进行，以正确判断尿道功能。另外，体位改变也可以影响 MUP，并可以由此测试尿道功能的正常性。尿道测压时由卧位变为直立位可以使 MUP 平均增高 23%；若尿道功能不全，P_{ura} 增高将会超过基础值的 50% 以上。

2. 最大尿道闭合压（MUCP） 是指 MUP 与 P_{ves} 之间的差值，正常参考值范围如表 11-3 所示。

3. 功能尿道长度（FUL） 是指在 UPP 过程中压力高过 P_{ves} 的一段尿道长度，正常参考值范围如表 11-3 所示。

表 11-3　最大尿道闭合压及功能尿道长度的正常参考值范围

	女性		男性	
	青年	老年	青年	老年
最大尿道闭合压（cmH_2O）	70～90	40～60	60～90	60～80
功能性尿道长度（cm）	3.5～4.2	3～4.2	3.5～4.2	4.3～4.5

在压力性尿失禁（stress urinary incontinence，SUI）的女性患者中，FUL 常低于 3cm。

4. 前列腺尿道长度（prostatic urethral length，PUL） 是指 UPP 曲线图中膀胱颈到 MUP 之间的距离，正常男性应该 < 4cm。该段长度也在一定程度上反映了前列腺的大小。若 PUL < 6.5cm，则预示其手术获得前列腺重量 < 50g（这种可能性的 99% 置信区间 > 85%）。

5. 总尿道长度（total urethral length，TUL） 是指在 UPP 过程中测得的全部尿道长度。

六、静态尿道压力描记的变异性和可重复性

RUPP 结果与所采用的测定技术密切相关，上面已经提及测压管的粗细与类型、液体灌注速度、导管退出速度、患者体位、膀胱内液体量及盆底肌肉的活动性等均影响测定结果，且不同的受试者也存在个体差异。因此 RUPP 测定存在着较大的变异性。尤其要注意以下条件下产生的变异性。

1. 在女性患者，RUPP 结果受年龄、绝经与否的影响，可有较大的个体变异，这些变异可以出现在任何 RUPP 测定中，尤其是可以在尿失禁与非尿失禁之间产生重叠，进而导致 SUI 诊断的假阳性与假阴性。

2. P_{ura} 波动的最常见原因是尿道或尿道周围肌肉的随意收缩，其由横纹肌产生，这也是变异产生的重要原因。

3. 尿失禁患者经过外科治疗及药物治疗后，RUPP 结果可以产生变异。

4. 尿道器械检查与操作、尿道外伤、骨盆骨折、尿道感染等也可以产生变异。

虽然个体内和个体间的测定结果均存在一定变异性，但从临床应用角度来看，这种变异性和可重复性是可以接受的，因此要求在临床尿动力学实践中应至少进行 2 次 RUPP（图 11-8）。

七、正常静态尿道压力描记曲线

正常 UPP 总是与下尿路正常解剖结构相对应，即 UPP 的压力分布有一定的解剖基础（图 11-9），必须熟悉。

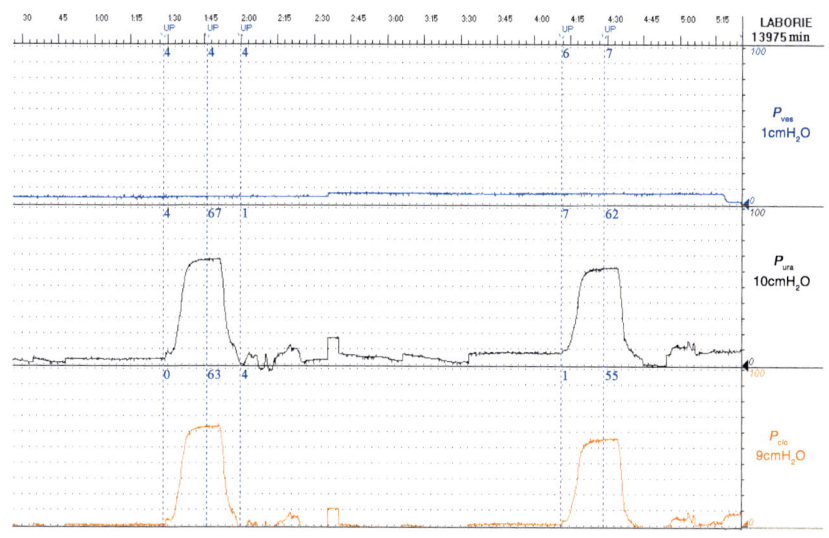

图 11-8　静态尿道压力描记（RUPP）测定的变异性和可重复性

患者，女性，31 岁，连续 2 次行 RUPP，最大尿道压力为 67cmH$_2$O 及 62cmH$_2$O，最大尿道闭合压为 63cmH$_2$O 及 55cmH$_2$O，尿道压力描记曲线形态基本一致，具备临床可接受的变异性和可重复性

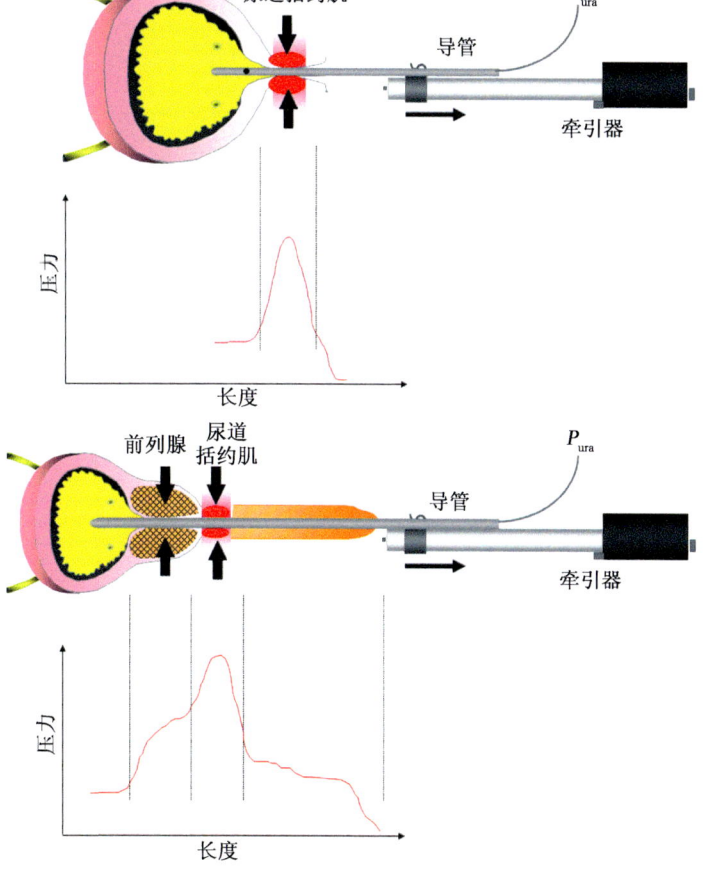

图 11-9　尿道压力描记图与下尿路相应解剖结构对应

上图为女性，下图为男性

尿道测压时，$P_{ves} < 15\text{cmH}_2\text{O}$，UPP 曲线在膀胱颈部增高，压力为 30～45cmH$_2$O，在女性，最大尿道压力（MUP）出现在尿道的中部，距膀胱颈 1～2cm；在男性，MUP 处接近尿道膜部，距膀胱颈 3.5～4cm。在女性，当距离膀胱颈 3.5～4cm 时，压力则迅速下降至与外界大气压相等（图 11-9）。P_{ura} 应该总是高于 P_{ves}；正常人咳嗽时可见 P_{ves} 和 P_{ura} 同时增高，但 P_{ura} 仍高于 P_{ves}。

表 11-3 已表明正常 MUP 存在着年龄、性别的变异性，对正常性的讨论受年龄因素的影响。但无论是正常女性，还是 SUI 患者，MUP 与 FUL 均随年龄增长而降低。

在正常与异常 UPP 参数范围之间存在一定重叠，临床常使用复合参数来测试尿道的正常性，如 MUCP 与 FUL 的乘积，或直接测量 UPP 的曲线下面积，如控尿带面积或前列腺面积（图 11-10）。

UPP 曲线的形态在诊断中具有重要价值。在女性，UPP 曲线呈对称形，为圆滑的钟形曲线（图 11-11，图 11-12）。在男性，从功能角度来说最重要的部分是从膀胱颈到膜部这一段尿道，与其解剖相对应，UPP 曲线具有一些恒定特征：尿道外括约肌前有一段由前列腺组织所致的压力增高曲线，并逐渐向最大尿道压括约肌移行，整个曲线呈非对称形；随着年龄增长，PUL 逐渐延长，压力逐渐增高，但其不是异常情况的必须改变（图 11-13，图 11-14）。

八、异常静态尿道压力描记曲线

根据 ICS 定义，储尿期的尿道功能可分为功能正常或功能不全。正常的尿道闭合机制意味着在灌注阶段和诱发动作中 P_{clo} 为正值。尿道闭合功能不全意味着在无逼尿肌收缩时也出现尿液泄漏；对于括约肌无反射的病例，则在灌注阶段或增加腹压动作时不出现括约肌反射性收缩。

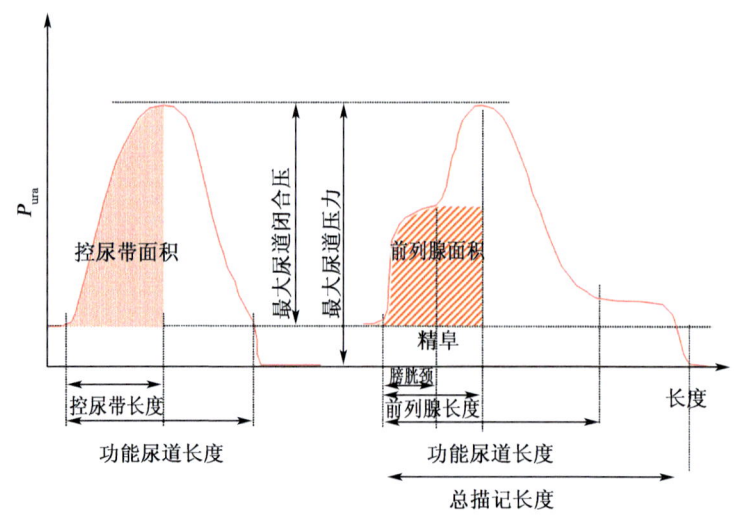

图 11-10 正常尿道压力描记
左图为女性，右图为男性

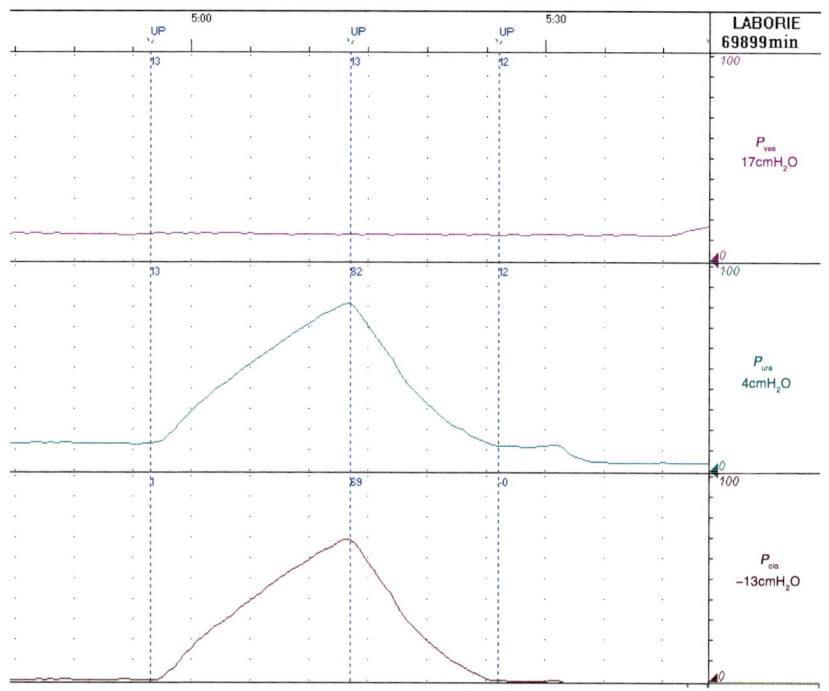

图 11-11 正常青年女性尿道压力描记（UPP）图

患者，女性，24 岁，最大尿道压力为 82cmH$_2$O，最大尿道闭合压为 69cmH$_2$O，功能尿道长度为 2.9cm，UPP 曲线平滑，形态呈钟形，为正常青年女性 UPP 测定结果

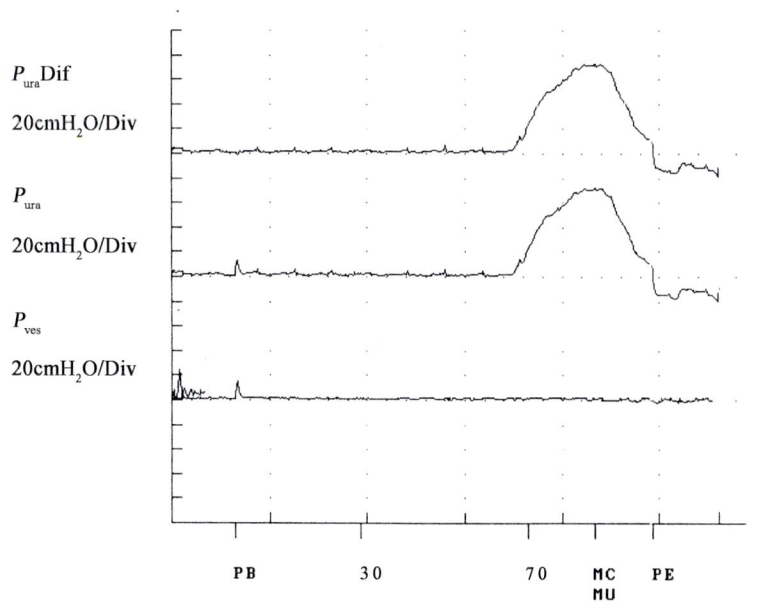

图 11-12 正常中年女性尿道压力描记（UPP）

患者，女性，48 岁。最大尿道压力为 73cmH$_2$O，最大尿道闭合压为 70cmH$_2$O，功能尿道长度为 3.1cm，UPP 曲线平滑，形态呈钟形，为正常中年女性 UPP 测定结果

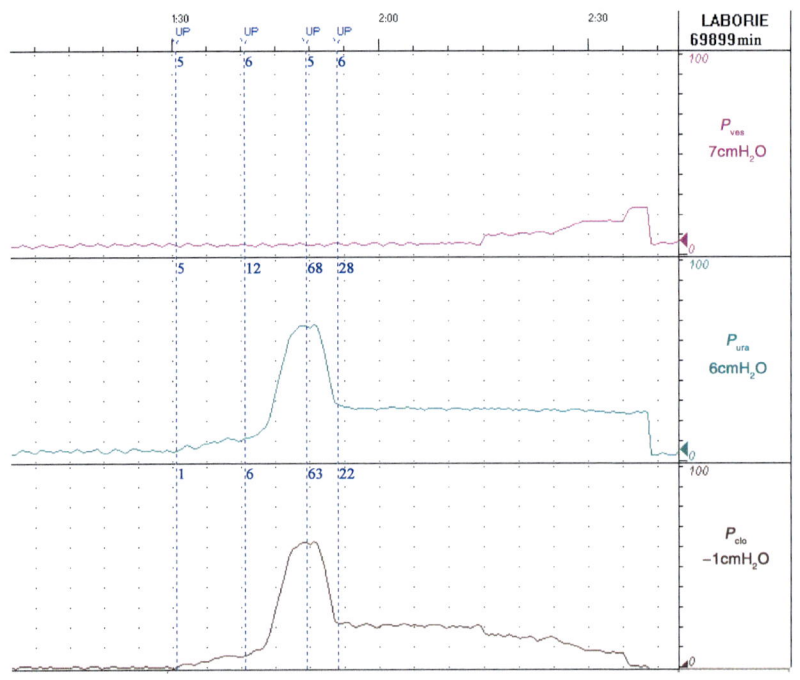

图 11-13　正常青年男性尿道压力描记（UPP）

患者，男性，26 岁，最大尿道压力为 68cmH$_2$O，最大尿道闭合压为 63cmH$_2$O，前列腺尿道压力为 12cmH$_2$O，前列腺尿道长度为 1.9cm，功能尿道长度为 2.4cm，UPP 曲线平滑，前列腺尿道短、前列腺尿道压力低，其为正常青年男性 UPP 测定结果

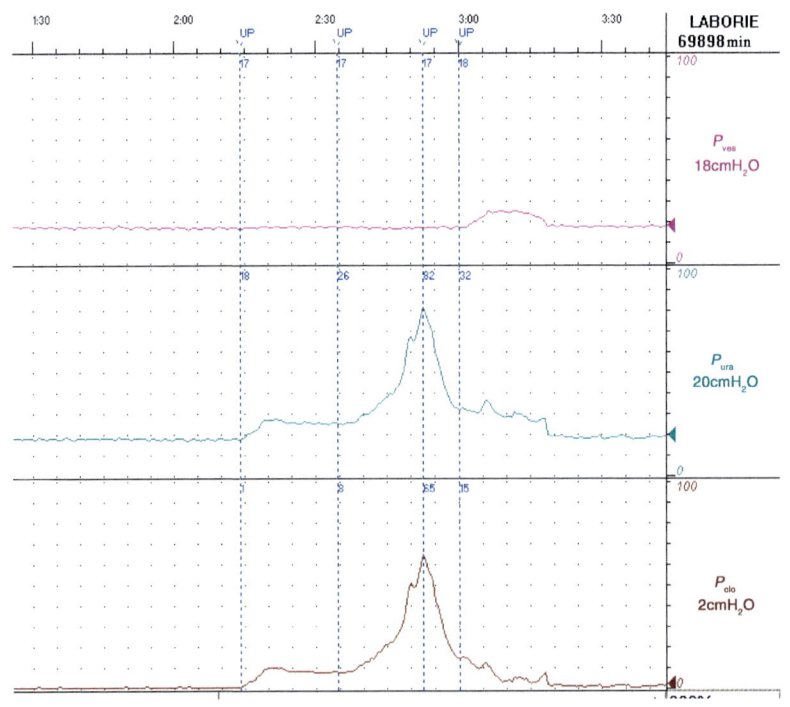

图 11-14　正常中年男性尿道压力描记（UPP）

患者，男性，53 岁，最大尿道压力为 82cmH$_2$O，最大尿道闭合压为 65cmH$_2$O，前列腺尿道压力为 26cmH$_2$O，前列腺尿道长度（PUL）为 3.85cm，功能尿道长度为 4.33cm，UPP 曲线平滑，存在典型的前列腺压力平台，前列腺尿道压力较低，PUL 长于青年，其为正常中年男性 UPP 测定结果

RUPP 曲线的异常性可以通过 UPP 曲线变化来分类。

1. 尿道外括约肌以近的曲线异常主要出现于膀胱颈和前列腺病变。

在女性膀胱颈痉挛或硬化的患者中，膀胱颈的压力曲线可以呈峰状（图 11-15）；尿道外括约肌以近的 UPP 曲线异常还可以见于女性的手术后改变（如膀胱颈悬吊术等）。在男性良性前列腺增生（benign prostatic hyperplasia，BPH）患者中前列腺尿道压力曲线平台抬高而延长，可以是平坦的，也可以呈峰状；前列腺尿道中部的压力增高提示侧叶增生，近端的压力呈峰状增高提示中叶增生（图 11-16～图 11-19）。

2. 括约肌的异常导致了尿道曲线的主要压力峰的改变（处于女性 UPP 曲线的中部或男性前列腺尿道曲线的顶端），在该部压力过高或过低均与括约肌静止或随意收缩有关，也与体位及膀胱内液体量有关。

该部过低的压力与括约肌的损伤、萎缩及去神经支配有关，在女性表现为 SUI，此类患者在静止时 P_{ura} 大于 P_{ves}，但在咳嗽或屏气时，P_{ura} 则低于 P_{ves}（图 11-20，图 11-21）。

该部异常增高的压力通常与括约肌的非随意性过度活跃及括约肌肥厚有关。男性常见于慢性前列腺炎（图 11-22，图 11-23），女性常见于 Fowler 综合征。

3. 尿道括约肌以后的曲线异常较为少见。僵硬的尿道狭窄通过 UPP 很难得到证实，准确证实这类尿道狭窄取决于测压导管粗细合适。

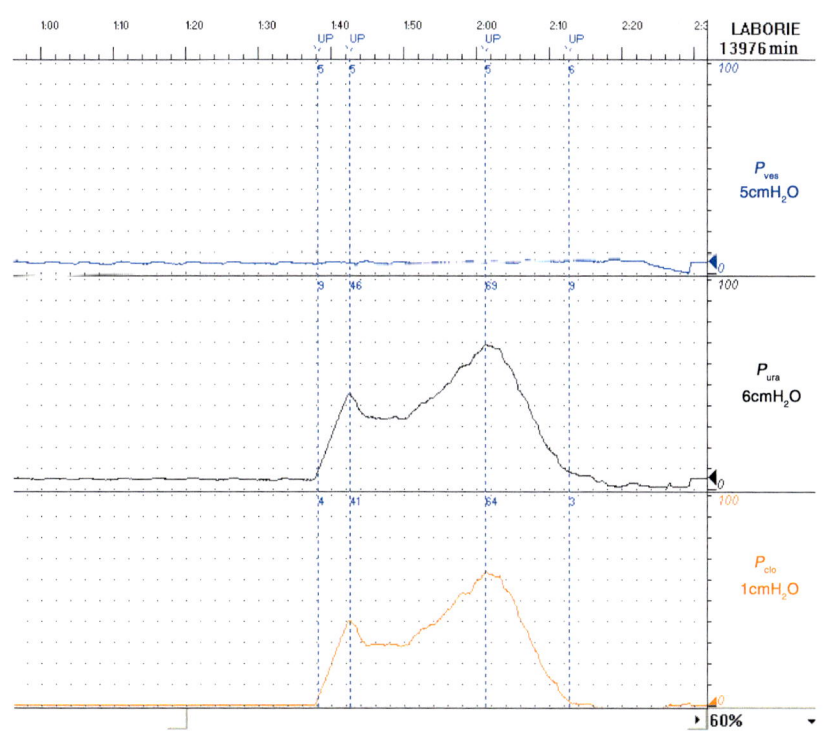

图 11-15 子宫全切术后 2 年患者尿道压力描记（UPP）

患者，女性，45 岁，行子宫全切术后 2 年，术后主诉排尿困难、尿不净，夜间偶有少量漏尿，现患者自行腹压排尿。鞍区感觉存在。最大尿道压力为 69cmH$_2$O，最大尿道闭合压为 64cmH$_2$O，膀胱颈压力为 46cmH$_2$O，膀胱颈长度为 2.3cm，功能尿道长度为 3.4cm，UPP 曲线平滑，膀胱颈部曲线出现明显压力峰，为典型女性膀胱颈梗阻的 UPP 测定结果

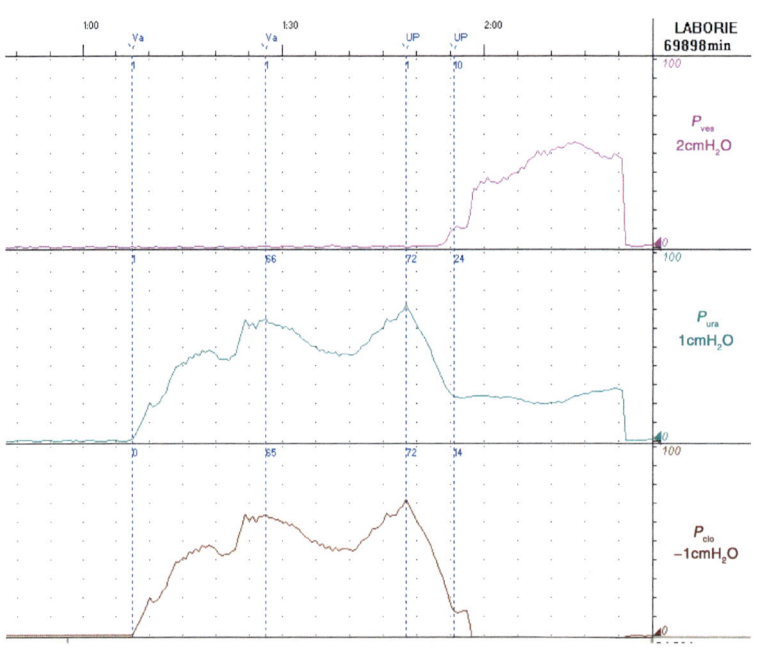

图 11-16　前列腺侧叶增生患者尿道压力描记（UPP）

患者，男性，78 岁，尿频、夜尿增多、尿线变细及排尿困难 4 年。前列腺Ⅲ度大小。最大尿道压力为 72cmH$_2$O，最大尿道闭合压为 72cmH$_2$O，前列腺尿道压力为 66cmH$_2$O，前列腺尿道长度（PUL）为 4.1cm，功能尿道长度为 4.8cm，UPP 曲线平滑，前列腺尿道中段出现明显压力峰，PUL 延长，提示前列腺侧叶增生突入尿道腔压迫尿道，为典型前列腺侧叶增生的 UPP 测定结果

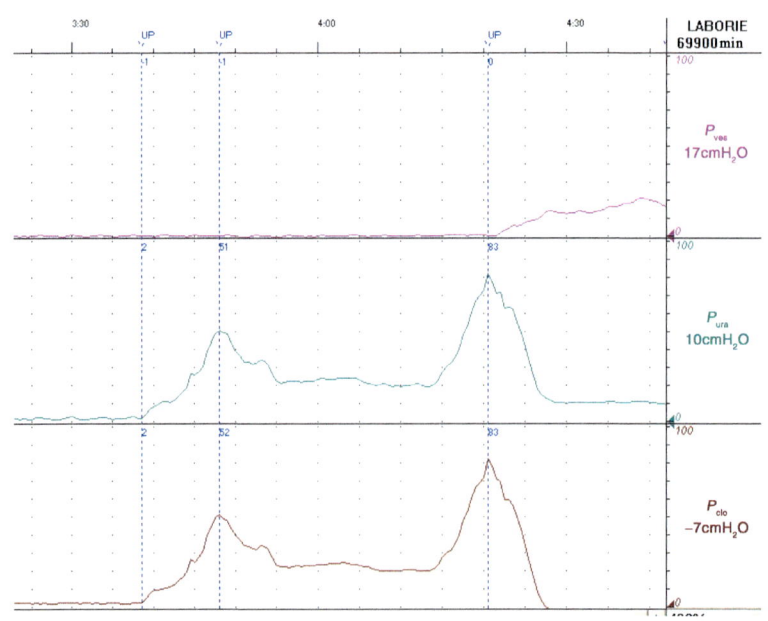

图 11-17　前列腺中叶增生患者尿道压力描记（UPP）

患者，男性，70 岁，排尿困难伴尿不尽感 10 年。患者现增加腹压排尿，尿线细伴分叉，排尿时间延长。B 超显示前列腺大小为 4.6cm×5.5cm×5.4cm。最大尿道压力为 83cmH$_2$O，最大尿道闭合压为 83cmH$_2$O，膀胱颈压为 51cmH$_2$O，前列腺尿道长度为 4.2cm，功能尿道长度（FUL）为 4.9cm，UPP 曲线平滑，呈典型鞍形曲线，膀胱颈部出现明显压力峰，前列腺尿道压力相对较低，PUL 延长，提示前列腺中叶突入膀胱腔，为典型前列腺中叶增生的 UPP 测定结果

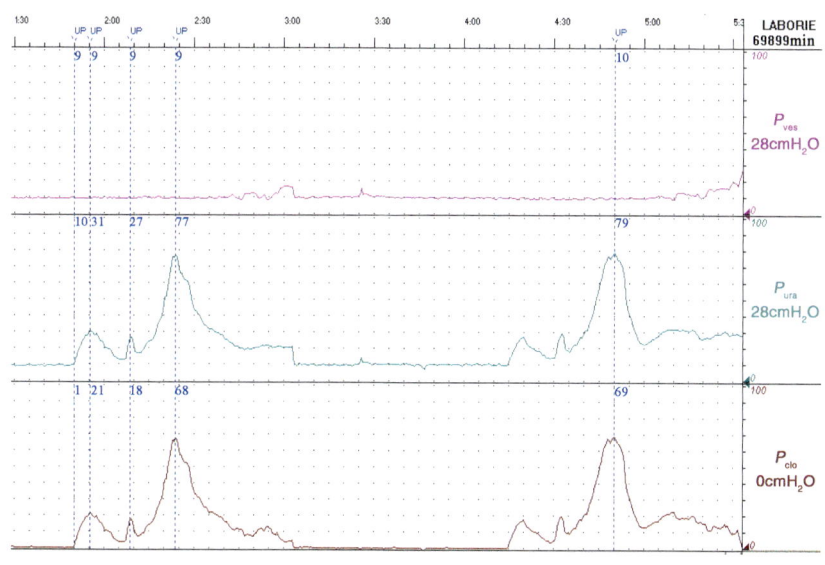

图 11-18　神经源性膀胱尿道功能障碍患者尿道压力描记

患者，男性，28 岁，T_{11}、T_{12} 脊髓动静脉畸形出血，术后 1 年。最大尿道压力为 77cmH$_2$O，最大尿道闭合压为 68cmH$_2$O，膀胱颈压力为 51cmH$_2$O，前列腺尿道压力或精阜处尿道压力为 27cmH$_2$O，前列腺尿道长度为 3.5cm，功能尿道长度为 5.4cm。尿道压力描记曲线平滑，呈典型鞍形曲线，膀胱颈部出现明显压力峰，前列腺尿道压力中点即精阜处也出现明显压力峰，前列腺尿道长度正常，其为膀胱颈痉挛并精阜肥大的尿道压力描记测定结果，应结合影像 - 膀胱压力 - 容积测定 - 肌电图检查

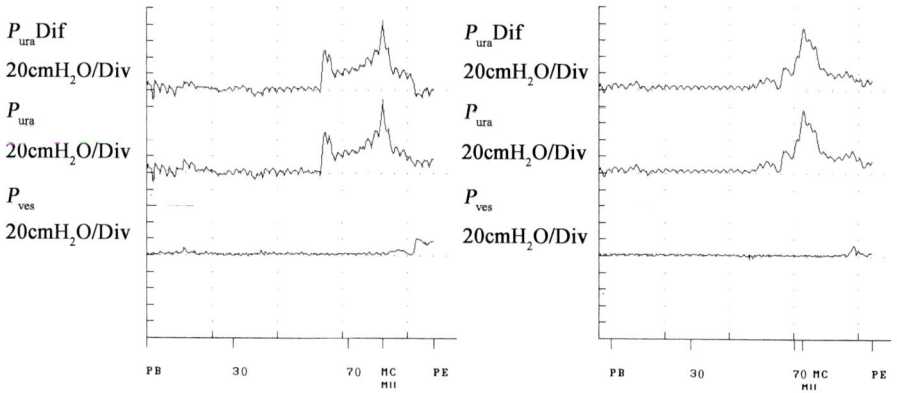

图 11-19　前列腺中叶增生患者术前及术后尿道压力描记（UPP）

患者，男性，67 岁，因排尿困难 5 年，诊断为前列腺中叶增生，并行 Madigan 前列腺摘除术。左为术前 UPP 图，最大尿道压力为 88cmH$_2$O，最大尿道闭合压为 86cmH$_2$O，膀胱颈压力为 57cmH$_2$O，形态呈典型鞍形，膀胱颈部出现明显压力峰，前列腺尿道压力相对较低，前列腺尿道长度延长，提示前列腺中叶突入膀胱腔，为典型前列腺中叶增生的 UPP 测定结果。右图为术后 UPP 图，经 Madigan 前列腺摘除术将前列腺中叶去除，因此 UPP 曲线中膀胱颈压力峰消失。以上说明 UPP 在反映尿道压力分布上具有价值

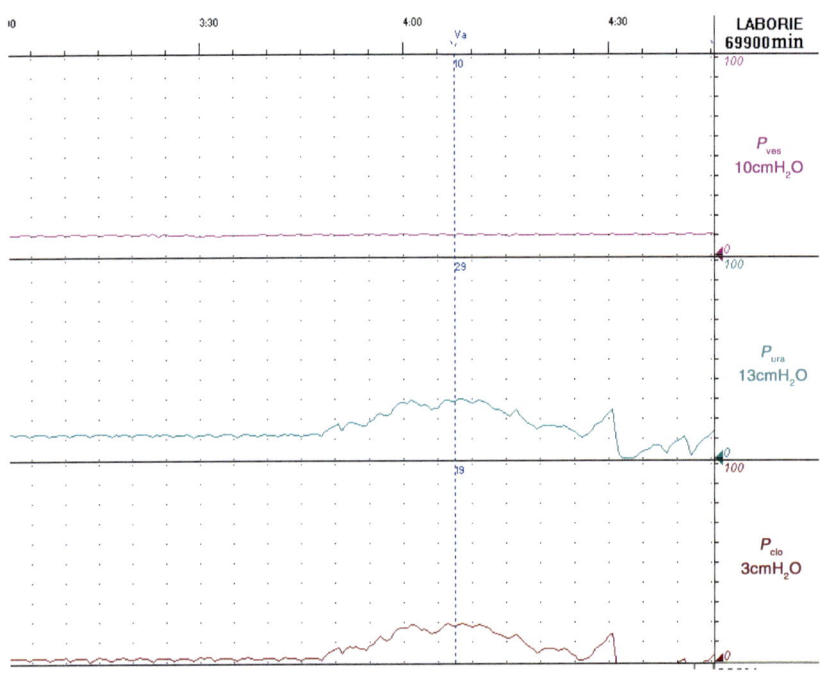

图 11-20　增加腹压漏尿患者尿道压力描记（UPP）

患者，女性，54 岁，诉咳嗽及增加腹压后漏尿 2 年。UPP 表现：最大尿道压力为 29cmH$_2$O，最大尿道闭合压为 19cmH$_2$O，膀胱颈长度为 1.9cm，功能尿道长度为 3.1cm，UPP 曲线平滑，为明显低平压力曲线，其为女性 SUI 患者典型的 UPP 测定结果

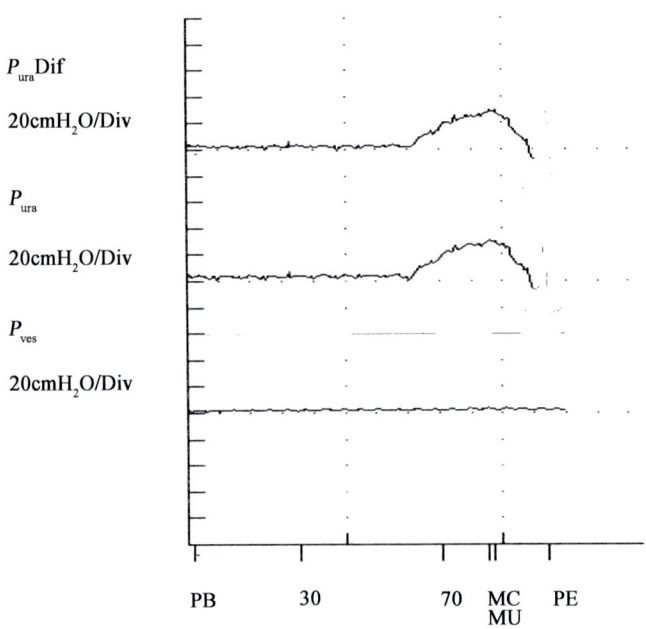

图 11-21　咳嗽及增加腹压后漏尿患者尿道压力描记（UPP）

患者，女性，50 岁，诉咳嗽及增加腹压后漏尿 1 年。UPP 表现：最大尿道压力为 30cmH$_2$O，最大尿道闭合压为 28cmH$_2$O，膀胱颈长度为 1.9cm，功能尿道长度为 3.0cm，UPP 曲线平滑，为明显低平压力曲线。其为女性 SUI 患者典型的 UPP 测定结果

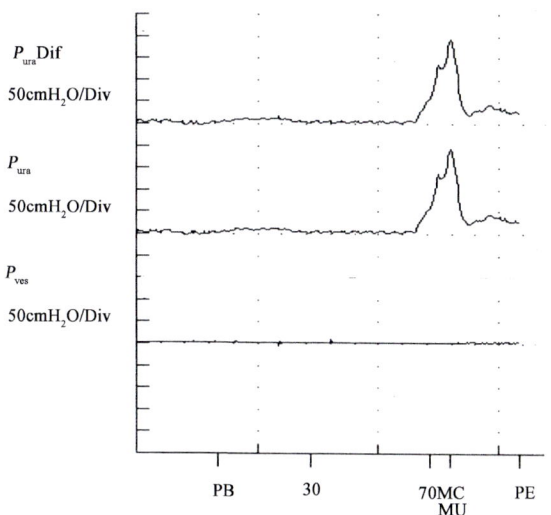

图 11-22　慢性前列腺炎患者尿道压力描记图

患者，男性，24 岁，3 年前无明显诱因出现排尿困难，需蹲位增加腹压排尿。既往有 3 年慢性前列腺炎病史。最大尿道压力为 194cmH$_2$O，最大尿道闭合压为 190cmH$_2$O。上图为典型慢性前列腺炎、尿道括约肌痉挛的尿道压力描记测定结果

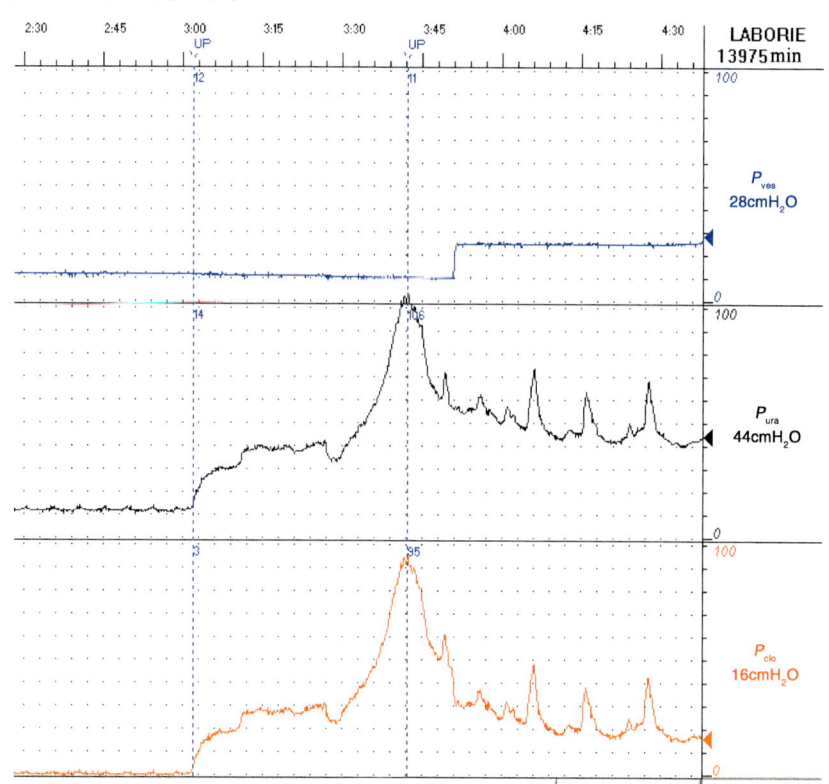

图 11-23　慢性前列腺炎合并前列腺增生患者尿道压力描记（UPP）

患者，男性，64 岁，1 年前无明显诱因出现排尿困难，需蹲位增加腹压排尿，自觉尿不尽，无尿频、尿急等。患者既往有 2 年慢性前列腺炎病史。最大尿道压力为 106cmH$_2$O，最大尿道闭合压为 95cmH$_2$O，前列腺尿道压力为 66cmH$_2$O，前列腺尿道长度（PUL）为 4.1cm，功能尿道长度（FUL）为 4.8cm，UPP 曲线平滑，前列腺尿道中段出现明显压力峰，PUL 延长。上图为前列腺炎合并前列腺增生的 UPP 测定结果

九、静态尿道压力描记对女性尿失禁的评估

在女性急迫性尿失禁患者中,通常无异常的 RUPP 曲线出现;而在 SUI 患者中 RUPP 测定则有一定价值。部分 SUI 患者的 RUPP 曲线特征如下。

1.最大尿道压力(MUP)及最大尿道闭合压(MUCP)降低(应结合年龄等因素加以考虑);但还有相当比例的 SUI 患者的 MUP 为正常(图 11-24)。

由图 11-24 可见:蓝线以上的区域代表正常,红线以下区域代表 SUI,而两者之间的区域则为正常与异常的混合区域,并且无论年龄如何变化,正常女性的 MUP 均明显高于 SUI 患者。但是反言之,由于正常和异常之间存在着较大部分的重叠(混合区),因此使用 MUP 来诊断 SUI 缺乏特异性,也就是说不能将该图作为诊断 SUI 的列线图来使用。

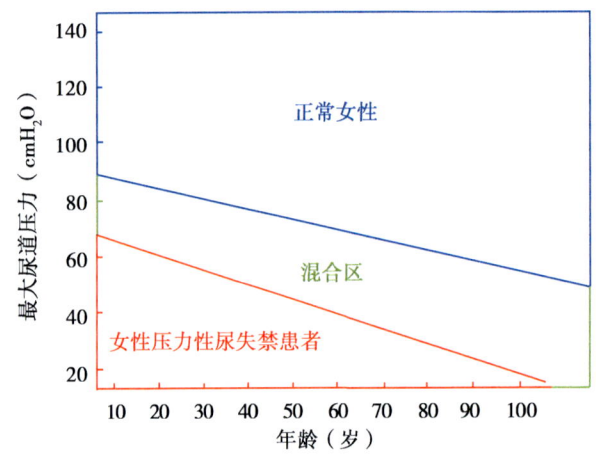

图 11-24 正常女性和女性压力性尿失禁(SUI)患者中最大尿道压力相对年龄所作分布图及直线回归图

蓝色与红色直线分别为正常女性与女性 SUI 患者的回归直线;蓝线以上的区域代表正常,红线以下区域代表 SUI,两者之间为混合的区域

2.功能尿道长度(FUL)缩短,通常短于 3cm。一组对照研究表明:女性 SUI 患者的 FUL 为 (3.48±0.76) cm,而正常女性为 (4.17±0.48) cm,两者有着明显差异。同样,应用 FUL 来诊断 SUI 也缺乏特异性(图 11-25,图 11-26)。

因此,静态尿道压力描记(RUPP)对女性尿失禁的评估的意义体现如下。

1.RUPP 能够为女性 SUI 诊断提供有意义和价值的信息,但不能作为诊断 SUI 的唯一标准。

2.RUPP 能够为女性 SUI 的疗效评估提供有意义和价值的信息,但这一点也是相对的。有学者研究表明,术前 P_{ura} 低的患者术后并不完全出现 P_{ura} 上升,这可能与 SUI 的不同机制与类型有关。

3.RUPP 可以有助于一些抗 SUI 手术方式的选择,有学者认为如果 MUCP 过低(<20cmH$_2$O),那么一些简单的手术方式(如各种中段尿道吊带手术)就很难达到满意的效果。

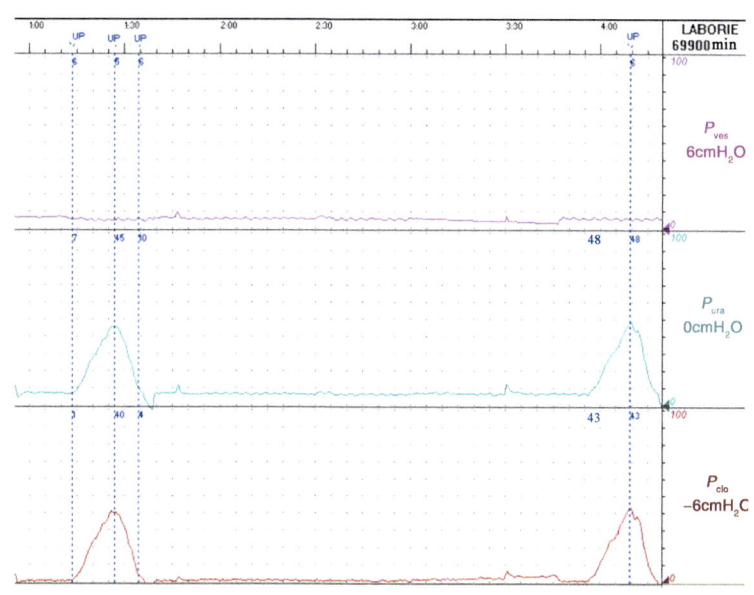

图 11-25　女性压力性尿失禁（SUI）患者的尿道压力描记（UPP）

患者，女性，64 岁，诉无明显诱因出现咳嗽及增加腹压漏尿 4 年，加重 1 年。UPP 结果：两次测定最大尿道压力为 45cmH₂O 及 48cmH₂O，最大尿道闭合压为 40cmH₂O 及 43cmH₂O，两次测定功能尿道长度均为 2.3cm，UPP 曲线平滑。上图为典型女性 SUI 的 UPP 测定结果

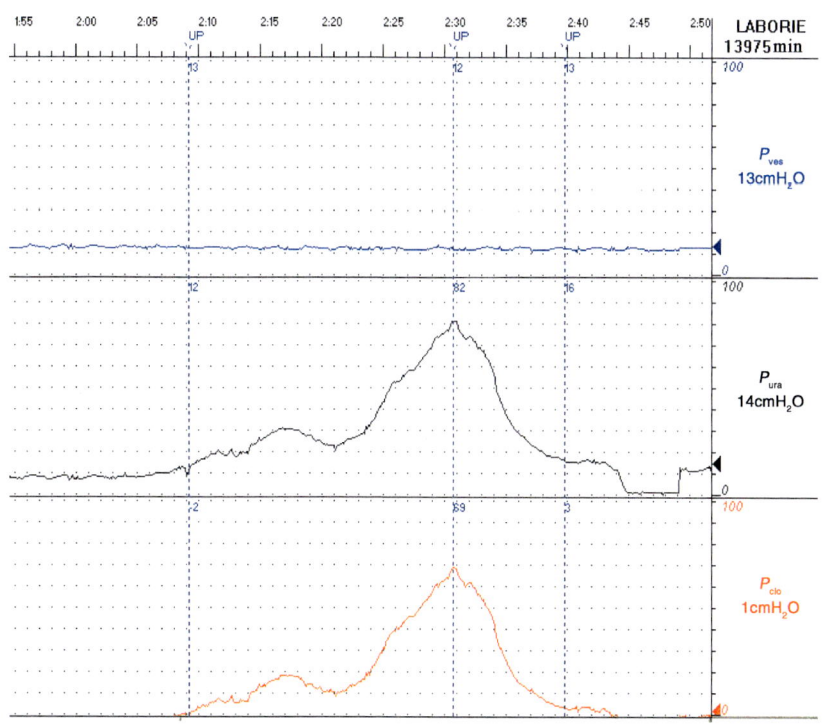

图 11-26　女性压力性尿失禁（SUI）患者尿道压力描记（UPP）测定

患者，女性，75 岁，诉无明显诱因立位咳嗽、大笑等增加腹压时出现漏尿 2 年，加重 1 周。UPP 显示最大尿道压力为 82cmH₂O，最大尿道闭合压为 69cmH₂O，功能尿道长度为 3.1cm，该患者虽然根据症状诊断为 SUI，但 UPP 测定结果为正常

十、技术缺陷和赝像

根据笔者的理解与体会，RUPP 技术上的缺陷和赝像主要体现于以下方面。

1. 测压导管对尿道的扩张作用破坏了尿道的闭合性。
2. 测压导管退出尿道过程中的旋转性会在尿道的周围记录不同的压力值。
3. 所测得的 P_{ura} 出现了"方向性"，这与物理概念相违背；导管实际所测得的并非是真实的 P_{ura}，而可能是导管侧孔与尿道壁之间的反应。
4. P_{ura} 的时间变异性。
5. RUPP 为静止状态的测定，SUI 机制中的动态特征。

由此可见，进一步的努力应该在于寻找一种较为理想的反映尿道闭合功能的测定方法。

第二节 加压尿道压力描记

由于 RUPP 缺乏 SUI 机制中动态特征，人们对其进行了改进，从而产生了相应的动态加压尿道压力描记（stress urethral pressure profile，SUPP）。SUPP 即在 UPP 过程中嘱患者不断咳嗽，进而分析 P_{ves} 及 P_{ura} 的变化，判断尿道闭合功能的方法。

一、加压尿道压力描记的方法

先应用导管侧孔液体灌注法进行 RUPP，然后再进行 SUPP，可使用毛细管＋压力袋的方法或水泵＋Y 形管的方法进行灌注测压。在测压导管退出尿道的过程中嘱患者进行多次咳嗽，直至 UPP 完成（图 11-27）。

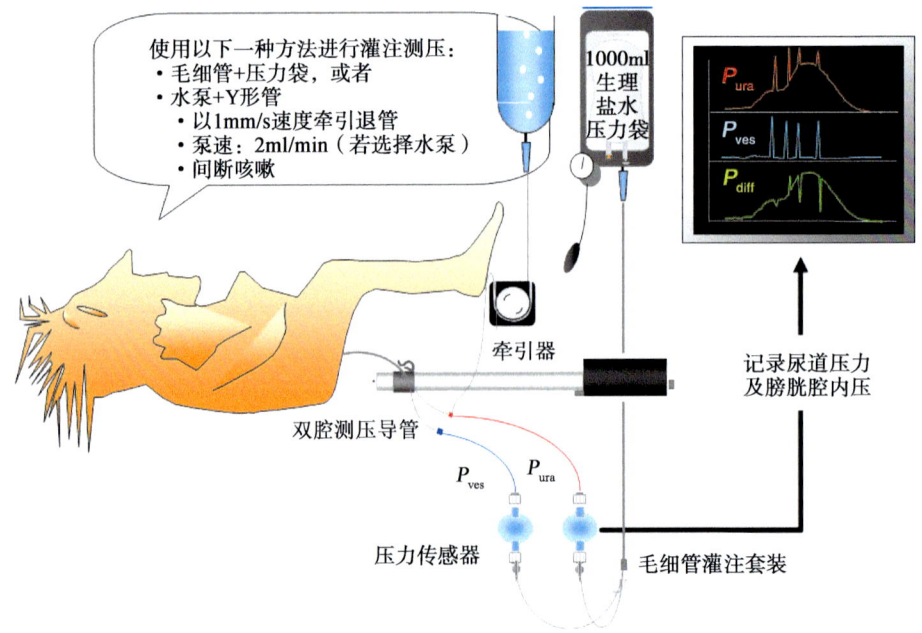

图 11-27 加压尿道压力描记测定方法

二、测定条件

测压导管牵引速度为 1mm/s，泵水速度为 2ml/min，咳嗽频率为每 2mm 尿道长度咳嗽 1 次，体位为半卧位。

三、测定参数、正常参考值范围与临床意义

1. 尿道闭合压力（P_{clo}）　指咳嗽时的 P_{ura} 与 P_{ves} 的差值，$P_{clo}=P_{ura}-P_{ves}$；在正常女性，P_{clo} 应该 > 0，而在 SUI 患者中 P_{clo} 则可以 ≤ 0。

2. 压力传导率（pressure transmission ratio，PTR）　指咳嗽时 P_{ura} 增高值与 P_{ves} 增高值的比值再乘 100%（PTR=$\Delta P_{ura}/\Delta P_{ves} \times 100\%$）。PTR 可以在尿道的任何点获得，在尿道的单一点获得的 PTR 必须标明，而沿尿道多个点获得的 PTR 可以形成 1 条压力传导描记图，在咳嗽加压过程中，咳嗽的压力增幅应该被注明。在正常女性，PTR 应该 > 100%，而在 SUI 患者中 PTR 则可以 ≤ 100%，如图 11-28 所示。

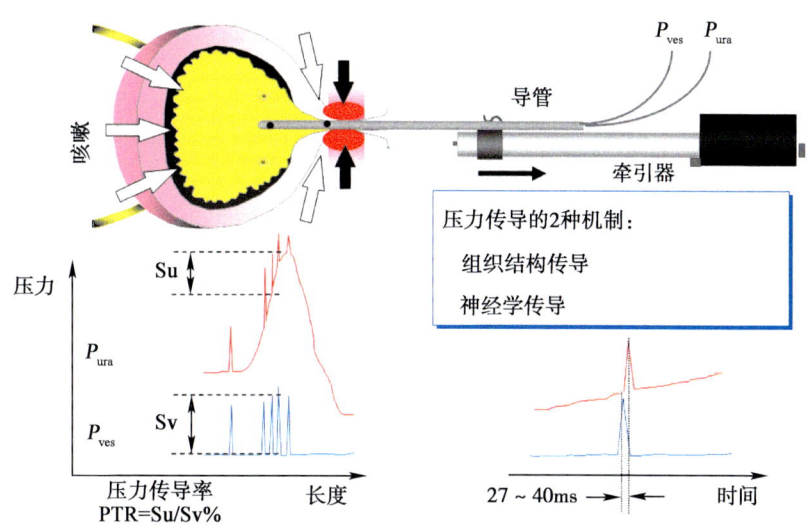

图 11-28　加压尿道压力描记测定参数及机制
Su，ΔP_{ura}；Sv，ΔP_{ves}

SUPP 可以产生许多参数，但选择 P_{clo} 及 PTR 作为诊断指标，尤其是 PTR 在 SUPP 中具有重要价值。PTR 能够综合反映其他参数的改变，更能反映 SUI 发生的动态过程。正常女性在生理状态下后尿道的近侧 3/4 位于腹腔内，该段 P_{ura} 等于或高于 P_{ves}；当咳嗽等动作致腹压增高时，此增高的压力传递到膀胱与尿道，分别使 P_{ves} 与 P_{ura} 均增高，膀胱与后尿道间的角度存在，传递至后尿道的压力增高值应高于膀胱腔内压增高值，两者抵消，使后尿道的 3/4 闭合，不致发生尿失禁，此时两者的比例应该 > 100%。相反，各种病理原因导致 P_{ura} 增高值小于 P_{ves} 增高值，即两者比例 ≤ 100%，从而后尿道不能闭合，即发生 SUI。

3. 临床意义　SUPP 有助于诊断女性 SUI。在正常女性，SUPP 所得的 P_{clo} 应该 > 0，PTR 应该 > 100%。而在女性 SUI 患者，P_{clo} 则可以 ≤ 0，PTR 则可以 ≤ 100%（图 11-29 ～ 图 11-33）。

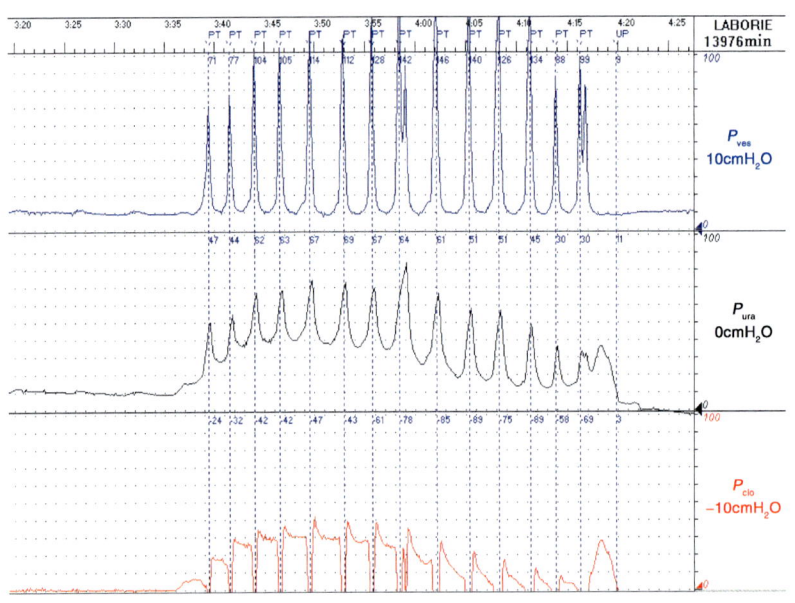

图 11-29　女性压力性尿失禁（SUI）患者的加压尿道压力描记（SUPP）图

患者，女性，60 岁，诉咳嗽及增加腹压时尿液不自主流出 6 个月，尤以立位时症状明显。SUPP 结果显示多次咳嗽所产生的压力传导率（PTR）范围为 67%～93%，平均为 83%，负值尿道闭合压（P_{clo}）范围为 -89～-24cmH$_2$O，平均为 -57cmH$_2$O，P_{clo} 异常更明显。上图为典型的 SUI 患者的 SUPP 结果

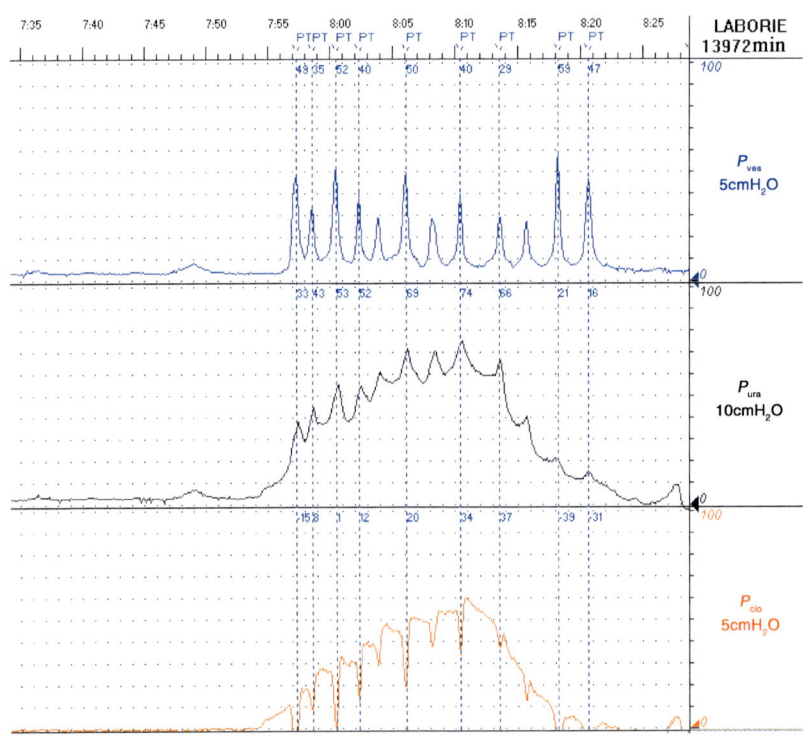

图 11-30　压力传导率（PTR）与尿道闭合压力（P_{clo}）异常的女性压力性尿失禁（SUI）患者的加压尿道压力描记（SUPP）

患者，女性，60 岁，诉咳嗽及增加腹压时尿液不自主流出半年，尤以立位时症状明显。SUPP 结果显示多次咳嗽所产生的 PTR 范围为 4%～87%，平均为 44%，负值 P_{clo} 范围为 -39～-15cmH$_2$O，平均为 -28cmH$_2$O，PTR 异常更明显。上图为典型的 SUI 患者的 SUPP 结果

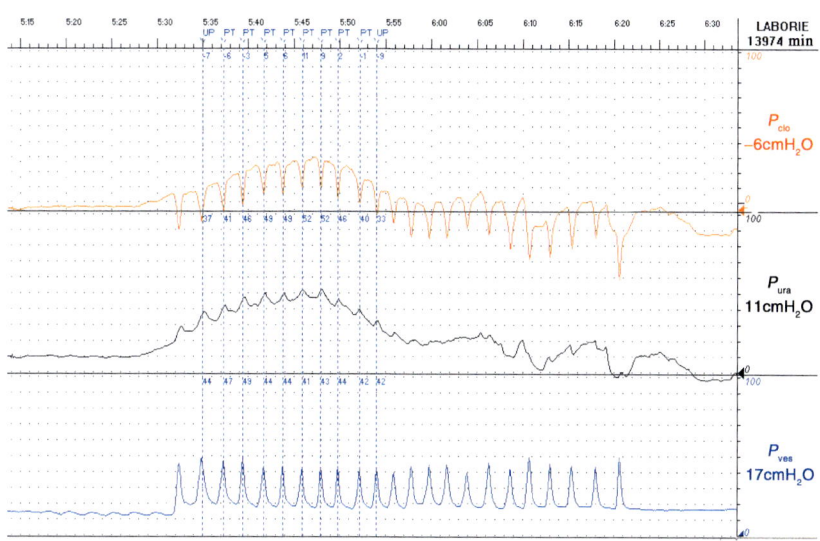

图 11-31 压力传导率（PTR）明显异常的女性压力性尿失禁（SUI）患者的加压尿道压力描记（SUPP）

患者，女性，70 岁，诉站立及增加腹压后漏尿 3 月余。SUPP 结果显示多次咳嗽所产生的 PTR 范围为 12%～44%，平均为 31%，负值尿道闭合压（P_{clo}）范围为 -19～-1cmH$_2$O，平均为 -9cmH$_2$O，PTR 异常更明显。上图为典型的 SUI 患者的 SUPP 结果

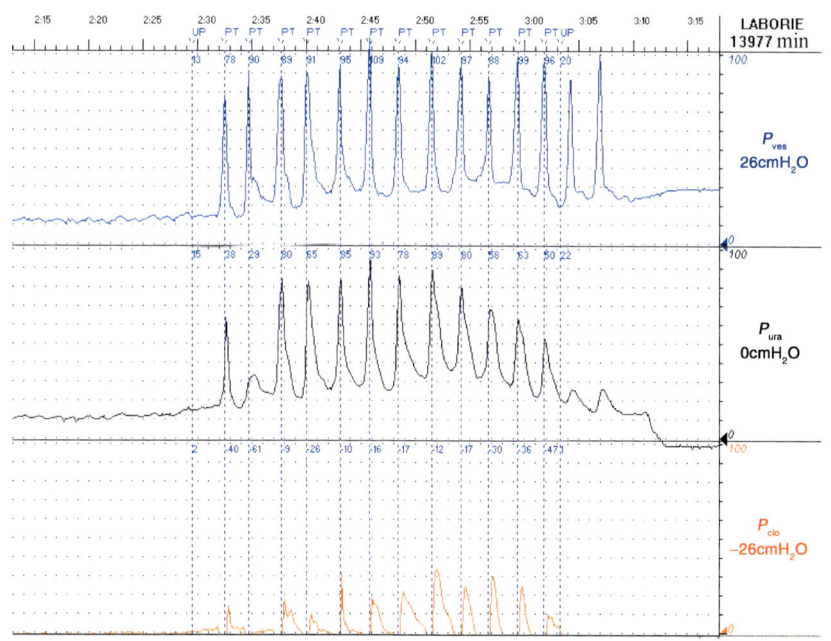

图 11-32 尿道闭合压（P_{clo}）明显异常的女性压力性尿失禁（SUI）患者的加压尿道压力描记（SUPP）

患者，女性，78 岁，咳嗽、打喷嚏时尿液不自主流出 6 年，加重 1 年。SUPP 结果显示多次咳嗽所产生的压力传导率（PTR）范围为 74%～90%，平均为 82%，负值 P_{clo} 范围为 -47～-9cmH$_2$O，平均为 -27cmH$_2$O，P_{clo} 异常更明显。上图为典型的 SUI 患者的 SUPP 结果

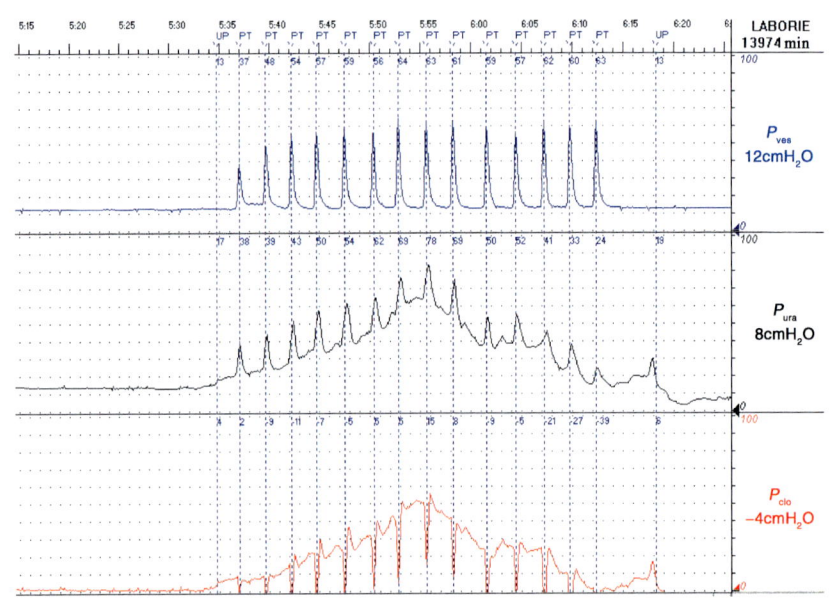

图 11-33　压力传导率（PTR）正常的女性压力性尿失禁（SUI）患者的加压尿道压力描记（SUPP）

患者，女性，45岁，咳嗽、增加腹压及活动时尿液不自主流出5年，加重2年。SUPP 结果显示多次咳嗽所产生的 PTR 范围为 101%～114%，平均为 108%，负值尿道闭合压范围为 -39～-5cmH$_2$O，平均为 -15cmH$_2$O，此病例 PTR 为正常，P_{clo} 异常。上图为非典型的 SUI 患者的 SUPP 结果

四、技术的缺陷和赝像

在上面已经谈到 SUPP 在技术上同样存在着缺陷和赝像，其除了具有 RUPP 的缺陷以外，还有一些其他方面的缺陷。

1. 咳嗽必然导致导管侧孔在尿道内移位，针对尿道内某一点来说，所测得的 P_{ura} 缺乏准确性与稳定性。在进行咳嗽等应力动作时，导管在某些位置的移位会产生不正确的数值。这样的导管移动很难被测定到，因为导管在应力动作中或之后很可能又回到起始点。

2. 所谓膀胱-尿道的"压力传递"缺乏科学证据，因为压力传递应该完全是一个被动过程。

3. 在实际的下尿路生理中，压力传递经常涉及一些肌肉的主动活动。

（1）咳嗽有时可以诱发逼尿肌无抑制性收缩，进而反射引起尿道括约肌收缩；逼尿肌无抑制性收缩导致 ΔP_{ves} 的额外增高可能产生 SUPP 的假阳性结果。

（2）尿道括约肌过度活跃或不稳定产生尿道括约肌收缩，进而导致 ΔP_{ura} 额外增高，可能产生假阴性结果。

由此可见，SUPP 也并不是一种十分理想的反映尿道闭合功能的方法，但其在女性 SUI 的诊断中仍具有重要价值。

第三节　膀胱-尿道压力同步测定

在充盈期同步测定 P_{ves} 与 MUP 的方法中，膀胱-尿道压力同步测定的最大优点是能够显示逼尿肌-外括约肌的协同性。

一、测定方法

使用三腔测压导管可同步进行 P_{ura} 测定、P_{ves} 测定和膀胱灌注，三腔导管的两个独立的腔在导管顶端有两个侧孔开口，用于膀胱灌注和 P_{ves} 测定，第三个腔测压开口于距导管顶端 10cm 处，用于 P_{ura} 测定；另外，可经直肠导管同步测定 P_{abd} 及记录肌电图（EMG）。此法可以在记录 P_{ura} 的同时记录 P_{det}，不同的参数在不同的道程上显示。与膀胱测压同时进行膀胱灌注，同时可进行诱发试验。可牵拉导管，将尿道测压侧孔停留并固定于 MUCP 处，此处即为尿道外括约肌部位（图 11-34）。

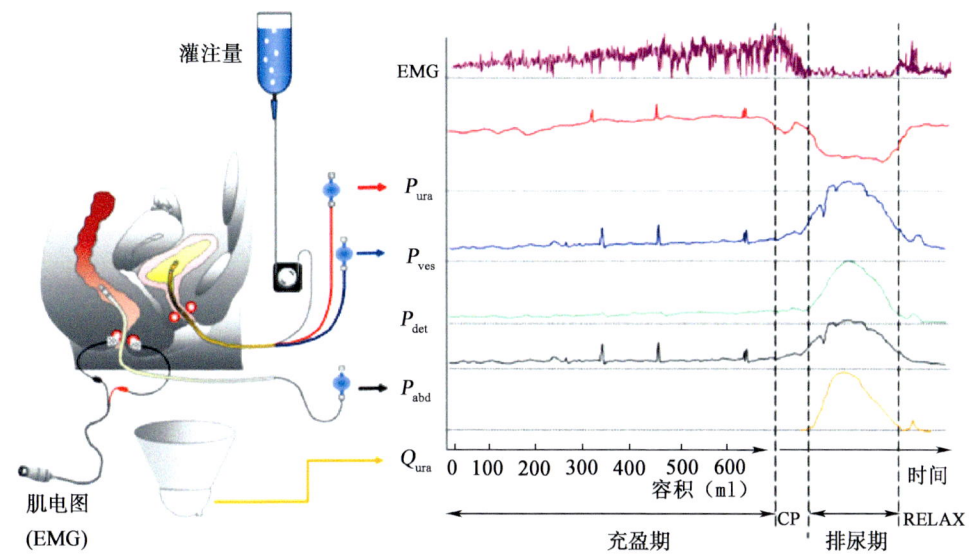

图 11-34　膀胱 - 尿道压力同步测定

膀胱充盈期 P_{ura} 维持较高水平，排尿期随着逼尿肌收缩，尿道括约肌相应松弛，表现为 P_{det} 增高，P_{ura} 下降

二、临床意义

膀胱 - 尿道同步测压的临床意义主要为能够直观地显示充盈期及排尿期尿道括约肌的功能状态，其与 P_{det} 及 EMG 结合，直观地显示逼尿肌 - 尿道括约肌的协同性，从而使得对下尿路功能障碍的分类变得容易（图 11-35）。

根据以上分类方法，可以对下列膀胱 - 尿道同步测压结果进行分析（图 11-36 ～图 11-47）。

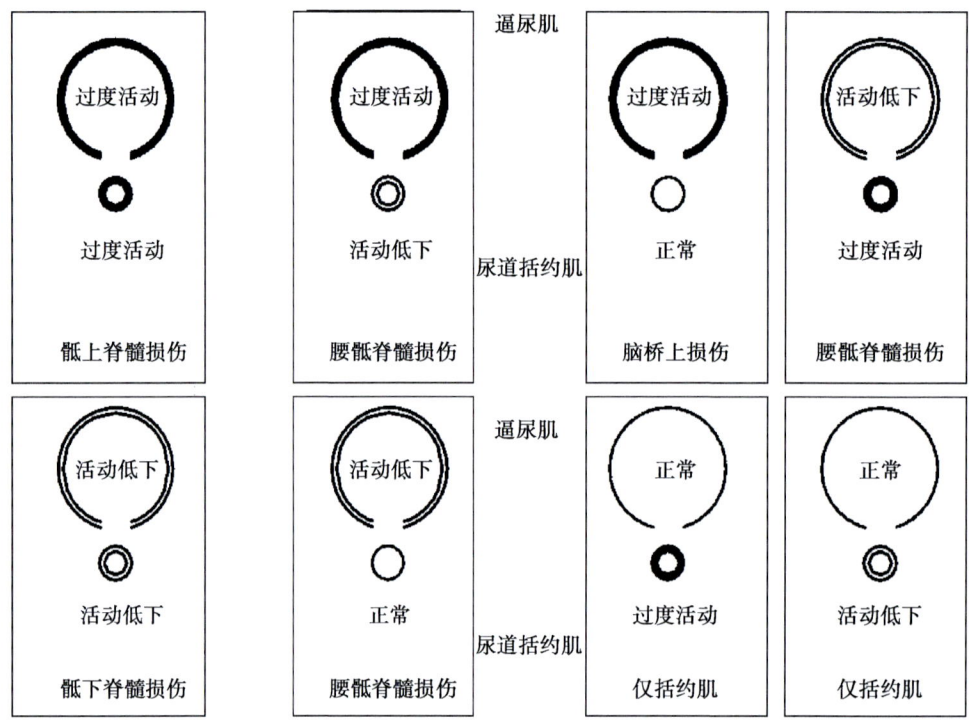

图 11-35　下尿路功能障碍的分类方法（Madersbacher 分类法）

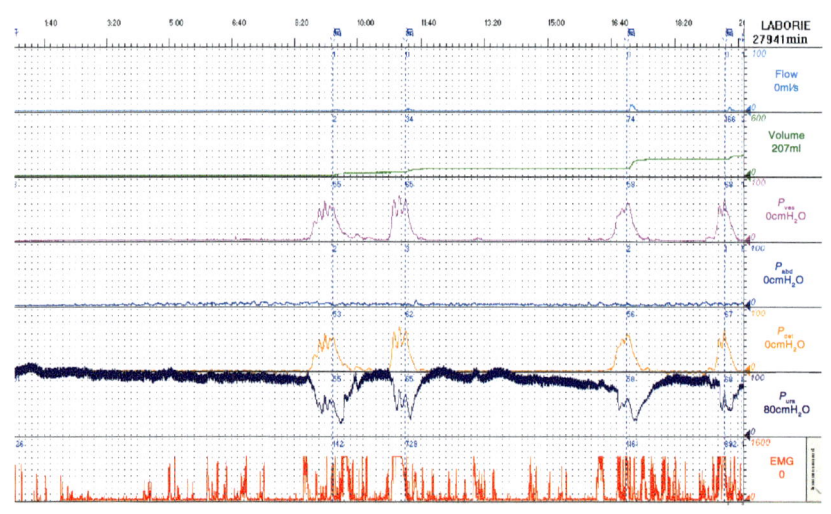

图 11-36　膀胱 - 尿道压力同步测定显示逼尿肌 - 括约肌协同性正常

患者，女性，13 岁，C_6 脊髓损伤 4 个月，叩击排尿每日 9～10 次，尿量 300ml 左右，泌尿系 B 超正常。膀胱 - 尿道压力同步测定：牵拉导管至外括约肌部，P_{ura} 高峰为 90cmH$_2$O，充盈过程中维持在 96～109cmH$_2$O，灌注至 78ml 时患者的 P_{ves} 突然增高至 66cmH$_2$O，P_{ura} 相应下降至 19cmH$_2$O，出现排尿。排尿结束后 P_{ura} 恢复至 96cmH$_2$O，P_{ves} 降至收缩前水平。如此反复 3 次，各压力变化同前，无残余尿量。诊断为典型的阶段型逼尿肌过度活动，逼尿肌 - 尿道外括约肌协同性正常。Flow，尿流率；Volume，排尿量

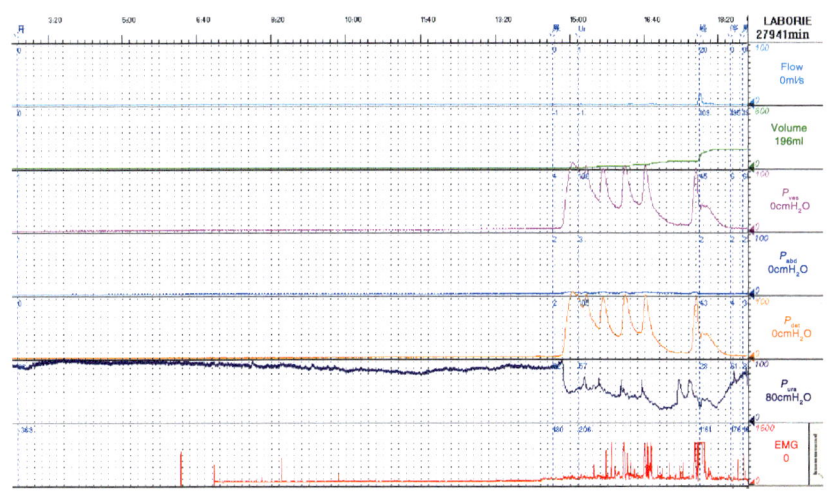

图 11-37　膀胱 - 尿道同步测压显示逼尿肌 - 括约肌协同性良好

患者，女性，33 岁，T_{10} 脊髓完全损伤 8 个月。叩击排尿，日排尿 10 余次，尿量 300ml 左右，泌尿系 B 超正常。膀胱 - 尿道同步测压：牵拉导管至外括约肌部，P_{ura} 高峰为 97 cmH$_2$O，充盈期 P_{ura} 维持在 85～95cmH$_2$O。膀胱灌注至 145ml 时 P_{ves} 迅速上升，P_{ura} 下降至 51cmH$_2$O，出现排尿。排尿期最大尿流率（Q_{max}）为 20ml/s，最大 P_{det} 为 115cmH$_2$O，最低 P_{ura} 为 21cmH$_2$O。排尿结束后 P_{det} 可降至 3cmH$_2$O，P_{ura} 回升至 89cmH$_2$O。诊断为典型的终末型逼尿肌过度活动（DO），逼尿肌 - 尿道外括约肌协同性尚可

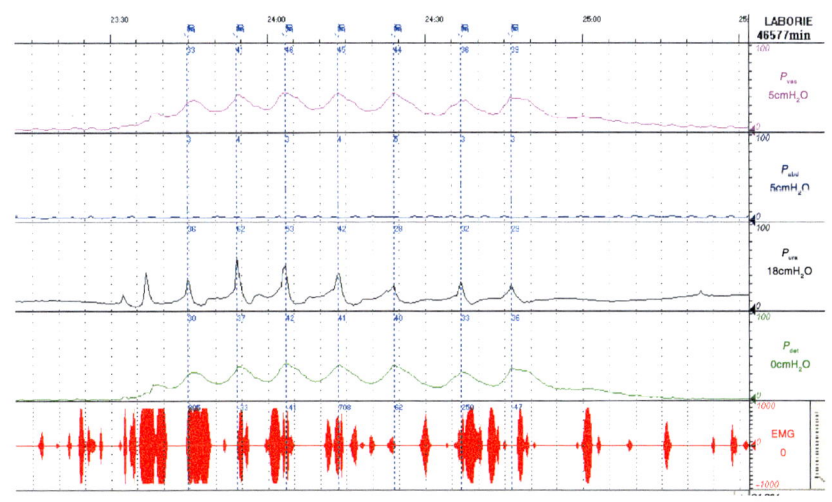

图 11-38　膀胱 - 尿道同步测压显示逼尿肌 - 括约肌协同失调

患者，男性，21 岁，C_4 脊髓损伤 7 个月，B 超显示右肾积水、左肾输尿管扩张。膀胱 - 尿道同步测压结果：充盈期 P_{ura} 维持一定高度，排尿期随着逼尿肌间断收缩，尿道括约肌同步收缩，表现为 P_{det} 及 P_{ura} 同步升高与下降，EMG 相应增强、减弱，并出现间断漏尿。诊断为典型的逼尿肌 - 括约肌协同失调

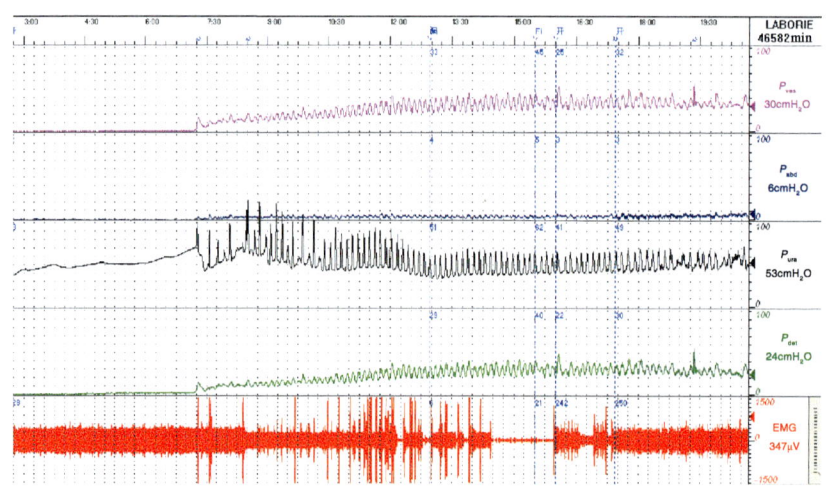

图 11-39　膀胱 - 尿道同步测压显示逼尿肌 - 括约肌协同失调（DSD）

患者，男性，20 岁，C_7 脊髓损伤 1 个月。膀胱 - 尿道同步测压结果：充盈期 P_{ura} 维持一定高度，随着逼尿肌间断快速收缩，尿道括约肌同步收缩，表现为 P_{det} 及 P_{ura} 同步升高与下降，出现间断漏尿。诊断为典型的 DSD

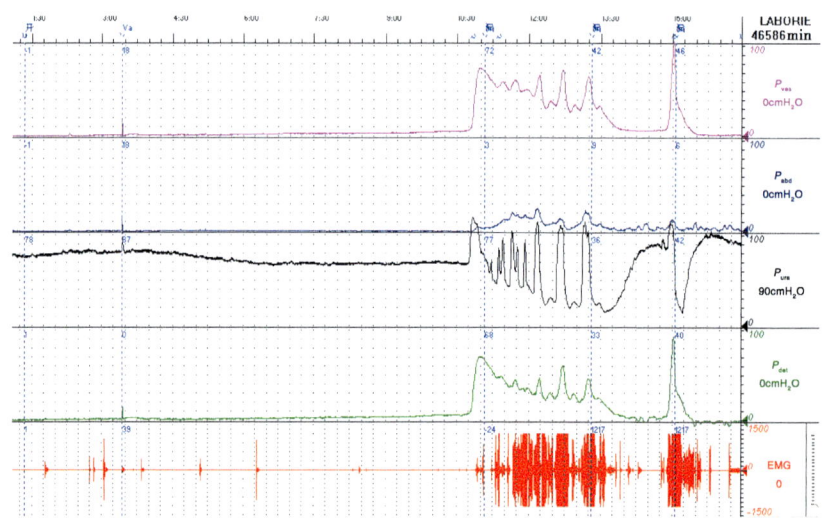

图 11-40　膀胱 - 尿道同步测压显示逼尿肌 - 括约肌部分协同失调

患者，男性，33 岁，T_{11} 脊髓损伤 5 个月，尿失禁。膀胱 - 尿道同步测压结果：充盈期 P_{ura} 维持较高水平，充盈末期随着逼尿肌剧烈收缩，尿道括约肌在 10 次间断收缩后出现大幅度松弛，表现为 P_{det} 持续增高、P_{ura} 间断性升高与下降，肌电图（EMG）活动相应增强、减弱，并出现间断漏尿。随后 P_{det} 下降，P_{ura} 也大幅度下降，EMG 活动减弱，随着漏尿增加，P_{ura} 逐步增高，逼尿肌 - 括约肌协同失调（DSD）。当逼尿肌再次收缩，P_{ura} 出现协同松弛，逼尿肌 - 括约肌协同性正常。诊断为逼尿肌过度活动、逼尿肌 - 括约肌部分协同失调

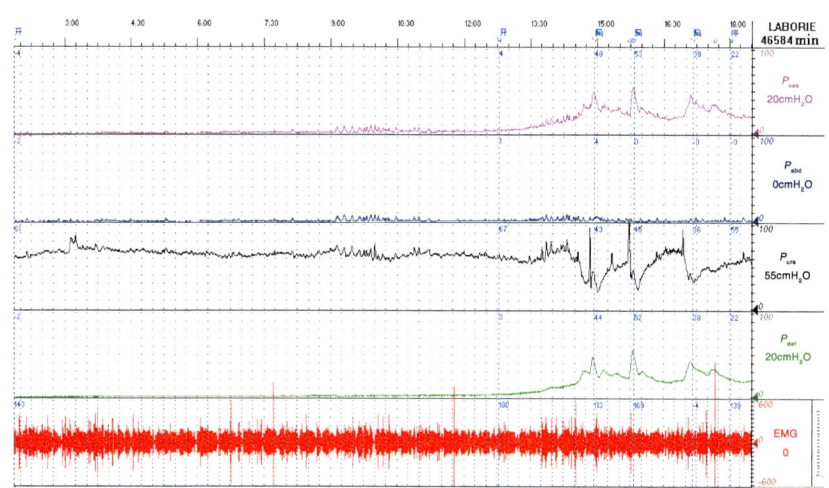

图 11-41　膀胱 - 尿道同步测压显示逼尿肌 - 括约肌协同性良好

患者，男性，49 岁，T_9 脊髓损伤 4 个月。膀胱 - 尿道同步测压结果：充盈期 P_{ura} 维持较高水平，排尿期随着逼尿肌间断收缩，尿道括约肌同步松弛，表现为 P_{det} 升高，P_{ura} 下降，并出现间断漏尿。诊断为逼尿肌过度活动、逼尿肌 - 尿道外括约肌协同性尚可

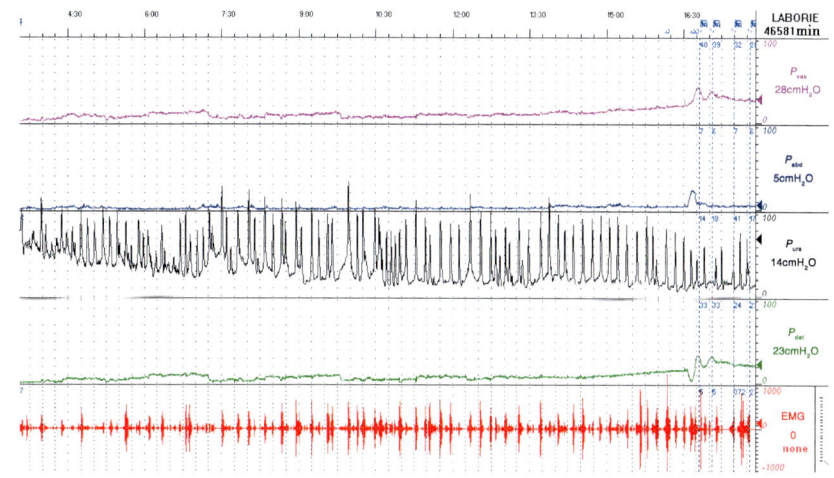

图 11-42　膀胱 - 尿道同步测压显示尿道括约肌过度活动

患者，男性，37 岁，因行肠粘连松解术，麻醉后出现尿急、尿频，下肢活动受限 3 个月；日间排尿 20 余次，尿量 50～100ml。膀胱 - 尿道同步测压结果：充盈期尿道括约肌呈高幅度、高频率间断收缩，表现为 P_{ura} 间断增高，EMG 相应变化，P_{det} 变化不明显，出现间断漏尿。诊断为典型的尿道括约肌过度活动

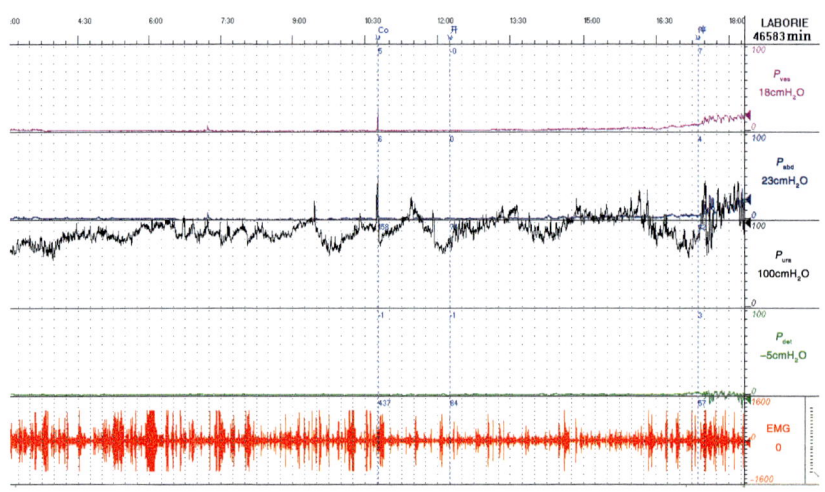

图 11-43 膀胱-尿道同步测压显示尿道括约肌痉挛

患者,男性,49 岁,排尿困难半年。排尿等待时间延长,每日排尿 8 次,尿量 200ml。膀胱-尿道同步测压结果:充盈期尿道括约肌中等幅度收缩与松弛,逼尿肌无变化,表现为 P_{ura} 高水平延伸,EMG 相应变化,P_{det} 变化不明显,可出现排尿收缩。诊断为非神经源性尿道括约肌过度活动或尿道括约肌痉挛

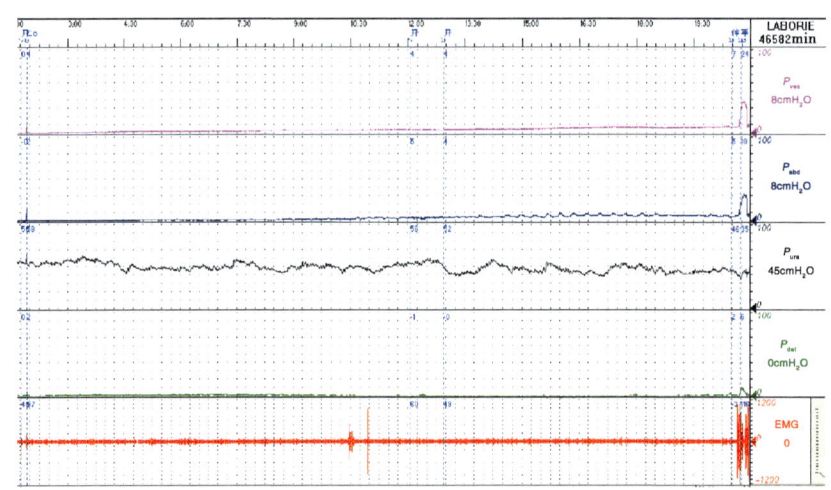

图 11-44 膀胱-尿道同步测压显示尿道括约肌松弛障碍

患者,女性,30 岁,T_{12} 脊髓不全损伤 37d,球-海绵体反射消失,留置尿管,定时开放,尿量 500ml 以上。膀胱-尿道同步测压结果:充盈期 P_{ura} 维持较高水平,逼尿肌无收缩,表现为 P_{ura} 为小波动的高水平延伸,P_{det} 低水平延长,EMG 无变化。诊断为尿道括约肌松弛障碍,逼尿肌无反射

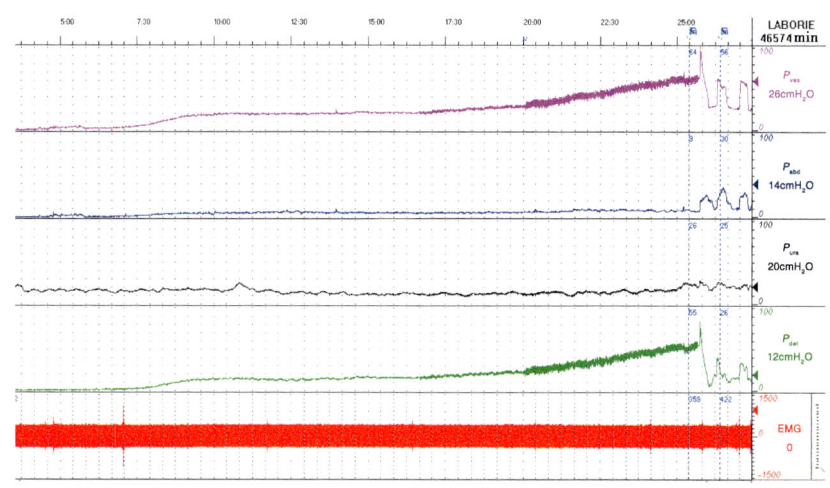

图 11-45　膀胱 - 尿道同步测压显示尿道括约肌呈去神经支配状态

患者，男性，34 岁，T_{12} 脊髓完全损伤 5 年，挤压排尿，每日 5 次，尿量 400～500ml，泌尿系 B 超正常。膀胱 - 尿道同步测压结果：充盈期 P_{ura} 维持在 14～17cmH$_2$O，无明显波动。灌注至 55ml 时逼尿肌无抑制性收缩，P_{ves} 开始持续增高，但 P_{ura} 无相应变化。膀胱容积达到 409ml 时患者出现排尿，患者手压辅助，排尿过程及排尿后 P_{ura} 均无明显变化，排尿后 P_{det} 可下降。充盈及排尿过程中 EMG 无变化。诊断为尿道括约肌无反射、去神经支配状态

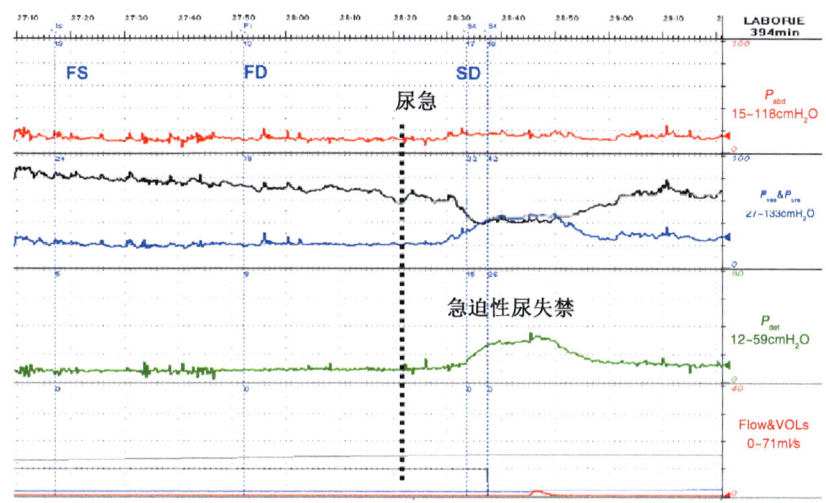

图 11-46　膀胱 - 尿道同步测压显示逼尿肌 - 括约肌呈收缩 - 舒张的相反模式

患者，女性，44 岁，急迫性尿失禁。膀胱 - 尿道同步测压结果：充盈期 P_{ura} 维持在 60～80cmH$_2$O，灌注过程中患者感觉尿急、逼尿肌无抑制性收缩，P_{ves} 开始增高，P_{ura} 相应下降，出现尿失禁；然后 P_{det} 下降、P_{ura} 恢复

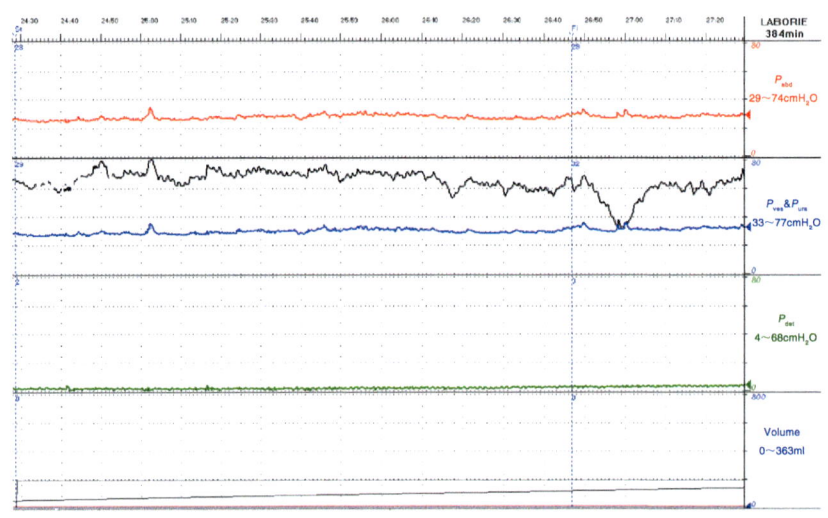

图 11-47　膀胱 - 尿道同步测压显示括约肌呈自发松弛的不稳定模式

膀胱过度活动症（OAB）患者在充盈期，P_{ura} 在 $30 \sim 70 cmH_2O$ 变化，P_{ura} 自发下降、升高变化，变化幅度均超过 $30 cmH_2O$，而 P_{det} 无变化，表明括约肌为自发松弛的不稳定模式，导致尿急。

三、技术缺陷与赝像

膀胱 - 尿道同步测压过程中，尿道测压孔被牵引至尿道外括约肌处，很难被固定，容易移位，产生赝像。

第四节　排尿期尿道压力描记

排尿期尿道压力描记（micturition urethral pressure profile，MUPP），即在排尿期进行 UPP 的方法，用以诊断膀胱出口梗阻（BOO）及判断梗阻部位。

一、测定方法

使用与膀胱 - 尿道同步测压相同的三腔测压导管进行测量，也可同时记录腹压（intra-abdominal pressure，P_{abd}）、P_{det} 及 EMG。向膀胱内注入体温生理盐水用于膀胱测压，若同时需要进行 X 线影像学检查，也可注入造影剂。患者带着测压导管进行排尿。在尿流稳定阶段，将导管以恒定速度匀速拉出，记录 UPP 曲线。

二、测定参数、正常参考值范围与临床意义

MUPP 结果示意图如图 11-48、图 11-49 所示，其中必须明确以下标志与参数。①膀胱颈（bladder neck，BN），指描记开始后 P_{ves} 与 P_{ura} 同步上升、分离，然后 P_{ura} 开始下降的位置；②尿道外括约肌（external urethral sphincter，EUS），指描记过程中 P_{ves} 持续较高水平，而 P_{ura} 下降至最低或接近最低水平的位置；③后尿道压力梯度（posterior urethral pressure gradient，UPG），指测压导管退出后尿道过程中，经过膀胱颈后，P_{ura} 出现跌落所形成的压力梯度。

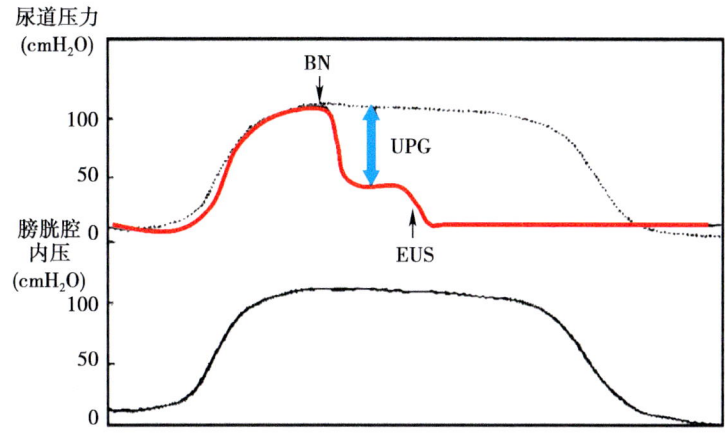

图 11-48　良性前列腺增生性膀胱出口梗阻（BOO）患者的排尿期尿道压力描记

后尿道压力梯度（UPG）以膀胱颈（BN）及尿道外括约肌（EUS）中点进行计算，等于该点的 P_{ves} 减 P_{ura}，并以此作为反映 BOO 的指标。BOO 患者的 UPG > 5cmH$_2$O

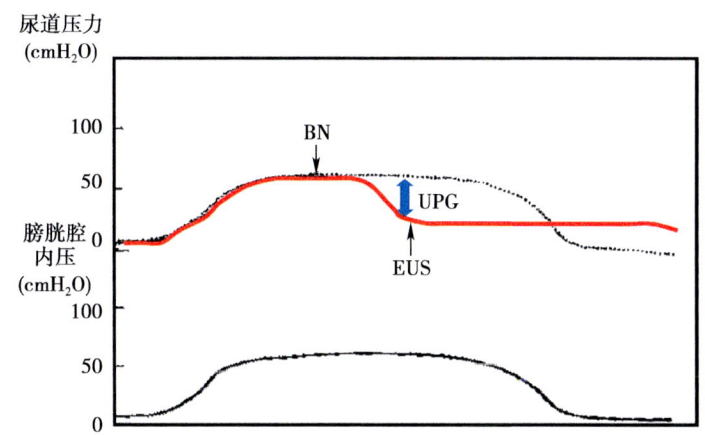

图 11-49　正常人非膀胱出口梗阻（BOO）者排尿期尿道压力描记（MUPP），后尿道压力梯度（UPG）< 5cmH$_2$O

BN，膀胱颈；EUS，尿道外括约肌

三、临床意义

MUPP 作为压力 - 流率测定以外诊断 BOO 的途径，为 BOO 诊断与量化提供了又一方法。按照"尿道弹性塌陷软管模型"，排尿期后尿道呈漏斗状完全开放，尿道压力应等于膀胱腔内压，但该模型并不完全适用于人体生理状态，因为正常生理条件下后尿道存在着内括约肌、外括约肌两个压力带，尤其是外括约肌较为固定，为排尿期膀胱尿道压力变化的终结点，也就是说正常时排尿期后尿道不应该存在与 P_{ves} 不同的压力落差。正常人接受 MUPP 时由于膀胱颈完全开放，膜部以近的后尿道压力与 P_{ves} 相同，当其接近外括约肌时，P_{ura} 存在一个生理性跌落，一般认为落差不超过 5cmH$_2$O；但是在 BPH 等原因导致后尿道梗阻时，UPP 曲线一旦经过膀胱颈，立即出现一个陡峭的压力跌落，以克服来自周围尿道的阻力，跌落后的 P_{ura} 经过前列腺尿道段形成一个压力平台，最终接近外括约肌时再次形成一个小幅度的压力跌落；膜部以近的尿道压力梯度大小表示所克服阻力的大小，同时也能够代表梗阻程度的高低，MUPP 实质上就是测定排尿期的尿道阻力，这正是 MUPP 诊断 BOO 的基本原理。在排尿时，正常人尿道的前列腺和膀胱是等压的，在跨过膜部尿道区域后 P_{ura} 下降。对于膀胱颈梗阻的患者，压力下降发生于跨过膀胱颈后；对于良性前列腺增大患者，压力下降发生于前列腺尿道附近，可位于靠近解剖性膀胱颈部位，接近远端前列腺尖部的位置。尿道远端压力下降为尿道狭窄的征象。在正常女性，远达尿道外口 1cm 以内的整个尿道与膀胱是等压的。笔者完成的一组 24 例 BPH 患者 MUPP 结果表明，UPG 为 （25.1±4.9）cmH$_2$O，91.7% 患者 UPG > 5cmH$_2$O。MUPP 与压力-流率测定诊断 BOO 符合率为 83.3%。

MUPP 的主要优点：① 与压力-流率测定中 URA 及 PURR 等方法相似，MUPP 也是间接测定排尿期尿道阻力，所以具有定量与连续的特点；② MUPP 测压导管对测定结果无影响，克服了压力-流率测定中测压导管干扰尿流率测定结果的缺点，也避免了流率信号延迟、膀胱容积对尿流率影响及对计算机的完全依赖等的不足；③ MUPP 还能反映梗阻部位。

四、技术缺陷与赝像

主要技术缺陷与赝像：① 与 URA 等方法相似，MUPP 以一个数值作为区分梗阻与否的界限有其不合理之处，因为对此分界点的选择直接影响临床诊断的灵敏度与特异性；② 存在导管所致不能排尿的测定失败问题；③ 不能反映逼尿肌收缩力的强弱，因而不能鉴别逼尿肌收缩无力对排尿的影响；④ 不能区分压迫性与狭窄性梗阻，因而不能区分梗阻的类型；⑤ 同样存在标准化问题。

第五节　尿道闭合功能的其他测定方法

一、尿道横截面积测量

通过使用特殊装置（图 11-50）测量一个固定于导管的球囊内生理盐水的导电率来确定该处尿道横截面积（图 11-51）。在静息和引发动作状态下应用生理盐水对球囊进行逐步充盈和排空，同时记录球囊内的压力应答。球囊在尿道横截面的生理范围内可以完全膨胀。其也可同步测量 P_{ves}、P_{abd} 和 P_{det} 及进行 EMG、影像学检查。也可使用类似的装置（但无球囊）对排尿期尿道内的尿流横截面积进行测量（图 11-51）。

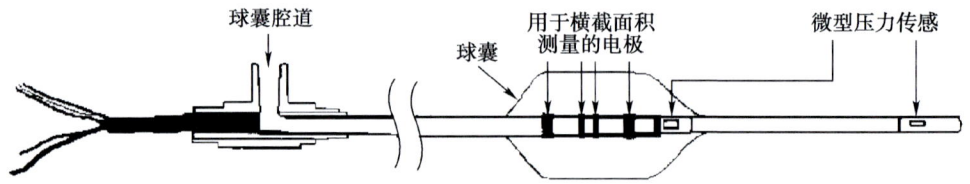

图 11-50　同步进行压力测量和尿道横截面积测量的装置

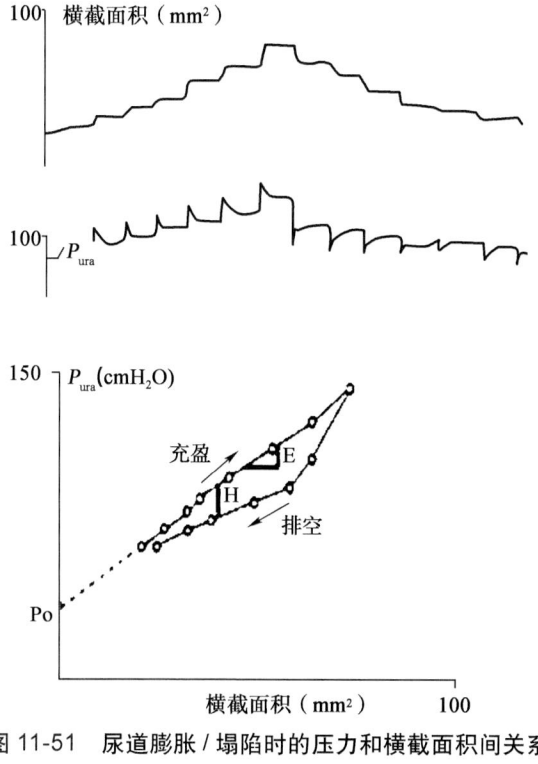

图 11-51　尿道膨胀／塌陷时的压力和横截面积间关系
E，回弹；H，迟滞

尿道在静息期和排尿期的物理特性是不同的。在排尿期，尿道闭合机制减弱，尿道腔开放，这种可膨胀性称为顺应性，即适应容量变化的能力。在控尿阶段，尿道闭合力量相对于扩张是一种阻力，这种阻力或僵硬性可视为一种弹性、一种相互的顺应性（dP/dA，P 为压力，A 为横截面积，d 为参数变化）。若施以突然的扩张力，则阻力较高，随诱发动作的重复，阻力则随之下降；恢复时间可长达 1min。对于正常女性，尿道弹性约为 $1cmH_2O/mm^2$。尿道闭合力也称为滞后性，意为同样长度（面积）内的压力或张力在拉伸时要高于缩短时。

二、电液桥测试或远端尿道导电性测试

电液桥测试或远端尿道导电性测试可对远端尿道的导电性变化进行半定量的测量记录，用以监测加压时的尿液漏出情况。目前，尿道横截面积测量、电液桥测试或远端尿道导电性测试等高级测定方法多用于研究目的。

总之，目前人们对于尿道功能及功能障碍的测定方法的研究仍在进行中，上述临床使用的方法均各自存在不同的优点与缺点，只有根据患者的个体情况选择相应的方法，并将多种方法测定结果综合判断分析，才能得出对临床实践更具指导意义的测定结果。

第 12 章 下尿路神经生理测试

为了测试下尿路相关神经反射的完整性，为神经源性膀胱的诊断提供直接证据，需进行一些神经生理测试，包括一些特殊试验、电诊断试验、神经传导测定、体感诱发电位测定、电敏感性测定、交感皮肤反应测定等内容。

一、逼尿肌去神经超敏试验

逼尿肌去神经超敏试验也称氯贝胆碱超敏试验（bethanechol supersensitivity test，BST）（图 12-1）。该试验基于一个观察现象，即去神经支配的组织结构对于来自损伤的神经系统所传递的递质具有增高的敏感性。对于逼尿肌来说，副交感神经递质为乙酰胆碱（acetylcholine，ACh）。因此可以在皮下注射拟胆碱药物，如碳酰胆碱（Doryl®，Atonyl®）（图 12-2）和氨甲酰甲胆碱或氯贝胆碱（Urecholine®）来诱发逼尿肌的收缩，从而证实膀胱神经支配的受损。0.25mg 的碳酰胆碱等效于 2.5mg 的氯贝胆碱。

1. 检查方法

（1）协助患者取仰卧位，插入测压导管。
（2）排空膀胱，灌注 100ml 体温生理盐水。
（3）连接尿动力学压力传感器，在大气压下耻骨联合平面调零，使膀胱适应一稳定压力。
（4）大腿皮下注射 0.25mg 碳酰胆碱或 2.5mg 氯贝胆碱。
（5）测定并记录膀胱腔内压（intravesical pressure，P_{ves}）或逼尿肌压力（detrusor pressure，P_{det}），观察 20～30min，同时观察不良反应。若压力达到 40～60cmH$_2$O，则排空膀胱，终止测试。

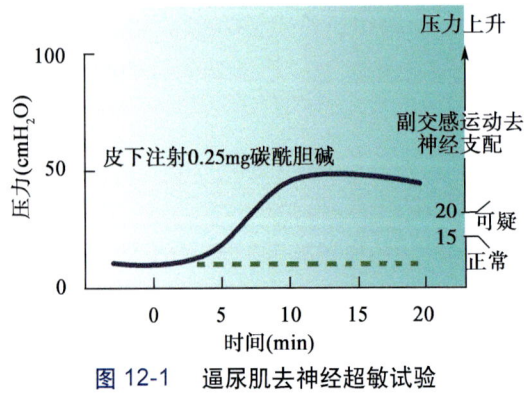

图 12-1　逼尿肌去神经超敏试验
标注了分界值

（6）缓慢排空膀胱，测量尿量。

2. 不良反应、禁忌证及处理

（1）不良反应：包括发热感、流汗、流涎和腹部疼痛，排空膀胱和拔出导管均可能引起 5～10min 的耻骨上疼痛，所以建议缓慢排空和轻柔拔管。
（2）禁忌证：包括气喘、高血压、心脏病、甲状腺功能亢进和全身状况差。
（3）解毒剂：为 1mg 阿托品。对于有高

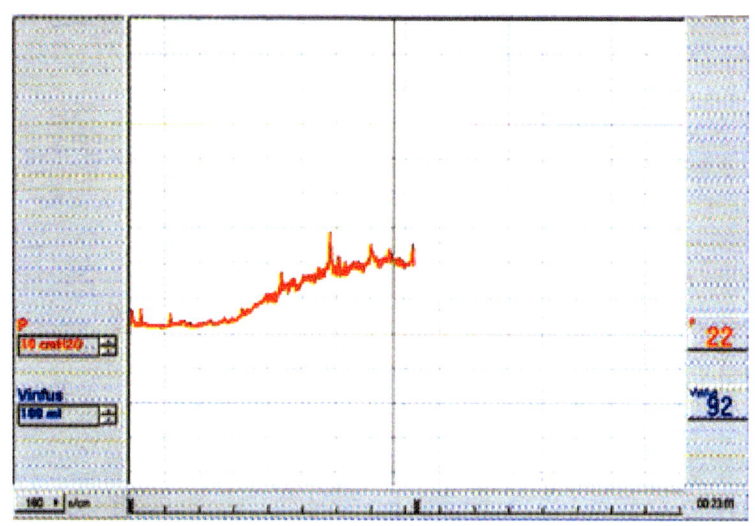

图 12-2 碳酰胆碱去神经超敏试验

测定对象为男性，患腰椎间盘突出，手术后发生排尿困难。让患者取卧位，将 100ml 体温生理盐水注入膀胱，注射 0.25mg 碳酰胆碱后约 9min，开始出现缓慢的压力上升，直至达到最高压力 20cmH$_2$O，压力上升持续超过 25min。结论：特征性压力曲线走向处于诊断的边界值，说明患者至少存在部分的膀胱去胆碱能神经支配状态

位脊髓损伤的患者而言，BST 可能会诱发自主神经反射亢进；如果发生这样的情况，应立即排空膀胱，终止测试，并考虑使用 α 肾上腺素能阻滞药。

3. 结果判断与分析

（1）正常值：给药后压力上升应 < 15cmH$_2$O。

（2）可疑：如给药后压力上升 15～20cmH$_2$O，则不能得出肯定结论。

（3）异常：如给药后压力上升 ≥ 20cmH$_2$O，则可确定为骶下去胆碱能神经支配的指征，为阳性结果。

一般在给药约 5min 后出现压力上升，并保持 10～15min，压力曲线应该平滑。小于几分钟的压力快速波动可忽略不计，因为它们可能由患者运动、反射性逼尿肌收缩或排尿所致。在测试过程中不能根据膀胱感觉得出结论。超敏性通常发生于神经损伤后的 1～2 周，2～6 个月后达到最高峰。有学者认为 BST 阳性结果通常提示神经源性逼尿肌无反射。BST 可用于鉴别神经源性和非神经源性逼尿肌无反射，但此试验具有局限性，结果应综合其他检查结果进行解释。

4. 可靠性 诊断试验结果表明，真阳性和真阴性测试结果分别为 85%（95% 置信区间为 55%～98%）和 83%（95% 置信区间为 59%～96%）。平均数 ±SD 的测试-再测试差值为（7±4）%。

5. 赝像 假阴性试验结果可由以下几方面所致：发展为去神经超敏状态的时间因素、单侧去神经支配、既往过度膨胀导致的逼尿肌收缩乏力、注射部位血供不足导致药物吸收不良、抗胆碱药物应用和压力测定管路漏水。在测试开始时的残余尿量（RUV）可能会引起压力上升，若在测试前彻底排空膀胱，则膀胱容积增加只会对压力测定产生轻微的影响。

胆碱能制剂、导管操作和患者活动均可能会使骶上脊髓损伤患者引起反射性逼尿肌收缩，而对于神经功能完好、功能性逼尿肌收缩无力的患者，则可能引起排尿。过多的膀胱容量和情绪压抑可能也会引起压力应答增加。

二、冰水试验

冰水试验（ice water test，IWT）指充盈期膀胱测压过程中应用冰盐水快速灌注膀胱，以诱发逼尿肌收缩的试验。IWT 可用于区分骶髓上脊髓损伤患者出现的逼尿肌过度活动（DO）和骶髓下神经损伤及脊髓休克期患者出现的逼尿肌无反射。它基于一种特定的膀胱反射，起源于膀胱壁上的冷感受体，与排尿反射不同。

1. 检查方法
(1) 插入导尿管（16～18F，不需要充盈气囊），排空膀胱。
(2) 将 60～90ml 温度为 4℃的生理盐水注入膀胱。

2. 结果判断与分析
(1) 若导管在最开始的 1min 内随一定量的尿液一起喷出或诱发一次逼尿肌收缩，则测试结果为阳性。
(2) IWT 在鉴别神经损伤位于上位神经元还是下位神经元方面有一定价值。逼尿肌反射完整的上位神经元损伤患者 IWT 可以诱发出逼尿肌收缩，但结果存在假阳性和假阴性的可能。腹肌收缩、尿道低压或导管位置不当，可能会导致假阳性结果；括约肌痉挛可导致假阴性结果。另外，对于年龄在 4～6 岁或以下的正常儿童，测试结果也可为阳性。因此应结合其他检查项目对结果进行综合判断。

三、感觉阈值测量

下尿路的感觉功能，可通过测量尿道、膀胱和（或）生殖器对电流的感觉阈值来进行半客观评估。

1. 检查方法　需使用神经刺激器和电极。将电极置于测试部位，缓慢增加和降低电流数次，直至测得感觉阈值。

对于尿道和膀胱的感觉，可使用固定有环形电极的导管进行测量（图 12-3）。专门设计一种特殊的带侧孔的环形电极用于膀胱感觉的测量。导管上开有一侧孔，电极环置于侧孔上方，将导管完全插入膀胱，轻轻抽吸导管以确保电极环与膀胱壁接触良好。

2. 结果判断与分析　感觉阈值是指使患者产生持续感觉的最小电流。

正常值取决于刺激参数（脉冲波宽、频率、波形、持续时间、电流强度）、电极特性和导电介质，应针对每次测定进行专门设定。一个恒定电流刺激器所发送的 0.2ms 和 2Hz 的方波脉冲针对膀胱、尿道、阴茎/阴蒂产生的感觉阈值分别是 20mA、10mA 和 5mA。

确定下尿路的电感觉对于评价神经源性膀胱的传入神经支配是有价值的。电敏感性缺失有助于决定下尿路功能障碍（LUTD）患者下一步神经学检查。如果患者已知有神经疾病或有特发性 LUTD 被怀疑神经性疾病，则推荐进行下尿路的电敏感性检查。

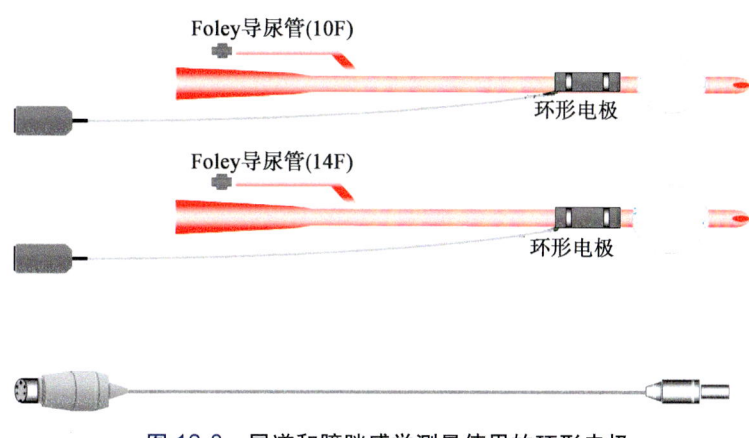

图 12-3　尿道和膀胱感觉测量使用的环形电极

除了传入神经系统中周围性损伤和中央性损伤的患者外，尿道感觉阈值增高还见于膀胱出口梗阻（BOO）和尿痛的男性患者及急性尿潴留的女性患者。膀胱感觉阈值增高见于存在残余尿量的患者。尿道感觉阈值降低见于尿急和急迫性尿失禁的膀胱过度活动症（overactive bladder，OAB）的患者。感觉阈值、初次排尿感、膀胱容积和残余尿量测定之间存在一定的相关性。

3. 赝像　影响下尿路的药物，尤其是阿片类镇痛药、局部麻醉药和镇静剂都可能影响测量结果。

四、骶反射

在电测试以前，可以通过物理学方法初步测定骶反射的完整性，骶反射包括以下几种。

1. 肛门反射　手指在肛管内运动所引起的肛门括约肌收缩。

2. 球 - 海绵体反射（bulbocavernous reflex，BCR）　由以下动作引起的球 - 海绵体肌和肛门括约肌收缩：①挤压阴茎 / 阴蒂；②牵拉插入的气囊导尿管。该反射在排尿阶段可被抑制。

3. 肛门皮肤反射　通过接触会阴部皮肤引起的肛门括约肌收缩。

刺激必须是尖锐的，应答是一种快速的横纹肌收缩；同时必须对肛门括约肌张力、肛门括约肌和盆底肌产生随意收缩的能力进行评估，其可分为正常、减少、缺失或增强。若将反射性收缩与肛门平滑括约肌的缓慢延长性收缩或臀部肌肉的收缩进行混淆，则有可能产生假阳性结果。假阴性结果可由排便反射引起，其可通过直肠壶腹部的粪块及将手指插入肛门 3 ～ 4cm 进行诱发。同样，已经收缩的括约肌、裂伤和痔疮引起的括约肌痉挛也可能影响测试结果。

五、高级神经电生理测试

1. 下尿路神经反射概述　对泌尿生殖道（阴茎、阴蒂、尿道、膀胱颈或膀胱）施以刺激，可以从肛门外括约肌、尿道周围横纹括约肌、球 - 海绵体肌、脊髓或大脑皮质等部位记录应答（图 12-4）。

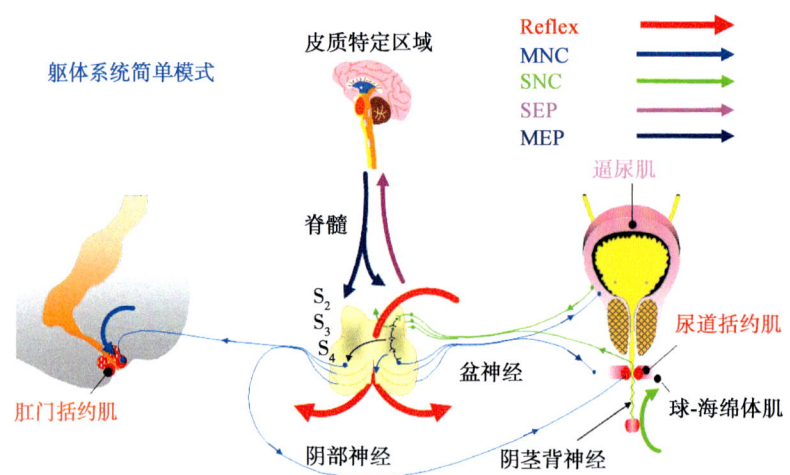

图 12-4 下尿路神经反射示意图

Reflex，反射；MNC，运动通路；SNC，感觉通路；SEP，体感诱发电位；MEP，运动诱发电位

2. 下尿路神经电生理测试项目　针对上述反射，常开展的神经电生理测试项目如下。

(1) 肌电图（EMG）测定：①尿道外括约肌，针形电极；②肛门括约肌，针形电极。

(2) 骶反射测定：躯体神经，BCR。

(3) 神经传导测定：①运动通路（motor nerve conduction，MNC）；②感觉通路（sensory nerve conduction，SNC）。

(4) 自主神经反应测定：①副交感神经反应测定，内脏神经系统；②交感神经反应测定，交感神经皮肤反应（sympathetic skin response，SSR）。

(5) 诱发电位记录：①体感诱发电位（somatosensory evoked potential，SEP）；②运动诱发电位（motion evoked potential，MEP）。

3. 设备　进行高级神经生理测试所需的设备包括电极、刺激器、放大器、均衡器、显示和记录设备等（图 12-5）。

4. 常用高级神经生理测试

(1) 括约肌肌电图（EMG）：如图 12-6、图 12-7 所示。

EMG 对于诊断神经源性膀胱尿道功能障碍具有价值。通常记录肛门括约肌 EMG，但可靠性有限，推荐针形电极尿道括约肌 EMG 作为神经源性下尿路功能障碍和尿失禁的理想诊断方法（图 12-8，图 12-9）。

(2) 球-海绵体反射（BCR）：如图 12-10 所示。

BCR 主要用于下运动神经元损伤患者 $S_{2\sim4}$ 阴部神经反射弧完整性的评估。目前国内外健康人群 BCR 潜伏期尚无统一标准，但一般认为典型均值为 33ms，若所测 BCR 潜伏期超过均值 ±（2.5～3）倍标准差或波形未引出可判为异常。BCR 潜伏期在正常范围并不能排除骶髓反射弧轴突存在损伤的可能性。脊髓拴系综合征和骶髓上脊髓损伤患者的 BCR 潜伏期经常可缩短（图 12-11～图 12-13）。

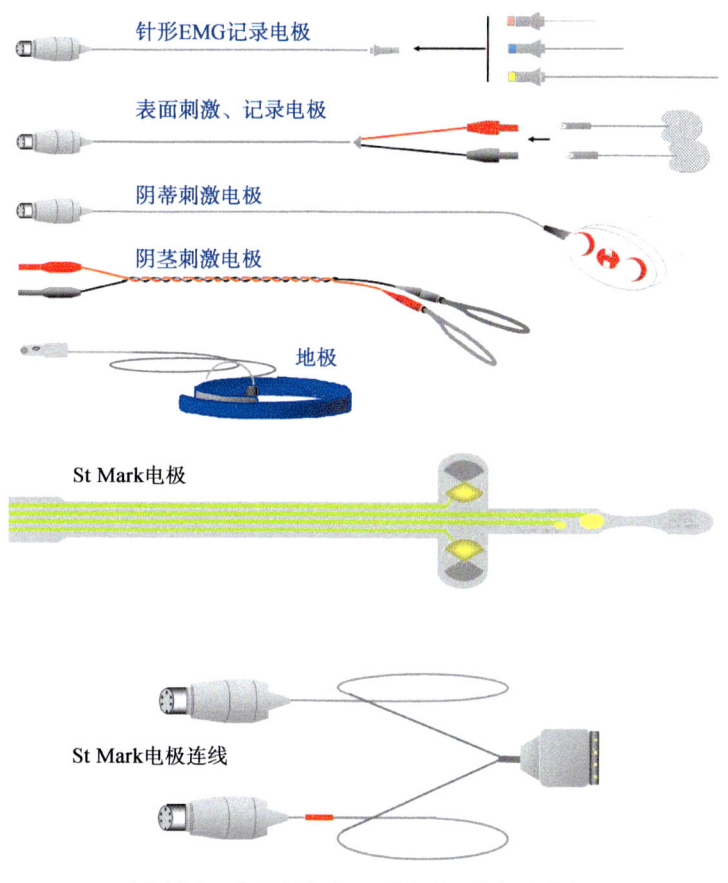

图 12-5　高级神经生理测试所需的部分电极

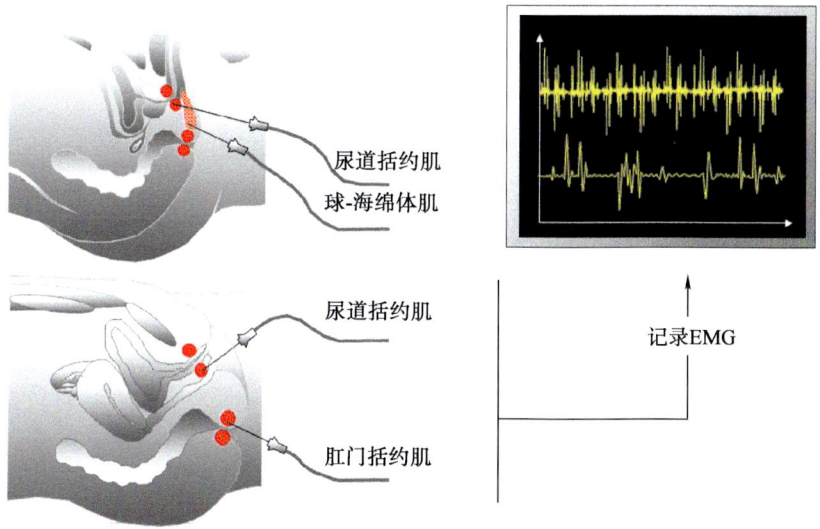

图 12-6　针形电极记录肛门及尿道括约肌肌电图

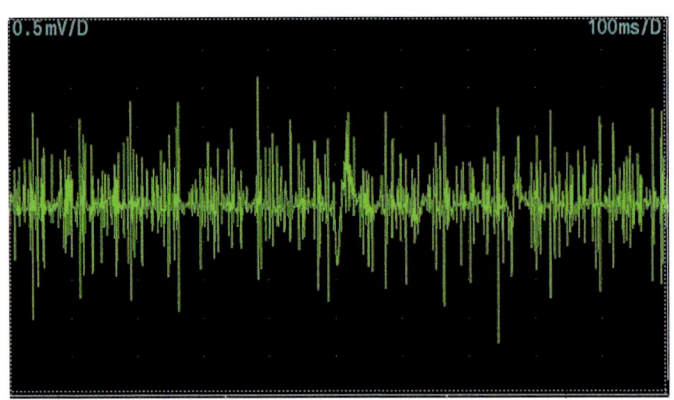

图 12-7 非神经源性膀胱患者针形电极记录肛门括约肌肌电图

特发性膀胱过度活动症患者肛门括约肌肌电图检查显示大力收缩时募集电位相型为混合相,说明神经支配可能正常

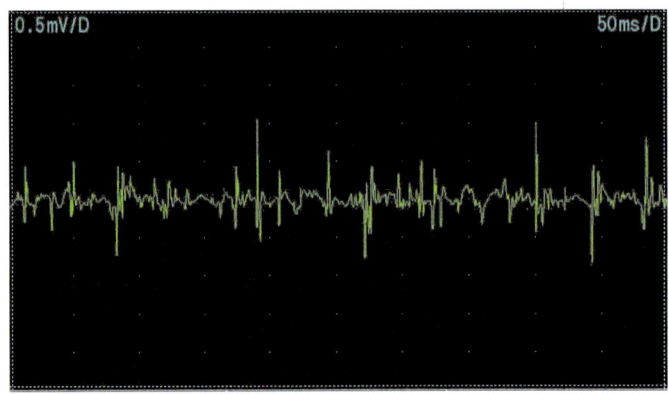

图 12-8 马尾损伤患者肛门括约肌肌电图(EMG)检查

患者因马尾损伤致二便功能障碍 2 年,现腹压排尿,大便自排。查体:鞍区感觉减退,肛门反射减弱,球-海绵体反射存在。盆底电生理测定:肛门括约肌 EMG 检查显示大力收缩时记录到单纯相肌电活动,说明神经支配可能不完善

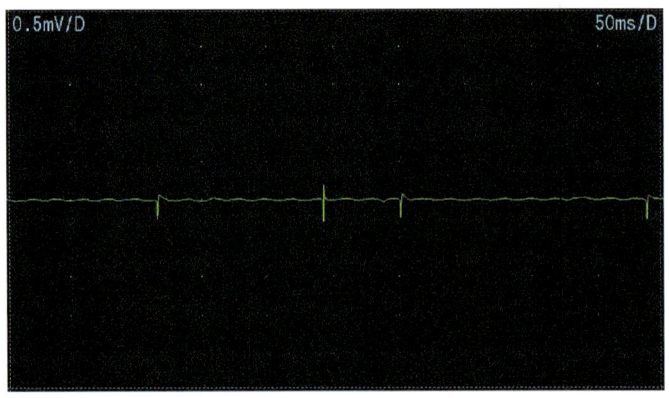

图 12-9 T_9 脊髓损伤患者肛门括约肌肌电图(EMG)检查

患者由 T_9 脊髓完全性损伤致二便功能障碍,现间歇导尿,每日 4 次。查体:鞍区感觉消失,直肠深感觉消失,肛门括约肌无自主收缩。盆底电生理测定:肛门括约肌 EMG 检查显示大力收缩时未见明显电位变化,说明神经支配缺失

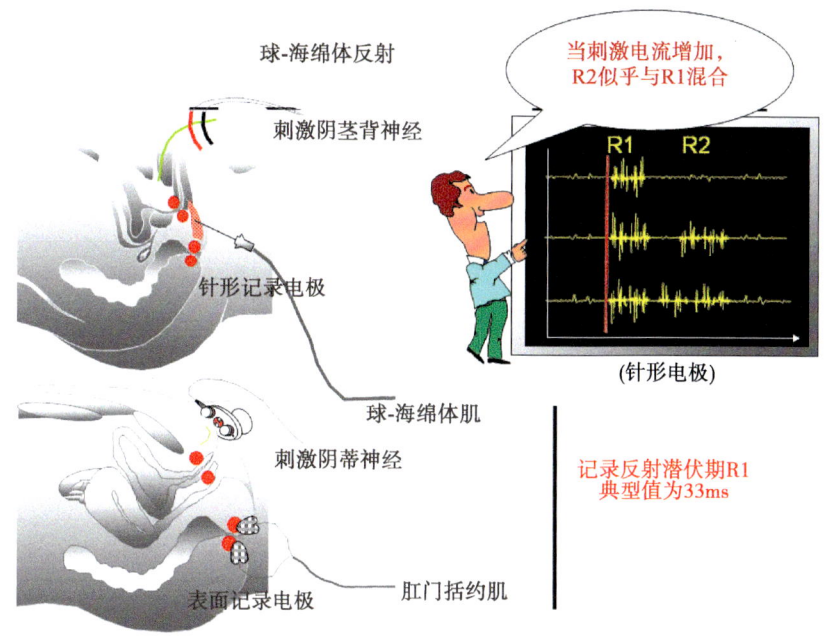

图 12-10　球 - 海绵体反射潜伏期测定

经阴茎或阴蒂电极刺激相应神经，针形电极记录球 - 海绵体肌肌电变化，测定潜伏期

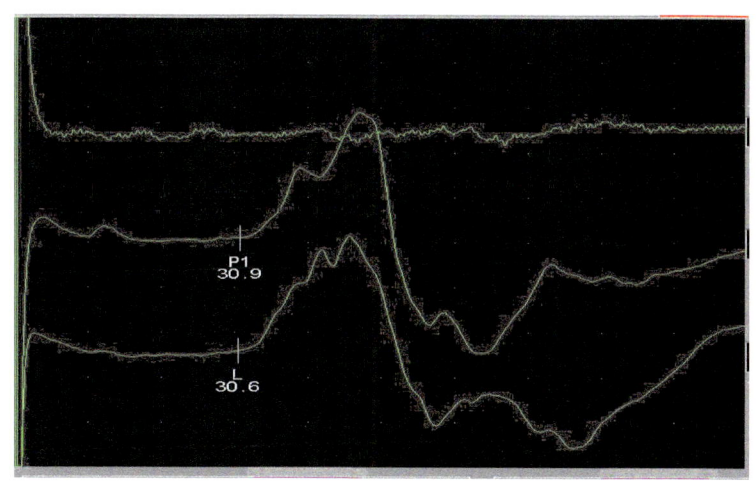

图 12-11　C_5 脊髓损伤患者球 - 海绵体反射（BCR）测定显示潜伏期正常

患者 3 个月前由高处坠落致 C_5 脊髓完全性损伤，四肢感觉、运动功能障碍及二便功能障碍。查体：鞍区感觉消失，直肠深感觉消失，BCR 阳性，肛门反射消失。盆底电生理测定：刺激阴茎背神经，球 - 海绵体肌及肛门括约肌均记录到动作电位，BCR 潜伏期为 30.9ms，潜伏期正常，但皮质未记录到动作电位（体感诱发电位阴性）

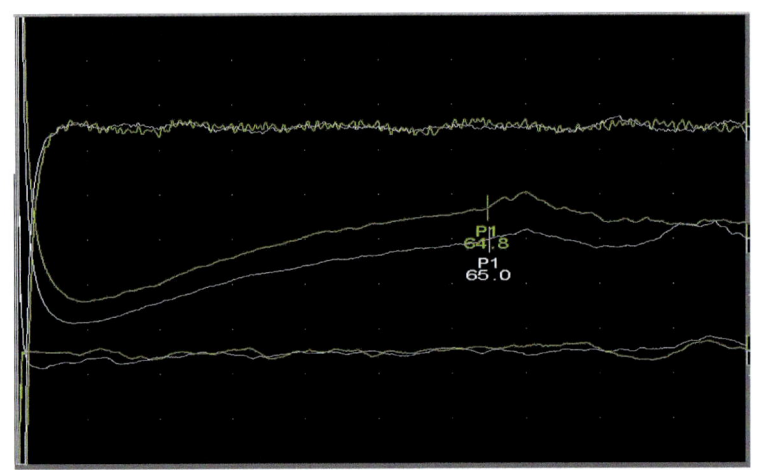

图 12-12　马尾神经损伤患者球 - 海绵体反射（BCR）测定显示潜伏期延长

患者 1.5 年前由高处坠落致马尾神经损伤双下肢感觉运动功能及二便功能障碍，现患者间歇导尿，每日 6 次。查体：鞍区感觉消失，直肠深感觉消失，肛门括约肌有自主收缩。BCR 未引出。盆底电生理测定：刺激阴茎背神经，球 - 海绵体肌及肛门括约肌均记录到动作电位，BCR 潜伏期为 64.8ms，潜伏期延长；皮质未记录到动作电位（体感诱发电位阴性）

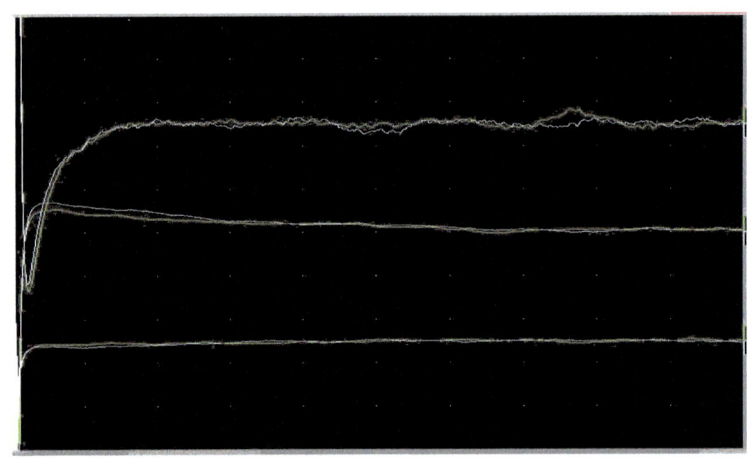

图 12-13　T_{10} 脊髓损伤患者球 - 海绵体反射（BCR）测定显示球 - 海绵体反射缺失

患者 2 个月前由高处坠落致 T_{10} 脊髓完全性损伤，双下肢感觉、运动功能障碍及二便功能障碍。查体：鞍区感觉消失，直肠深感觉消失，肛门括约肌无自主收缩，肛门反射阴性。盆底电生理测定：刺激阴茎背神经，球 - 海绵体肌及肛门括约肌均未记录到动作电位，BCR 阴性；皮质也未记录到动作电位（体感诱发电位阴性）

（3）神经传导测定：尽管神经传导测定在下尿路神经病变的数据较少，但此技术在鉴别膀胱病变的神经缺陷方面是有价值的。

1）运动神经传导（MNC）：利用阴部神经进行测定（图 12-14）。

刺激后运动动作电位的典型潜伏期为 2ms，正常者＜ 5ms，波幅为 1mV；反之，延长或缺失为异常（图 12-15 ～图 12-17）。

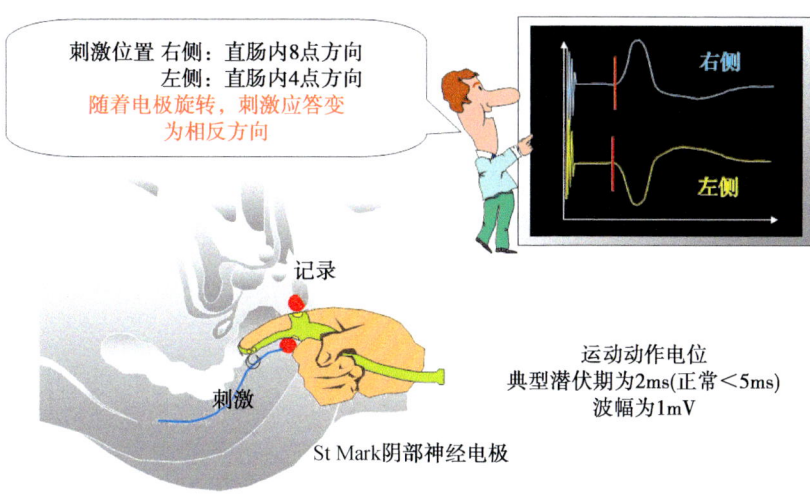

图 12-14 阴部神经运动神经传导（MNC）测定

使用 St Mark 阴部神经电极，示指尖端为刺激电极，示指末端为记录电极，可测定运动动作电位的典型潜伏期及波幅

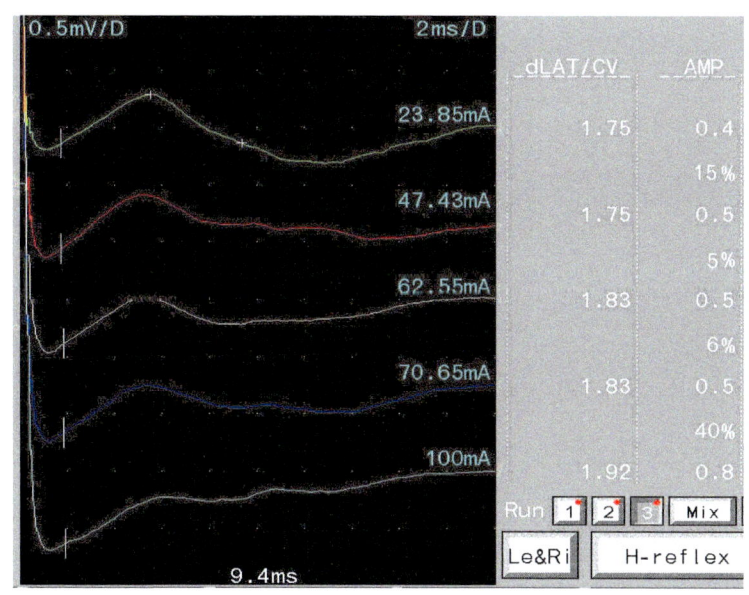

图 12-15 间质性膀胱炎患者运动神经传导（MNC）检查潜伏期正常

患者尿频、尿急、下腹痛 17 年，加重 7 年伴漏尿，2 年前诊断为间质性膀胱炎。现患者自行腹压排尿。每次尿量 50～60ml。查体：鞍区感觉存在，直肠深感觉存在，肛门反射正常。盆底电生理测定：右侧阴部神经 MNC 测定，应用 St Mark 电极分别给予患者 5 次不同强度电刺激，均记录到相应运动电位，潜伏期分别为 1.75ms、1.75ms、1.83ms、1.83ms 及 1.92ms，MNC 潜伏期正常。dLAT，远端潜伏期；CV，传导速度；AMP，波幅

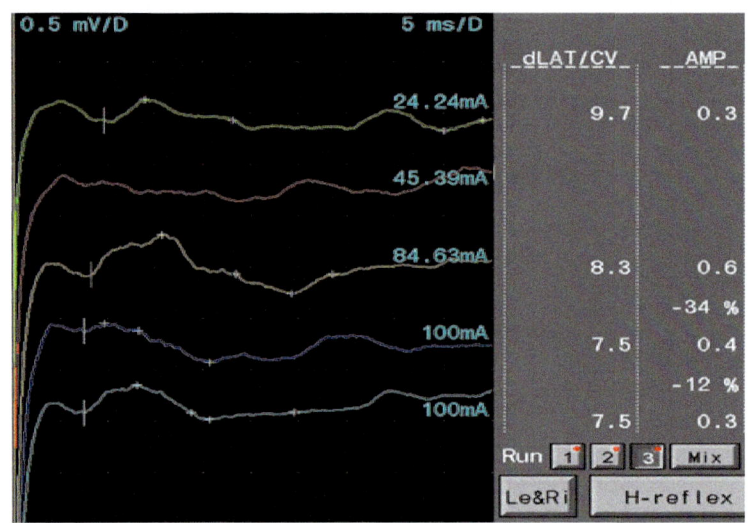

图 12-16　骶骨肿瘤术后患者运动神经传导（MNC）检查

患者 2 年前行骶骨肿瘤手术治疗后排尿功能障碍，留置尿管至今。查体：鞍区感觉存在，直肠深感觉存在，肛门括约肌自主收缩正常。盆底电生理测定：右侧阴部神经 MNC 测定，应用 St Mark 电极分别给予患者 4 次不同强度电刺激，均记录到相应运动电位，潜伏期分别为 3.7ms、4.0ms、4.5ms 及 4.6ms，MNC 潜伏期延长。dLAT，远端潜伏期；CV，传导速度；AMP，波幅

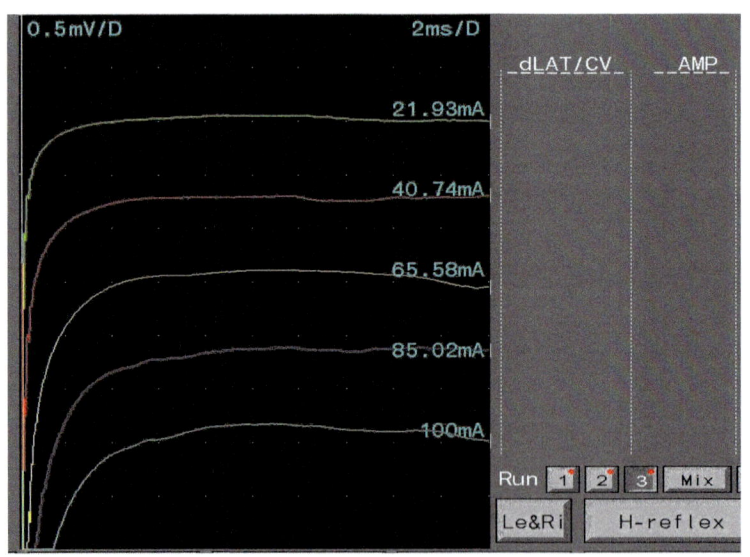

图 12-17　T_{10} 脊髓损伤患者运动神经传导（MNC）检查

患者 5 年前由高处坠落致 T_{10} 脊髓不全性损伤，二便功能障碍，现患者自行腹压排尿，有漏尿，每次尿量 200～300ml，残余尿量为 80ml。查体：鞍区感觉减弱，直肠深感觉存在，肛门括约肌有自主收缩，球 - 海绵体反射阴性，肛门反射阴性。盆底电生理测定：左侧阴部神经 MNC 测定，应用 St Mark 电极分别给予患者 5 次不同强度电刺激，均未记录到明显运动电位，MNC 阴性。dLAT，远端潜伏期；CV，传导速度；AMP，波幅

2）感觉神经传导（SNC）：利用阴茎背神经进行测定（图12-18）。

刺激后感觉电位的典型潜伏期为1.5ms、波幅为5μV、传导速度为40m/s；反之，延长或缺失为异常。

（4）自主神经反应

1）副交感神经反应：属于内脏神经系统（图12-19）。

刺激后感觉电位的典型潜伏期为55～70ms。延长或缺失为异常。

2）交感神经反应测定：交感神经皮肤反应（SSR）（图12-20）。

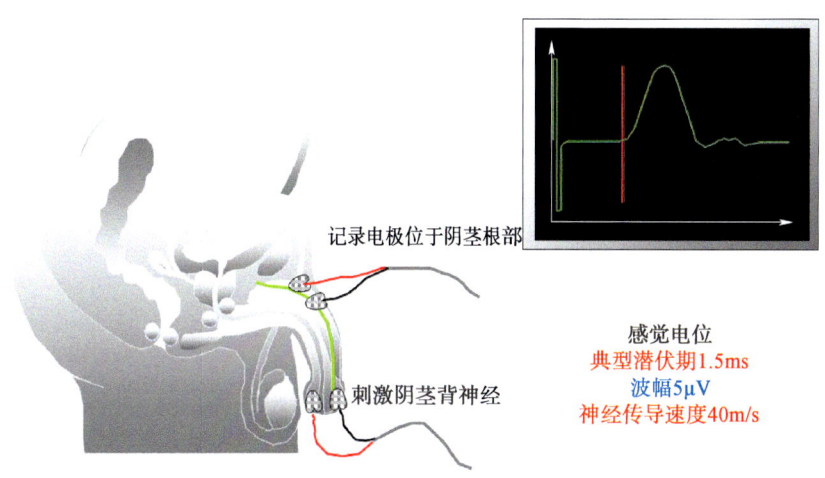

图 12-18　阴茎背神经感觉神经传导（SNC）测定

使用2对贴片电极，刺激电极贴于阴茎尖端、记录电极贴于阴茎根部，可测定感觉电位的潜伏期、波幅及传导速度

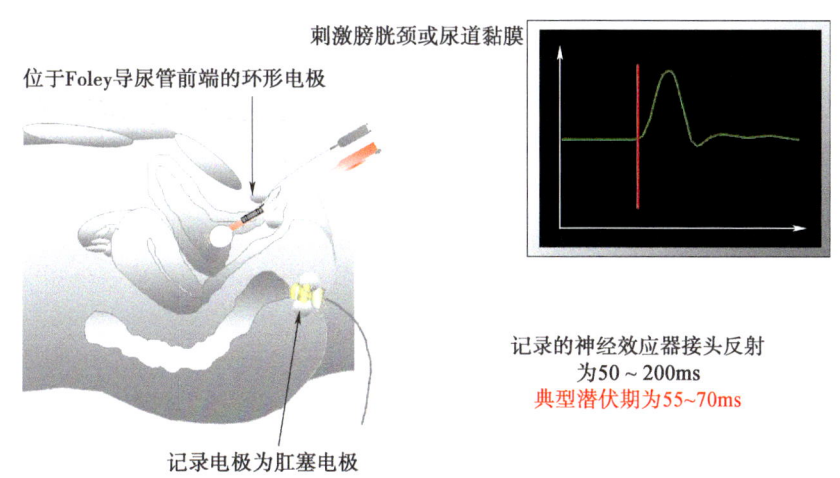

图 12-19　副交感神经反应测定

使用气囊导尿管环形刺激电极及肛塞记录电极，刺激膀胱颈或尿道黏膜，记录肛门应答，可测定副交感神经反应的潜伏期

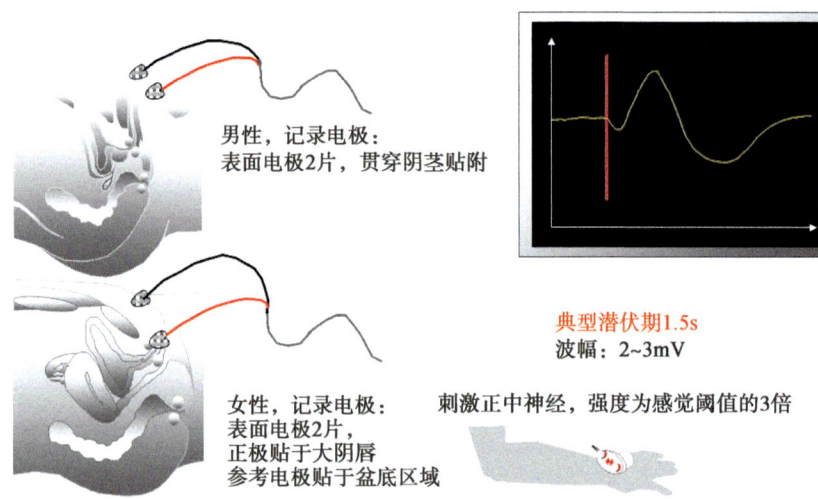

图 12-20 交感神经皮肤反应（SSR）测定

使用贴于阴茎或阴蒂的表面记录电极，刺激手掌正中神经，在阴茎或阴蒂记录应答，可测定交感神经反应的潜伏期与波幅

刺激后 SSR 的典型潜伏期为 1.5s，波幅为 2～3mV。延长或缺失为异常。SSR 是人体在接受引起神经电活动的刺激之后出现的皮肤反射型电位，可由外源性和内源性刺激诱发产生。SSR 可以评估下尿路相关交感功能的完整性，下尿路传入冲动在唤醒主观尿意感觉的同时能诱发 SSR，其可作为判断膀胱感觉的指标，有助于判断膀胱颈功能的健全与否及是否协同失调（图 12-21，图 12-22）。

（5）诱发电位测定

1）体感诱发电位测定（SEP）：利用阴茎背神经或阴蒂神经进行阴部神经体感诱发电位测定（图 12-23）。

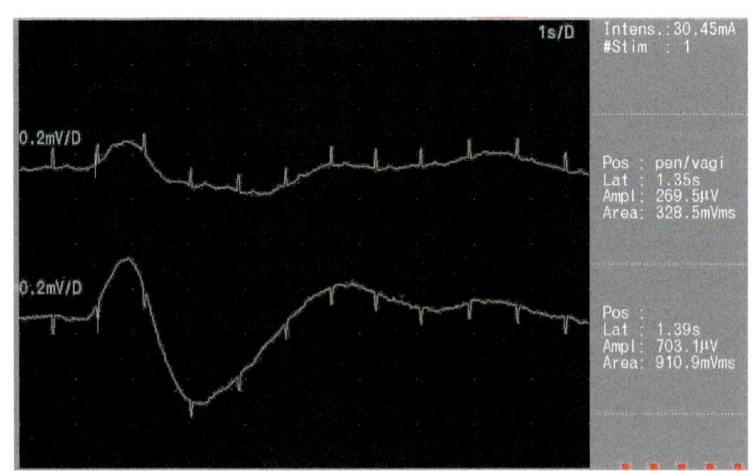

图 12-21 排尿困难伴肾功能不全患者交感神经皮肤反应（SSR）检查

患者排尿困难伴肾功能不全 10 余年，大便干燥。查体：鞍区感觉减退。盆底电生理测定：SSR 测定，于手掌正中神经分别给予 2 次不同强度电刺激，阴茎均记录到相应运动电位，潜伏期分别为 1.35s 及 1.39s，SSR 潜伏期正常。Intens，强度；Stim，刺激；Pos，位置；Lat，潜伏期；Ampl，波幅；Area，面积；pen，阴茎；vagi，阴道

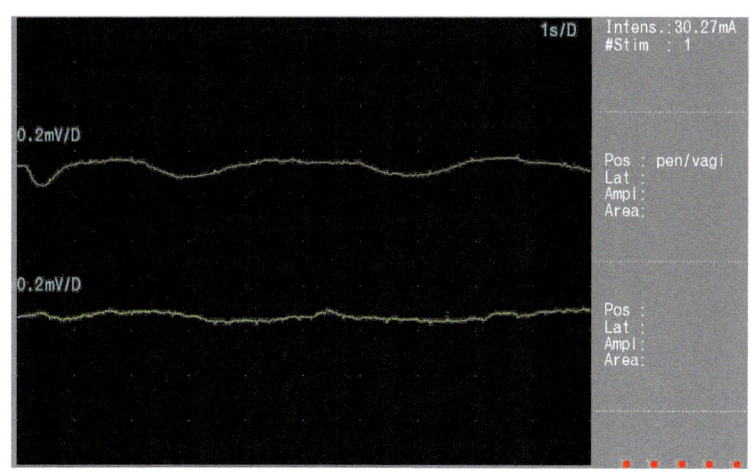

图 12-22　C_7 脊髓损伤患者交感神经皮肤反应（SSR）检查

患者 C_7 脊髓完全性损伤 4 个月，二便功能障碍，现患者留置尿管，大便需借助开塞露辅助排便。查体：鞍区感觉消失，直肠深感觉消失。盆底电生理测定：SSR 测定，于手掌正中神经分别给予 2 次不同强度电刺激，阴茎皮肤交感神经反应测定未记录到运动电位，SSR 阴性。Intens，强度；Stim，刺激；Pos，位置；Lat，潜伏期；Ampl，波幅；Area，面积；pen，阴茎；vagi，阴道

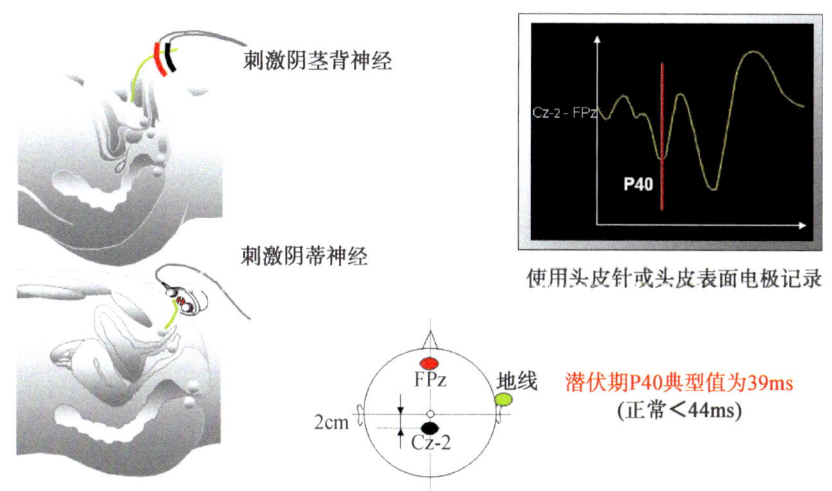

图 12-23　阴部神经体感诱发电位测定

使用阴茎或阴蒂刺激电极刺激阴部神经，使用头皮针或头皮表面电极记录皮质诱发电位，可测定诱发电位的波峰、潜伏期与波幅

阴部神经体感诱发电位可以检测脉冲刺激通过阴茎背神经／阴蒂神经、阴部神经沿脊髓传导至大脑皮质的速度，从阴部神经刺激点到大脑皮质整个传导通路上任何一点存在损害，都可以导致诱发电位波峰、潜伏期、波幅的变化。它反映了神经冲动沿阴部神经传入纤维到达骶髓后，沿脊髓上行传导到大脑皮质通路的完整性。潜伏期 P40 典型值为 39ms，正常应 < 44ms；延长或缺失为异常（图 12-24 ～图 12-26）。

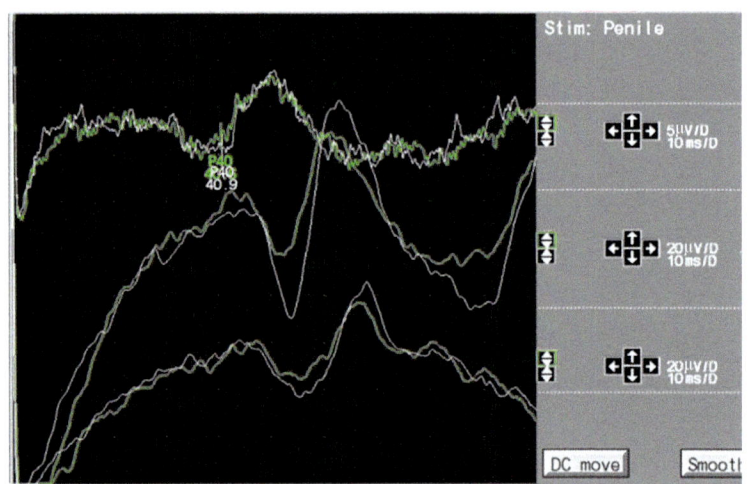

图 12-24 尿频、尿痛患者体感诱发电位（SEP）检查

患者出现尿频、尿痛、排尿感觉减退、排尿费力 2 年余，于外院 B 超检查发现双肾积水，后给予抗感染治疗后症状缓解。大便正常。每日 1 次。查体：鞍区感觉存在，直肠深感觉存在，肛门括约肌收缩力正常。盆底电生理测定：SEP 测定，使用阴茎刺激电极刺激阴部神经，使用头皮表面电极记录皮质诱发电位，可记录到诱发电位，潜伏期 P40 为 40.9ms，SEP 正常。Stim，刺激；Penile，阴茎

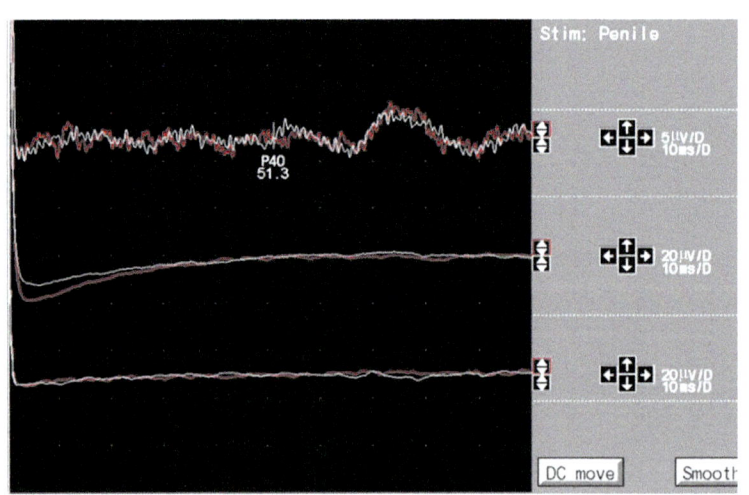

图 12-25 排尿困难患者体感诱发电位（SEP）检查

患者排尿困难 2 年，2 个月前行膀胱颈切开术，目前留置尿管至今，大便每日 1～2 次。既往患者有腰椎间盘突出病史 10 余年。查体：鞍区感觉正常。盆底电生理测定：SEP 测定，使用阴茎刺激电极刺激阴部神经，使用头皮表面电极记录皮质诱发电位，可记录到诱发电位，P40 潜伏期为 51.3ms，SEP 潜伏期延长。Stim，刺激；Penile，阴茎

第 12 章 下尿路神经生理测试

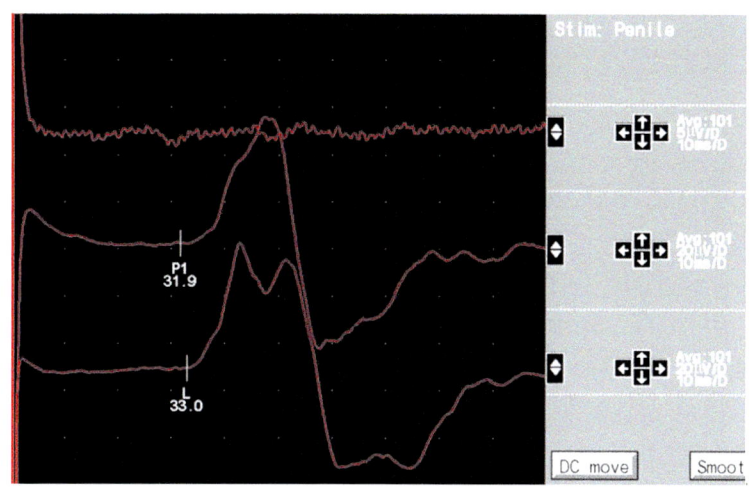

图 12-26　C_5 脊髓损伤患者体感诱发电位（SEP）检查

患者因 C_5 脊髓完全性损伤致二便功能障碍 4 个月，现患者留置尿管。患者借助开塞露辅助排大便，每 2～3 日 1 次。查体：鞍区感觉消失，直肠深感觉消失，球 - 海绵体反射阳性，肛门反射消失。盆底电生理测定：SEP 测定，使用阴蒂刺激电极刺激阴部神经，使用头皮表面电极记录，未记录到皮质诱发电位，但可记录到球 - 海绵体反射（BCR），且潜伏期正常。Stim，刺激；Penile，阴茎

2）运动诱发电位（MEP）：经颅磁刺激大脑皮质，记录球 - 海绵体肌及肛门括约肌运动电位，用来测定从大脑皮质沿脊髓下传到盆底部的运动传导通路的完整性。潜伏期正常值为＜ 21ms；延长或缺失为异常（图 12-27～图 12-31）。

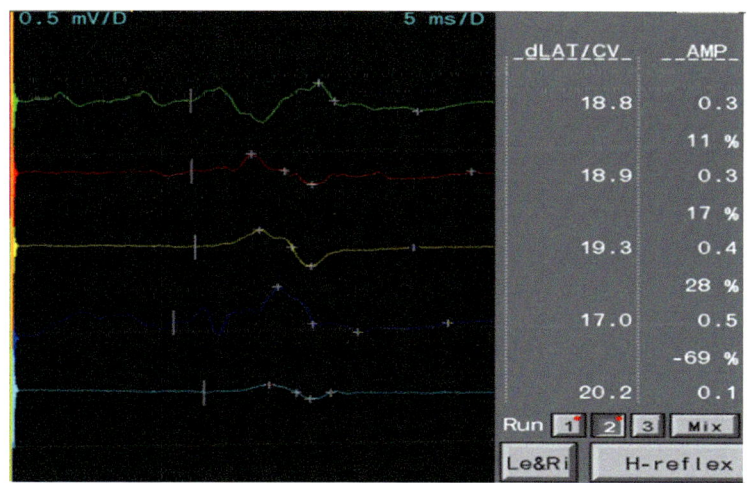

图 12-27　排尿困难患者运动诱发电位（MEP）检查

患者由于包皮环切手术，术后出现排尿困难。查体：鞍区感觉存在，直肠深感觉存在，肛门括约肌自主收缩存在。经颅磁刺激大脑皮质，球 - 海绵体肌记录到运动电位，潜伏期＜ 21ms，在正常范围。dLAT，远端潜伏期；CV，传导速度；AMP，波幅

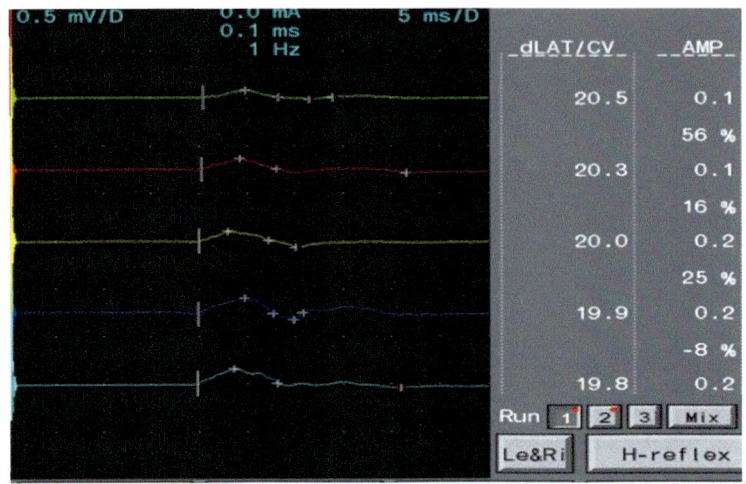

图 12-28 膀胱过度活动症（OAB）患者运动诱发电位（MEP）检查

患者尿频3年。查体：鞍区感觉存在，直肠深感觉存在，肛门括约肌自主收缩存在。经颅磁刺激大脑皮质，肛门括约肌记录到运动电位，潜伏期＜21ms，在正常范围。dLAT，远端潜伏期；CV，传导速度；AMP，波幅

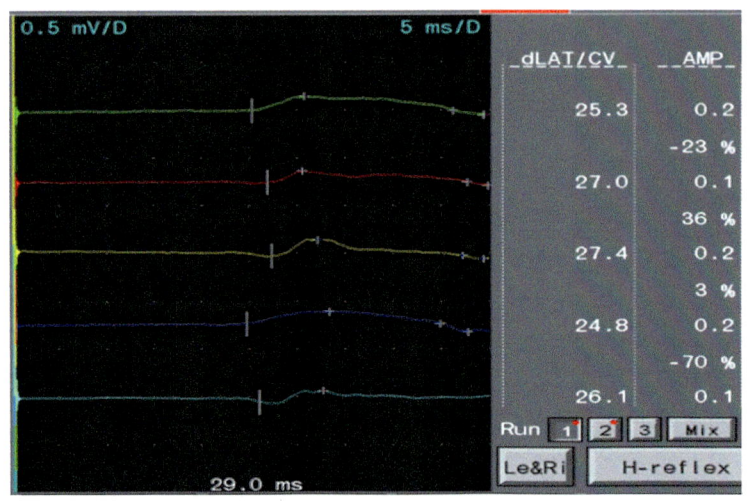

图 12-29 神经源性膀胱患者运动诱发电位（MEP）检查

患者为先天性脊柱裂，排尿费力，留置导尿管，大便干燥。查体：鞍区感觉存在，直肠深感觉存在，肛门括约肌未见明显自主收缩。经颅磁刺激大脑皮质，肛门括约肌记录到运动电位，潜伏期＞21ms，潜伏期延长，提示下行运动神经传导通路不完整。dLAT，远端潜伏期；CV，传导速度；AMP，波幅

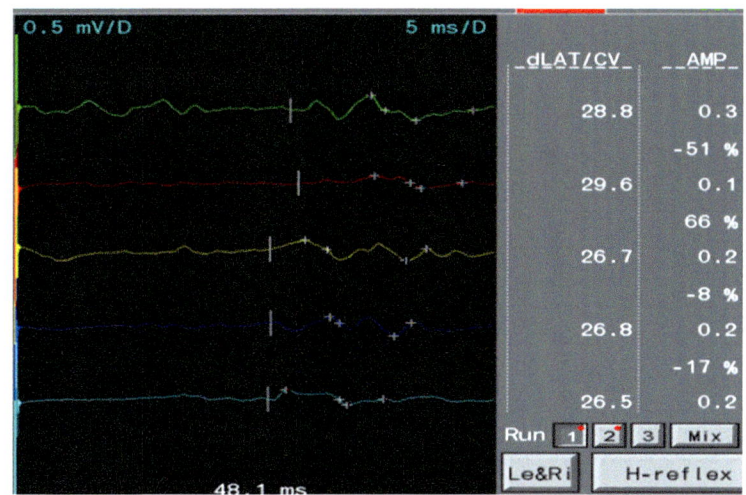

图 12-30　糖尿病膀胱病变患者运动诱发电位（MEP）检查

患者患糖尿病 10 余年，6 个月前出现尿频、残余尿量增多。查体：鞍区感觉存在，直肠深感觉存在，肛门括约肌自主收缩存在。经颅磁刺激大脑皮质，肛门括约肌记录到低波幅运动电位，潜伏期＞21ms，潜伏期延长，提示下行运动神经传导通路受损。dLAT，远端潜伏期；CV，传导速度；AMP，波幅

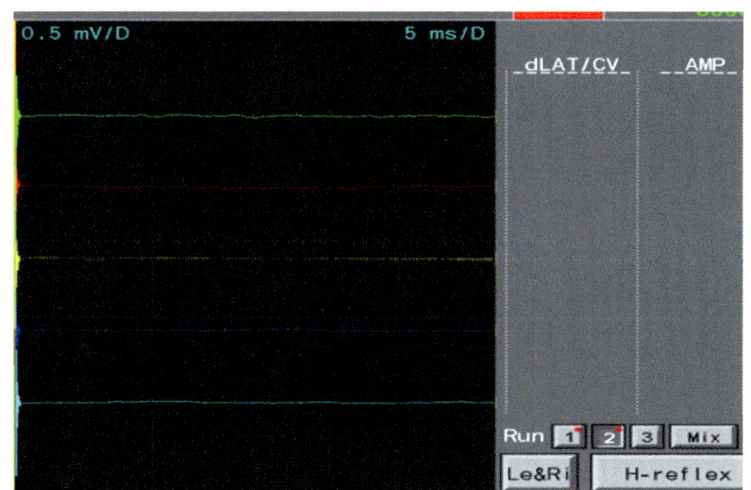

图 12-31　排尿困难膀胱病变患者运动诱发电位（MEP）检查

患者发热、排尿费力及双肾积水 3 个月，大便干燥。查体：鞍区感觉存在，直肠深感觉存在，肛门括约肌自主收缩力减弱。经颅磁刺激大脑皮质，球 - 海绵体肌及肛门括约肌均未记录到运动电位，提示下行运动神经传导通路严重受损。dLAT，远端潜伏期；CV，传导速度；AMP，波幅

第 13 章　影像尿动力学及尿路影像学检查

　　X 线和超声影像均可与尿动力学检查同步进行或单独分别进行下尿路影像学检查，直视下观察膀胱、尿道和盆底在储尿和排尿阶段的位置和形态，用于女性尿失禁患者的膀胱下降分类、漏尿证实、膀胱输尿管反流判断及膀胱出口梗阻（BOO）定位。另外，X 线造影、CT 重建及磁共振泌尿系水成像等技术可以清晰显示输尿管反流、肾盂输尿管积水扩张等上尿路病变。尤其在神经源性膀胱患者中下尿路影像尿动力学测定与上尿路影像学检查对于病理生理状态评估、治疗决策制订、疗效判断及长期随访均具有重要的、不可替代的作用。

第一节　女性膀胱尿道造影图

　　对女性患者进行膀胱尿道造影，建议采用站立侧位和坐位，排空膀胱，注入经稀释的体温造影溶液。另外也可使用尿道珠链或导管和阴道造影剂以提高膀胱基底、膀胱颈和尿道的可视性。分别在静息、重复咳嗽、腹肌收紧、挤压下腹、排尿时，或在同步进行尿动力学检查过程中实施上述动作时进行 X 线曝光。

　　正常膀胱在静息时表面平滑，尿道内口恰好位于耻骨联合下边缘的水平线以上，膀胱基底平坦，向上和向后倾斜，同时尿道直，向下和向前倾斜走行。在咳嗽和腹肌收紧时并无显著变化；在排尿时，膀胱下降约 1cm，近端尿道形成类似漏斗的形状，膀胱轮廓为圆形，在三角区以上有一些细小的、不规则的锯齿样改变（图 13-1）。

　　1. 诊断　可根据角度、平面、距离和形态的不同特性来区分正常和有缺陷的膀胱支持。

　　（1）尿道膀胱后角（posterior urethrovesical angle，PUV）：指沿后尿道和膀胱基底的两条直线之间形成的角度，分别在静息时和诱发动作时进行测量。诊断膀胱下垂的分界值通常＞115°。

　　（2）尿道倾斜度（urethral inclination，UI）：为近端尿道轴与垂直面之间形成的角度，分别在静息时和诱发动作时进行测量（根据骨盆倾斜度的不同该角度会有所不同，因为垂直面在患者体外）。Green Ⅰ型和 Ⅱ 型膀胱下垂分别指角度＜45°和＞45°（图 13-2，图 13-3）。

　　（3）尿道骨盆角度（urethral pelvis angle，UP）：指排尿时通过尿道内口和尿道膝部的一条线与通过耻骨联合后壁和闭孔的下缘的一条线之间的角度，膀胱下垂的分界值＜70°。

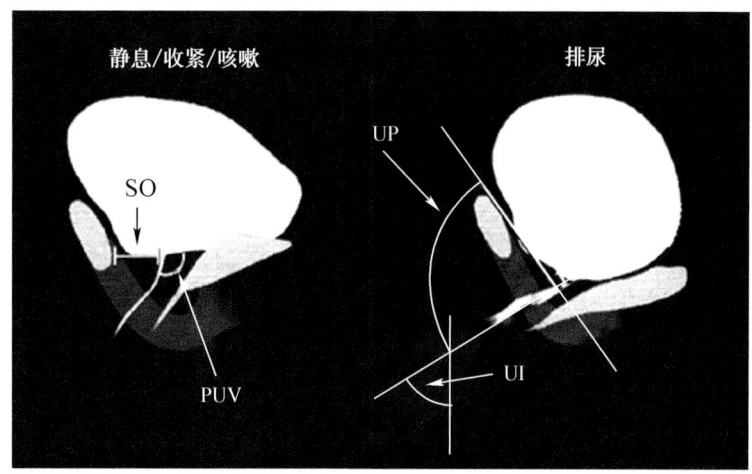

图 13-1　女性静息和排尿时的膀胱尿道侧位造影
PUV，尿道膀胱后角；UI，尿道倾斜度；UP，尿道骨盆角度；SO，耻骨联合内口距离

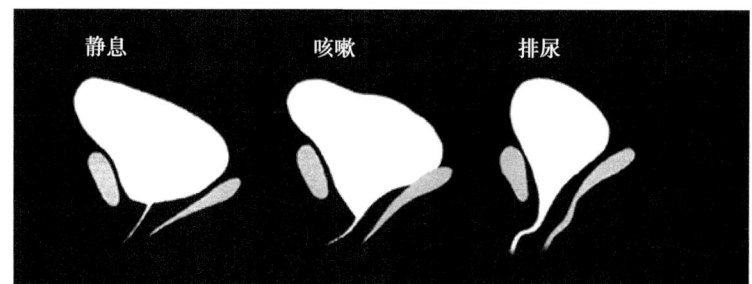

图 13-2　前壁悬吊缺陷／膀胱基底乏力或 Green Ⅰ 型下垂

膀胱前壁悬吊缺陷或膀胱基底乏力：耻骨联合内口距离＜20mm 和（或）静息或诱发动作过程中的漏斗形成，对应于 Green Ⅰ 型下垂

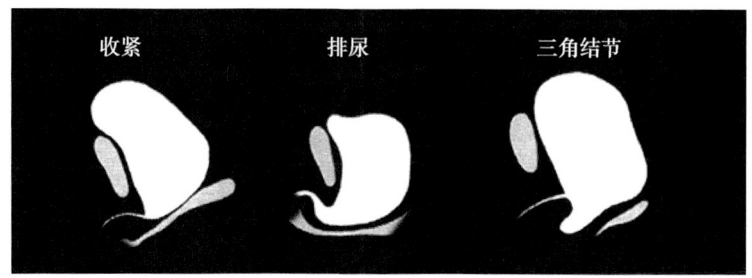

图 13-3　后壁悬吊缺陷或 Green Ⅱ 型下垂

膀胱后壁悬吊缺陷：膀胱向后下移位、尿道骨盆角度（UP）＜70°，对应于 Green Ⅱ 型下垂。膀胱三角疝仅涉及膀胱三角区和膀胱后壁

（4）耻骨联合内口距离（symphysis orifice distance，SO）：指从耻骨联合到尿道内口之间的距离，分别在静息和诱发动作时进行测量，膀胱下垂的分界值＜20mm。

尿道近端和膀胱基底最依赖部分的漏斗形成：分别在静息或诱发动作时进行评估，是膀胱支持缺陷的重要评估体征。

2. 可靠性　观察者间和观察者内对膀胱下垂诊断的一致率分别为43%～79%和53%～99%，Kappa系数分别为20%～39%和57%～98%。女性膀胱尿道造影图不能可靠地诊断尿失禁、尿失禁类型或术后失败的原因。

3. 赝像　女性患者卧位和站立位排尿会增加患者的窘迫感和研究的偏倚，前后位和斜位的X线照射会使得诊断下垂变得更加困难或不可能，因为部分膀胱会对膀胱尿道连接部产生阴影。但是，侧位X线照射要求的放射剂量更大。同时，同步尿动力学参数监测和记录对于确保影像对功能状态具有代表性也是很重要的。因为咳嗽持续时间很短，因此要捕捉更为困难，而且，研究的参数越多，产生偏倚的风险也越高。因此，对于尿动力学测定和放射影像学检查，究竟是应该分开进行，还是应该联合进行，目前仍存在争议。对于同步联合影像尿动力检查的可重复性，目前尚未进行评估。

第二节　男性排尿膀胱尿道造影检查

在正常男性排尿阶段，膀胱颈应开放呈漏斗状，最窄部为前列腺尖部。对于良性前列腺增生（benign prostatic hyperplasia，BPH）患者，前列腺的长度有所加大，很可能发生向前和斜向移位。根据X线照射方向的不同，口径可能会表现为更宽、更平坦；在膀胱基部可以看到平滑的负性充盈缺损（图13-4）。

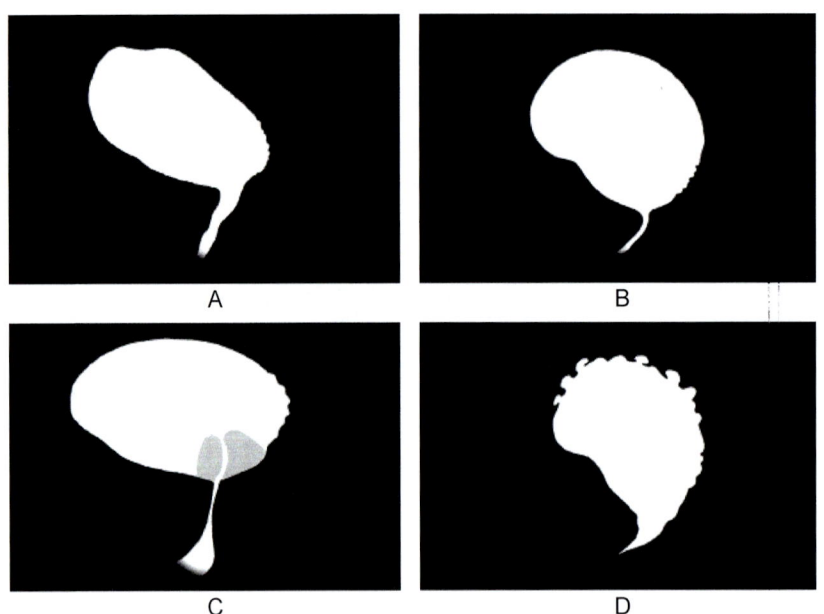

图13-4　男性排尿时的侧位膀胱尿道造影
A.正常男性；B.功能性膀胱颈梗阻；C.良性前列腺增生；D.逼尿肌-括约肌协同失调

对于膀胱颈梗阻患者,膀胱颈缺乏漏斗形成,且最狭窄点位于膀胱颈侧。健康年轻男性、健康老年男性和功能膀胱颈梗阻患者的膀胱颈直径的平均值(范围)在正侧位 X 线照射时分别为 8mm(6～12mm)、5mm(2～10mm)和 4mm(2～9mm)。对于逼尿肌-括约肌协同失调(detrusor-sphincter dyssynergia,DSD)的患者,在静息状态下膀胱颈可以是开放的;当逼尿肌收缩时,膀胱颈开放更宽,但括约肌处于闭合状态。在前列腺切除术后,膀胱颈受到破坏,可以看到前列腺切除后的腔隙存在。该技术目前尚未标准化,尚无法获得可靠性数据。

第三节 上尿路影像学检查

下尿路功能障碍(lower urinary tract dysfunction,LUTD)可导致各种类型的上尿路功能障碍,然而最严重的并发症是上尿路损毁和肾衰竭,可能危及患者生命,神经源性膀胱尤为如此。因此,神经源性膀胱的治疗目标首先是保护上尿路功能,其次是提高生活质量。对神经源性膀胱进行分类也应围绕这一治疗目标进行。上尿路影像学检查有助于全面反映尿路病理生理改变。

一、上尿路影像学检查用途

上尿路影像学检查可用于全尿路功能障碍分类。既往神经源性膀胱的分类方法有很多,目前尚无统一的分类方法。这些现存的分类方法均是针对膀胱、尿道等下尿路功能障碍进行的,忽略了上尿路这一重要部分。本书笔者认为,理想的神经源性膀胱分类标准应包含以下内容:①尿动力学结果应是神经源性膀胱分类的基础;②分类应反映临床症状;③分类应反映相应的神经系统病变;④分类应全面反映尿路变化,包括上尿路与下尿路。国际尿控协会(International Continence Society,ICS)将排尿功能障碍分为储尿期和排尿期两部分描述,并基于尿动力学结果针对患者储尿期和排尿期的功能提出一个分类系统(表 13-1)。

表 13-1 ICS 下尿路功能与功能障碍分类方法

储尿期	排尿期
膀胱功能	膀胱功能
逼尿肌活动性(detrusor activity)	逼尿肌收缩性
正常或稳定(normal detrusor function)	正常(normal)
过度活动(detrusor overactivity)	低下(underactive)
特发性(idiopathic)	无收缩(acontractile)
神经源性(neurogenic)	
膀胱感觉(bladder sensation)	尿道功能
正常(normal)	正常(normal)
增强或过度敏感(increased or hypersensitive)	梗阻(obstruction)
减弱或感觉低下(reduced or hyposensitive)	过度活动(urethral overactivity)
缺失(absent)	机械梗阻(mechanical obstruction)
非特异性(non-specific)	

续表

储尿期	排尿期
膀胱容量	
正常（normal）	
高（high）	
低（low）	
膀胱顺应性	
正常（normal）	
高（high）	
低（high）	
	尿道功能
	正常（normal）
	不全（incompetent）

上述 ICS 分类可以较好反映膀胱、尿道等下尿路的功能及临床症状，但没有反映上尿路功能状态，需要补充相应的神经系统病变的诊断。有鉴于此，廖利民在大样本数据分析基础上提出一种能够全面反映神经源性膀胱患者上尿路及下尿路功能障碍的分类新方法（表 13-2），以期进一步进行临床验证。此分类方法可为评估、描述、记录上尿路和下尿路的病理生理变化及制订治疗和随访方案提供全面、客观和科学的基础，具有临床推广潜力。

表 13-2 廖氏神经源性膀胱患者上尿路及下尿路功能障碍全面分类标准

下尿路功能		上尿路功能
储尿期	排尿期	
膀胱功能	膀胱功能	膀胱输尿管反流
逼尿肌活动性	逼尿肌收缩性	无
正常	正常	有：单侧（左、右），双侧
过度活动	收缩力低下	程度分级
	无收缩	Ⅰ级
膀胱感觉		Ⅱ级
正常	尿道功能	Ⅲ级
增加或过敏	正常	Ⅳ级
减退或感觉低下	梗阻	Ⅴ级
缺失	功能性梗阻（尿道过度活动）	
	逼尿肌 - 外括约肌协同失调	肾盂输尿管积水扩张
逼尿肌漏尿点压力	逼尿肌 - 膀胱颈协同失调	无
$\geqslant 40cmH_2O$	括约肌过度活动	有：单侧（左、右），双侧
$< 40cmH_2O$	括约肌松弛障碍	程度分度
	机械梗阻	1 度
膀胱容积		2 度

续表

下尿路功能		上尿路功能
储尿期	排尿期	
正常（300～500ml）		3度
增大（>500ml）		4度
减小（<300ml）		
安全膀胱容积		膀胱壁段输尿管梗阻
		无
膀胱顺应性		梗阻：单侧（左、右），双侧
正常（20～40ml/cmH₂O）		
增高（>40ml/cmH₂O）		肾功能
降低（<20ml/cmH₂O）		正常
		GFR≥50ml/min，左肾、右肾
尿道功能		肾功能不全
正常		GFR<50ml/min，左肾、右肾
括约肌无收缩		代偿期
功能不全		GFR，左肾、右肾；血肌酐<1.5mg/dl
膀胱颈（内括约肌）		失代偿期
外括约肌		GFR，左肾、右肾；血肌酐≥1.5mg/dl

注：1cmH₂O=0.098kPa；1mg/dl=88.4μmol/L；GFR，肾小球滤过率

表 13-2 是参照国际反流分级标准对膀胱输尿管反流的分级。Ⅰ级：反流至不扩张的输尿管（图 13-5）；Ⅱ级：反流至不扩张的肾盂肾盏（图 13-6）；Ⅲ级：输尿管、肾盂肾盏轻中度扩张，杯口变钝（图 13-7）；Ⅳ级：中度输尿管纡曲和肾盂肾盏扩张（图 13-8）；Ⅴ级：输尿管、肾盂肾盏重度扩张，乳头消失，输尿管纡曲（图 13-9）。图 13-5～图 13-9 均为膀胱造影图像。

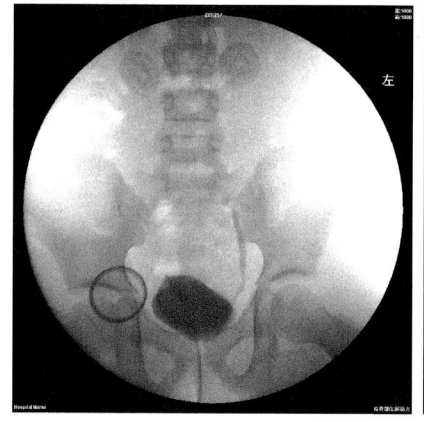 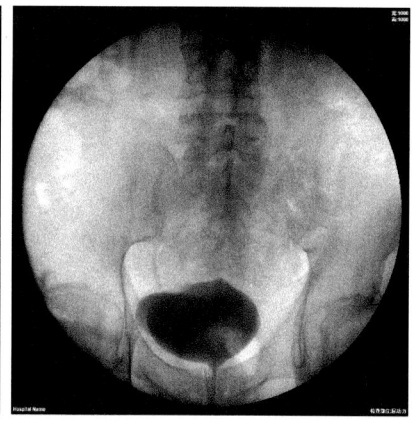

图 13-5 Ⅰ级膀胱输尿管反流

反流至不扩张的输尿管。左图患者为女性，9岁，隐性骶裂；右图患者为男性，55岁，圆锥脊髓损伤9年

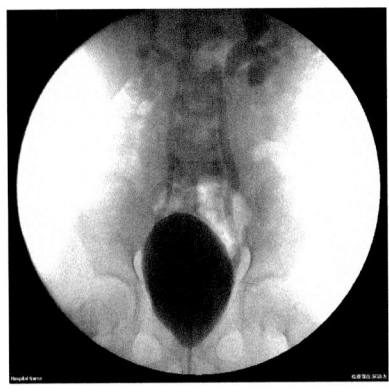
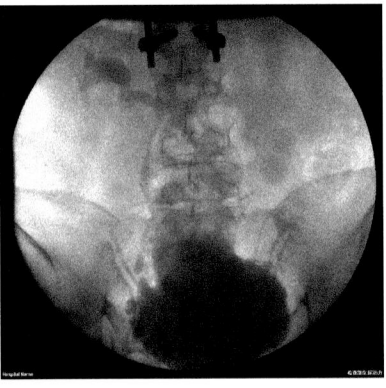

图 13-6　Ⅱ级膀胱输尿管反流

反流至不扩张的肾盂肾盏。左图患者为女性，9岁，骶部脊膜膨出，右侧为Ⅱ级反流，左侧稍重；右图患者为男性，53岁，L_1脊髓损伤3年

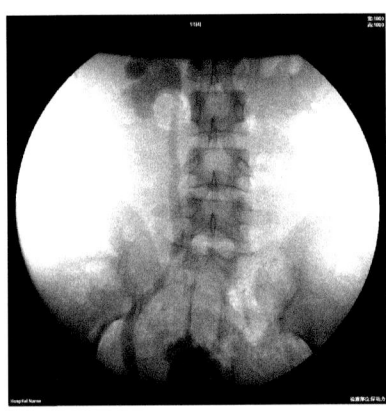
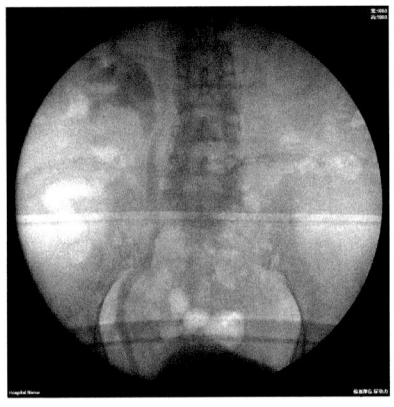

图 13-7　Ⅲ级膀胱输尿管反流

输尿管、肾盂肾盏轻中度扩张，杯口变钝。左图患者为女性，20岁，脊髓拴系综合征；右图患者为女性，50岁，C_8脊髓损伤4年

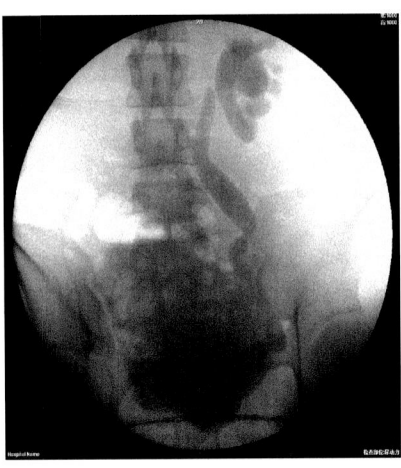
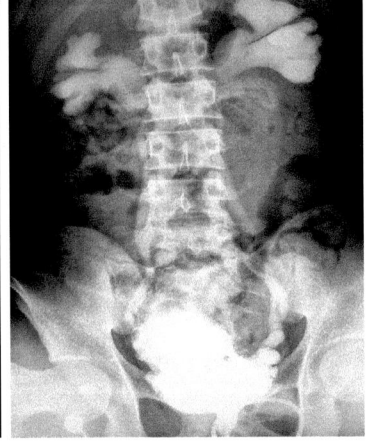

图 13-8　Ⅳ级膀胱输尿管反流

中度输尿管纡曲和肾盂肾盏扩张。左图患者为女性，20岁，骶部脊膜膨出；右图患者为男性，19岁，骶部脊膜膨出

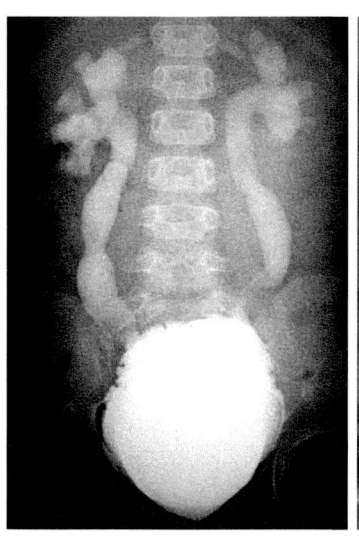
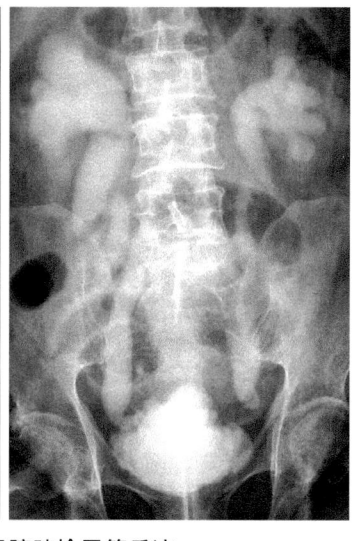

图 13-9　V 级膀胱输尿管反流

输尿管、肾盂肾盏重度扩张,乳头消失,输尿管纡曲。左图患者为女性,3 岁,骶部脊膜膨出;右图患者为男性,25 岁,骶部脊膜膨出

但是,在临床实践中经常发现,许多神经源性膀胱患者并无膀胱输尿管反流存在,但经常出现肾盂肾盏积水扩张和输尿管纡曲扩张。目前尚无对肾盂输尿管积水扩张进行量化分度的标准,有鉴于此,廖利民基于磁共振尿路成像(magnetic resonance urography,MRU)提出一种新的上尿路扩张(upper urinary tract dilatation,UUTD)分度标准(表 13-2,图 13-10)。0 度:MRU 显示中央肾复合体(即集合系统)无分离、输尿管无扩张(图 13-10A);1 度:MRU 显示中央肾复合体轻度分离、输尿管轻度扩张(直径＜ 7mm)(图 13-10B);2 度:MRU 显示肾盂进一步扩张,少数肾盏呈可视化,输尿管扩张(直径＜ 10mm)(图 13-10C);3 度:MRU 显示肾盂扩张,液体充满全部肾盏,肾盏肾实质变薄(肾实质估计丢失＜ 50%),输尿管纡曲,直径＜ 15mm(图 13-10D);4 度:MRU 显示肾盂重度扩张,液体充满全部肾盏,肾盏肾实质变薄(肾实质估计丢失≥ 50%),输尿管严重纡曲,直径≥ 15mm(图 13-10E)。逼尿肌纤维化、膀胱壁增厚常导致壁段输尿管狭窄及梗阻(图 13-11),这是产生肾积水和输尿管纡曲扩张的重要因素,其可导致慢性肾衰竭,但此改变常被临床医师忽略,且不能通过留置导尿管来解除,必须行膀胱扩大及输尿管膀胱再植术(图 13-11)。

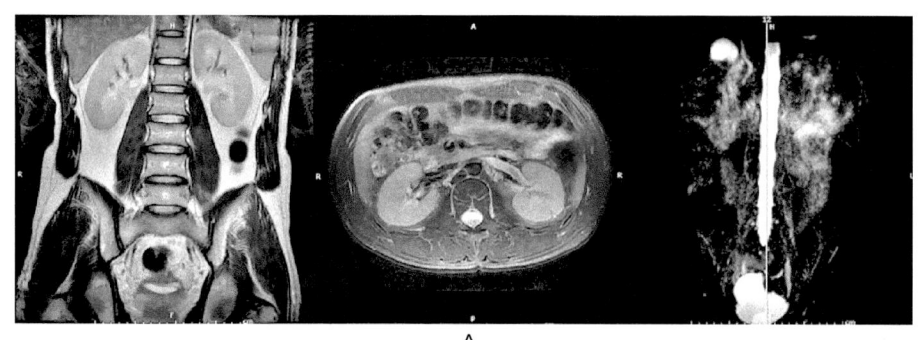

A

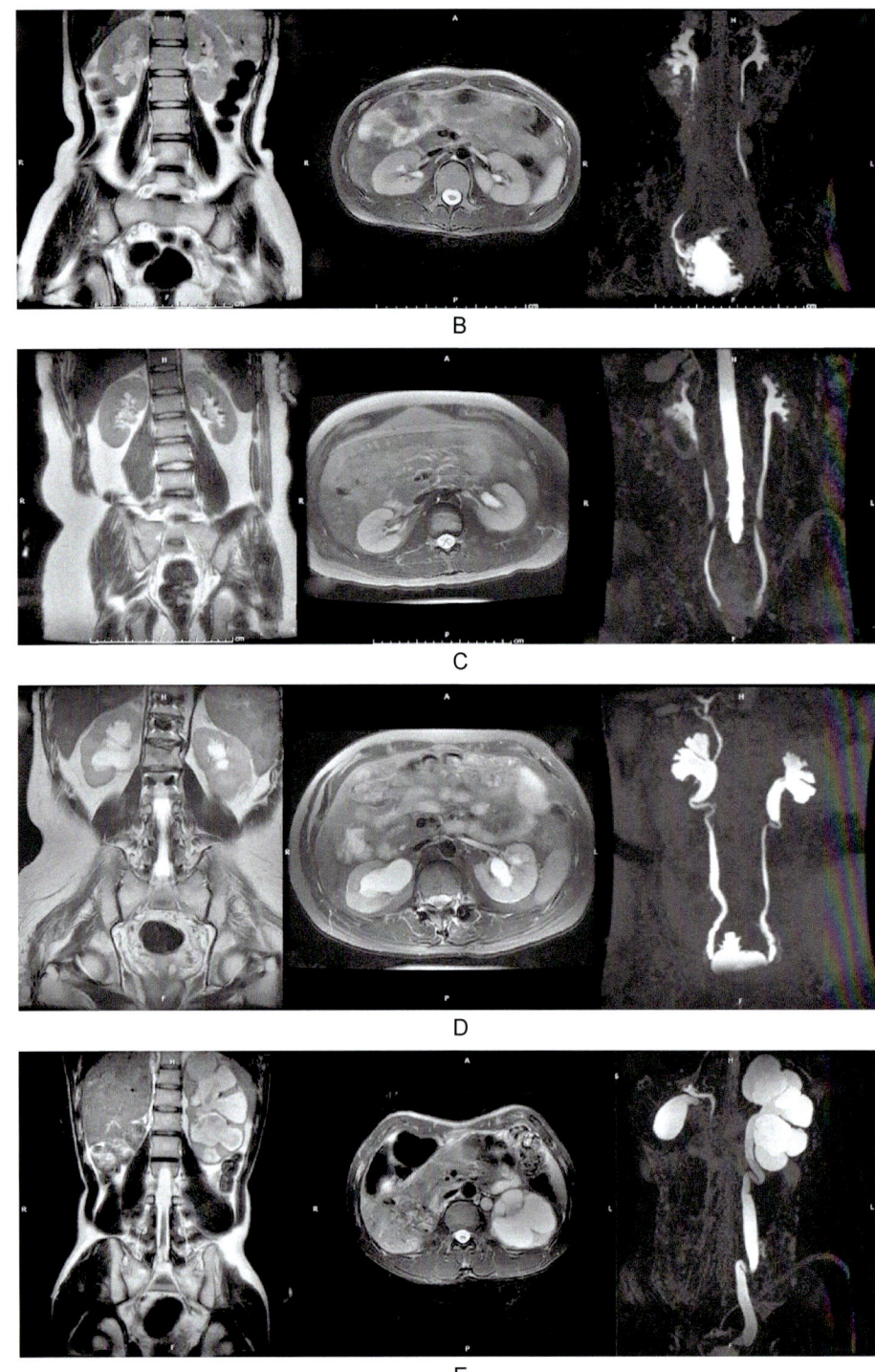

图 13-10 依据磁共振尿路成像（MRU）的上尿路扩张分度标准

A. 0 度,中央肾复合体（即集合系统）无分离、输尿管无扩张；B. 1 度（左侧）,中央肾复合体轻度分离、输尿管轻度扩张（直径＜ 7mm）；C. 2 度（左侧）,肾盂进一步扩张,少数肾盏呈可视化,输尿管扩张（直径＜ 10mm）；D. 3 度（左侧）,肾盂扩张,液体充满全部肾盏,肾盏肾实质变薄（肾实质估计丢失＜ 50%）,输尿管纡曲,直径＜ 15mm；E. 4 度（左侧）,肾盂重度扩张,液体充满全部肾盏,肾盏肾实质变薄（肾实质估计丢失≥ 50%）,输尿管严重纡曲,直径≥ 15mm

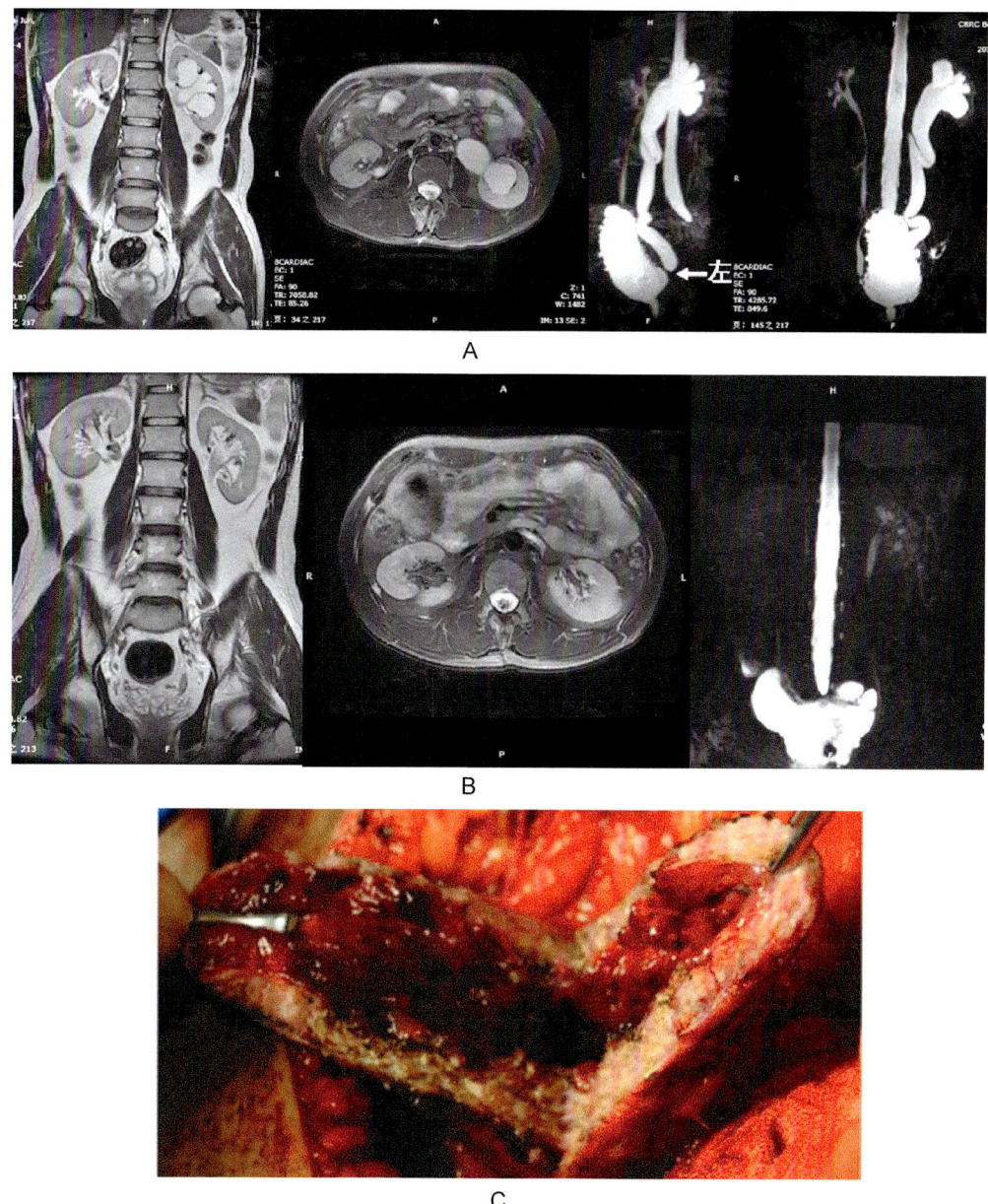

图 13-11　1 例神经源性膀胱患者在乙状结肠膀胱扩大及左侧输尿管再植术手术前后磁共振尿路成像（MRU）的上尿路扩张分度对比

A. 术前 MRU 显示左侧膀胱壁段输尿管狭窄梗阻（箭头），左侧输尿管纡曲扩张，左侧上尿路扩张为 3 度，左肾肾小球滤过率（GFR）为 49ml/min。B. 术后 3 个月复查 MRU，显示左侧上尿路扩张改善为 0 度、膀胱壁段输尿管梗阻消失，左肾 GFR 变为 60ml/min。C. 术中纤维化增厚的膀胱壁

MRU-UUTD 分级举例如图 13-12～图 13-16 所示。

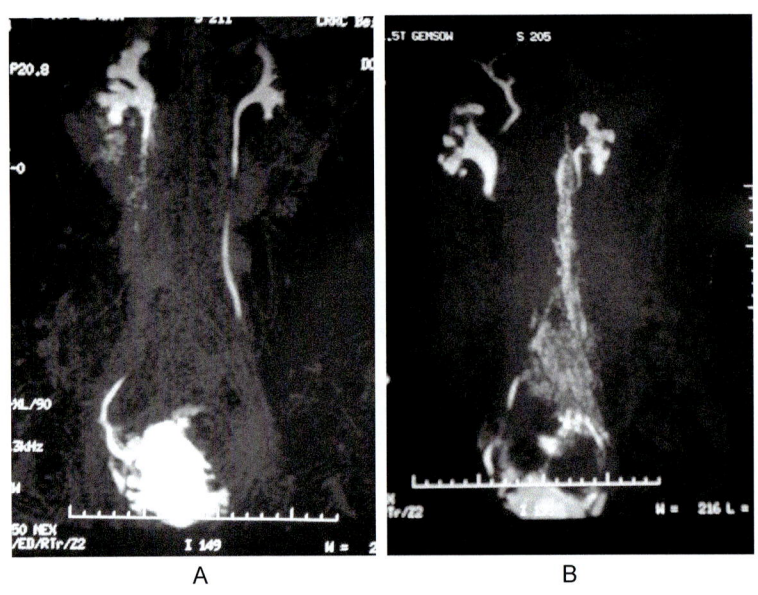

图 13-12　1 度肾盂扩张

A. 患者，女性，22 岁，诊断为神经源性膀胱、骶裂，表现为左侧肾盂肾盏轻度扩张、输尿管无扩张，判断为 1 度肾盂扩张；影像尿动力学提示右侧反流。B. 患者，男性，16 岁，诊断为神经源性膀胱、骶裂，表现为双侧肾盂肾盏轻度扩张、输尿管无扩张，判断为 1 度肾盂扩张

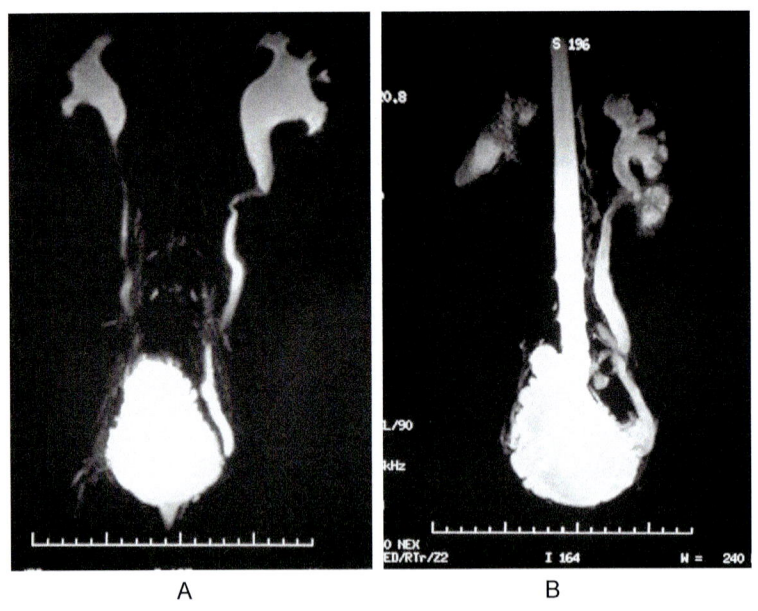

图 13-13　2 度肾盂输尿管扩张

A. 患者，男性，25 岁，诊断为神经源性膀胱、骶裂，表现为双侧肾盂肾盏中度扩张、杯口变钝、输尿管轻度扩张，判断为 2 度肾盂输尿管扩张；B. 患者，女性，22 岁，诊断为神经源性膀胱、脊膜膨出，表现为左侧肾盂肾盏中度扩张、杯口变钝、输尿管轻度扩张，判断为 2 度肾盂输尿管扩张

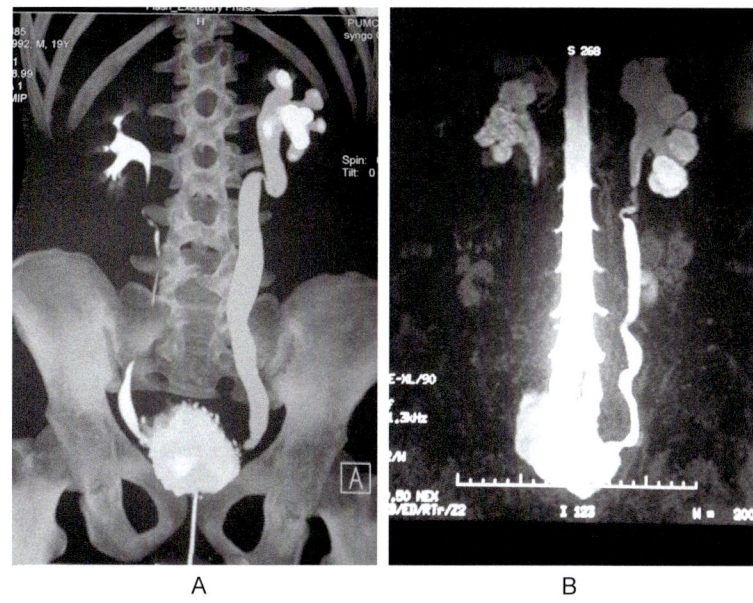

图 13-14　3 度肾盂输尿管扩张

A. 患者，男性，24 岁，诊断为神经源性膀胱、骶裂，表现为左侧肾盂肾盏中度扩张和输尿管中度扩张纡曲，判断为 3 度肾盂输尿管扩张；B. 患者，男性，32 岁，诊断为神经源性膀胱、脊膜膨出，表现为左侧肾盂肾盏中度扩张和输尿管中度扩张纡曲，判断为 3 度肾盂输尿管扩张

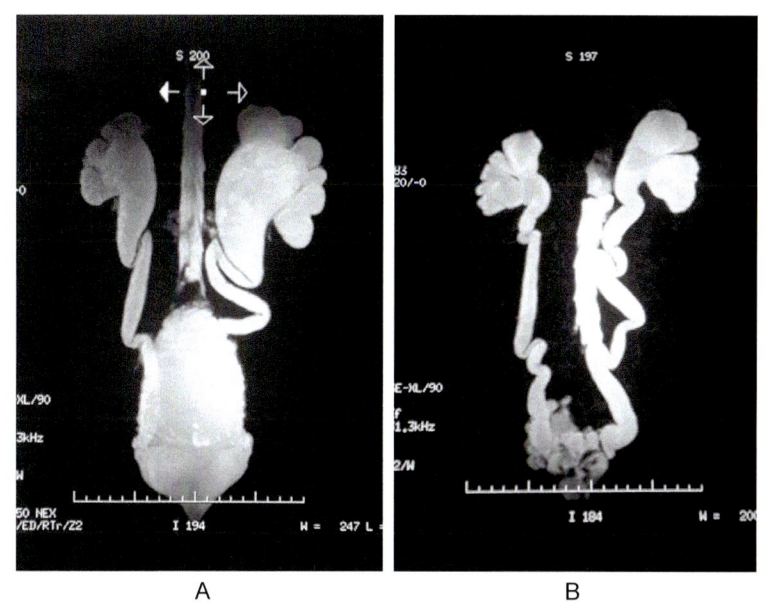

图 13-15　4 度肾盂输尿管扩张

A. 患者，男性，28 岁，诊断为神经源性膀胱、脊膜膨出，表现为双侧肾盂肾盏重度扩张、乳头消失，输尿管重度扩张纡曲，判断为 4 度肾盂输尿管扩张；B. 患者，男性，50 岁，诊断为神经源性膀胱、脊髓损伤，双侧肾盂肾盏重度扩张、乳头消失，输尿管重度扩张纡曲，判断为 4 度肾盂输尿管扩张

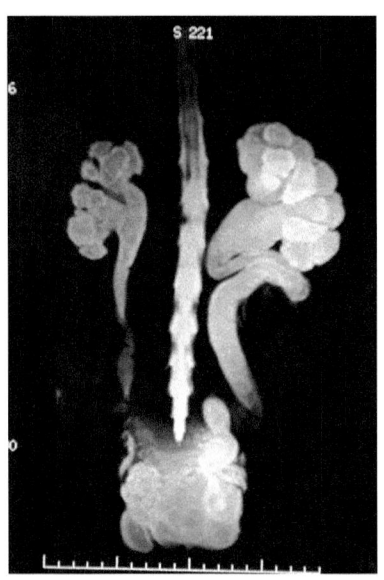

图 13-16　3 度及 4 度肾盂输尿管扩张

患者，男性，45 岁，诊断为神经源性膀胱、脊膜膨出，表现为右侧肾盂肾盏中度扩张和输尿管中度扩张纡曲，判断为 3 度肾盂输尿管扩张，左侧肾盂肾盏重度扩张、乳头消失，输尿管重度扩张纡曲，判断为 4 度肾盂输尿管扩张

表 13-2 中的逼尿肌漏尿点压力（detrusor leak point pressures，DLPP）若大于或等于 40cmH₂O（1cmH₂O=0.098kPa）则被视为上尿路损毁的危险信号，低于此压力的膀胱容积被定义为安全膀胱容积，这些指标为保护上尿路功能提供了客观依据。表 13-2 中分肾功能由核素肾图获得的肾小球滤过率评估，总肾功能通过血肌酐水平进行判断。通过对总肾功能和分肾功能的评估，可以明确患者的肾功能状态，为进一步治疗提供客观依据。既往理论认为肠道膀胱扩大术适应证仅局限于肾功能不全代偿期，笔者应用表 13-2 对患者进行长期随访，证实部分处于失代偿期的患者术后也可获得很好的结果。表 13-2 可用于全面客观地评估各种治疗对患者上尿路功能的保护效果（图 13-17，图 13-18），并指导患者定期随访，以免遗漏项目。

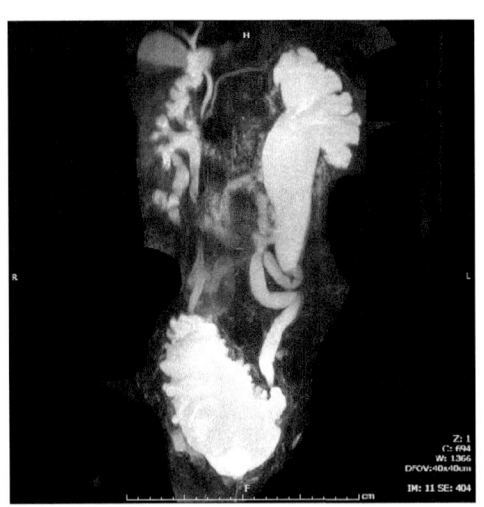
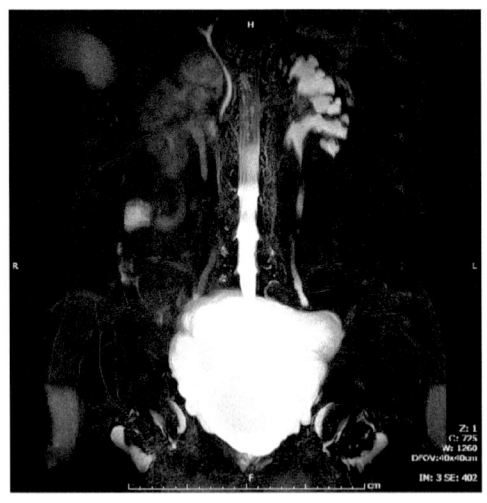

图 13-17　依据磁共振尿路成像（MRU）评估膀胱扩大术及左侧输尿管整形再植术对患者上尿路功能的保护效果

患者，男性，32 岁，诊断为神经源性膀胱、脊膜膨出。A. 左侧肾盂肾盏重度扩张、乳头消失，输尿管扩张纡曲、上段梗阻，判断为 4 度肾盂输尿管扩张；B. 膀胱扩大术＋左侧输尿管整形再植术半年后复查 MRU，可见肾盂输尿管扩张减轻为 1 度

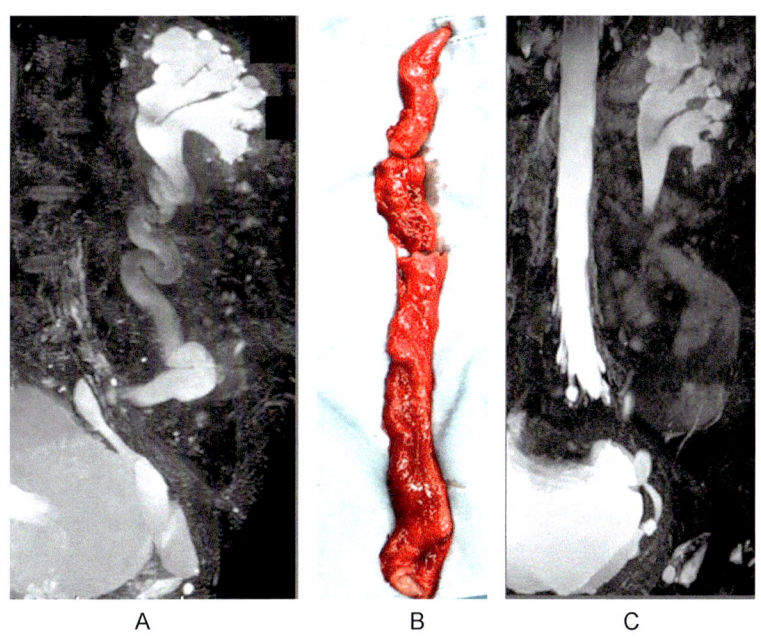

图 13-18 依据磁共振尿路成像（MRU）评估膀胱扩大术及左侧输尿管整形再植术对患者上尿路功能的保护效果

患者，男性，30岁，诊断为神经源性膀胱、脊膜膨出。A.左侧肾盂肾盏重度扩张、乳头消失，输尿管扩张重度纡曲，判断为4度肾盂输尿管扩张；B.松解切除的左侧输尿管；C.膀胱扩大术＋左侧输尿管整形再植术6个月后复查MRU，可见肾盂输尿管扩张减轻为1度

总之，新提出的神经源性膀胱患者全尿路功能障碍分类方法具有以下临床价值：①明确下尿路及上尿路的病理生理改变与状态；②为治疗方案的制订和实施、疗效评估、预后判断提供客观科学依据；③为全面长期随访提供指导。此方法也可为非神经源性膀胱下尿路功能障碍患者提供分类参考。

二、上尿路影像学检查的意义

为什么要在分类中强调上尿路情况呢？因为神经源性膀胱患者下尿路功能障碍不同程度都会累及上尿路。目前对神经源性膀胱患者上尿路功能损害的危险因素研究较困难，主要从人口学资料、脊髓损伤特性、尿动力学变化、泌尿系统并发症、膀胱管理方式等几个角度进行探索。患者不同年龄间存在免疫力、组织修复能力、耐受力等差别，机体肾功能随年龄增长而自然减退的进程都可能影响上尿路功能。也有研究结果表明，女性脊髓损伤患者更易出现膀胱输尿管反流等上尿路损害。近年来有多项研究表明脊髓损伤特性，如损伤原因、损伤神经平面、损伤程度和损伤时间等都与上尿路功能损害相关。有关神经源性膀胱并发上尿路损害的尿动力学危险因素的研究较多，包括DLPP、膀胱顺应性（bladder compliance，BC）、DSD、最大尿道闭合压（maximum urethral close pressure，MUCP）、逼尿肌过度活动（detrusor overactivity，DO）、最大逼尿肌压力（detrusor pressure，P_{det}）、残余尿量（residual urine volume，RUV）、相对安全容量等指标。DLPP是广泛用于评估尿道括约肌力量的最好指标，指在膀胱充盈期没有逼尿肌收缩状态下，观察到自尿道口漏尿时所需的最小 P_{det}；DLPP ≥ 40cmH$_2$O 患者上尿路扩张肾积水发生率明显升高，因此普遍将 DLPP ≥ 40cmH$_2$O 作为上尿路损毁的危险因素。BC 是指膀胱容积的变化值除以相应的 P_{det} 变化值，膀胱壁内平滑肌、平滑肌张力和结缔组织等改变是引起 BC 降低的主要原因。文献表明，神经源性膀胱患者膀胱低顺应性增加了上尿路损毁及肾功能减退的发生率。与低顺应性膀胱相关的上尿路积水，发病机制多为输尿管膀胱连接部功能性梗阻或膀胱输尿管反流，可能为储尿期逼尿肌高压力加重了输尿管输送尿液负荷或膀胱壁纤维化增厚导致壁段输尿管狭窄梗阻，磁共振水成像、CT 三维重建及核素肾图可以清楚显示和证实壁段输尿管狭窄和梗阻（图 13-19）。

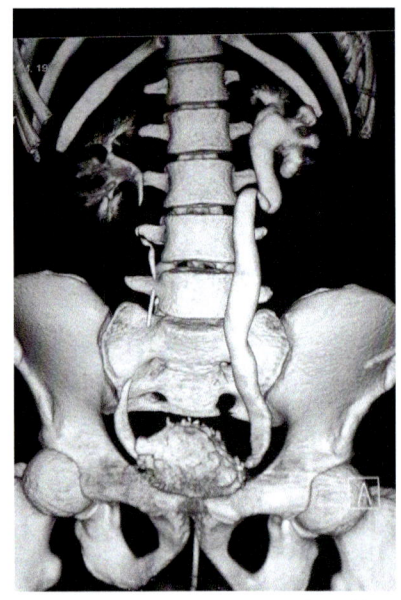

图 13-19 CT 三维重建清楚显示和证实壁段输尿管狭窄和梗阻

患者，男性，18 岁，脊髓发育不良，CT 三维重建显示左肾积水、左输尿管纡曲扩张（3 度），左输尿管在进入膀胱壁处明显缩窄，证实壁段输尿管狭窄和梗阻

目前临床普遍以血肌酐和肌酐清除率来评估患者肾功能，但评估标准有待进一步统一。另外，泌尿系统感染、结石等并发症均可导致上尿路损毁。目前神经源性膀胱尿路功能障碍患者最佳的膀胱管理方式尚存在争议，大量文献均认同早期间歇导尿是脊髓损伤患者首选的最安全的排尿方式，在维持膀胱良好顺应性和预防上尿路功能损害方面具有重要作用。经尿道长期留置尿管比较受患者的青睐，经济、方便是其主要特色；但留置导尿管所引起的并发症较多，如尿路感染、尿道狭窄、附睾炎、阴茎阴囊脓肿或瘘、膀胱和肾结石、膀胱肿瘤等，并且长期留置导尿管加大了上尿路功能损害的风险。综上所述，上述危险因素均可预示上尿路功能潜在损害；在临床实际工作中，应用上述所建议的分类方法，可以早期及时地发现这些危险因素、坚持长期随访、准确合理地调整治疗方案，对于保护上尿路功能、延长患者生存期、提高生活质量具有重要意义。总之，笔者新提出的神经源性膀胱患者全尿路功能障碍分类方法有助于全面评估、了解与描述、记录尿路和下尿路的病理生理变化，为进一步的治疗方案制订提供全面、科学及客观的依据。

第四节　同步影像尿动力学检查

影像尿动力学是指以常规尿动力学与 X 线或超声影像相结合的手段来诊断与研究下尿路功能障碍的一种高级尿动力学方法。其常用于神经源性膀胱、压力性尿失禁（stress urinary incontinence，SUI）等复杂病例的研究、临床诊断、治疗指导及随访等，可分为同步与非同步影像尿动力学检查。

一、影像尿动力学检查室构建

影像尿动力学检查室构建首先必须符合 X 线防护标准，要有足够的空间，且控制间与操作间分开，如图 13-20、图 13-21 所示。

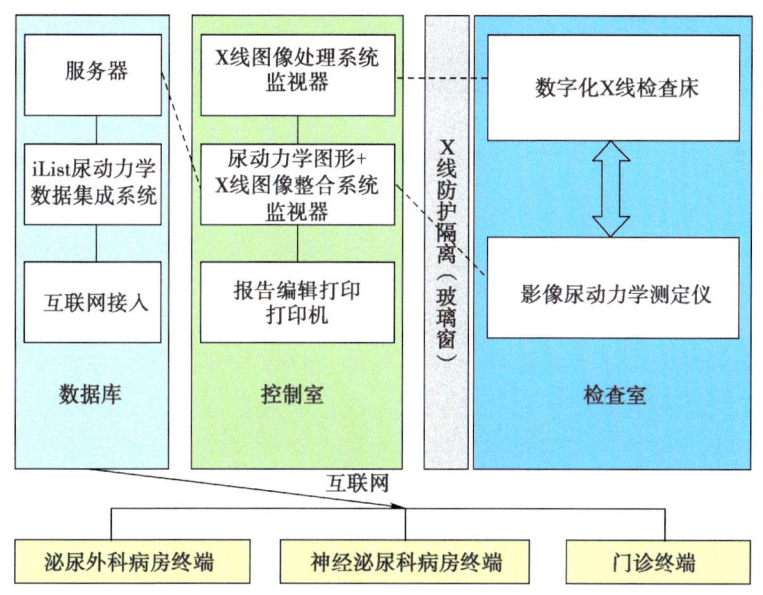

图 13-20　中国康复研究中心北京博爱医院泌尿外科影像尿动力学中心构成框架

本中心共由 7 间房屋构成，包括检查室、控制室、数据库、尿流率检查室、清洗间、更衣间、接待室。在检查室内完成影像尿动力学检查操作，X 线透视时操作人员退回控制室，检查结束后医师分析、编辑并打印报告，并存档于服务器数据库中，授权医师可以在泌尿外科病房、神经泌尿科病房及门诊终端通过接入互联网调阅数据库中任何 1 例影像尿动力学测定结果

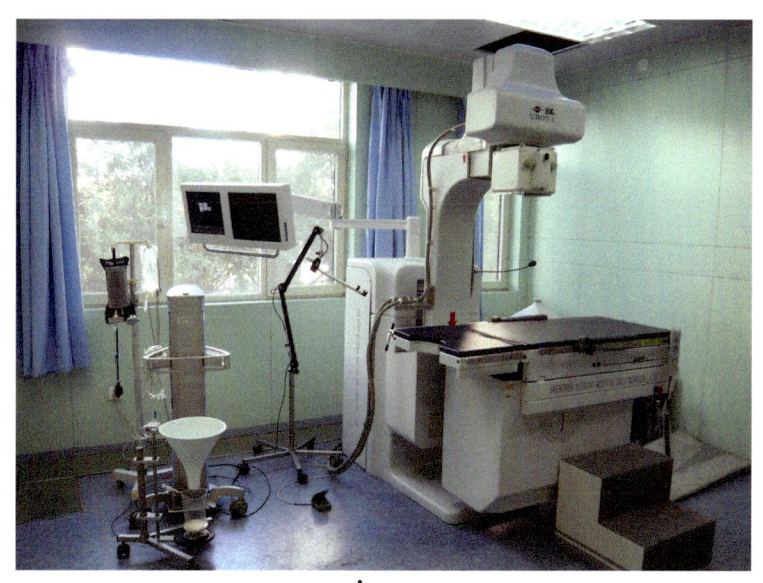

A

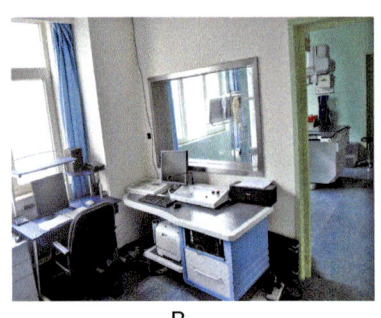
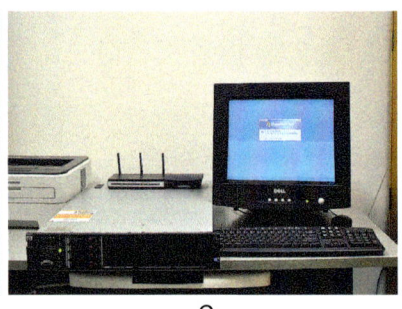

图 13-21　中国康复研究中心北京博爱医院泌尿外科影像尿动力学中心
A. 检查室；B. 控制室；C. 数据库及资料室

二、方法学

影像尿动力学测定方法与常规介质的膀胱测压相同。特殊之处在于使用造影剂作为膀胱充盈介质。造影剂浓度越大，膀胱与腹腔脏器及骨盆骨骼密度的对比越大，拍摄的影像越清晰，但高浓度造影剂会增加尿液黏稠度而改变尿液生理状态、影响尿流速率及尿动力学检查结果，故不可为了一味追求好的造影效果而忽视尿动力学检查结果的准确性。中国康复研究中心常规采用的灌注介质：恒温箱内存储的温度为（35±2）℃的生理盐水 500ml，加入 76% 的泛影葡胺注射液 100ml，配比成浓度为 15% 造影剂；或加入 100ml/62.34g 碘普罗胺注射液，配比成浓度为 10% 造影剂。使用此种介质既可清晰显示充盈期及排尿期膀胱、尿道形态，又可保持尿液基本接近生理，从而使检查结果更精确。需使用数字化 X 线检查床与具有图像同步采集和处理功能的尿动力仪，以共同完成同步影像尿动力学检查。

三、影像尿动力学优点

影像尿动力学优点来自于压力等信号和 X 线下解剖的视觉直观图像的同步测量，与常规尿动力学相比具有以下优点。

1. 直接记录排尿期尿道梗阻的部位（图 13-22，图 13-23）。
2. 直接记录充盈期膀胱颈的功能不全和尿道的不充分闭合，直接记录与区分膀胱基底部的下降、尿道过度移动及尿道固有括约肌缺陷。

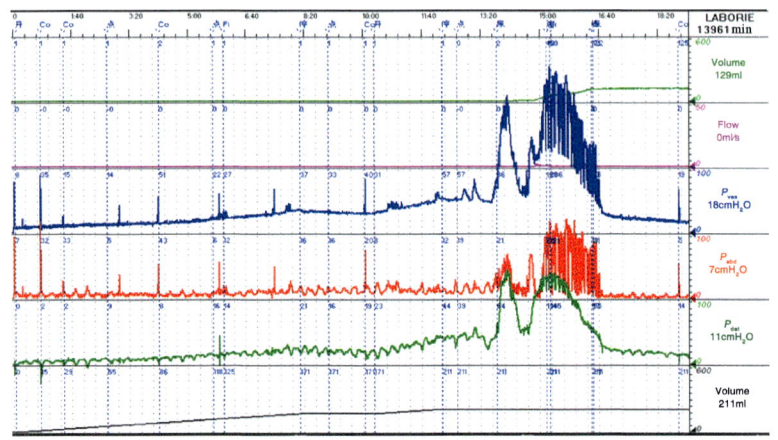

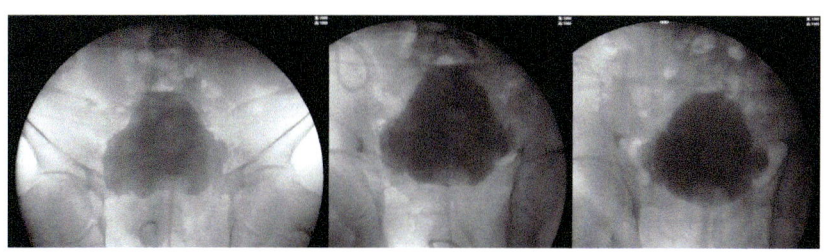

图 13-22　前列腺增生致膀胱出口梗阻（BOO）患者影像尿动力学检查

患者，男性，63 岁，6 年前无明显诱因出现尿频、尿急、排尿困难、排尿无力、尿滴沥、夜间尿液不自主流出。2008 年患者就诊当地医院，留置膀胱造瘘管至今。影像尿动力学检查结果：随着膀胱充盈开始，P_{det} 逐步增高，表现为逼尿肌顺应性略微下降，影像学显示膀胱两侧多个膀胱憩室，膀胱颈出现 3cm×4cm 造影剂充盈缺损（左图为膀胱充盈 180ml，中图为 290ml），其为前列腺中叶突入膀胱腔所致；排尿期膀胱颈前列腺中叶充盈缺损更加明显（右图），表现为典型的前列腺中叶增生所致的 BOO

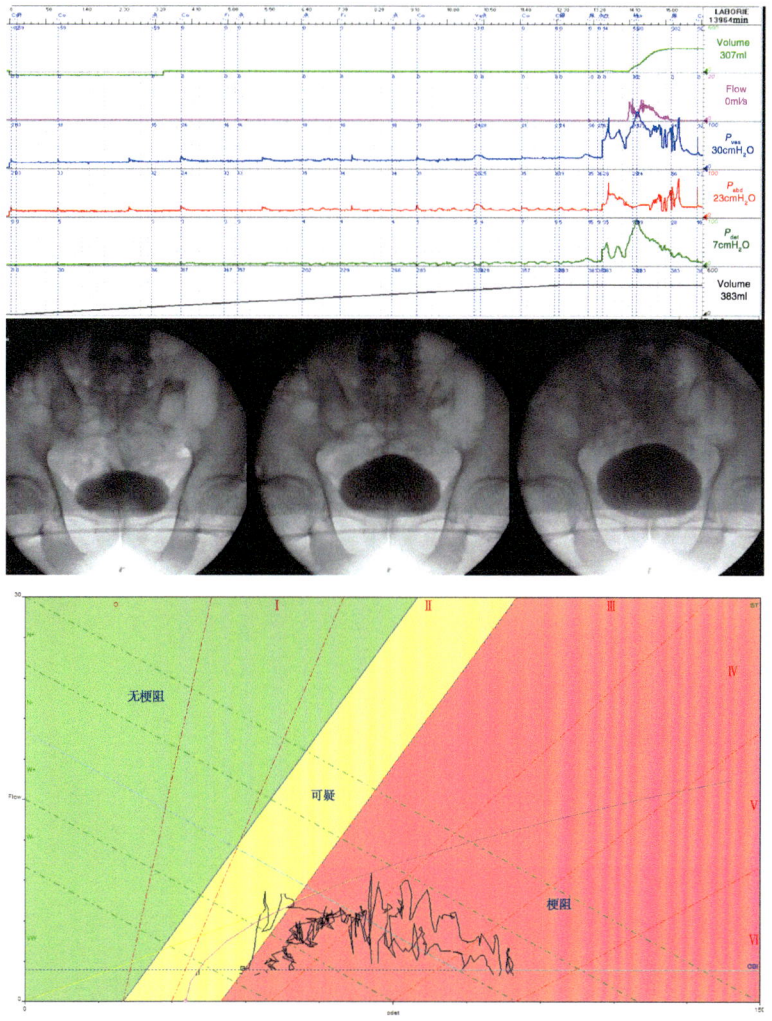

图 13-23　膀胱出口梗阻（BOO）患者影像尿动力学检查

患者，男性，77 岁，排尿困难、尿等待、尿线细、排尿中断 5 年，B 超显示前列腺大小为 4.9cm×3.6cm×4.0cm。影像尿动力学检查结果：随着膀胱充盈开始，膀胱颈出现 3cm×5cm 造影剂充盈缺损，其为突入膀胱的前列腺中叶；压力-流率分析提示 BOO（Ⅳ度）、逼尿肌收缩力正常。本例为典型的前列腺中叶增生所致的 BOO

应用影像尿动力学方法，可发现充盈期膀胱颈及后尿道功能不全，记录与区分膀胱基底部的下降、过度活动及尿道固有括约肌缺陷，并采用 Blaivas 分类标准将女性尿失禁分为不同类型。① 0 型：典型病史，无尿动力学发现；静息时膀胱颈闭合，位于耻骨联合下缘之上；应力下膀胱颈开放且尿道旋转性下移，无尿失禁出现。② Ⅰ型：静息时膀胱颈闭合，位于耻骨联合下缘之上；应力下膀胱颈及后尿道开放，下移＜2cm，同时出现尿失禁（图13-24）。③ Ⅱ a 型：静息状态下膀胱颈关闭，位于耻骨联合下缘之上，应力下膀胱颈和近端尿道开放，旋转性下降＞2cm，同时出现尿失禁（图13-25）。④ Ⅱ b 型：静息状态下膀胱颈关闭，位于耻骨联合下缘之下，应力下膀胱颈和近端尿道开放，旋转性下降，同时出现尿失禁（图13-26）。⑤ Ⅲ型：静息状态下膀胱颈及后尿道开放，轻微膀胱腔内压升高即可出现漏尿（图13-27）。

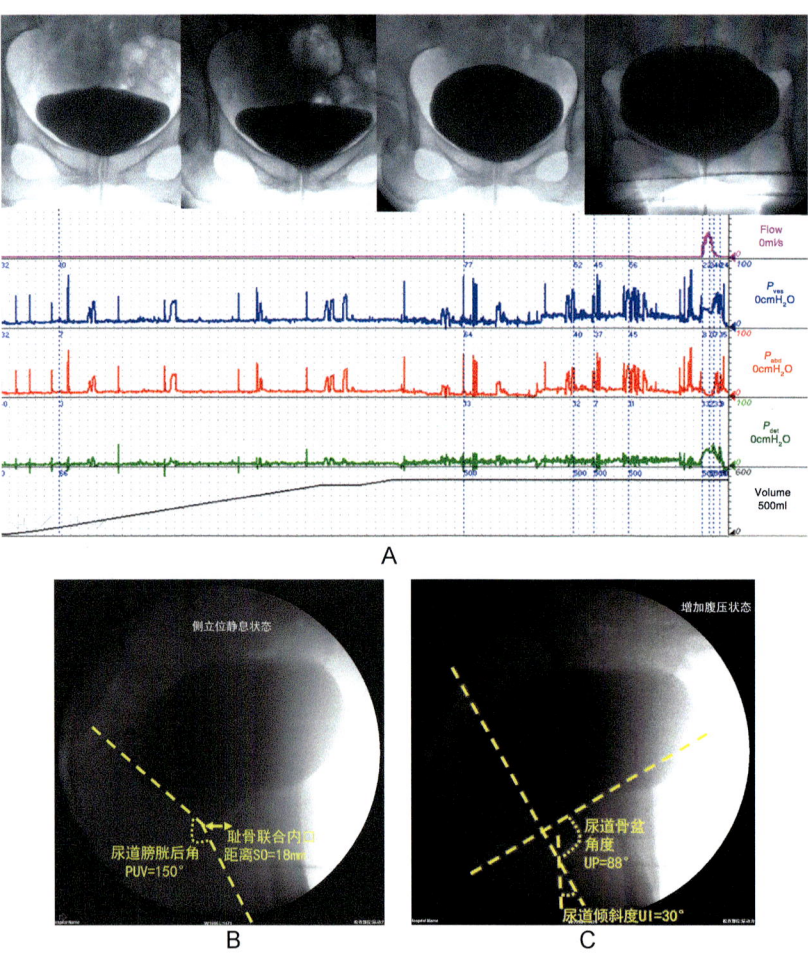

图 13-24　Blaivas Ⅰ型尿失禁患者影像尿动力学检查侧立位膀胱造影图

患者，女性，45 岁，活动时尿液不自主流出 5 年，加重 2 年，咳嗽及增加腹压时漏尿，立位时较严重。影像尿动力学检查结果如下。A. 患者取平卧位，膀胱灌注至 500ml 时停止灌注，咳嗽后出现漏尿，咳嗽诱导漏尿点压力为 77cmH₂O，静止期膀胱颈闭合并位于耻骨联合下缘以上，应力状态下膀胱颈及后尿道部分开放，下移幅度＜2cm，符合 Blaivas Ⅰ型压力性尿失禁（SUI）标准。B. 患者取侧立位静息状态下的膀胱造影图，见尿道膀胱后角增大（为 150°）、＞115°；耻骨联合内口距离（为 18mm）＜20mm；C. 患者取侧立位增加腹压状态下的膀胱造影图，见尿道倾斜度（为 30°）＜45°；尿道骨盆角度（为 88°）＞70°；漏斗形成明显。静息及应力状态下的膀胱造影图均表明该患者膀胱前壁悬吊缺陷或膀胱基底乏力，符合 Blaivas Ⅰ型膀胱下垂所致尿失禁的标准

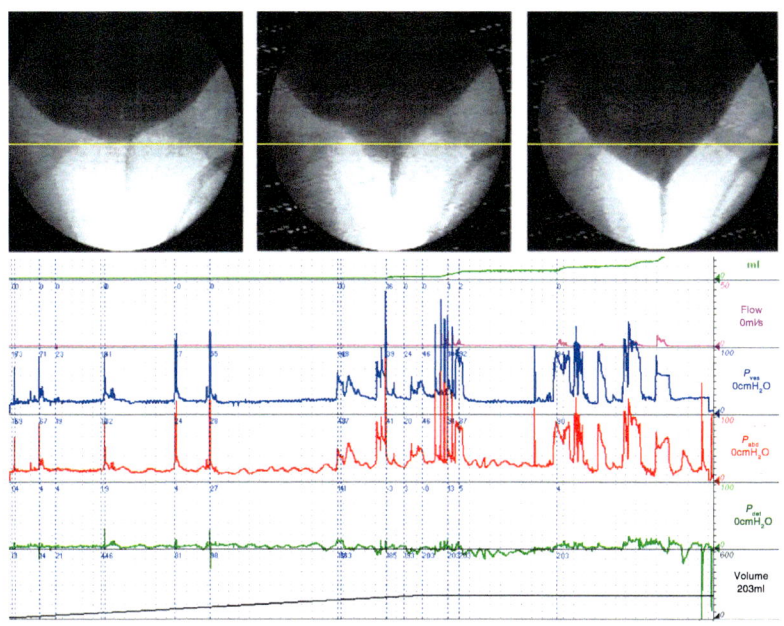

图 13-25 Blaivas Ⅱa 型尿失禁患者影像尿动力学检查

患者,女性,48岁,2年前无明显诱因出现尿失禁,咳嗽及增加腹压后出现漏尿,症状逐渐加重,无尿急、尿痛等。影像尿动力学检查结果:随着膀胱充盈开始,静息状态下膀胱颈关闭,位于耻骨联合下缘之上(左图);灌注至 193ml 时嘱患者咳嗽出现漏尿,P_{ves} 即咳嗽诱导漏尿点压力,为 48cmH$_2$O;灌注至 320ml 时嘱其增加腹压后尿液漏出,P_{ves} 即 Valsalva 漏尿点压力,为 67cmH$_2$O。上述应力下膀胱颈和近端尿道开放,旋转性下降 > 2cm,同时出现尿失禁。本例表现为典型的 Ⅱa 型女性压力性尿失禁

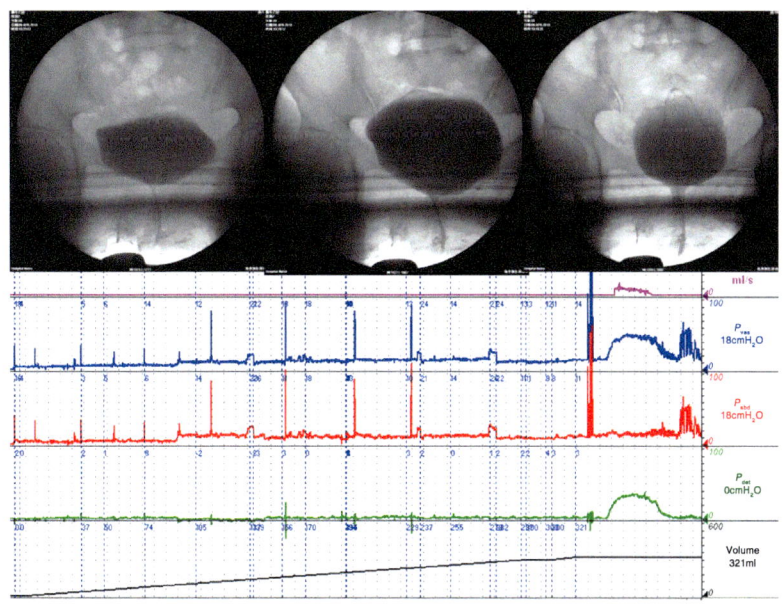

图 13-26 Blaivas Ⅱb 型尿失禁患者影像尿动力学检查

患者,女性,39岁,诉尿液不自主流出 6 年余,咳嗽及增加腹压时尤为明显。伴尿频、尿急、尿不尽感。影像尿动力学检查结果:随着膀胱充盈开始,静息状态下膀胱颈关闭、膀胱基底部位于耻骨联合下缘之下(灌注至 180ml,左图),应力状态下膀胱颈和近端尿道开放、膀胱基底下降更加明显,同时出现尿失禁(灌注至 285ml,中图);排尿期膀胱颈及尿道括约肌开放正常,协同性好(右图)。本例表现为典型的 Ⅱb 型女性压力性尿失禁

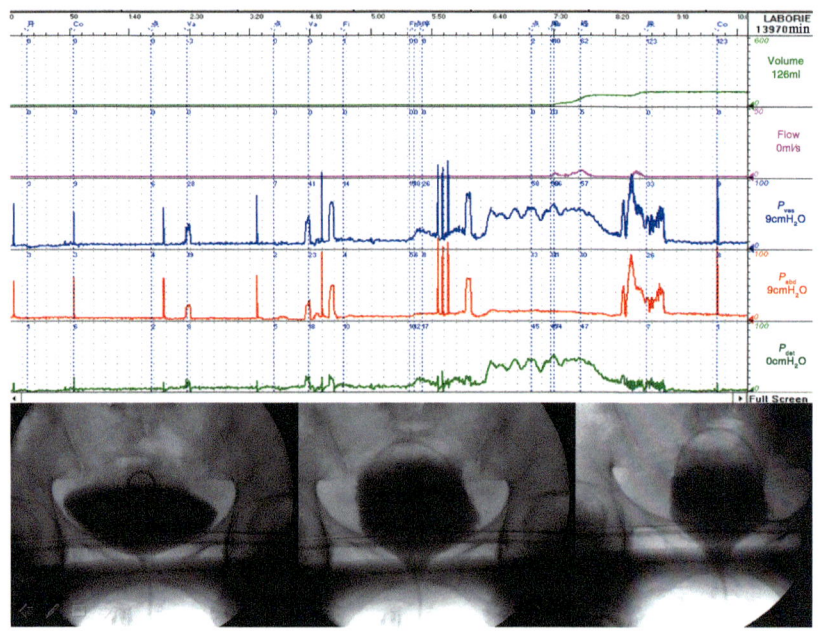

图 13-27　Blaivas Ⅲ型尿失禁患者影像尿动力学检查

患者，女性，41岁，3年前行颈椎手术，术后即发生咳嗽及增加腹压时漏尿，伴尿频、尿急、尿不尽感，鞍区感觉存在。影像尿动力学检查结果：随着膀胱充盈开始，静息状态下膀胱颈及后尿道逐步开放（左图，灌注至 160ml）；灌注至 210ml 时嘱患者咳嗽发现膀胱颈及后尿道开放更加明显（中图），至 280ml 时嘱患者增加腹压即发现漏尿，漏尿时 P_{ves} 即 Valsalva 漏尿点压力，为 58cmH$_2$O（右图）。本例表现为典型的Ⅲ型女性压力性尿失禁

应用站立侧位膀胱造影，也可采用 Green 分型方法，将膀胱下垂分为2种类型：Green Ⅰ型，为膀胱前壁悬吊缺陷或膀胱基底乏力；Green Ⅱ型，为膀胱后壁悬吊缺陷。

3. 直接记录漏尿点以证实尿失禁（图 13-28）。

4. 显示并记录膀胱形态和膀胱颈状态（图 13-28～图 13-33）。

5. 证实逼尿肌-外括约肌协同失调（detrusor-external sphincter dyssynergia，DESD）或逼尿肌-膀胱颈协同失调（detrusor-bladder neck dyssynergia，DBND）（图 13-29～图 13-33）。

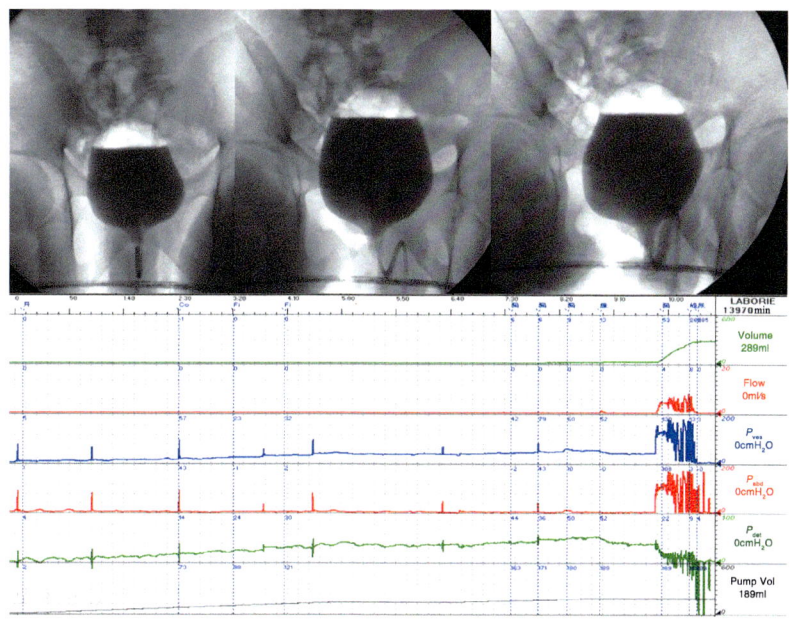

图 13-28　Blaivas Ⅲ型尿失禁患者影像尿动力学检查记录漏尿发生

患者，男性，26 岁，自幼跑跳、咳嗽时漏尿，腹压排尿，诊断为脊柱裂，曾行手术治疗。影像尿动力学检查结果：随着膀胱充盈开始，静息状态下膀胱颈及后尿道逐步开放（左图，灌注至 120ml）；灌注至 171ml 时嘱患者咳嗽发现膀胱颈及后尿道开放更加明显（中图），出现漏尿、球部尿道记录到造影剂通过；至 189ml 时嘱患者增加腹压即发现明显漏尿，X 线直接记录到尿道内充满造影剂，证实漏尿及尿失禁正在发生。漏尿时的最小 P_{ves} 即 Valsalva 漏尿点压力为 44cmH$_2$O（右图）。本例表现为典型的Ⅲ型压力性尿失禁

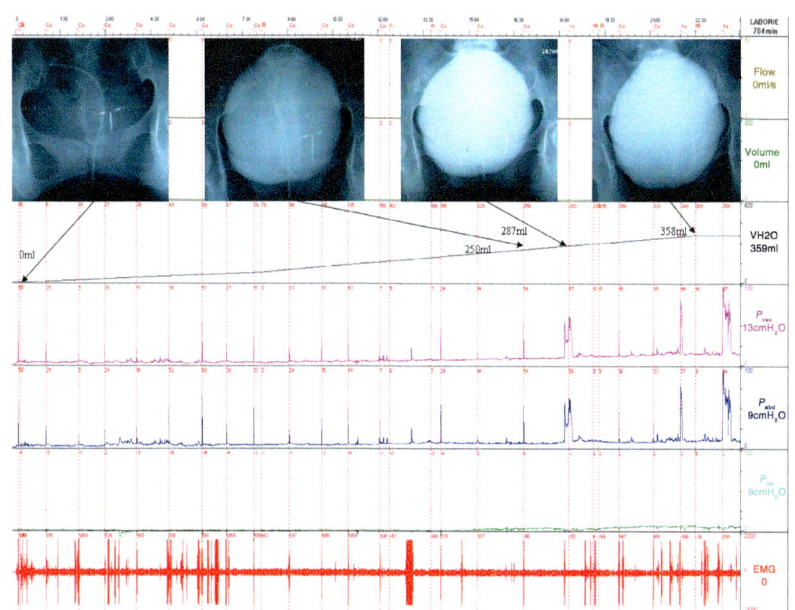

图 13-29　圆锥马尾脊髓损伤患者影像尿动力学检查显示膀胱颈痉挛与弛缓型膀胱

患者，女性，28 岁，圆锥马尾脊髓损伤 3 年。影像尿动力学检查结果：随着膀胱充盈开始，P_{det} 并未明显增高，逼尿肌无反射、顺应性增高。膀胱颈始终处于闭合状态。本例表现为典型的逼尿肌无反射、膀胱颈痉挛的弛缓型神经源性膀胱

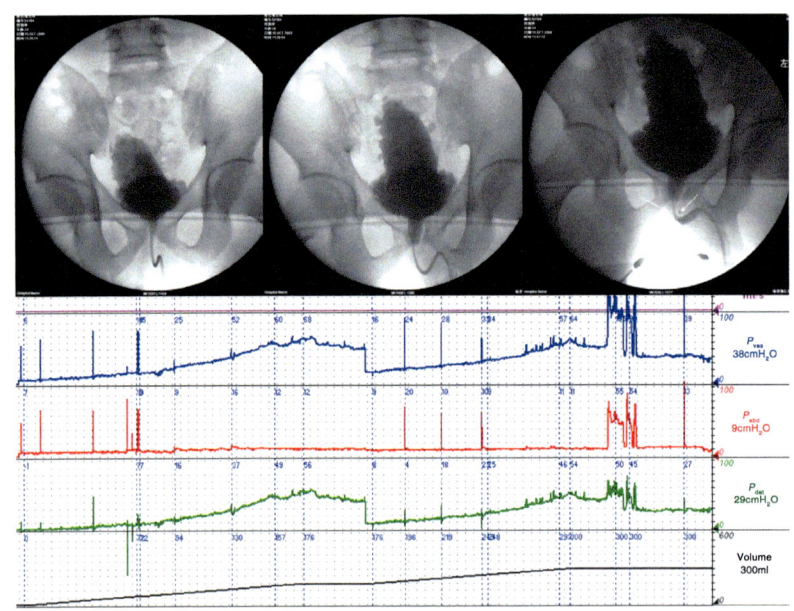

图 13-30　神经源性膀胱影像尿动力学检查显示逼尿肌 - 外括约肌协同失调（DESD）

患者，男性，24 岁，自幼排尿困难、排尿费力，腹压排尿，每次尿量 100ml 左右，伴有尿频、尿急、急迫性尿失禁，尿液不自主流出，以夜间活动后明显，诊断为神经源性膀胱，1 个月前发现肾积水。影像尿动力学检查结果：随着膀胱充盈开始，P_{det} 逐步增高，表现为逼尿肌过度活动（DO）及顺应性下降，影像学特点为膀胱顶部出现一巨大憩室，膀胱颈及前列腺尿道逐步开放，出现漏尿；再次充盈膀胱，DO 再次出现，充盈末期患者通过腹压辅助排尿，见膀胱颈及前列腺尿道完全开放、前列腺尿道及球部尿道之间存在造影剂显影缩窄，表现为典型的 DESD

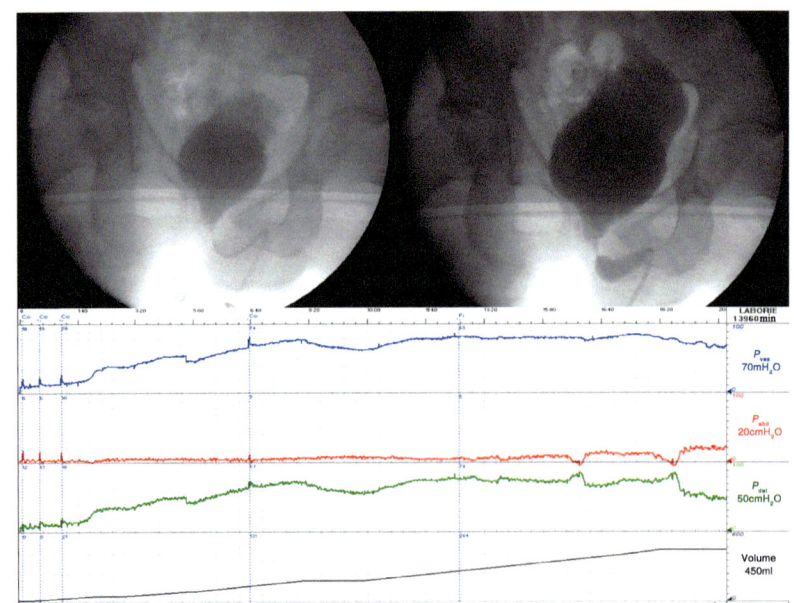

图 13-31　T_{10} 脊髓损伤患者影像尿动力学检查显示典型逼尿肌 - 外括约肌协同失调（DESD）

患者，男性，24 岁，T_{10} 脊髓完全性损伤 3 年，二便功能障碍。影像尿动力学检查结果：随着膀胱充盈开始，P_{det} 显著增高，表现为逼尿肌过度活动（DO）及顺应性下降，影像学特点为膀胱左顶部出现一巨大憩室，膀胱颈及前列腺尿道逐步开放，灌注至 179ml 时出现漏尿，漏尿点压力（LPP）为 73cmH₂O，450ml 时停止灌注；嘱患者排尿，有少量尿液排出，P_{det} 为 54cmH₂O，膀胱颈及前列腺尿道完全开放、前列腺尿道及球部尿道之间存在明显的造影剂显影缩窄，表现为典型的 DESD，残余尿量为 300ml

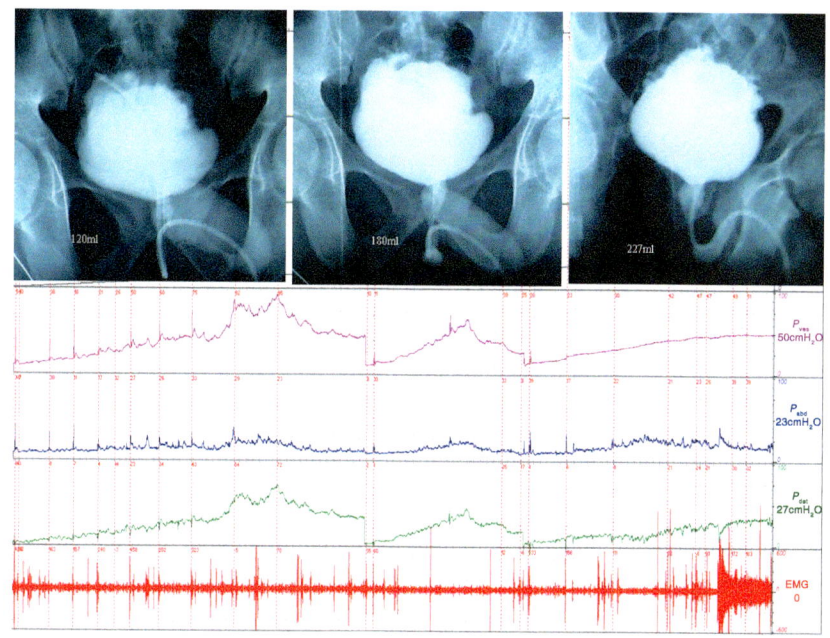

图 13-32 T_8 脊髓损伤患者影像尿动力学检查显示逼尿肌 - 膀胱颈协同失调（DBND）与逼尿肌 - 外括约肌协同失调（DESD）

患者，男性，44 岁，T_8 脊髓损伤 5 年。影像尿动力学检查结果：膀胱充盈时 P_{det} 平稳增高，表现为逼尿肌过度活动，膀胱颈开放不全、前列腺尿道扩张，180ml 时出现漏尿，漏尿点压力（LPP）为 54cmH₂O，227ml 时漏尿明显，表现为前列腺尿道及球部尿道之间存在造影剂显影缩窄，表现为典型的 DESD、DBND

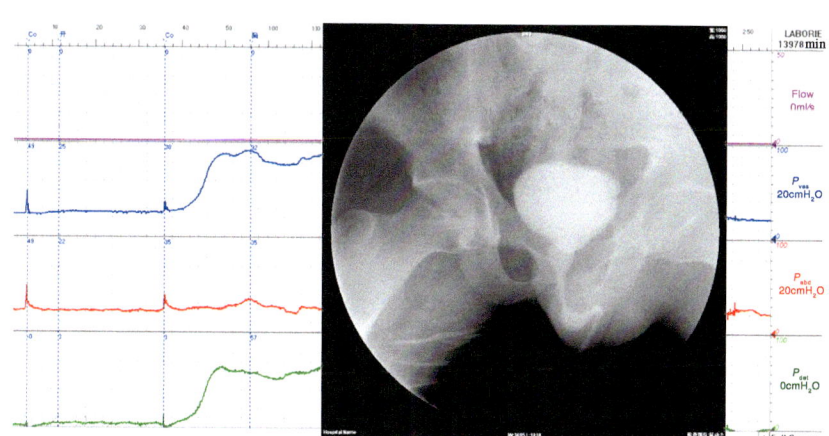

图 13-33 T_{10} 脊髓损伤患者影像尿动力学检查显示逼尿肌 - 膀胱颈协同失调（DBND）与逼尿肌 - 外括约肌协同失调（DESD）

患者，男性，24 岁，重物砸伤致 T_{10} 脊髓完全性损伤 3 年。影像尿动力学检查结果：膀胱充盈至 100ml 时 P_{det} 突然增高，表现为逼尿肌过度活动，膀胱颈部分开放、前列腺尿道扩张，130ml 时出现漏尿，漏尿点压力为 57cmH₂O，表现为前列腺尿道及球部尿道之间存在造影剂显影缩窄，表现为典型的 DESD、部分 DBND

6. 立即检测出充盈期和排尿期的输尿管反流、膀胱或前列腺憩室、膀胱阴道瘘等其他解剖畸形（图 13-34 ～图 13-45）。

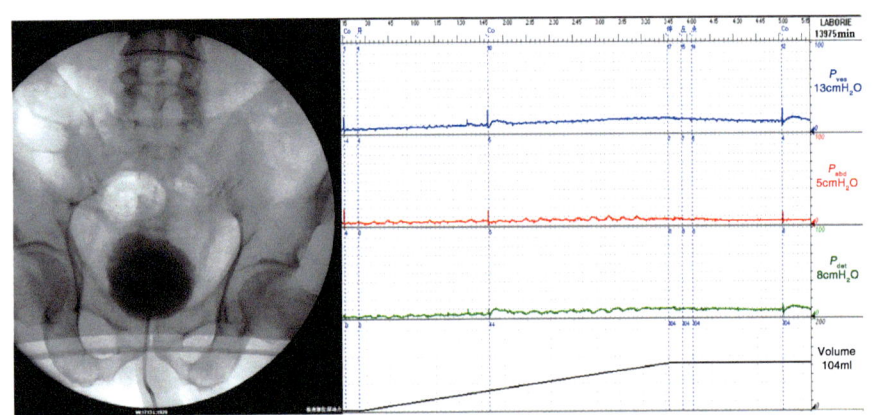

图 13-34 T_6 脊髓损伤患者影像尿动力学检查显示储尿期左侧输尿管 I 级低压反流

患者，男性，64 岁，外伤致 T_6 脊髓损伤 2 年。影像尿动力学检查结果：充盈期膀胱压力稳定，灌注至 104ml 时 X 线片显示左侧膀胱输尿管反流，左侧输尿管不扩张、反流未入肾盂，P_{det} 为 8cmH$_2$O，属低压反流，诊断为储尿期左侧输尿管 I 级反流、逼尿肌无反射

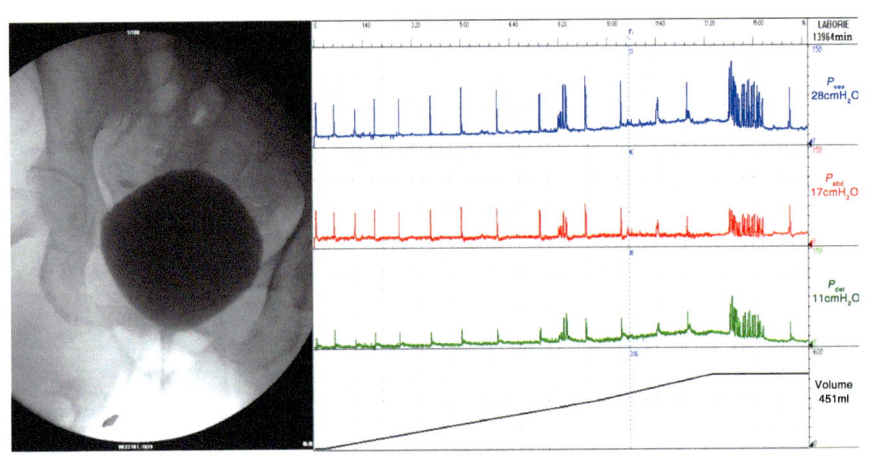

图 13-35 T_8 脊髓损伤患者影像尿动力学检查显示排尿期右侧输尿管 I 级高压反流

患者，女性，77 岁，血管病变致 T_8 脊髓损伤 3 年，腹压排尿。影像尿动力学检查结果：充盈期膀胱测压较稳定，未出现逼尿肌过度活动及漏尿。335ml 时出现初次排尿感，450ml 时停止灌注，嘱其用力排尿，有尿液排出，X 线下发现右侧输尿管反流、输尿管不扩张、未反流入肾盂，P_{det} 为 55cmH$_2$O，属高压反流，诊断为排尿期右侧输尿管 I 级反流、逼尿肌活动低下

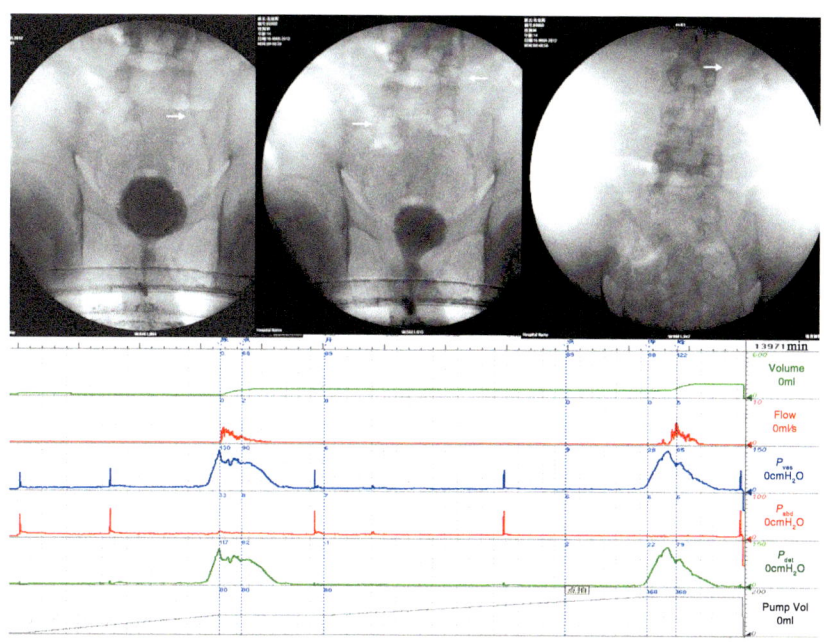

图 13-36　排尿困难患者影像尿动力学检查显示双侧输尿管 Ⅱ 级反流

患者，男性，14 岁，自幼排尿困难，腹压排尿，3 个月前发现肾积水。影像尿动力学检查结果：灌注至 80ml 时出现膀胱无抑制性收缩伴漏尿，X 线片显示双侧输尿管反流，P_{det} 为 121cmH$_2$O，属高压反流，至 168ml 时停止灌注。造影剂经不扩张的输尿管反流至不扩张的肾盂肾盏，诊断为输尿管 Ⅱ 级反流、逼尿肌过度活动、逼尿肌-外括约肌协同失调

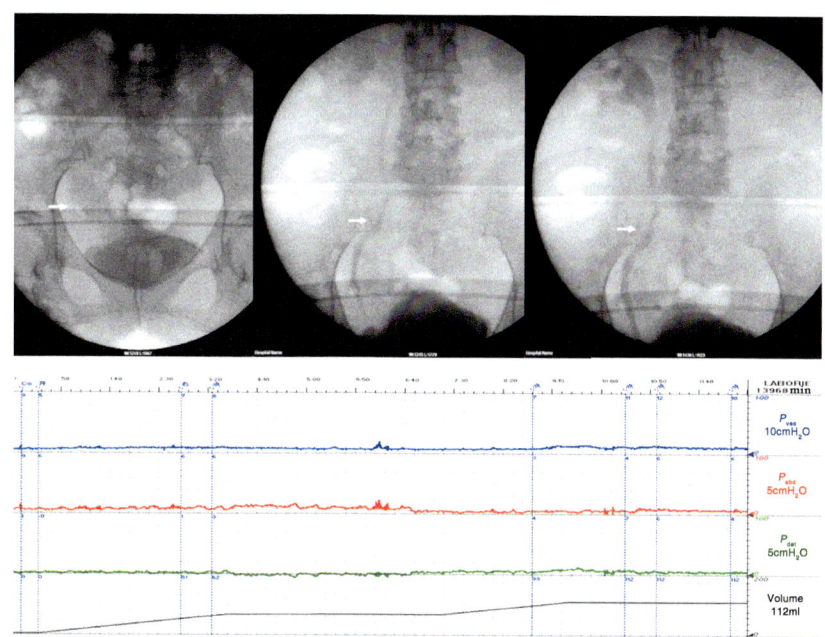

图 13-37　C$_8$ 脊髓损伤患者影像尿动力学检查显示右侧输尿管 Ⅲ 级反流

患者，女性，50 岁，C$_8$ 脊髓损伤 4 年。影像尿动力学检查结果：充盈期膀胱腔内压稳定，灌注至 100ml 时 X 线片显示右侧膀胱输尿管反流，右侧输尿管及肾盂肾盏轻度扩张，杯口变钝，P_{det} 为 1cmH$_2$O，属低压反流，灌注至 212ml 时停止灌注。诊断为储尿期右侧输尿管 Ⅲ 级反流、逼尿肌无反射

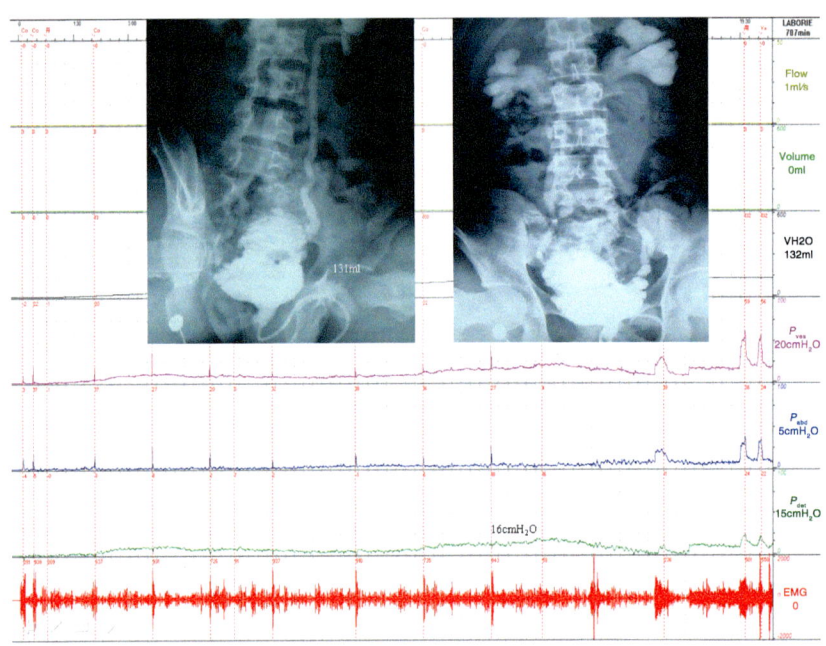

图 13-38　脊膜膨出患者影像尿动力学检查显示双侧输尿管Ⅳ级反流

患者，男性，19 岁，自幼排尿困难、排尿费力，腹压排尿，诊断为脊膜膨出、肾积水。影像尿动力学检查结果：膀胱充盈至 90ml 时出现右侧输尿管反流，P_{det} 增高至 16cmH₂O，至 131ml 时停止灌注。双侧输尿管中度纡曲和肾盂肾盏中度扩张，为输尿管Ⅳ级反流

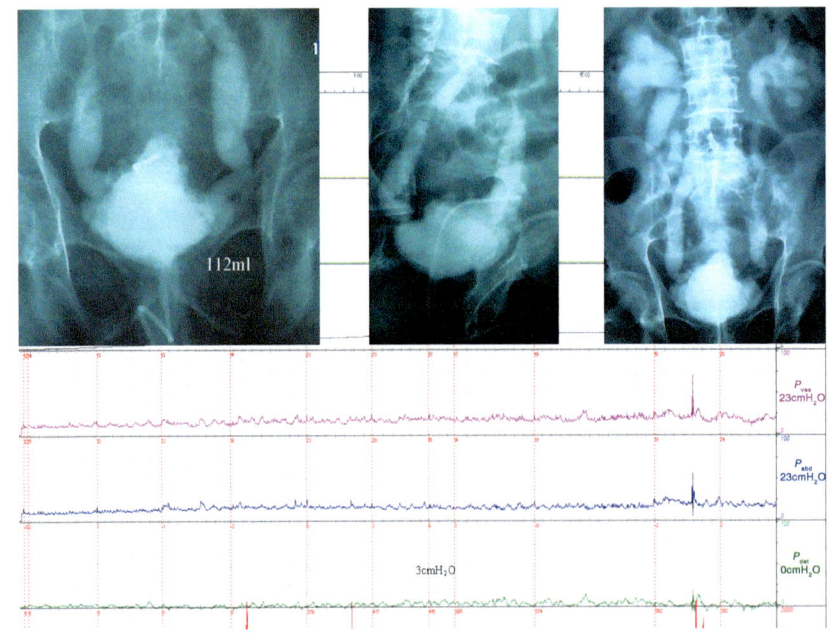

图 13-39　脊膜膨出患者影像尿动力学检查显示双侧输尿管Ⅴ级反流

患者，男性，34 岁，自幼排尿困难、排尿费力，腹压排尿，诊断为脊膜膨出、肾积水。影像尿动力学检查结果：膀胱充盈至 80ml 时出现双侧输尿管反流，P_{det} 在整个膀胱测压过程中稳定在 3cmH₂O 左右，至 112ml 时停止灌注，表现为低压反流。双侧输尿管、肾盂肾盏重度扩张，乳头消失，输尿管重度纡曲，为输尿管Ⅴ级反流

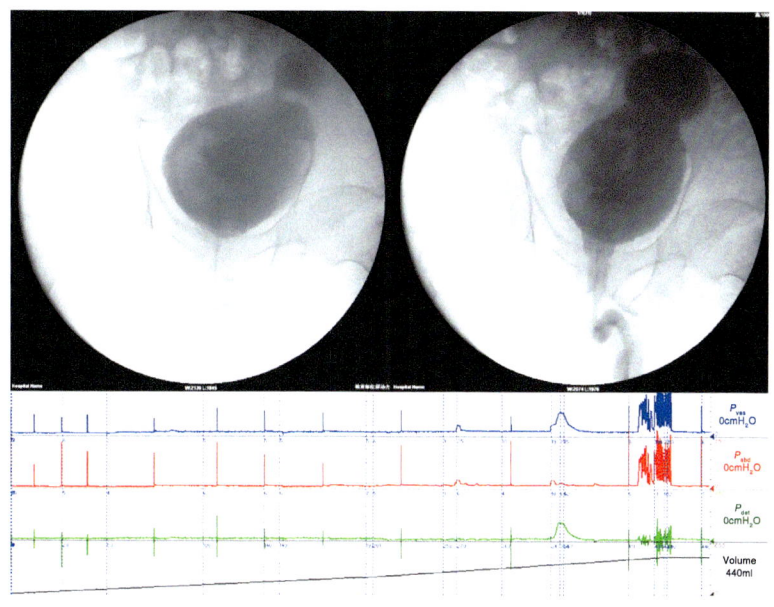

图 13-40 T_5 脊髓损伤患者影像尿动力学检查显示巨大膀胱憩室

患者，男性，42 岁，T_5 脊髓损伤、二便功能障碍 23 年余，自行漏尿。B 超显示双肾积水、双输尿管扩张、膀胱憩室、膀胱结石。影像尿动力学检查结果：充盈期膀胱左上角出现憩室，并随膀胱充盈增大。排尿期逼尿肌收缩、膀胱憩室膨胀，抵消了逼尿肌收缩产生的压力增高，患者不得不靠快速增加腹压来排空膀胱（P_{det} 未见增高）；膀胱颈及前列腺尿道扩张，前列腺尿道与球部尿道之间存在造影剂显影缩窄，表现为典型的逼尿肌 - 外括约肌协同失调、膀胱憩室

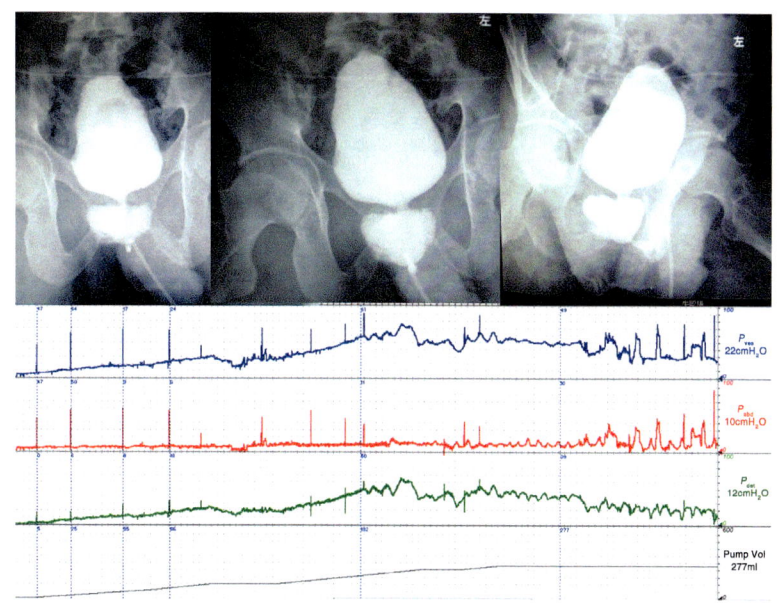

图 13-41 先天性脊柱裂术后患者影像尿动力学检查显示巨大前列腺憩室

患者，男性，19 岁，为先天性脊柱裂术后双下肢感觉、运动功能障碍及二便功能障碍，尿失禁。影像尿动力学检查结果：灌注过程中 P_{ves} 逐渐升高，71ml 时出现逼尿肌无抑制性收缩，197ml 时出现漏尿，漏尿点压力为 46cmH$_2$O；继续灌注则出现膀胱间断收缩漏尿，277ml 时出现排尿感觉，停止灌注。嘱其用力排尿，P_{det} 为 26cmH$_2$O，残余尿量为 10ml。充盈期造影剂显示前列腺扩张呈囊状、容积约为 50ml，膀胱呈塔形改变，膀胱颈缩窄（左图、中图），排尿期尿道外括约肌未开放，前列腺腔与球部尿道之间存在造影剂显影缩窄，表现为前列腺憩室、逼尿肌 - 外括约肌协同失调、逼尿肌 - 膀胱颈协同失调、膀胱顺应性降低

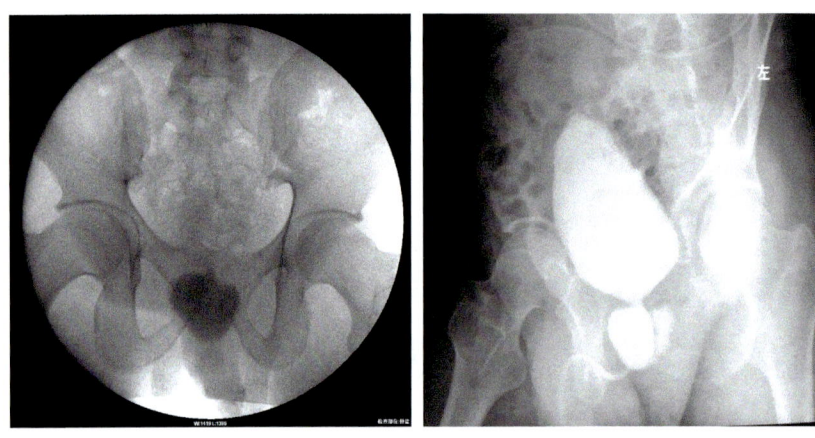

图 13-42　X 线片显示前列腺窝巨大铸形结石

与图 13-41 为同一患者，3 年后（22 岁）因排尿困难再次来院复诊，尿动力学检查时插管失败，在没有灌注造影剂的情况下 X 线片发现前列腺区域一粟粒形致密影，约 5cm×4cm 大小（左图）。与患者 3 年前的膀胱尿道造影片对照（右图），发现该致密影与扩张的前列腺憩室在形态、大小方面均一致，说明其为前列腺巨大铸形结石。即行经尿道气压弹道碎石术

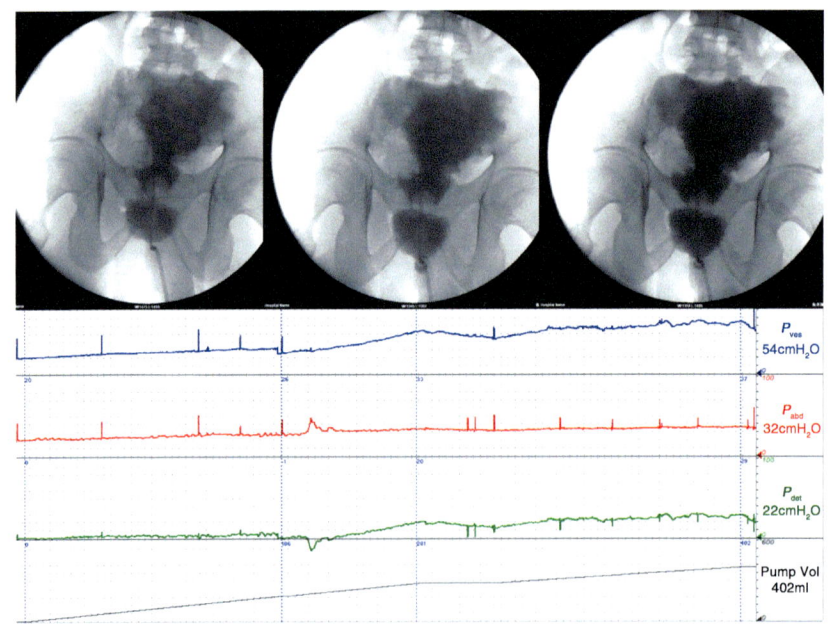

图 13-43　乙状结肠膀胱扩大术后影像尿动力学检查

与图 13-41 为同一患者，在前列腺结石碎石术后 1 周患者接受乙状结肠膀胱扩大术。术后 1 个月的影像尿动力学检查结果：灌注过程中嘱患者咳嗽均未出现膀胱无抑制性收缩及漏尿，灌注至 281ml 时出现排尿感觉，至 402ml 时停止灌注。充盈期造影剂显示前列腺囊状扩张或憩室较前无变化，膀胱形态已由塔形变为倒三角形，膀胱容积已大为增加，顺应性明显改善，膀胱颈缩窄仍然明显，呈倒立的雪人状

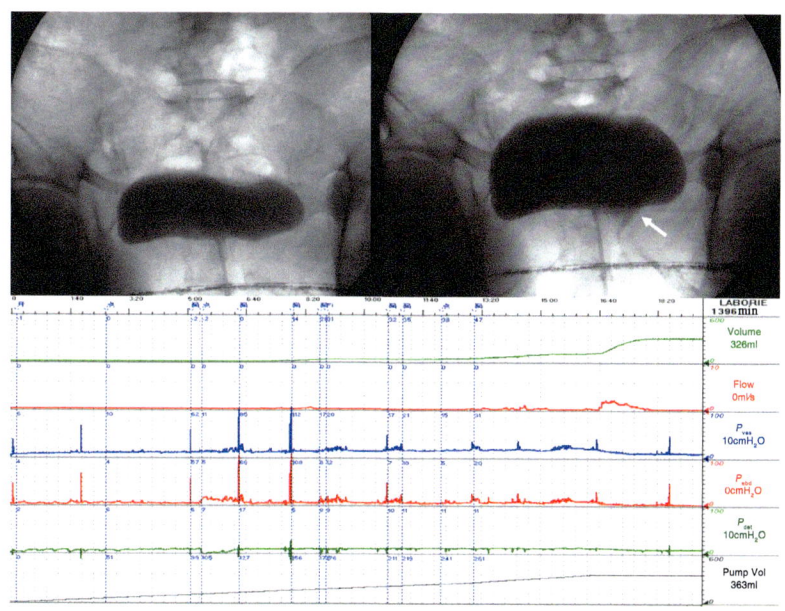

图 13-44　子宫全切术后尿失禁患者影像尿动力学检查显示膀胱阴道瘘

患者，女性，53岁，1年前因多发性子宫肌瘤行子宫全切术，术后留置尿管，间断拔除后不能自主排尿，后期逐渐出现尿频、尿失禁，咳嗽时尿失禁加重。给予中医治疗及膀胱腔内药物灌注，鞍区感觉存在，直肠深感觉存在，肛门括约肌自主收缩力存在。临床诊断为排尿困难、压力性尿失禁。影像尿动力学检查结果：灌注过程中嘱患者咳嗽未出现膀胱无抑制性收缩，灌注至 99～219ml 过程中多次咳嗽患者均诉漏尿，至 241ml 时患者诉漏尿加重，X 线透视下发现左侧膀胱底部、膀胱颈及尿道左侧有造影剂外渗，朝向阴道方向（图中箭头所指），检查患者发现有大量液体自阴道外口流出，停止灌注，诊断为膀胱阴道瘘。本例通过影像尿动力学检查纠正了临床诊断，减少误诊率，为下一步手术治疗提供了依据

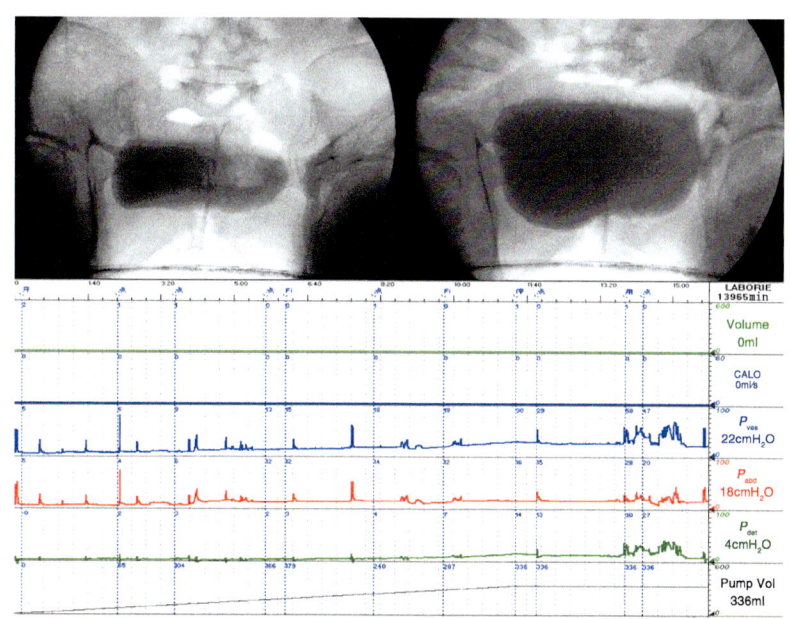

图 13-45　膀胱阴道瘘修补术后的影像尿动力学检查

与图 13-44 为同一患者，膀胱阴道瘘修补术后 1 个月复查，现患者自行排尿，排尿困难，用力咳嗽仅少许漏尿。影像尿动力学检查结果：灌注过程中嘱患者咳嗽未出现膀胱无抑制性收缩，灌注至 336ml 过程中多次咳嗽患者均无漏尿，X 线透视下未发现造影剂外渗，检查患者未发现液体自阴道内流出。证实手术成功修复了膀胱阴道瘘，但仍然存在膀胱功能障碍

7. 发现膀胱结石等合并症（图 13-46）。

8. 客观评估治疗效果（图 13-47）。

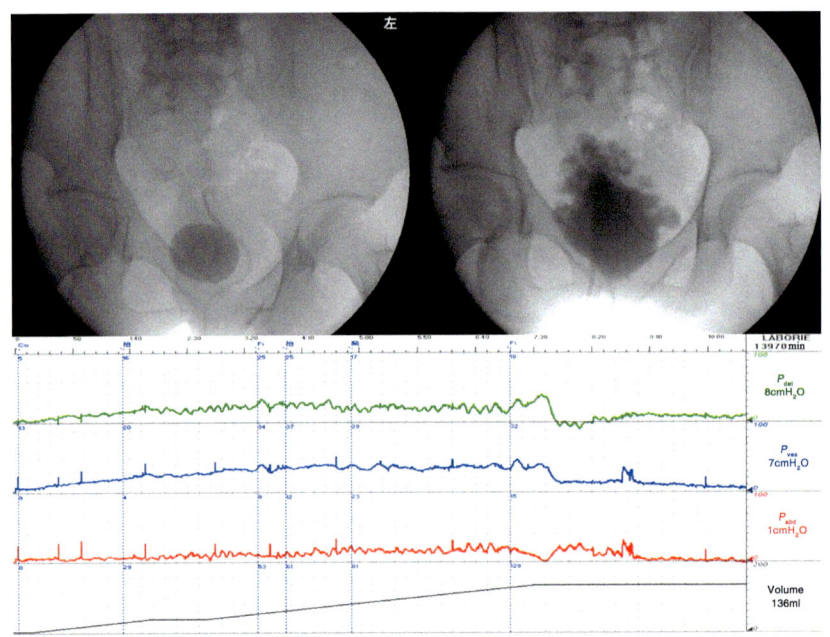

图 13-46 先天性脊膜膨出患者影像尿动力学检查显示巨大膀胱结石

患者，女性，26 岁，为先天性脊膜膨出，排尿困难。影像尿动力学检查结果：在膀胱充盈开始前 X 线透视发现一圆形致密影（8cm×7cm），测压导管盘绕而过，评定为膀胱结石（易误判为造影剂）；开始灌注膀胱，压力稳步升高，至 81ml 时出现漏尿，逼尿肌漏尿点压力为 16cmH₂O，136ml 时停止灌注，残余尿量为 100ml。诊断为膀胱结石、膀胱顺应性下降

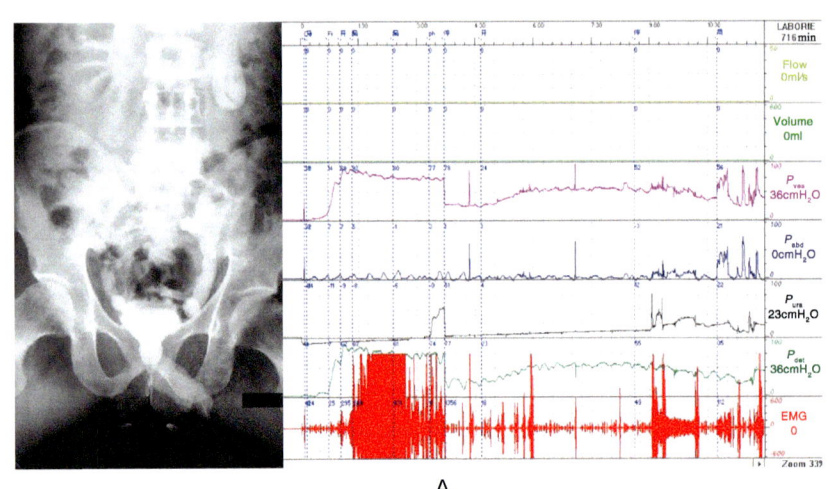

A

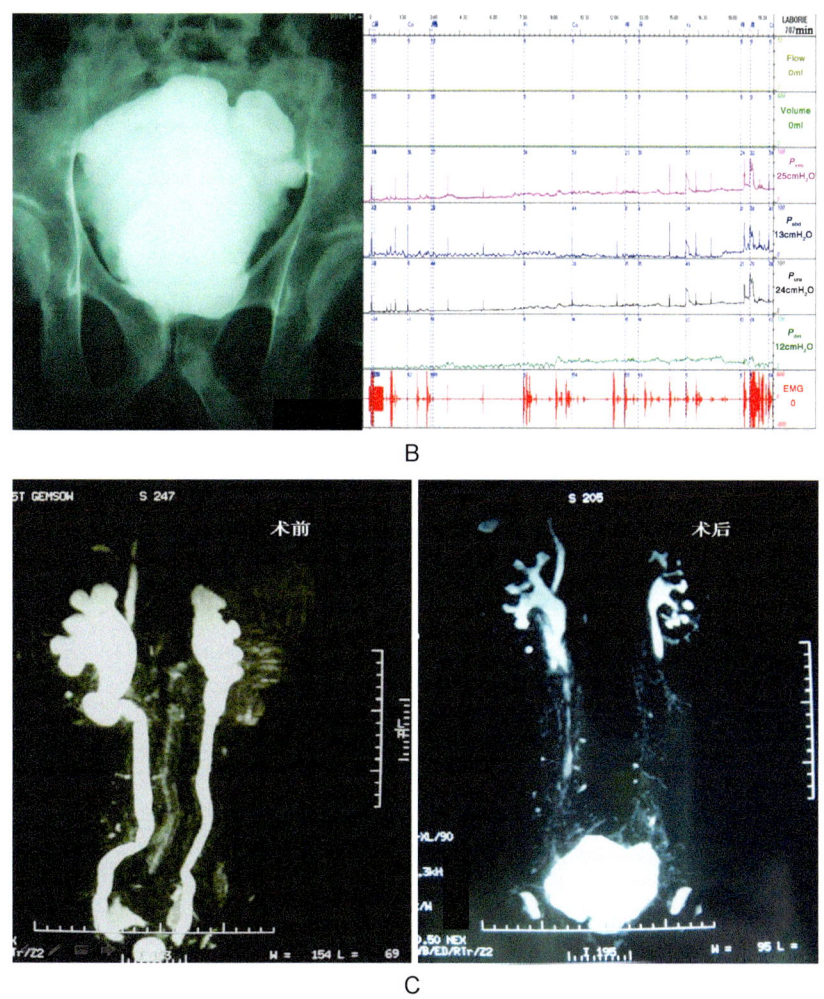

图 13-47 脊膜膨出患者乙状结肠膀胱扩大手术前后影像尿动力学检查及磁共振水成像对比

患者，男性，33 岁，自幼排尿困难，诊断为脊膜膨出，患者在笔者所在科室接受乙状结肠膀胱扩大术。A. 术前影像尿动力学检查结果，显示逼尿肌过度活动（DO）、双侧输尿管 V 级反流、逼尿肌-括约肌协同失调、膀胱容积及顺应性降低；B. 术后 3 个月影像尿动力学复查结果，显示 DO 及双侧输尿管反流完全消失、功能膀胱容积由 50ml 增加到 480ml，膀胱形态及顺应性显著改善；C. 术前与术后磁共振水成像检查对比，上尿路状态显著改善。客观证明了膀胱扩大术对本例患者有非常好的治疗效果

第五节　超声影像学检查

一、超声检查

经腹部、会阴、阴道口、阴道、直肠及阴茎的超声检查已经在很多中心替代了放射线影像。根据选择的方法不同，探头的设计和所使用的超声频率（3.5～7.5MHz）也有所不同。膀胱、尿道、耻骨、阴道、直肠、子宫、前列腺和盆底均可被显示。

二、女性超声检查

定量参数包括尿道膀胱后角（通过尿道轴和穿过靠近膀胱颈的膀胱基底最低 1/3 部分的两条线所形成的角度）、旋转角度（沿耻骨联合的中线和从耻骨联合顶点到膀胱颈的连线形成的角度）、尿道内口的位置（指尿道内口到或低于耻骨联合下缘的距离）。定性参数包括膀胱颈的漏斗形成、尿道和膀胱基底部的位置和移动性。

站立位与仰卧位相比，膀胱后角更大、膀胱颈位置更低、漏斗形成更明显。漏斗形成也与膀胱容积有关。腔内技术操作可能会引起解剖结构改变，检查可在静息时和诱发动作时进行。

膀胱下垂的分界值：静息时旋转角 < 95°，膀胱颈耻骨联合距离 < 2.3cm，膀胱颈下降 > 1cm，移动性 > 20°。上述参数的可重复性与膀胱尿道造影处于同一范围。健康女性的盆底厚度在休息时、收缩时和排便时的增量分别为 7.7～11.7mm、8.5～13.0mm 和 0.2～20mm。总体而言，女性尿失禁患者的盆底厚度转薄，但诊断的重叠部分较大。可通过训练来增加盆底肌容量。三次测量的 95% 置信区间为 7%～12%。目前超声检查技术尚未标准化。

三、男性超声检查

可通过腹部超声检查对膀胱容量进行测量、对前列腺体积进行估计。前列腺活检术的导引需经直肠途径。应用试验性装置经直肠超声测量排尿期膀胱尿道影像及同步进行尿动力学测定是可能的，也可通过超声尿道成像观察尿道狭窄和尿道周围瘢痕形成的情况。

四、膀胱颈开放的超声测定

在静息时或储尿期，膀胱颈和近端尿道开放可能为神经源性膀胱的征象，必须进行相应的评估。但是，膀胱颈开放的情况在神经性疾病和非神经性疾病的患者中均可以观察到，约 1/5 无症状表现的女性也可发现有膀胱颈开放的情况。超声可以清晰检测膀胱颈开放情况（图 13-48）。

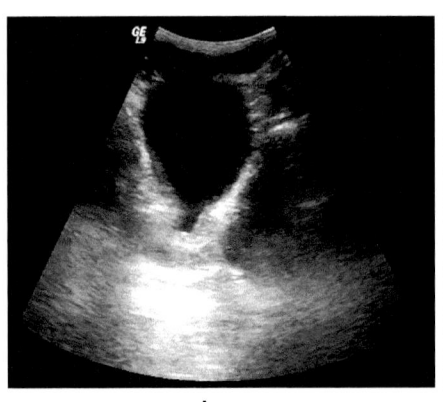
A

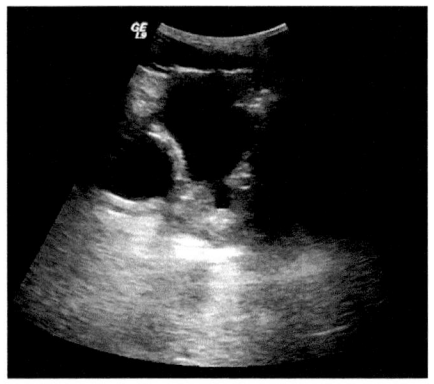
B

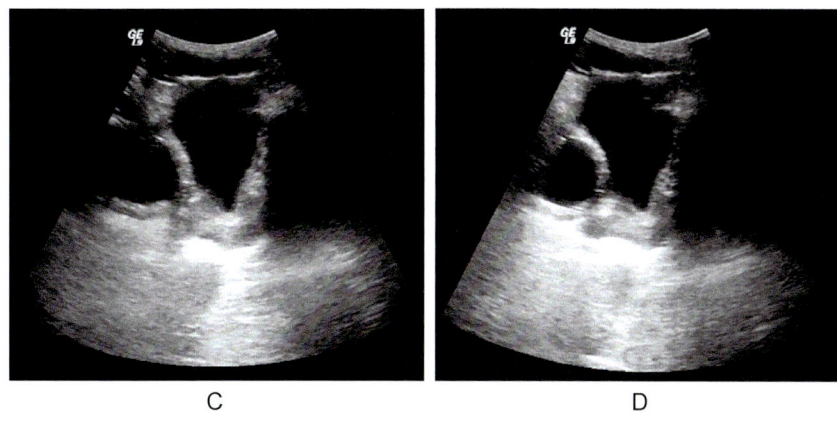

图 13-48　膀胱颈开放超声检查

患者，男性，26岁，自幼排尿异常、尿频、跑跳、咳嗽时漏尿，诊断为神经源性膀胱、脊柱裂。经影像尿动力学诊断为Ⅲ型压力性尿失禁。患者在笔者所在科室接受人工尿道括约肌（AUS）植入术，术后达到完全干燥效果，本例为储尿期超声检查结果。A. 膀胱颈开放；B. 膀胱颈开放，但后尿道关闭，膀胱左下方为 AUS 的储水囊；C 和 D. 均显示 AUS 的袖套环绕压迫后尿道，使尿道完全闭合，达到控尿功能

五、超声膀胱容积测定

目前有多种利用超声技术进行多径向测量膀胱，并计算出膀胱容积的小型膀胱容积测定仪，用以测量储尿期膀胱容积、排尿后残余尿量，其对于无创尿动力学检查、指导间歇导尿等具有一定临床价值（图 13-49，图 13-50）。

六、超声影像尿动力学

超声影像尿动力学是以超声替代 X 线来同步动态显示膀胱腔内压测定过程中的膀胱形态。优点是没有射线危害、不用造影剂，缺点是图像不全面、欠清晰、受探头方向影响（图图 13-51），有待进一步研发。

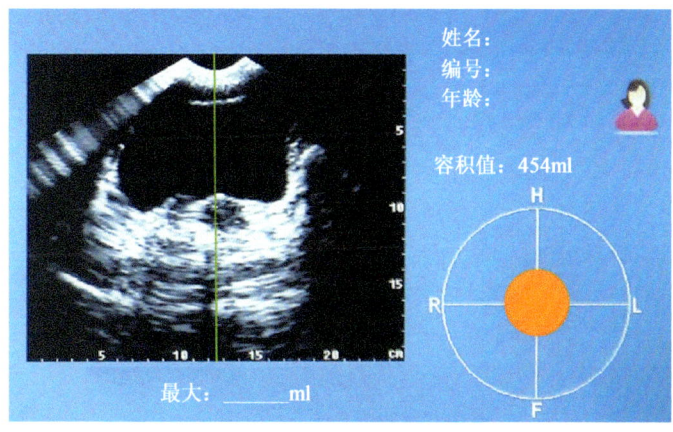

图 13-49　便携式膀胱容积测定仪测量膀胱容积

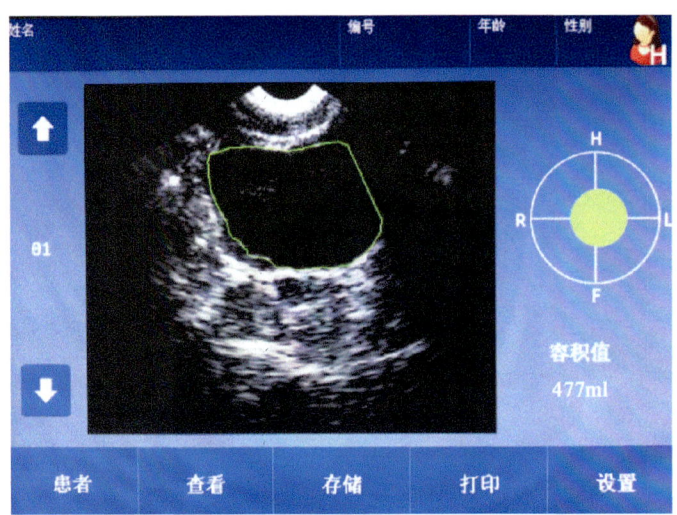

图 13-50　膀胱容积测定仪测量膀胱容积

患者，女性，61 岁，排尿困难 1 年，目前行间歇导尿排空膀胱，导尿前进行膀胱容积测定以指导间歇导尿，仪器显示膀胱容积为 477ml

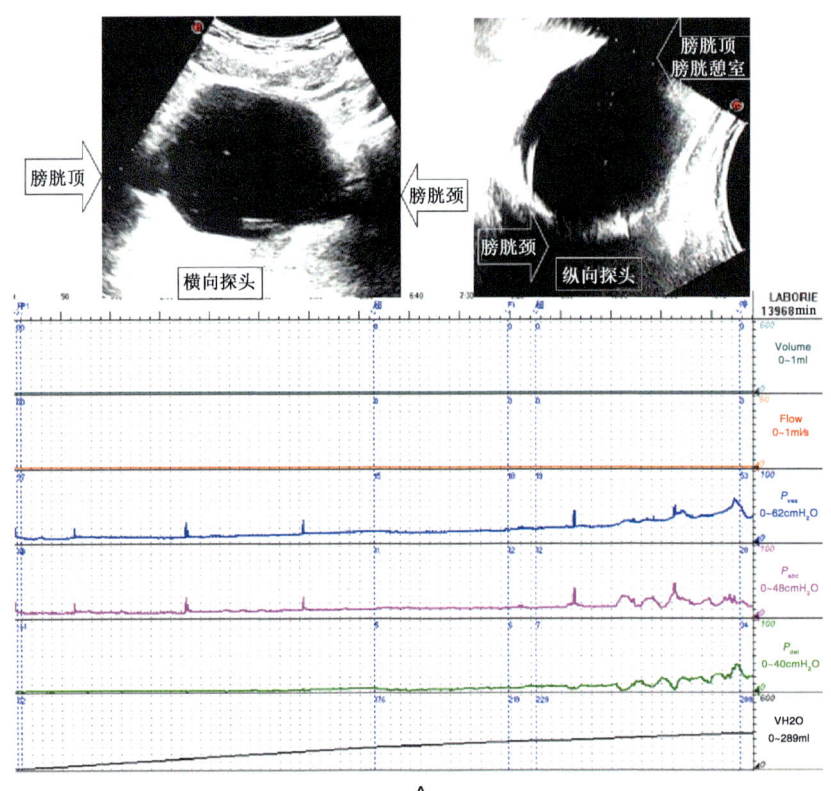

A

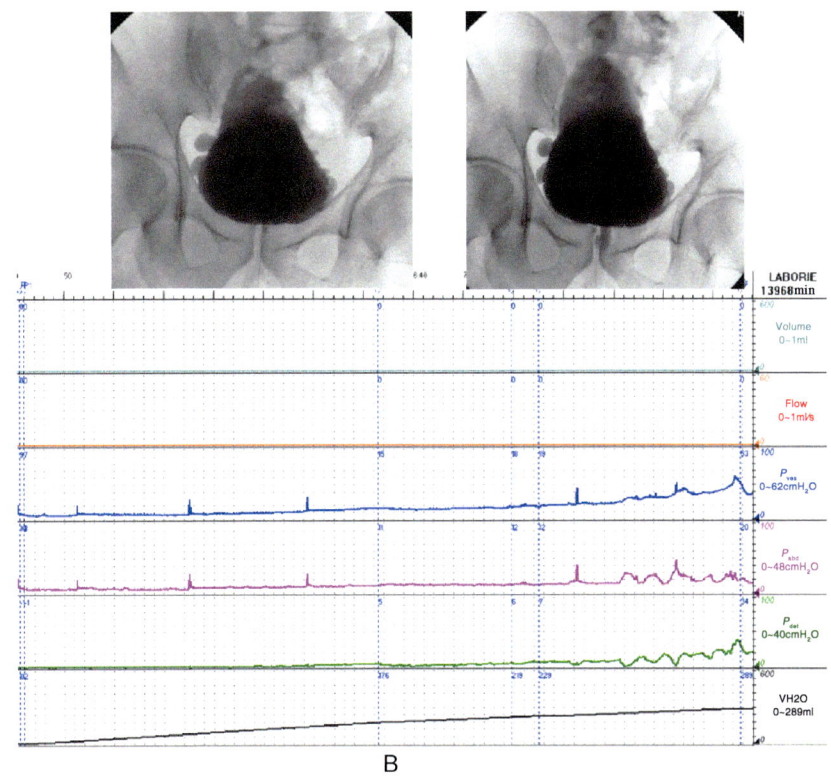

图 13-51　超声影像尿动力学及其与 X 线影像尿动力学的比较

患者，男性，37 岁，骶髓发育不良、神经源性膀胱。A. 超声影像同步膀胱压力测定，2 幅超声图像分别采集于膀胱充盈至 176ml 和 229ml 时；B. 同时采集的 X 线影像同步膀胱压力测定图像。可以发现超声图像能够大致显示膀胱形态，但不如 X 线图像清晰、全面

第 14 章 生物反馈和行为调节

第一节 生物反馈

生物反馈是将有关正常的无意识生理过程的信息作为一种视觉、听觉或触觉信号呈现给患者的一种技术。来自下尿路和盆底肌肉的信号被测量并显示给患者，重要的是信号要无任何延迟地呈现给患者，并使它们易于观察。通过所记录参数变化的导引，患者对于功能/功能障碍的意识会有所增强。通过一系列的教育训练，患者可以学习如何改变和控制某些生理过程，进而改善相应症状。

生物反馈测试的装置可与尿动力学测定的装置一样，并且通常容易将诊断装置转换为治疗装置。对于那些特发性或组织学及神经学病因不明确的病例，生物反馈的效果是最好的。

一、尿急和急迫性尿失禁

可使用普通膀胱测压的设备进行膀胱或逼尿肌压力测定。通过曲线变化的引导，患者可以练习诱导和抑制产生排尿/逼尿肌收缩的尿急。最好同步测量盆底活动，收紧盆底肌可以抑制逼尿肌反射。

二、盆底训练

盆底活动可通过肌电图（electromyogram，EMG）或尿道压力（urethral pressure，P_{ura}）测定进行记录，EMG 电极可置于肛周、会阴、阴道或尿道。因为阴道压力与腹压平行，不一定正确反映盆底的收缩力，因此阴道压力可能会产生误导。通过记录参数变化的引导，患者可学习如何获得最大程度收缩和完全放松。最好能够同步测量腹压，以便患者能够掌握在收缩盆底的同时保持腹壁松弛（反之亦然）的能力，可通过膀胱内或直肠内的压力传感器记录腹压（图 14-1～图 14-3）。

三、功能障碍性排尿

通过显示括约肌 EMG 和尿流率，患者可以通过反复随意收缩和放松盆底肌肉及观察尿流曲线变化，来学习在排尿时放松盆底肌肉。

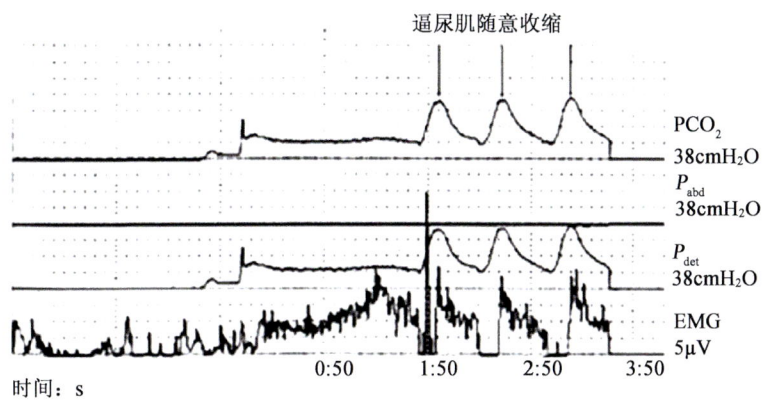

图 14-1　通过肌电图（EMG）在膀胱控制训练中进行生物反馈

使用尿动力分析仪通过二氧化碳膀胱灌注测量 P_{ves}，通过尿道腔内 EMG 测定记录盆底肌肉活动。上图显示了一系列生物反馈膀胱控制训练过程记录的最后部分，记录图像也同时展现给患者。患者正在随意开始和终止 3 次逼尿肌收缩，P_{ves} 测定记录显示在充盈期没有出现逼尿肌无抑制性收缩。EMG 记录显示肌电活动有所增强，此为括约肌收紧活动增强的表现；因为随膀胱灌注，尿急感随之增强。在随意启动逼尿肌收缩的阶段，EMG 处于静止状态；当抑制逼尿肌收缩时，括约肌收紧达到最大程度。在抑制逼尿肌收缩和收紧括约肌的过程中，未出现腹肌收缩征象，P_{ves} 曲线保持平滑。结论：括约肌收紧技术是膀胱控制训练的最佳方法，患者达到了对逼尿肌反射的完全控制

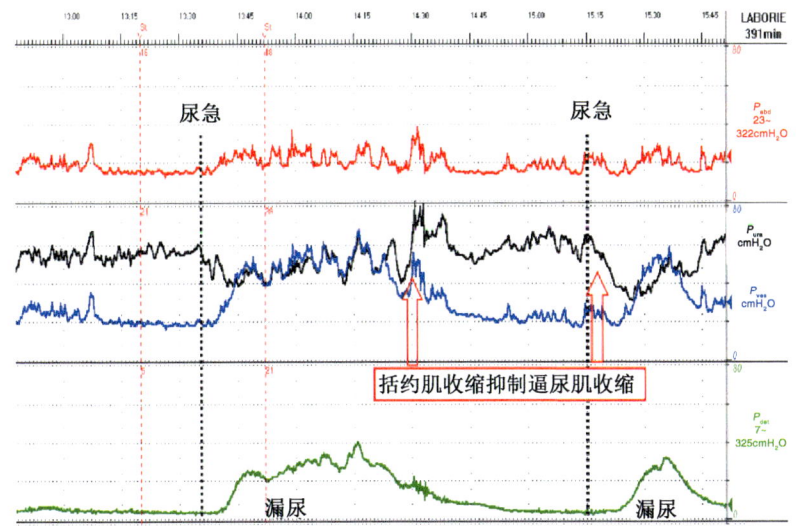

图 14-2　膀胱腔内压 - 尿道压力同步测定显示括约肌收缩对逼尿肌收缩抑制的相反关系

膀胱控制训练中可以应用膀胱腔内压 - 尿道压力同步测定显示收缩括约肌对逼尿肌的抑制作用，并进行生物反馈。图中尿急时逼尿肌收缩、括约肌松弛并产生漏尿，嘱患者收缩括约肌以抑制逼尿肌收缩，漏尿停止，如此反复进行膀胱生物反馈训练

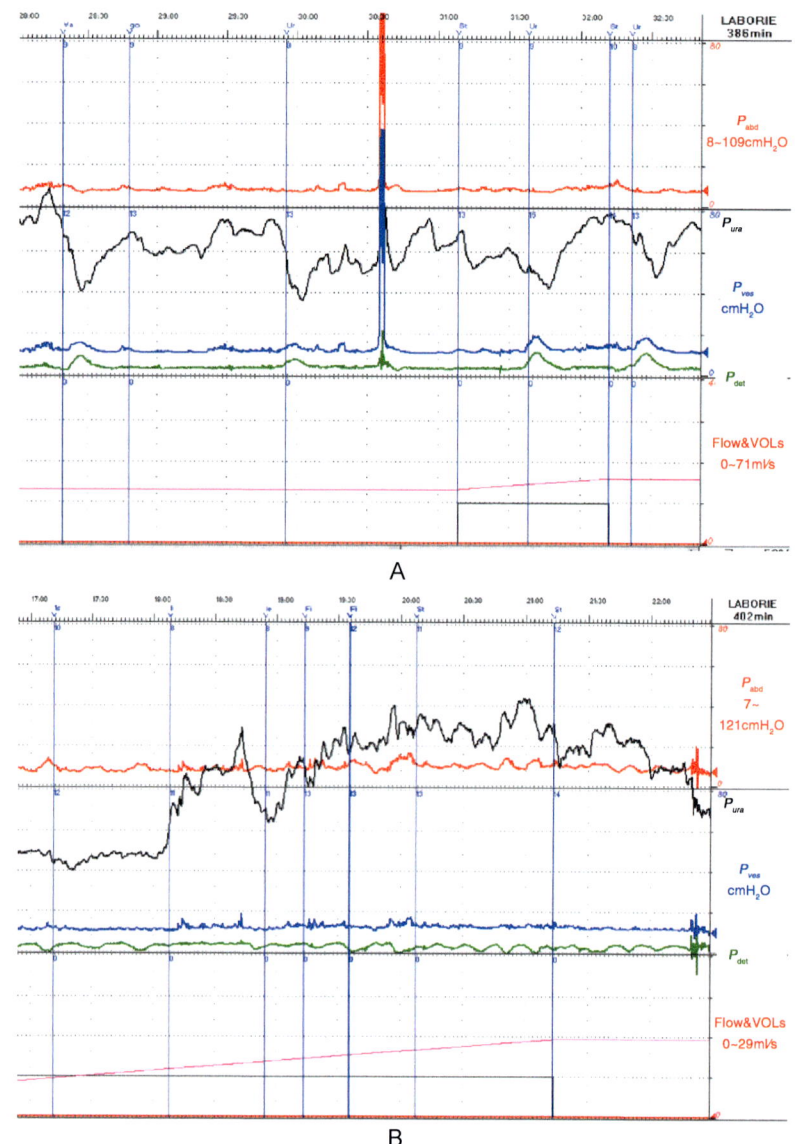

图 14-3　通过尿道压力测定在膀胱控制训练中进行生物反馈

A. 女性患者，每日 8 次急迫性尿失禁。膀胱腔内压 - 尿道压力同步测定结果：随着 4 次逼尿肌过度活动（DO），尿道压力（P_{ura}）均出现相对应的下降。B. 该患者在接受 8 周盆底肌收缩训练及收缩括约肌抑制尿急的膀胱生物反馈训练后，尿失禁减少为每日 1 次，明显改善。膀胱腔内压 - 尿道压力同步测定结果：P_{ura} 随着膀胱容积增加及感觉增强而增高，但没有 DO 出现，生物反馈效果显著

第二节　行 为 调 节

行为调节同时包括患者行为改变和环境变化，其目标在于通过纠正基础疾病、更正不合适的生活环境和习惯来减轻下尿路症状（lower urinary tract symptoms，LUTS）。在一些非残疾的 LUTS 患者中，不适应的排尿习惯很常见，纠正该习惯是成功进行药物治疗和手术治疗的先决条件。

根据频度/容积表的信息可对患者进行指导，随访调整和完成另一种治疗方案。当考虑进行行为调节时，频度/尿量表是必不可少的。

一、盆底训练

盆底是由韧带和随意控制的横纹肌组成。在盆底紧缩阶段，盆底肌肉与腹壁肌肉和膈肌同时收缩；在咳嗽和打喷嚏时，该收缩由反射所介导。由反射介导的松弛发生在正常的排尿和排便过程中（图 14-4）。

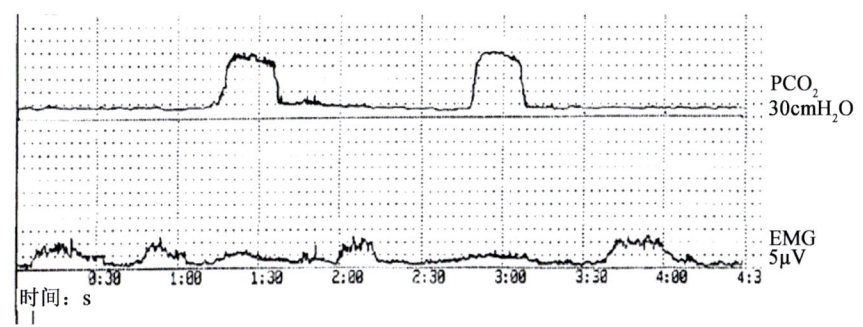

图 14-4　盆底控制意识训练中的生物反馈

膀胱腔内压通过膀胱压力测定进行监测，盆底功能由尿道肌电图（EMG）进行记录。在指导患者进行收紧盆底和增加腹压交替进行的同时，将记录结果显示给患者。当患者收紧盆底时，保持腹部肌肉松弛，反之亦然。在收紧盆底和增加腹压之间，患者应完全放松。EMG 记录显示患者可应要求收紧盆底，在增加腹压过程中 EMG 活动有所增强，这可能是因为腹肌的干扰，或在增加腹压时无法保持盆底肌肉松弛。膀胱腔内压记录显示患者通过增加腹压动作达到了 $150cmH_2O$ 的压力，但压力在收紧盆底过程中保持较低水平。结论：患者具有较好的盆底控制意识和腹肌功能

在增加腹压排尿动作中，虽然存在腹肌的随意收缩，但盆底仍然处于松弛状态，在盆底收紧动作中反之亦然，如在试图进行抑制尿急时。

盆底肌肉是不可视的，与体内其他的大多数横纹肌不同，不容易检查或触诊，因此很难对其功能进行观察和控制。女性，尤其是患尿失禁的女性，通常对其盆底功能有较弱的肌肉感知力，这也是盆底训练为何有较高的成功率的原因（图 14-5）。

尿失禁和盆底功能障碍都是盆底训练的适应证。在女性尿失禁患者中，约 80% 可获得主观上的改善效果，其中约 50% 可避免进行外科手术，但是只有约 10% 获得治愈。对于急迫性尿失禁的女性患者，主观改善率约为压力性尿失禁（stress urinary incontinence，SUI）患者的 50%。男性前列腺术后尿失禁、"咯咯"尿失禁、尿失禁术后残留症状、盆底疼痛等患者均可以通过盆底训练获益。膀胱排空障碍患者

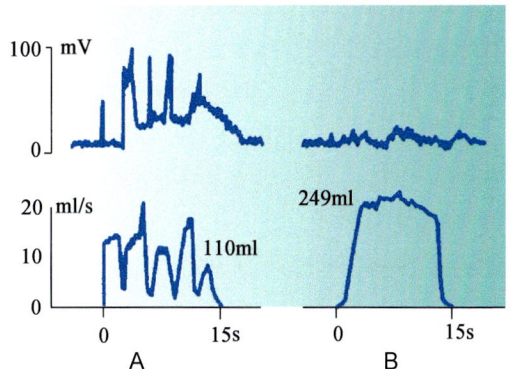

图 14-5　一次生物反馈之前和之后的尿流率和肌电图记录

使用了肛周贴片电极，研究对象为女性，患尿路感染、尿潴留和排尿功能障碍。A. 因盆底过度活动而出现"间断排尿"；B. 正常的尿流率曲线

和失调性排尿患儿也可通过盆底意识训练学习改善其膀胱排空的技巧。

盆底训练中的重要事情是肌肉意识训练，其目的是教会患者在没有激活腹部肌肉和其他大的盆底肌肉群的情况下进行收紧动作。只有在患者已经学会了收紧和放松盆底之后，才能开始正规的训练课程以加强肌肉力量。指导患者进行家庭练习，包括增加难度的收紧练习和抬举及搬运技巧。训练强度比训练频度更为重要。必须练习产生高张力以增强肌肉力量，尽可能一次接近最大幅度的收缩以产生肌肉的高张力。维持肌肉最大收缩的时间称为静态耐受力。动态耐受力是指在一定频率和负载下收缩，直至力竭为止所进行的收缩次数。每次收紧训练以企图获得完全松弛来终止。随意终止尿流可作为一种效果的测试方法；但不能作为训练的一部分，因为它可能引起病理性排尿模式和残余尿。

训练的持续时间应为3～6个月；若训练期延长，疗效还可能会进一步提高。在训练最初的6～8周，肌肉力量的增强是由于募集了更多的运动单元及增加了兴奋的频率，后期疗效的进一步改善可由肌纤维肥大的慢性过程所致。

正确的盆底训练必须在治疗师的指导下仔细地进行盆底收紧技巧学习。盆底肌肉功能的评估包括对盆底选择性收缩和松弛能力的评定及对收缩力的测量。因为恰当的盆底收缩会引起会阴向内运动，而增加腹压会引起反向运动，所以可通过目视检查来判断。也可通过阴道或直肠指检来触感盆底收缩与松弛，并推荐采用此方法。同时还应对腹壁进行评估。

使用生物反馈或尿动力学设备可进行EMG及压力记录，以此进行的生物反馈可用于患者教学及盆底控制的训练过程，如图14-6所示。①操作步骤：将肛门探头插入肛门内；将两个表面电极贴在腹部的左侧和右侧，靠近臀部水平，将第三个电极（接地电极）贴在骨头突出的部位，如髋骨区域。②训练方法：根据患者症状选择训练菜单，按照训练方案进行盆底肌群收缩、放松的控制训练。患者可以通过随肌肉活动而变化的曲线直观地感知自己对盆底肌群的控制情况，逐步提高肌群收缩力量，学会并掌握对盆底肌群活动的控制，从而达到治疗的目的。③基本要求：反复收缩上提肛门，紧闭尿道，同时保持腹部、臀部肌肉放松。

二、膀胱控制训练

膀胱控制训练或膀胱训练是一种自主训练程序，其目标是教会患者重新获得对排尿反射的随意控制能力，建立适当的如厕习惯。患者膀胱控制训练指导如下。

通过放松盆底肌肉，膀胱开始收缩，进而启动排尿。正常情况下，排尿行为是随意控制的，必须在恰当环境下才能排尿。但是在某些人群中，膀胱控制能力丧失。非随意的膀胱收缩并非有害，但它们是引起尿频、尿急和尿失禁的常见原因。

训练的目的是重新获得对膀胱的控制能力。如果您能严格按照训练程序进行训练，则很可能去除尿失禁和尿急症的困扰。您自身对问题和治疗的态度对成功起着决定性作用，我们相信您能够接受这个挑战。

我们提供给您一张表格（表14-1），您必须记录下每日您存在尿急的时间，必须抑制尿急与排尿。如果成功，尿急会很快过去。然后您可在"无漏尿"一栏标上记号"×"。如果您觉得无法抑制尿急，不得不排尿，则必须收集和测量每次的尿量，并记录在"排尿量"一栏。漏尿必须记录在"尿急和漏尿"栏目内。同时记录下日常排尿的时间和尿量。

盆底肌　　　　　　　　　　　　　腹肌

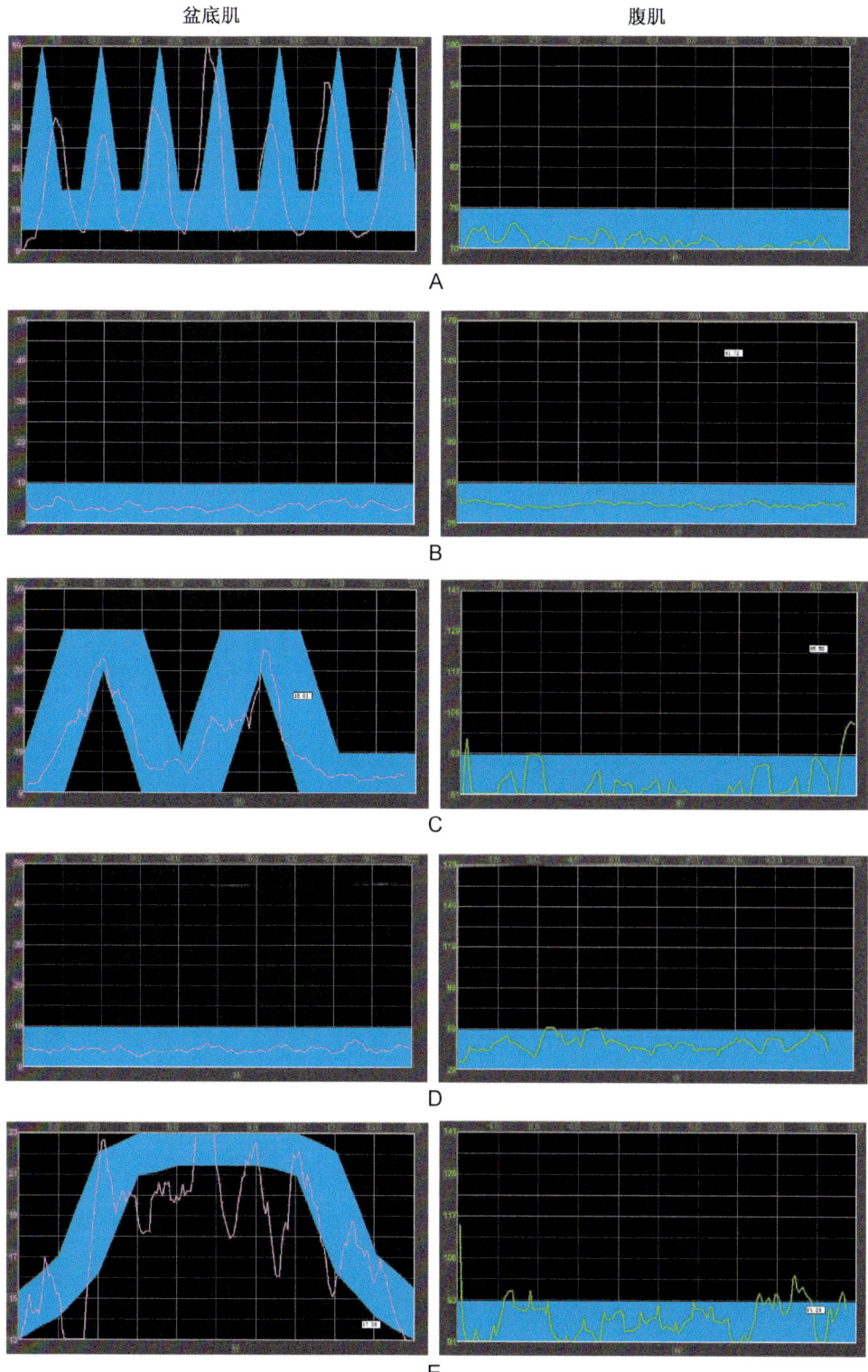

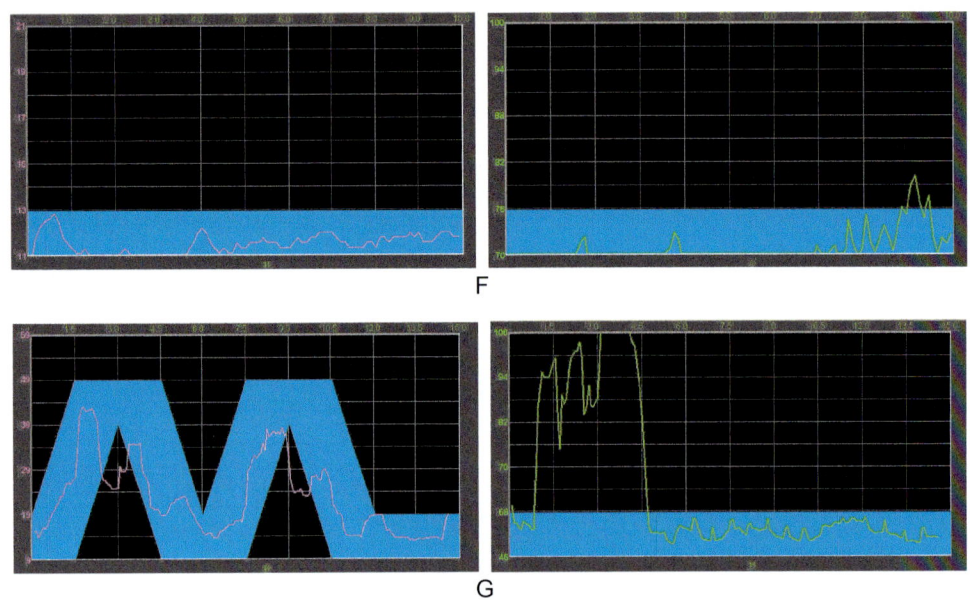

图 14-6 盆底肌生物反馈训练实例

患者，男性，35 岁，因车祸致马尾神经损伤、双下肢及二便功能障碍 1 年，现患者自行腹压排尿，伴漏尿，尿频、尿急，不能自行控制，夜间需戴集尿器。大便干燥需借助开塞露辅助排便，每日 1 次。尿动力学检查：①逼尿肌反射存在；②膀胱顺应性（BC）大致正常；③膀胱感觉过敏。盆底电生理检查：①刺激阴茎背神经，皮质未记录到动作电位；②刺激阴茎背神经，球-海绵体肌及肛门括约肌均未记录到动作电位；③阴部神经传导测定未记录到运动电位；④鞍区皮肤交感反应测定未记录到运动电位；⑤肛门括约肌肌电图（EMG）检查大力收缩未见电位变化。训练方法：选择训练菜单，按照 7 个训练方案（A～G）进行盆底肌群收缩、放松的控制训练。嘱患者通过随肌肉活动而变化的曲线（盆底肌为粉色而腹肌为绿色）直观地感知自己对盆底肌群的控制情况，使粉色盆底肌曲线与绿色腹肌曲线的变化跟随显示屏上的蓝色提示图形的模式及变化来进行肌肉的收缩与放松行为，使患者学会并掌握对盆底肌群活动的控制，逐步提高肌群收缩力量。所有 7 对图形中，左侧为盆底肌按不同模式收缩与松弛，右侧为相对应地保持腹肌松弛。小结：经过在笔者所在科室盆底中心 2 个疗程治疗后，患者漏尿量减少，尿急时延迟排尿时间延长，显示出生物反馈盆底肌训练的效果

您应该尽力向以下目标努力：

（1）避免漏尿。

（2）尽量憋尿 3h，除非膀胱完全充盈（200～400ml）。

（3）不管是否有排尿欲望，在日间每隔 3h 进行 1 次排尿。

（4）在排尿时将膀胱完全排空——使用舒适的姿势，必要时排尿 2～3 次，每次间隔 1min，直至膀胱完全排空。

您需要坚持以上方法 3 个月，起始阶段最为困难。

表 14-1 膀胱控制训练记录

姓名：

日期和时间	尿急但无漏尿	尿急且漏尿	排尿量

该法对特发性（心理性）尿频和急迫性尿失禁，即膀胱过度活动症（overactive bladder，OAB）有很好疗效。约80%的女性患者可以获得较好的疗效，50%有好的长期疗效。对于有器质性或神经性病因的患者，效果尚不明确。

排尿日记也可显示出问题，并且为校正方案提供了基础信息。对于多尿和利尿的情况，应采取恰当的治疗方案。对于心理性尿频，排尿间隔通常不稳定；尿失禁的发生经常与排尿间隔过长和膀胱容积过大相关。

膀胱控制训练需要有患者强烈的动机和治疗师的投入，可采用门诊方式进行训练，持续至少3个月，每个月就诊2～4次。

使用特别设计的排尿日记（图14-7）针对每日的排尿情况进行记录，每次就诊前至少记录1周。指导患者努力将排尿间隔固定在3h，但如果尿急提前出现，应尽力抑制；教导患者集中精力消除排尿欲望。大多数患者会将其注意力转向其他事情；若无法控制尿急，患者应冷静沉着地如厕，不能在控制排尿的同时奔跑如厕。3h过后，不管是否存在尿意患者必须如厕。大量利尿可产生更多频次的排尿，即使还未到3h，当膀胱容积达到200～400ml时可进行排尿。将尿量记录在排尿日记里，大多数患者可学会如何估计膀胱充盈的程度。

对于排尿困难的患者，要指导其采用最佳的排尿姿势，每次通过3次排尿来彻底排空膀胱（图14-8）。对于学习抑制尿急有困难的患者，可采用盆底训练、生物反馈和药物治疗来帮助他们。对于约10%的特发性OAB的女性患者，抗胆碱能药物可产生永久性疗效。

三、排尿动作

1. **排尿姿势** 必须采用舒适的姿势，女性应采用坐位（或蹲位），避免蜷缩在厕椅上。对于小女孩，在腿部应有良好的支撑，一旦出现尿后滴沥，应告诉她们尽量分开双腿。男性可采用站姿或坐姿排尿；男性如果出现尿后滴沥，应在排尿完毕后用手压迫阴囊后的球部尿道来排空尿道，应避免采用仰卧位排尿，因为这样会产生残余尿量。

2. **2次或3次排尿** 意指重复排尿直至尽可能完全排空膀胱。每2次排尿之间的间隔应大于1min，如果可能，2次排尿之间必须变换体位（站起、走动、再坐下）。

3. **通过增加腹压进行排尿** 当腹肌和膈肌同时收缩时，盆底肌肉会放松。盆底肌肉放松这点非常重要，经常需要进行肌肉意识训练（如通过盆底训练和生物反馈进行学习）。

只要膀胱颈开放，通过增加腹压排尿可作为使用逼尿肌收缩排尿的最佳补充手段。许多女性可通过增加腹压来达到完全排空膀胱。

4. 耻骨上手法挤压排尿（Credé 动作） 神经源性膀胱功能障碍患者通常增加腹压的能

24h排尿日记

姓名：×××　　　　　　入睡时间：21:30　　　　起床时间：6:00

排尿时间	尿量(ml)	尿急(0~5分)	漏尿量(ml)	残余尿量(ml)	备注	饮水类型和数据
6:00						
7:15	40	3	5	30		饮水50ml
8:00	40	3				早期饮水及其他300ml
8:40	100	2				
9:50	50	5				
10:30	40	4	5			
10:50	60	4				
11:45	50	5			更换尿垫1张	
12:00						
12:40	40	3	10			中午吃稀饭400ml
13:45	30	2	10			
14:30	50	3	10	40		饮水40ml
15:40	50	3				
16:40	40	3	30			
17:10	30	3				
17:50	50	3				
18:00						
18:20	50	3				晚饭吃稀饭300ml
18:50	40	2	10		更换尿垫1张	
19:30	30	2				
20:40	50	4		30		
21:50	40	3	10			
23:15	40	3	10			
24:00						
1:40	30	2				
3:30	50	3	5			
5:50	50	3				

全天液体摄入总量：1090ml　　　全天排尿总量：1050ml　　　全天排尿次数：23次
夜尿次数：5次　　　　　　　尿失禁次数：10次　　　　　导尿次数：3次
全天导尿总量：100ml　　　　全天平均排尿量：45.7ml　　　全天更换尿垫：2张

图 14-7　中国康复研究中心北京博爱医院泌尿外科所用排尿日记示例

此版本以国际尿失禁咨询委员会（ICI）所推荐格式为基础，笔者加以微小修改而成。患者，女性，65岁，为膀胱癌电切术后，长期行膀胱腔内化疗药物灌注治疗，出现尿急、尿频及急迫性尿失禁

```
          3次排尿
        舒适的排尿姿势
        固定的排尿间隔
        排尿时使用腹压
        耻骨上手法挤压
         便秘的治疗
```

图 14-8　针对膀胱排空困难患者的指导

力很差，因此可采用此法。可使用握紧拳头的方法，最好使用双手，即将大拇指放在髂前上棘，其余 4 个手指放在耻骨上，将腹壁向内推、膀胱顶向下推。

5. **膀胱反射触发**　对于骶髓上脊髓损伤的患者，可通过耻骨上有节律的敲击来触发逼尿肌反射，或通过刺激肛门 - 生殖器 - 大腿区域进行触发。

使用腹压排尿、耻骨上手法挤压排尿、膀胱反射触发排尿等方式的前提是尿动力学证明对上尿路是安全的，即膀胱内的低压力状态。

若患者存在便秘，必须加以治疗，因为直肠的嵌塞尤其会抑制逼尿肌收缩，从而导致排尿困难。辅以 α 肾上腺素能受体阻滞剂通常也对排空膀胱有所帮助。

当以上方法都不能产生很好效果时通常采用清洁自家间歇导尿，以替代耻骨上手法挤压排尿和膀胱反射触发排尿。

四、环境、技术、如厕技巧训练

1. **定时排尿**　告知患者不管是否有尿意，在某一确定的时间或按固定的时间间隔进行排尿。通常推荐采用间隔 3h。若发生尿失禁，则可采用更短的时间间隔，可通过频度/尿量表来确定最佳的时间间隔。对于膀胱充盈感觉差的患者，根据时间采用定时排尿的方法是十分重要的。对于认知缺陷的患者可应用如厕再训练。

（1）提示排尿指提醒患者定时进行排尿，可使用闹钟来完成此项工作。

（2）间断排尿指由括约肌不协调收缩或增加腹压产生的排尿，在尿流率曲线上表现出快速的波动。此情况可造成上尿路损害及尿路感染，必须使用盆底肌肉意识训练和生物反馈加以治疗。

2. **液体摄入管理**　习惯性地饮用大量液体（烦渴），多数情况下可引起尿频、尿急及夜尿等症状，患者通常本身未意识到问题所在。在这种情况下，减少液体摄入量可解决问题，且应告知患者有关饮水、多尿及症状之间的关系。夜间多尿也可由不恰当的饮水习惯造成，但更多情况下是由仰卧位造成的水肿消除或夜间抗利尿激素（antidiuretic hormone，ADH）分泌不足所致。如果基础疾病无法治疗，药物治疗（如日间利尿剂和临睡前服用抗利尿剂等）可能有所帮助。少尿可能反映了患者为减少充盈期症状所做的努力，医护人员应该对这种情况有所警觉，因为它可以反映出问题的严重程度。

3. **残疾人的管理**　需保证残疾人如厕途径和设施的无障碍化，应在进行医学治疗前先进行调整。对于生理和精神障碍的患者，需要进行环境改变、建筑变化、不同类型的帮助、训练、恰当的着装，其目的是使患者能够尽量自行完成排尿；否则，应进行人为帮助或引导。

第 15 章　气体传导测压导管进行的尿动力学测定

尿动力学测定是一项侵入性检查，需要将导管插入膀胱和直肠内，分别测量膀胱腔内压（intravesical pressure，P_{ves}）和腹压（intra-abdominal pressure，P_{abd}）。由于腹压难以测量，所以通常将放入直肠内导管测得的压力作为 P_{abd}。目前共有 4 种尿动力学导管曾经或正在应用于临床以进行上述压力测定：液体传导测压导管（water filled catheter，WFC）、气体传导测压导管（air charged catheter，ACC）、顶端精密传感器导管和光纤维导管。其中顶端传感器导管和光纤维导管较为精密，其原理为利用顶端的感受器分别将局部压力相应地转换为光信号和电信号并传导。虽然顶端传感器导管的频率响应较高，足以测量快速咳嗽样反应或测量咳嗽压力传动比，但是与液体传导测压导管相比，其价格高，传感器工艺较为精密，操作要求高，还要严格消毒等，若长期使用，有可能累积蛋白质沉积物而影响测量结果，因此没有完全普及。目前临床最常用的导管是液体传导测压导管，由于近年来气体传导测压导管在国内外的应用快速增加，本节对其进行简要描述。

1. 气体传导测压导管（ACC）　1978 年，James 研发出 ACC。ACC 操作简单，通过低质量、高顺应性空气传导压力，可减少赝像产生或传导。1998 年 Laborie 公司研发出 T-DOC 气体传导测压导管，T-DOC 是一种新兴的测压系统，压力作用在导管顶端一个围绕聚乙烯导管周向放置的微型充气球囊上，通过管内空气传递到外部换能器（图 15-1）。在过去 15 年中由于 T-DOC 所具备的优点，市场占有率逐年增加，并且逐渐得到临床认可。ACC 系统的实验室研究表明，电信号的输出与压力测定呈线性相关，仅有微小的滞后效应，可接受的容量位移足以捕捉大部分临床相关压力的频率响应，ACC 技术参数足以测量并传导压力，适合用作尿动力学研究测压。

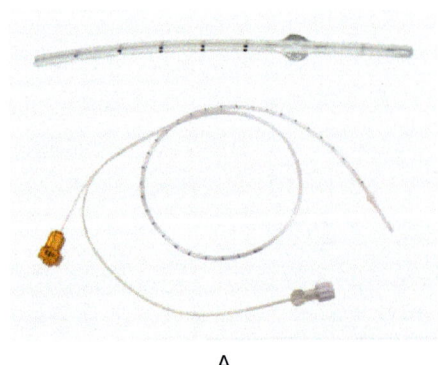
A

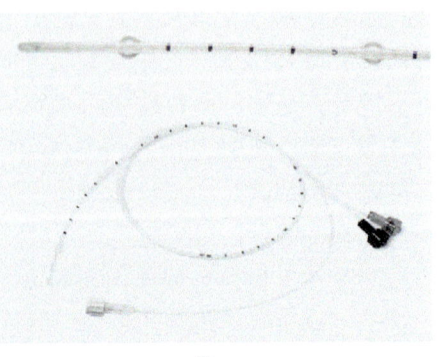
B

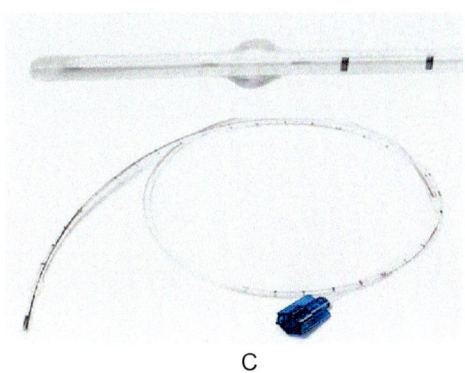

图 15-1　气体传导测压导管（T-DOC）

A. 用于膀胱测压的双腔 T-DOC ACC（顶端有 1 个微球囊）；B. 用于膀胱尿道同步测压的三腔 T-DOC ACC（具有 2 个微球囊）；C. 用于直肠压力测定的单腔 T-DOC ACC（顶端有 1 个微球囊）

2. 气体传导测压导管（ACC）与液体传导测压导管（WFC）的区别　传压介质和感压结构是 ACC 区别于 WFC 的最明显之处。众所周知，WFC 最初用来测量食管压力，1969 年，Brown 等首先把 WFC 作为尿动力学的测压导管，并受到 ICS 的推荐。由于 WFC 属于一次性导管，经济卫生，因此得到临床尿动力学的广泛认可，在相当长的时间内垄断了尿动力学导管市场，目前仍是最常用的导管。WFC 也存在不足：首先压力感受器与膀胱相对高度的不同可能导致初始测压值的不同，需要烦琐的体外置零过程；其次导管的长度和粗细、导管内的气泡、导管弯折会造成压力传导延迟，导管硬度会影响压力值的大小，患者活动导致的曲线峰值可能会使结果难以解释等。但是 WFC 系统的技术标准和要求已经成熟，压力传感器的重要技术参数和标准均符合临床尿动力学的要求，WFC 测得的压力值的典型值范围与典型信号模式已经建立，并用来进行临床尿动力学的质量控制。

（1）测定系统的连接

1）液体传导测压系统中，P_{ves} 作用在导管顶端的侧孔上，尿道压力（urethral pressure，P_{ura}）作用在距离导管顶端 5cm 的侧孔上，然后通过管内的生理盐水传导压力。这两种压力在管内分别有自己的通道，所以传导至各自传感器的压力并不互相干扰。膀胱的灌注则是通过管内的灌注通道执行，直肠内的导管虽然也称作气囊测压导管，但是气囊内充盈的依然是生理盐水，并且体积要大很多。

2）T-DOC ACC 的 P_{ves}、P_{abd}、P_{ura} 等腔道接头具有黄、蓝、绿不同颜色，对应的 ACC 传感器也具有对应的颜色，各测压导管置入患者体内后，按各自颜色对应连接位于同一高度且开关置于"开放"位置的传感器（图 15-2）。连接完成后嘱患者咳嗽，然后通过计算机软件对所有传感器进行"调零"，再将各传感器开关推至"充气"位置（图 15-3），嘱患者咳嗽测试压力传递，完成系统连接及设置，开始充盈膀胱。

（2）气体与液体的流体力学差异：流体是液体和气体的统称。流体的第一个特性是具有质量，流体密度为单位体积所具有的质量。空气的密度比水小很多，1 个标准大气压下，ACC 中的空气质量可忽略不计，因此与 WFC 相比，ACC 很大程度上减少了赝像的产生与传导，所形成的静水压也可忽略不计。对 WFC 而言，导管内液体密度随温度

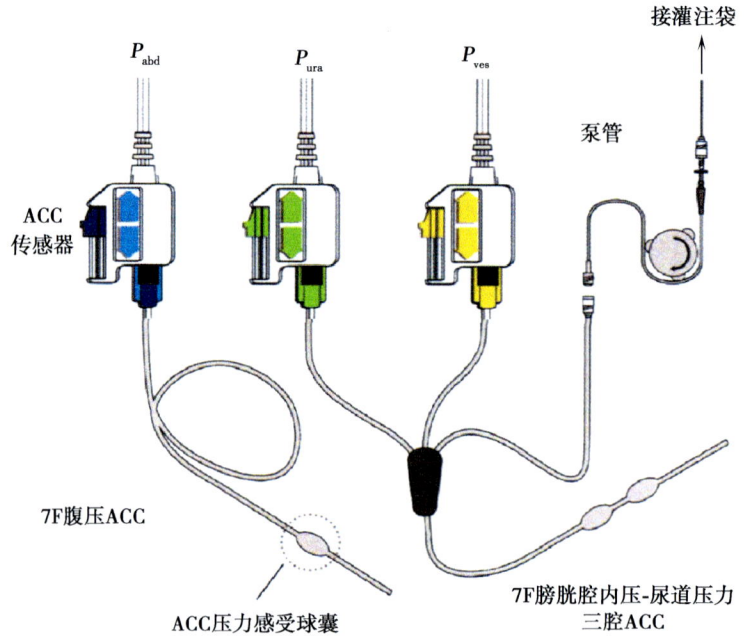

图 15-2 T-DOC ACC 及传感器系统连接示意图

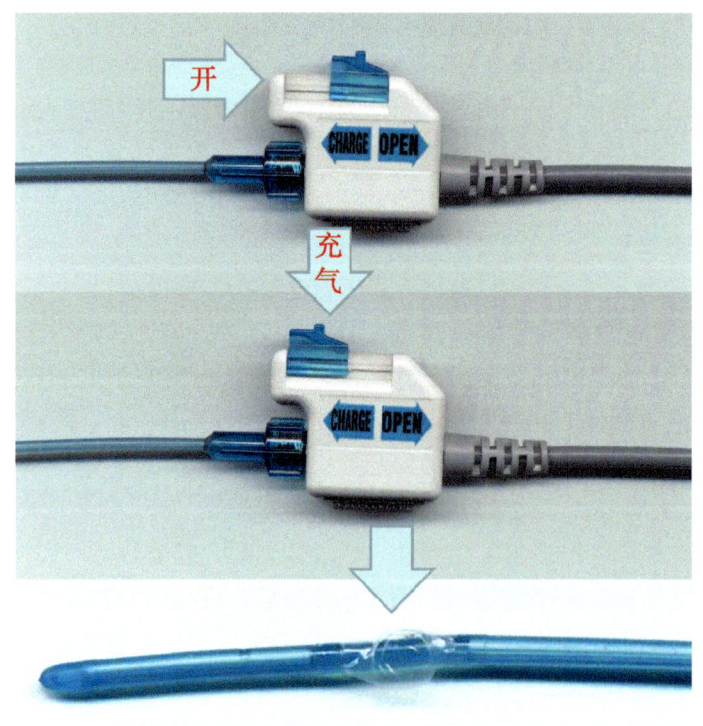

图 15-3 ACC 传感器的"调零"过程

的改变而改变；而对 ACC 而言，导管内的气体密度不仅与温度有关，并且随着压强的改变而改变。这个特性可能是多次连续测量结果变异性较大、可重复性较小的原因之一。压力传感器应用压阻效应将力学量转化为易于测量、传输和处理的电量。传感器所收集的压力来源有两个：一为输送流体动力源的输送压力，即逼尿肌上升的压力。根据流体压力等值传递理论，在膀胱内相对静止的流体任意一边界上压强的变化将等值传递到其他各点。二为管壁上升的压力。流体总是在做无规则的热运动，当其被约束于管道中时，这种分子间的不断相互碰撞，也形成对管道的冲击力，单个的分子聚集起来，不停地、密集地对管壁形成连续的撞击，宏观上产生持续的有一定大小的压力，大小取决于单位时间内分子撞击管壁的次数与每次撞击力量大小的乘积。因此，导管硬度不同也是两者测压值差异的来源之一。

（3）零参考平面零压力点设置：WFC 使用外部传感器，压力的测量不依赖导管尖端在膀胱中的位置，膀胱腔内压或直肠压力经充满液体的管道从体内传递到传感器，导管内的液柱受重力影响，因此传感器会记录到导管内液体静水压值，传感器位置不同，静水压值不同，通过使用统一的参考平面和调零标准，消除传感器高度不同导致的静水压差，1999 年 ICS 颁布的尿动力学质量控制标准中规定不同的压力采用相同的零参考平面，即均以大气压下耻骨联合上缘水平为零参考平面，使 P_{ves} 和 P_{abd} 的测量具有可重复性和可比性，描述 P_{ves} 与 P_{abd} 时，可将腹腔模拟为一个充满流体的容器。

$$P_{ves}=P_{c1} + h_0\rho g ; P_{abd}=P_{c2} + h_0\rho g$$

其中，P_c 为收缩压；h_0 为传感器所在位置；g 为重力常数；ρ 为液体密度。

$$P_{det}=P_{ves} - P_{abd}=P_{c1} - P_{c2}$$

从此公式可看出，将传感器置于同一水平面调零可以不考虑传感器的相对位置导致的压力差。但是患者体位的改变会导致零参考平面的变化，因此，需要改变传感器的位置以使其始终保持在耻骨联合上缘水平。

而 ACC 虽然也使用外部压力传感器，但是由于球囊与外部压力传感器之间是一段完整的气柱，空气密度小，质量可忽略不计，静水压可忽略不计，因此外部传感器的位置不会影响压力读数，但是球囊位置却影响读数。与尖端精密导管感受压力的部位类似，ACC 感受压力的部位实际上也是膀胱内，压力直接从导管顶部球囊传到传感器，气囊在膀胱内位置不同，感受到的静水压也不同，但是无法知道球囊在膀胱内的确切位置，静水压无法消除，P_{ves} 和 P_{abd} 导管球囊的高度差也无法消除，所以只能使用体内调零，通常的做法是通过人为方法使 P_{abd} 等同于 P_{ves}，从而强行使 P_{det} 初始值为 0，这意味着仅 P_{ves} 是生理的真实测定曲线，而 P_{abd} 有时为人为矫正后曲线，这是 ACC 系统存在的问题，但对 P_{det} 曲线没有明显影响。

（4）频率响应：由于液体不可压缩，WFC 表现为第二低阻尼系统，有放大低频信号、衰减高频信号的作用。WFC 在频率为 10.13Hz 时发生共振，压力信号增加 50%，频率高于 19Hz 时衰减，压力信号减少 50%。当压力下降时，WFC 记录到的压力立刻降到 0，然后压力在 0 附近波动，直至稳定。ACC 则表现为过阻尼系统，有衰减更低频率信号的作用。在 1～30Hz 频扫中没有表现出任何放大效应，当频率＞3.02Hz 时衰减压力信号，相当于低通滤波器。压力下降时，ACC 记录到的压力呈指数形式下降到 0，但不会降到 0 以下。ACC 记录到的曲线更平滑，这是由于流体的黏滞性，管中流体运动黏性系数是非常重要的参数，压力对动力黏滞系数的影响不大，等温条件下可忽略其对流体的影响。然而温度对两者的影响却截然相反。液体的黏滞系数与温度呈负相关，气体的黏滞系数与温度呈正相关，这是两者微观结构差异所致。由于水分子和气体分子之间的内聚力、各自与管壁的附着力及分子不规则的热运动引起动量交换，内摩擦力由此产生，部分机械能转换为热能。液体分子内聚力由于间距增大而显著下降，动量交换产生的内摩擦力又不足以补偿，故而温度升高，黏滞系数下降。而气体的分子热运动产生的内摩擦对黏滞系数起主要作用，温度升高，分子热运动频繁，故而黏滞系数增加。由于水的密度比空气大几百倍，因此空气的运动黏性系数是水的 10 倍以上。随着检查的进行，温度的影响将两者之间的差距进一步扩大，这种液体的欠阻尼特性与气体的过阻尼特性随着检查时间的延续或多次检查而直接体现在所测的压力差上。

研究表明，ACC 截止频率是 3Hz 或 5Hz。对 6 个健康志愿者的咳嗽测试频谱后，发现 88% 的咳嗽成分在 3Hz 以下，5Hz 则足够捕捉大多数临床相关压力事件，所以尽管 3Hz 会过滤掉高频信号，但可以保证信号的完整形状。若尿动力学事件均发生在 3Hz 以下，使用 ACC 测压获益更大，但是测定过程中会出现由患者咳嗽、说话和运动等所致的膀胱腔内压快速变化。因此，频率反应提高到 15Hz 才不至于丢失有用的快速压力信号变化。气囊会在压力作用下发生形变，静息时测到的压力依赖于气囊一定程度的膨胀，即充气容积。由于气体体积会因温度上升至体温而增加，因此，应充气至气囊部分膨胀以容纳增加的体积，从而避免过度充气对结果的影响。多次使用后，气囊顺应性增加，再加上空气的可缩性，使压力传感器的频率响应降低，导致灵敏度下降。

3. 气体测压系统充盈期膀胱压力 - 容积测定　研究发现，当测量充盈开始、结束、排尿前站立或坐位及出现最大逼尿肌收缩这五种状态下的压力时，ACC 所测得的 P_{ves} 和 P_{abd} 值始终高于 WFC，而 ACC 所测得的 P_{det} 一直较 WFC 低，中国康复研究中心通过初步研究也发现此现象（图 15-4，图 15-5）。有研究同时应用 WFC 与 ACC 进行测量，比较特定容积下患者 Valsalva 动作和咳嗽时的压力，发现两种测压系统测得的压力值呈高度线性相关；Valsalva 动作时的相关性更高。对于一个给定患者，在充盈前膀胱容积为 50ml 时，这两种方法测定 Valsalva 动作的 P_{ves} 可有 6cmH$_2$O 的差异，这在临床可接受的误差范围内，而 P_{abd} 可达 10cmH$_2$O；患者咳嗽的 P_{abd} 差异达 14cmH$_2$O，P_{ves} 达 19cmH$_2$O。因此，两种系统的测量值不可互换使用。也有学者研究患者从仰卧位到坐位再到立位压力幅度的改变，结果表明，当采用 WFC 测压时，从仰卧位到站立位压力持续增加，而 ACC 所测得的压力值无明显变化，但总体较 WFC 高。对上述差异性的存在及其临床相关性研究有待增加样本进一步开展。

4. 气体传导测压导管（ACC）尿道压力（P_{ura}）测定　P_{ura} 和尿道闭合压（urethral close pressure，P_{clo}）都是人们针对尿道阻止尿液漏出的能力所提出的理想化概念。通过沿尿道腔连续测量多个点的压力并形成一条连续的尿道压力描记（urethral pressure profile，UPP）图进行 P_{ura} 测定。导管侧孔灌注法是使用 WFC 测量 P_{ura} 的方法，P_{ura} 作用在导管侧面的开口上，通过侧孔以恒定的大小、适度的速度灌注膀胱腔或尿道，然后匀速拖动拉杆，导管随拉杆缓慢匀速地退出尿道，同时，外部压力传感器记录尿道壁对液体的连续压力，但诸多精细的配合（如灌注速度与退管速度），以及定性但缺乏定量的描述，多凭操作者的经验或使用同一速度，使得测压结果变异性大，可重复性差。

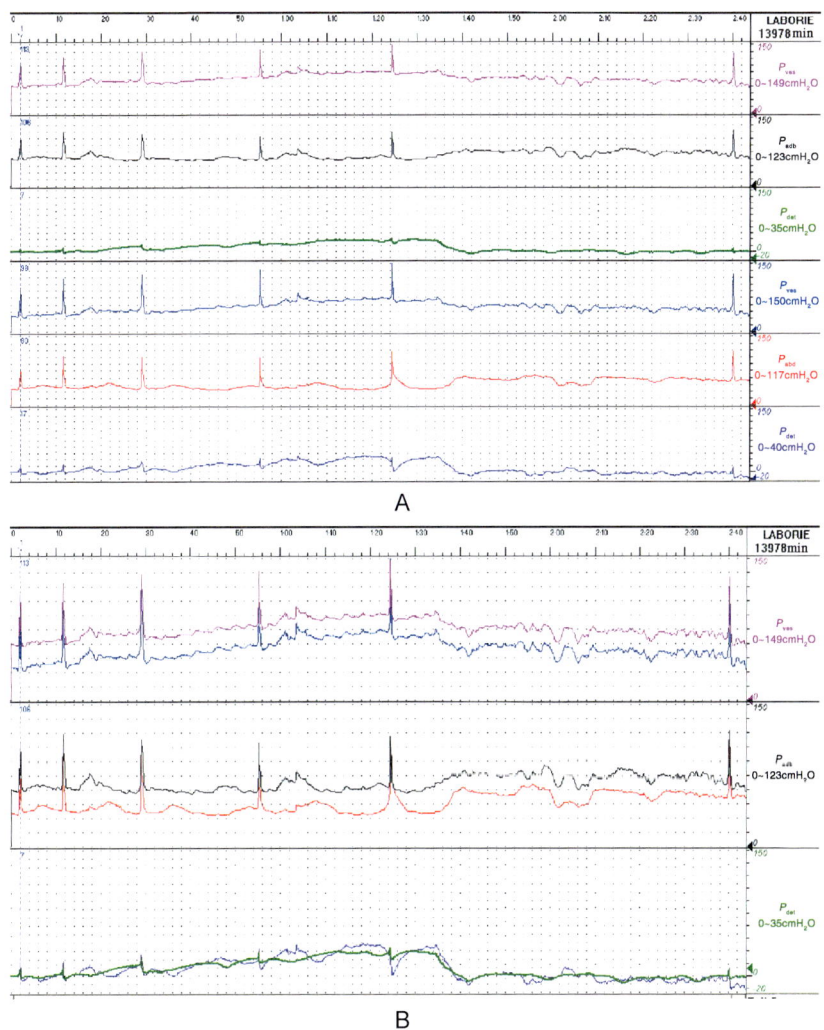

图 15-4 气体传导测压导管（ACC）系统与液体传导测压导管（WFC）系统对逼尿肌过度活动（DO）患者进行膀胱压力 - 容积测定的比较

患者，女性，45 岁，T_{12} 脊髓损伤，主诉排尿困难。对患者同时进行 ACC 和 WFC 膀胱压力 - 容积测定（CMG）。A. 粉红色、黑色、绿色曲线分别代表 ACC（T-DOC）记录的 P_{ves}、P_{abd} 及 P_{det}，蓝色、红色、紫色曲线分别代表 WFC 记录的 P_{ves}、P_{abd} 及 P_{det}。B. 两种方法进行的 CMG 重叠后的曲线，颜色不变。通过比较可以发现，两者所记录的压力有一些差异。WFC 对咳嗽压力变化更为敏感，WFC 测定的咳嗽快速变化压力值比 ACC 约高 20cmH$_2$O；对于测压过程中 P_{ves} 及 P_{abd} 的初始值及缓慢的压力变化，ACC 的测定值比 WFC 平均约高 20cmH$_2$O。两种方法 P_{det} 曲线拟合度较好，尿动力学诊断为 DO。总体来讲，WFC 对压力变化更为敏感，ACC 获得的 P_{det} 曲线更为平稳，两种方法不会明显改变尿动力学诊断

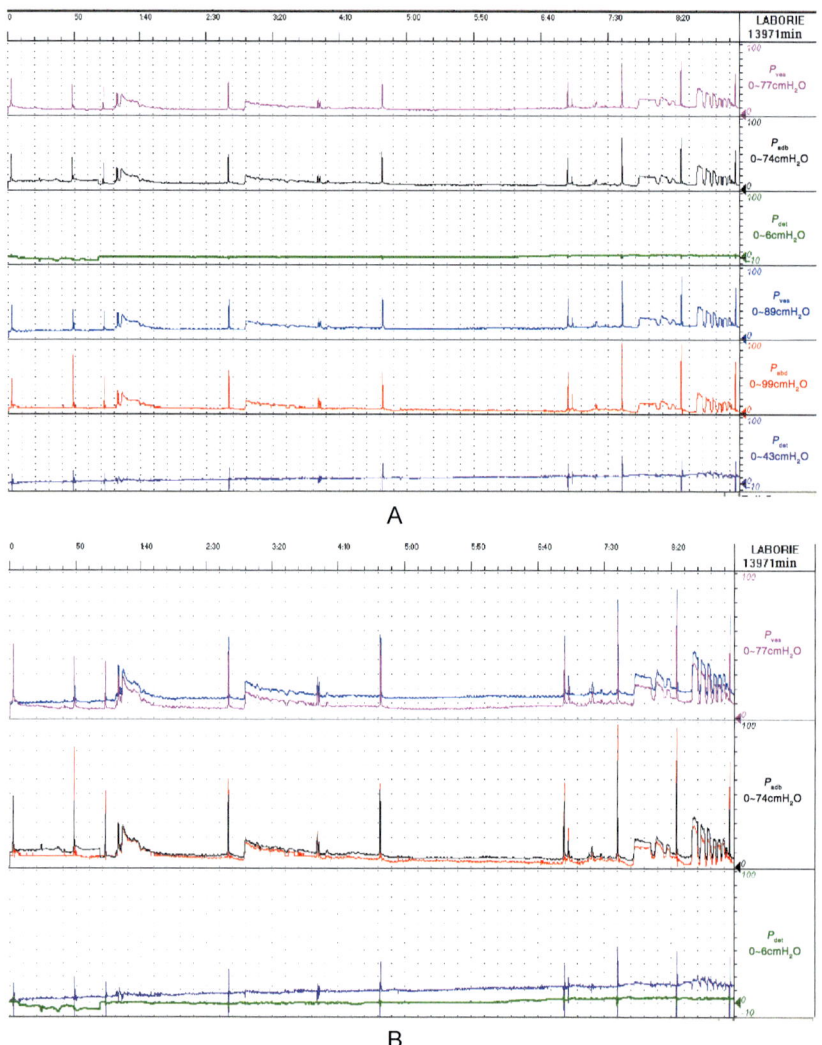

图 15-5　气体传导测压导管（ACC）系统与液体传导测压导管（WFC）系统对逼尿肌无反射患者进行膀胱压力-容积测定的比较

患者，女性，46岁，马尾损伤，主诉排尿困难。对患者同时进行ACC和WFC膀胱压力-容积测定(CMG)，A. 粉红色、黑色、绿色曲线分别代表ACC（T-DOC）记录的P_{ves}、P_{abd}及P_{det}，蓝色、红色、紫色曲线分别代表WFC记录的P_{ves}、P_{abd}及P_{det}。B. 两种方法进行的CMG重叠后的曲线，颜色不变。通过比较可以发现两者所记录的压力有一些差异；WFC对咳嗽压力变化更为敏感，WFC测定的咳嗽快速压力值变化比ACC大；对于测压过程中P_{ves}及P_{abd}的缓慢压力变化，ACC的测定值比WFC低约10cmH₂O。WFC测得的P_{det}值高于ACC约10cmH₂O，尿动力学诊断为逼尿肌无反射。总体来讲，WFC对压力变化更为敏感，ACC获得的P_{det}曲线更为平稳，两种方法不会改变尿动力学诊断

使用T-DOC ACC测量P_{ura}时，空气为传压介质，气囊与尿道壁相互之间的作用力传至传感器并描记出尿道不同点的压力分布图，操作简便、易行，只需匀速拖动拉杆而无须拉杆速度和灌注速度之间的配合。有研究比较ACC和顶端传感器导管，发现ACC通常给出更高的读数，中国康复研究中心通过初步研究也发现此现象（图15-6），这可能与ACC采用小气囊感应尿道压力变化、气囊部位管径较管身粗有关。WFC侧孔不能充分与尿道黏膜接

触及压力测定的方向性使得导管旋转也影响测定结果。而 ACC 更灵活,具有圆周测量能力(压力的周向测量),与导管定位相关性较小,导管方向不会影响测量结果,因此可能具有更少的赝像。2 种方法测定结果差异性的存在及其临床相关性研究有待增加样本进一步开展。

5. 气体传导测压导管（ACC）校准方法与压力值转换　在每次尿动力学测试结束后检查导管准确性,可通过使用 30cmH$_2$O、20cmH$_2$O 和 0cmH$_2$O 的蒸馏水柱校准直肠和膀胱 ACC 系统。测量从每个气囊的中心到水面（0cmH$_2$O）的压力值。使用标尺进行 WFC 校准,将每根导管的末端放置在传感器的水平面上、传感器上方 20～30cm 处,分别代表 0cmH$_2$O、20cmH$_2$O 和 30cmH$_2$O 下的压力。有研究在一个压力室中重复 ACC 与 WFC 同时测压的试验,收获了高度可重复的结果,发现 ACC 显著低估了快速变化的压力峰值,并开发一个算法转换峰值压力,算法可纠正 ACC 90% 的峰值压力,使其与 WFC 值误差在 5% 之内,从而造成 ACC 读数和预期的 WFC 读数一致。但是算法仅转换咳嗽和 Valsalva 动作的最大压力值,没有扩展到全部压力轨迹。

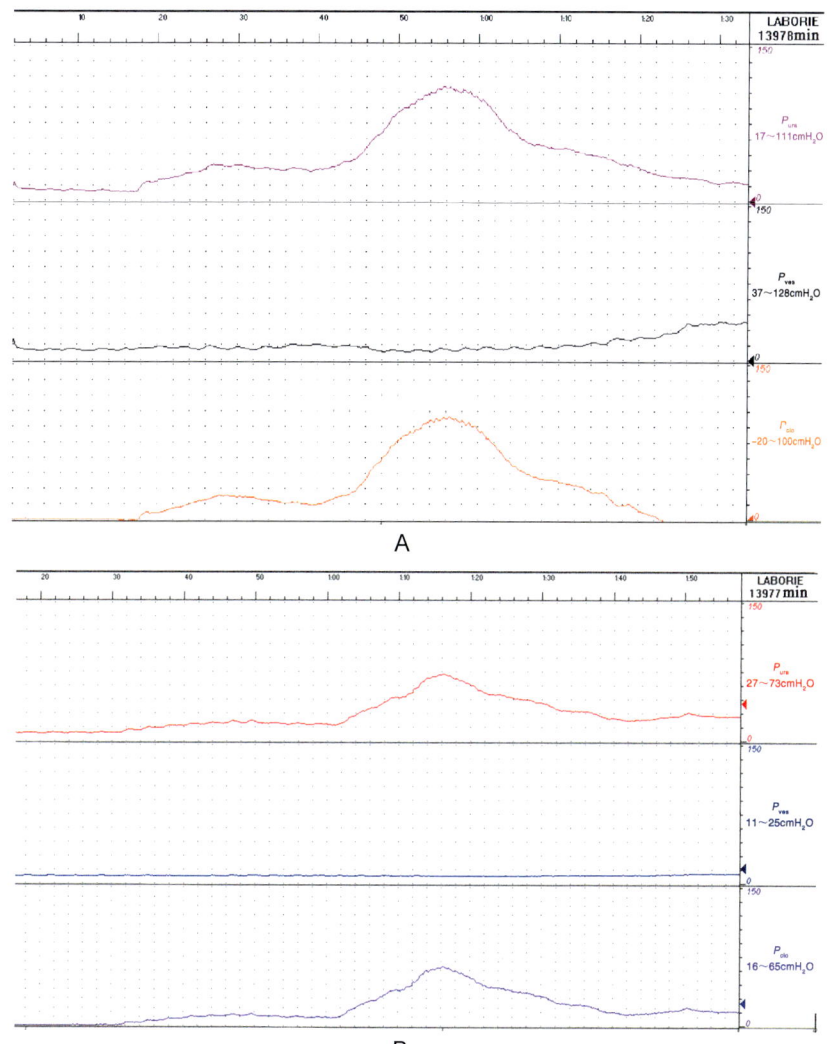

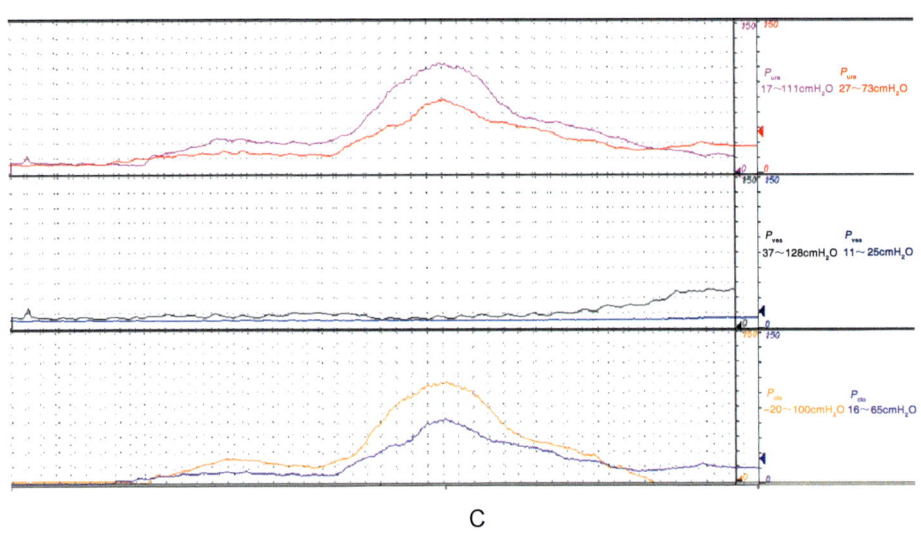

图 15-6 气体传导测压导管（ACC）与液体传导测压导管（WFC）系统对脊髓损伤患者进行尿道压力描记（UPP）的比较

患者，男性，50 岁，C_4 脊髓损伤，主诉漏尿。依次分别对患者进行 ACC 和 WFC 尿道压力描记（UPP）。A. 粉红色、黑色、黄色曲线分别代表 ACC（T-DOC）记录的 P_{ura}、P_{ves} 及 P_{clo}。B. 红色、蓝色、紫色曲线分别代表 WFC 记录的 P_{ura}、P_{ves} 及 P_{clo}。C. 2 种方法进行的 UPP 重叠后的曲线，颜色不变。通过比较可以发现两者所记录的压力有一些差异：测定过程中 ACC 对 P_{ura} 的测定值总要高于 WFC 测定值，在最大尿道压力时相差超过 $30cmH_2O$；但 2 种方法描记的 UPP 曲线形态拟合度尚可，尿动力学初步判断为尿道括约肌闭合功能正常

6. 尿路感染　在膀胱压力 - 容积测定中，使用 WFC 会增加尿路感染的机会。由于测压管与压力感受器之间的液体是细菌良好的培养基，细菌通过测压导管间接与膀胱腔相通，从而导致较高的尿路感染发生率。而使用 T-DOC ACC 后尿路感染的机会显著减少，这是由于导管尖端气囊相对封闭，不会与膀胱腔直接相通，完成每例检查后仅需更换测压导管，而不需更换其他连接管等部件，检查后尿路感染发生率相对较低。

总之，ACC 和 WFC 在导管构造、信号传导方式、零参考平面的选择、频率响应、压力测量值、校准方法和尿路感染并发症等诸多方面存在差别。WFC 在尿动力学测定中一直沿用至今，典型值范围及典型信号模式也已建立，但是不可避免地存在气泡和患者活动影响测压结果及尿路感染发生率较高等缺点。ACC 可避免由气泡及患者活动导致的误差，可周向测量 P_{ura}，尿路感染发生率较低，但是体内调零法、空气和气囊的流体力学特性又成为测压过程中的不可控因素。两者的诸多差异导致患者不同状态下的尿动力学测压值不同，误差来源及其临床相关性有待进一步探索研究。进一步比较特定患者的 WFC 和 ACC 尿动力学测压值，选择更合适的尿动力学测压导管，可为下尿路功能障碍的诊断提供临床指导。T-DOC ACC 及传感器测压系统作为尿动力学新方法值得在探索研究中不断推广应用。

第二篇　尿动力学质量控制

第16章 规范化尿动力学测定及尿动力学质量控制概述

一、规范化尿动力学测定概述

何谓标准？标准可能被定义为对于一种产品或生产过程的实质所做出的描述。标准包含了合适的规格、程序和术语，标准的目的是通过使用清楚的术语来提高产品的安全性和有效性，推广功能良好的产品，使其易于合作。标准意味着通过相关各方的一致共识来达成良好的技术普及。

国际尿控协会（ICS）已经针对有关名词术语、临床和技术问题制定了若干标准，包括尿动力学技术规范（good urodynamic practice，GUP），详见第18章。笔者也完成并发表了《尿动力学质量控制标准制定》的博士学位论文，并成为GUP的核心内容，详见第17章。遵循这些标准与规范可以确保尿动力学测定的高质量，使不同实验室之间的尿动力学测量结果得以交换，从而使得临床工作者和研究人员可以更明确地共享科研数据和结果。以下根据笔者经验概述一些规范化尿动力学实践的体会。

规范化尿动力测定具有以下特征：①工作人员训练有素、富于工作激情；②合适的、维护良好的实验室和仪器设备；③精心选择患者并进行精确测量；④在测量前应有充足的时间对患者进行知情告知；⑤有充分的时间进行仔细测量；⑥经验丰富的专业人员对测量结果进行分析与评估；⑦严格、规范的报告和数据储存；⑧其他标准。

1. **工作人员训练有素、富于工作激情** 工作人员必须接受规范化的培训，做到训练有素、技巧娴熟、富于激情。

2. **合适的、维护良好的实验室和仪器设备** 需对所使用的仪器进行定期的仔细校对、调零和平衡。应根据制造商提供的建议对测量仪器进行维护和调校；不管是采用仰卧位、坐位还是站立位，都必须将灌注了生理盐水的压力传感器在耻骨联合上缘水平、相对于大气压的情况下将压力值调零。诊断膀胱出口梗阻（BOO）的列线图需要对逼尿肌压力和尿流率进行非常精确的测量。如果在仪器调零和（或）平衡时发生任何错误，则会引起测量值的偏移，进而在列线图中产生错误判断。

在尿动力学检查中，需连续地从膀胱腔内压（P_{ves}）中减去腹压（P_{abd}）来计算出逼尿肌压力（P_{det}），正确记录有赖于所使用的传感器的调零和平衡。在测量开始时，2个压力相减的差值必须接近于零；在测量过程中，2个压力变化必须为同等的幅度变化。对于P_{det}而言，0～4cmH$_2$O的误差范围是可以接受的。P_{det}永远不可能为负数，只有在直肠蠕动的情况下才会发生P_{abd}高于P_{ves}、P_{det}为负数的情况。另外常见的错误是，当将灌注有生理盐水的压力传感器与患者相连后再进行压力平衡,此时 P_{ves} 和 P_{abd} 读数都为零,即使由此测得的 P_{det} 也在建议的标准范围以内,这样测得的膀胱腔内压和腹压是没有意义的。同样的原则也适用于尿道闭合压力(urethral close pressure,P_{clo})的测量,P_{clo} 是尿道压力(P_{ura})减去 P_{ves} 后所得差值。

3. 精心选择患者并进行精确测量　在进行检查之前,适应证必须明确。对于精确陈述给检查者的问题必须给出一个清楚的答案,并保留资料,对所有相关因素进行深入思考。

4. 在测量前应有充足的时间对患者进行知情告知　充分恰当地准备可以避免患者产生焦虑情绪、产生测量错误和浪费时间。如在尿流率测定前向患者解释增加腹压或摇摆会影响测量结果,则将获得更好的数据质量。

5. 有充分的时间进行仔细测量　对于一些技术问题,如导管堵塞,应及早诊断和纠正。建议所有患者在进行各种压力测量的初始及在测量过程的一定间隔进行咳嗽,以检查导管的通畅性及压力传递的一致性。在压力测定结束时也进行一次咳嗽,对于证明在测量过程中技术上没有问题是非常有用的。大多数的尿动力学测定在每次检查中应进行重复,以验证模式和参数的可重复性。在某些检查中可能发现系统性变化;另外在其他一些情况下,非常高的可重复性也可能意味着某些疾病的存在(如尿道狭窄或纤维化挛缩的膀胱)。ICS 发表的 GUP 及本书作者发表的《尿动力学质量控制标准》必须在测量中加以应用,以确保获得高质量尿动力学数据。

6. 经验丰富的专业人员对测量结果进行分析与评估　检查报告是尿动力学实验室的"门面",应该做到精确、准确和明确。在患者管理中,将尿动力学作为唯一决定因素具有局限性;要注意了解任何可以获得的既往和现有疾病及其治疗;来源于排尿日记、影像学及其他实验室检查的更多信息可以在很大程度上提高尿动力学测定结果的有效性。报告一些可能发生严重问题的迹象是很重要的,如漏尿点压力(leak point pressure,LPP)接近上尿路安全限制($35\sim40cmH_2O$)的慢性尿潴留及低顺应性膀胱或膀胱感觉的去神经状态等。在尿流率测量过程中,若出现腹肌收缩、盆底肌肉自主收缩、摇摆或手挤压尿道,则所测得的最大尿流率(Q_{max})将出现明显错误,经常需要对自动测得的 Q_{max} 值进行手工修正。在许多情况下,如进行相关科研时,对 Q_{max} 修正的估计应建立在无偏见的基础上。

7. 严格、规范的报告和数据储存　理想情况下,将所有记录数据保持为进行科研的原始状态,如将原始数据保存为不可变换的格式、进行备份以防盗或失火、可进行修正、保证评估者的独立身份。有关测量过程中的评论和一般标准的储存(通常在测量时自动显示,但可能随时间而变化)也必须安全可靠。例如,进行仪器调校的频率应该多高?每日、每周或每月?型号如何?何种情况下应弃用?负责医师和技术人员的名字?在进行膀胱测压前是否排空了膀胱残余尿量?

8. 其他标准　除此之外,还有一些其他很有用的标准需遵循:ICS 有关术语的标准、预防医院感染的标准(包括国家关于进入人体的导管一次性使用的规定)、患者隐私保护的标准、医学仪器和药物安全的技术标准、数据记录安全保管标准、科学研究的伦理标准、医学杂志的编辑标准及其他更多的标准。

二、尿动力学质量控制方法概述

如果一项医学检查技术发展成熟到一定阶段,就必须制定出一套质量控制标准,尿动力学检查也必须遵循这一规律。尿动力学测定过程中的质量控制和可靠性检查对于获得无技术错误和赝像的、精确的、可靠的尿动力学数据是必需的。临床尿动力学检查的目的是在检查过程中再现患者的症状,以探究造成这些症状的原因,并分析其相关的病理生理过程。规范化尿动力学测定包括3个要素。①适当的方法选择:明确的适应证,选择适当的相关检查项目和步骤;②精确的测量过程:具有质量控制和完整数据记录的精确测量,包括信号的检测、典型值可靠性的控制、典型信号模式的识别及回顾性赝像矫正等;③准确的结果分析:准确分析数据并给出正确的结果报告。

质量控制贯穿于尿动力学测定及回顾性数据分析的全过程,尿动力学测定过程中质量控制和可靠性检查的最佳方式就是在测定开始前或测定的早期阶段避免、消灭或更正各种赝像和技术错误。回顾性分析中的质量控制也是必要的,可以去除和更正已存在的各种赝像和技术错误。尿动力学质量控制取决于对典型值范围(typical value range,TVR)的认识及对典型信号模式(typical signal pattern,TSP)的识别,两者可以分别为实时尿动力学测定提供定量和定性的工具和手段。

1. 根据对典型值范围(TVR)的认识进行质量控制 TVR,特别是初始静息压的TVR是进行定量质量控制和检查信号可靠性的工具。遵循ICS调零标准,P_{ves}和P_{abd}的初始静息压的TVR为5~20cmH$_2$O(平卧位)、15~40cmH$_2$O(坐位)和30~50cmH$_2$O(站立位),P_{det}初始静息压为0或接近于0。正确的初始静息压是进行一次好的膀胱测压的重要因素,错的初始静息压通常超出其TVR。ICS规定所有压力传感器均在大气压下以患者耻骨联合上缘为参考平面进行调零,但是许多检查者仍不遵守ICS的规定,继续使用P_{ves}和P_{abd}初始静息压均为零的调零法,这在临床尿动力学检查中是一个常见的错误。在充盈开始之前或充盈刚开始时,与初始静息压力相关的错误必须被识别并更正;在充盈期和排尿期其他参数的TVR对于可靠性检查也是十分有用的。在膀胱测压获得的Q_{max}和尿量必须与自由尿流率测定值具有可比性。在排尿结束后P_{abd}有轻微变化,P_{ves}与P_{det}应接近排尿前水平,排尿后各压力的TVR对于排尿期的质量控制也是十分重要的。

2. 依据对典型信号模式(TSP)的辨别进行质量控制 尿动力学质量控制既取决于静态的TVR,也取决于动态的TSP,前者是对信号的定量可靠性检查,后者是对信号的定性可靠性检查。为获得高质量的尿动力学数据,检查者必须在尿动力学测定的各个阶段仔细观察和辨别信号模式及其变化,并不断进行信号测试。因此操作者必须熟悉和记忆各种TSP,目的在于在尿动力学测定过程中首先避免各种赝像的发生,其次及时辨别和更正所有非TSP和赝像。笔者将压力信号模式分为4型:Ⅰ型为细微结构(静噪);Ⅱ型为细小动态变化(呼吸、说话及移动所致);Ⅲ型为规律咳嗽产生的应答变化;Ⅳ型为由腹肌收缩、逼尿肌过度活动(detrusor overactivity,DO)、直肠收缩、逼尿肌收缩和盆底松弛所致的典型巨观改变。细微结构(静噪),表明信号为具有细微变化幅度的"活"信号。可以通过在各个时期(膀胱充盈前、膀胱充盈中、排尿前、排尿中、排尿后)从TSP的4

个层面来检查信号可靠性和信号质量,以确保信号具有高质量。下面从 4 个层面对膀胱测压的 TSP 进行描述:在膀胱充盈开始及充盈期,P_{ves} 和 P_{abd} 为具有相同的细微结构,即细小变异(静噪)的"活"信号;随着患者的呼吸、说话和移动而变为增强的信号活动,此时 P_{ves} 和 P_{abd} 具有相同的细小动态变化,P_{det} 无信号变化。在充盈开始及充盈期规律咳嗽,P_{ves} 和 P_{abd} 出现相同信号变化,P_{det} 无变化或出现小的双向改变,这些都说明信号质量高。在充盈期可出现几种典型巨观变化,腹肌收缩压力信号模式表现为 P_{ves} 和 P_{abd} 由于腹肌收缩而出现相同信号变化,P_{det} 却无变化(图 16-1);DO 压力信号模式表现为 P_{ves} 和 P_{det} 由于逼尿肌收缩而出现单独的或多个不稳定的波形,P_{abd} 却无变化(图 16-2);直肠活动压力信号模式表现为直肠一次或多次的收缩导致的 P_{ves}、P_{abd}、P_{det} 曲线上不同的变化:在 P_{abd} 上出现正波,在 P_{det} 上出现负波,P_{ves} 没有明显的变化(图 16-3)。在排尿开始前,P_{ves} 和 P_{abd} 对咳嗽应有相同应答,P_{det} 曲线无变化或可能出现小的双向尖波,但是没有明显的凸起。在排尿期,P_{ves} 和 P_{abd} 仍保持"活"信号,表现为相同细微结构和细小动态变化,但是 P_{det} 没有变化。在排尿的过程中可出现几种巨观改变信号。典型逼尿肌收缩为 P_{ves} 及 P_{det} 同步平滑增高和降低,但也有一些特殊的逼尿肌收缩模式,如排尿后收缩、波浪式收缩、不稳定逼尿肌排尿。排尿后收缩的特征是 P_{ves} 及 P_{det} 在尿流出现之后增高;波浪式收缩表现为 P_{ves} 及 P_{det} 随尿流率曲线一起波动;不稳定逼尿肌排尿表现为 P_{ves} 及 P_{det} 在尿流出现之前急剧增高,在尿流开始后突然下降。腹压排尿表现为 P_{ves} 和 P_{abd} 同步改变、P_{det} 无变化。直肠收缩会导致 P_{ves} 和 P_{det} 之间的不同模式,其特征表现为 P_{det} 曲线向下凹陷。盆底松弛的特征表现为 P_{abd} 有不同程度的降低,P_{ves} 和 P_{det} 曲线变化相同或相似,但出现 P_{det} 高于 P_{ves} 的情况。在排尿后 P_{ves} 和 P_{abd} 仍保持相同"活"信号,表现为相同细微结构和细小动态变化,对咳嗽应答相同,这些说明了在排尿过程中信号质量良好。通过从 4 个层面对信号质量进行分析,能够发现一些非 TSP、技术错误和赝像,并可以在检查时立即更正它们,从而获得高质量的尿动力学数据。

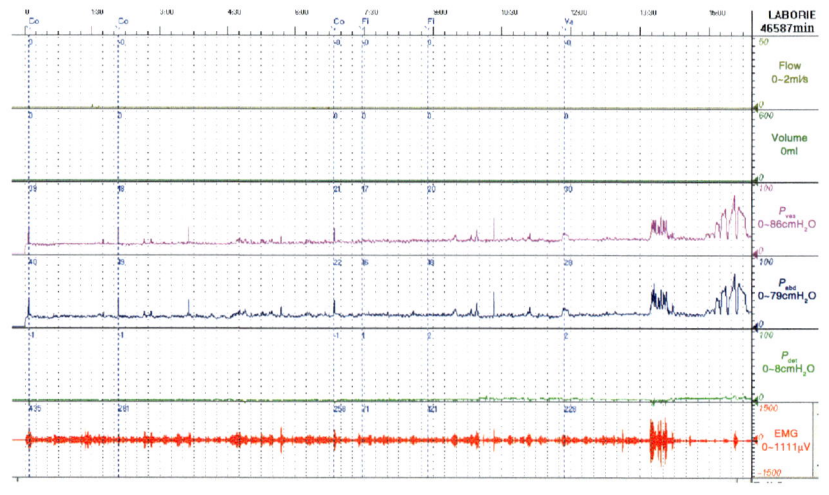

图 16-1 腹压排尿的压力信号模式

腹肌收缩表现为 P_{ves} 和 P_{abd} 由于腹肌收缩而出现相同信号变化,P_{det} 却无变化

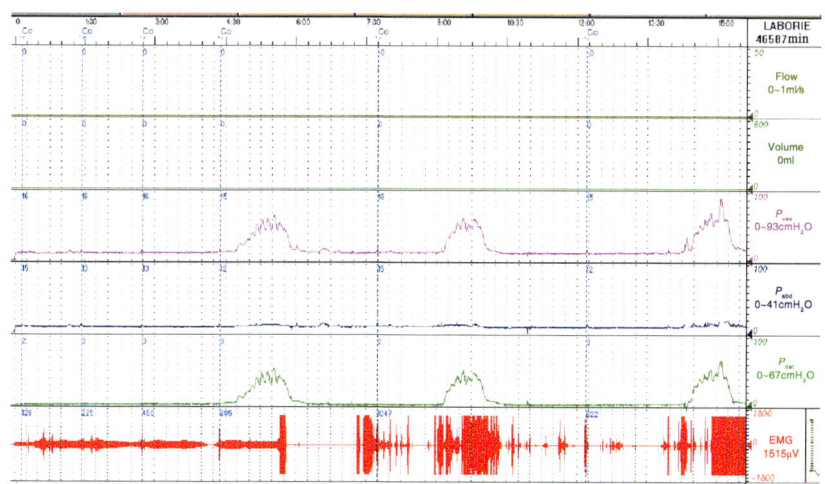

图 16-2 逼尿肌过度活动（DO）的压力信号模式

P_{ves} 和 P_{det} 由于逼尿肌的收缩而出现单独的或多个过度活动的波形，P_{abd} 却无变化，此例为期相型 DO

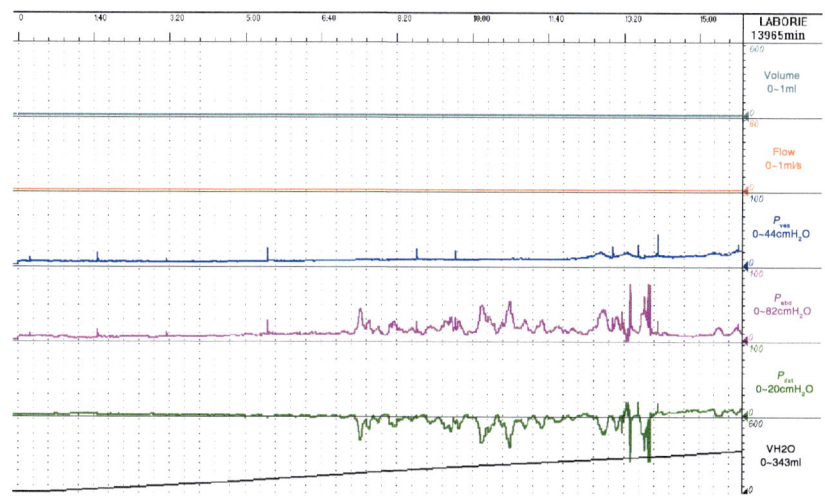

图 16-3 直肠收缩的压力信号模式

直肠活动表现为 P_{abd} 曲线出现正波、P_{ves} 没有明显的变化、P_{det} 出现负波，直肠蠕动可导致 P_{det} 曲线的赝像

3. 应用灌注前咳嗽（Ⅲ型信号）进行质量控制　大多良好的初始信号都会贯穿于整个尿动力学测定中，保证整个尿动力学测定过程中的质量，因此对于初始信号的质量控制非常重要。对尿动力学测定的初始质量控制可通过两个方面进行。一是了解初始的 TVR 以确定设备的设定是否合理（如是否在标准大气压下耻骨联合水平进行调零）；二是通过咳嗽来检验信号的传导是否良好，分析咳嗽信号模式（Ⅲ型信号）以确定传导信号的可信度。良好的咳嗽信号特点是 P_{ves} 及 P_{abd} 的信号变化基本一致并呈瞬时的正向波峰变化，P_{det} 保持不变，这种情况是非常理想的；但在实际测定过程中需要反复准确地调试设备来达到这种情况。Sullivan 等通过对比咳嗽过程中 P_{ves} 及 P_{abd} 的波幅大小来进行分类，他们将咳嗽中 P_{ves} 及 P_{abd} 的变化进行对比，如果它们的波幅相差在 30% 以内，那么这样的咳嗽信号被

认为较好，如果相差在 30%～70% 被认为是中等信号，如果相差超过 70% 则认为是较差的信号，这个分类可以粗略地对实时测定中或回顾性分析中的尿动力质量进行控制，但是缺乏客观的分类根据。除了对于尿动力学质量控制对信号模式的识别分析好，还需要量化信号的压力值来更准确地进行质量控制，Hogan 认为在咳嗽过程中压力的变化范围至少应 $> 15cmH_2O$，但是否不同的患者群体（如神经源性膀胱）可以采用此标准有待商榷。卢田冀及廖利民通过对神经源性膀胱群体的尿动力学曲线进行研究，从 TVR 及 TSP 两个方面对灌注前初始的咳嗽信号进行分析，制定了一个针对该群体应用咳嗽信号进行尿动力学质量控制的标准，具体描述如下。

(1) 灌注前咳嗽信号的压力值典型范围的建立：对于神经源性膀胱患者初始的静息压力及灌注前咳嗽的各个压力值的 TVR 在截石位咳嗽时 P_{ves} 及 P_{abd} 的 95% 的 TVR 为 $12～83cmH_2O$ 及 $14～88cmH_2O$，在坐位时分别为 $20～108cmH_2O$ 及 $17～108cmH_2O$。咳嗽时 P_{ves} 及 P_{abd} 的波幅大小相近，在截石位时波幅的 95% 的典型值范围为 $4～62cmH_2O$ 及 $3～70cmH_2O$，坐位时为 $9～95cmH_2O$ 及 $8～98cmH_2O$。咳嗽时 P_{det} 的变化在截石位时为 $-38～25cmH_2O$，在坐位时为 $-44～41cmH_2O$。

(2) 灌注前咳嗽信号的 TSP 的描述：在灌注前咳嗽中，P_{det} 出现的不同波形如图 16-4 所示，主要包括三大类。Ⅰ型：在咳嗽过程中 P_{det} 基本保持不变或变化值 $< 5cmH_2O$；Ⅱ型：在咳嗽过程中 P_{det} 信号呈单相的尖波，压力值变化 $> 5cmH_2O$，根据单相波相对于基线的方向又可再分为正向波（Ⅱa 型）及负向波（Ⅱb 型）；Ⅲ型：在咳嗽过程中 P_{det} 信号呈双相尖波，而双相波又可分为先正后负的双相波（Ⅲa 型）及先负后正的双相波（Ⅲb 型），在双相波中，根据正向波幅及负向波幅的大小又可再继续分为正波等于负波（Ⅲa1 型和Ⅲb1 型）、正波大于负波（Ⅲa2 型和Ⅲb2 型）及正波小于负波（Ⅲa3 型和Ⅲb3 型）的亚分类。具体如图 16-5～图 16-7 所示。

(3) 不同咳嗽波形对尿动力学测定质量控制的作用：通过分析所有曲线的整体质量，将所有曲线的质量分为好与坏两类，各个类型的咳嗽波形所对应的曲线质量分析中，Ⅰ型、Ⅲa1 型和Ⅲb1 型咳嗽波所对应的曲线中高质量好曲线占比均较高（88.5%、82.6% 及 80%），这些信号类型的出现预示可能获得较好的尿动力学测定质量。Ⅲa3、Ⅲa2、Ⅱb 对应的曲线中高质量好曲线占比均较低（60%、66.7% 及 69.1%），这些信号类型的出现预示很大程度会获得较差的尿动力学测定质量，应该仔细检查影响信号传导的可能原因。Ⅱa、Ⅲb2 及Ⅲb3 对应的曲线中高质量好曲线占比居中（71.1%、70% 及 72.5%），这些信号类型的出现预示有可能获得较差的尿动力学测定质量，应该仔细检查影响信号传导的可能原因。

4. 回顾性分析中的质量控制　质量控制最好的办法就是避免赝像和技术错误，并在检查的早期阶段就将其消灭，回顾性分析是下策。然而在赝像业已存在时，回顾性分析也是不可缺少的，特别对于计算机化数据更为如此（图 16-8）。笔者的回顾性研究发现，在充盈期赝像主要包括错误的初始静息压力值、咳嗽试验产生的尖波、阶段性的信号丢失和位移改变等；与排尿期膀胱测压时这些赝像相比，充盈期的这些赝像的更正较为容易。在对压力-流率测定数据进行分析时发现，人工读取与计算机读取值之间的 Q_{max}、尿道阻力、梗阻分类和分级等参数存在系统性显著性差异，表现赝像的存在，并对临床判断产生了干扰。人工校正的 Q_{max} 值呈一致性降低，根据人工读取值计算的梗阻系数（obstruction coefficient，OCO）值较高、梗阻程度更重。因此，对计算机化尿动力学数据进行回顾性质量控制具有重要性和必要性，只有质量控制的数据才能被使用和报告。

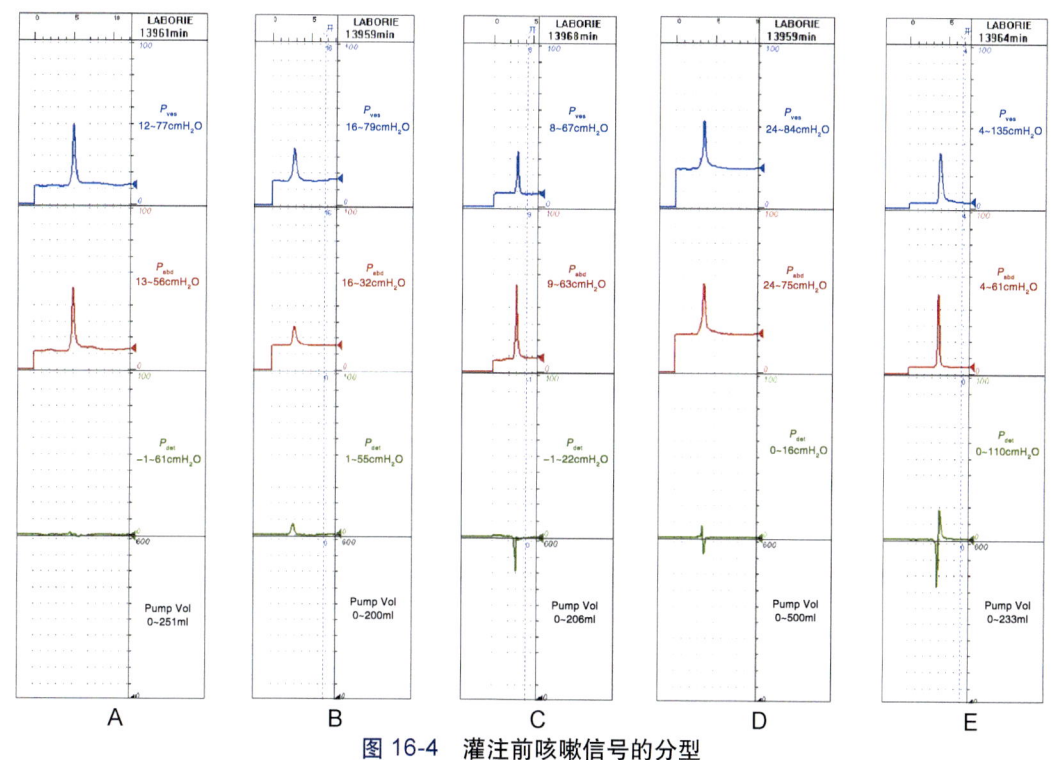

图 16-4　灌注前咳嗽信号的分型

A. Ⅰ型，在咳嗽过程中逼尿肌压力基本保持不变或变化值 < 5cmH₂O；B. Ⅱa 型，在咳嗽过程中 P_{det} 呈正相波（压力值变化 > 5cmH₂O）；C. Ⅱb 型，在咳嗽过程中 P_{det} 呈负相波（压力值变化 > 5cmH₂O）；D. Ⅲa 型，在咳嗽过程中 P_{det} 信号呈先正后负的双相波；E. Ⅲb 型，在咳嗽过程中 P_{det} 信号呈先负后正的双相波

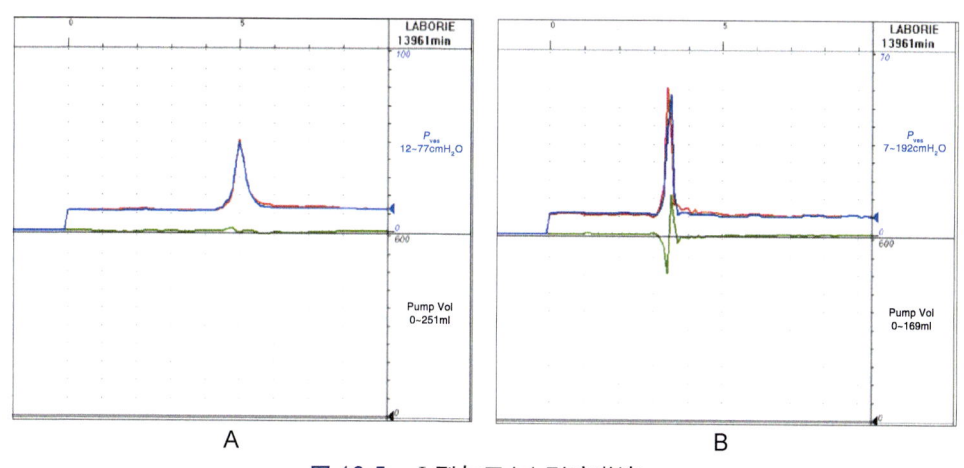

图 16-5　Ⅰ型与Ⅲb1型咳嗽波

将所有的压力通道调整到同一个通道内，蓝线代表 P_{ves}，红线代表 P_{abd}，绿线代表 P_{det}。A. Ⅰ型咳嗽波：P_{ves} 及 P_{abd} 发生同步的变化，且变化幅度基本相同，P_{det} 基本保持不变或变化幅度 < 5cmH₂O；B. Ⅲb1 型咳嗽波：对称双相的咳嗽波，P_{ves} 及 P_{abd} 变化幅度相差 < 5cmH₂O，咳嗽时 P_{ves} 达峰时间较 P_{abd} 达峰时间有延迟

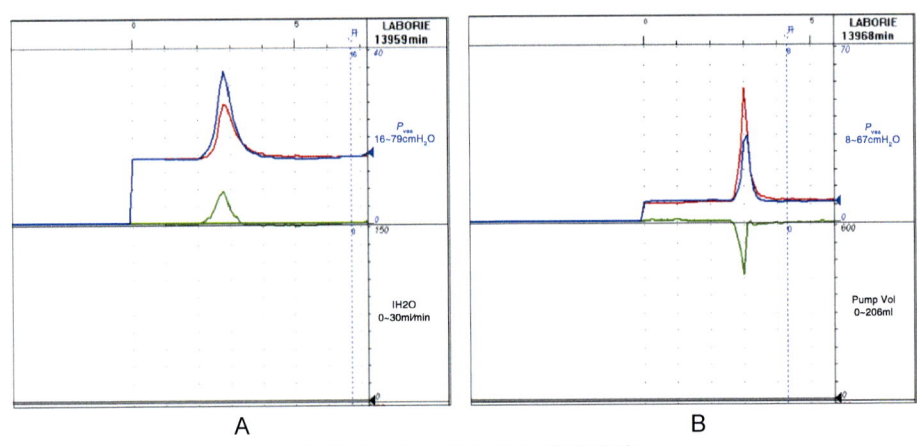

图 16-6　Ⅱa 型与Ⅱb 型咳嗽波

将所有的压力通道调整到同一个通道内,蓝线代表 P_{ves},红线代表 P_{abd},绿线代表 P_{det}。A. 正向咳嗽波（Ⅱa 型）,咳嗽时 P_{ves} 与 P_{abd} 同时达峰,但是咳嗽时两压波幅相差 > 5cmH$_2$O,P_{det} 呈正向咳嗽波形；B. 负向咳嗽波（Ⅱb 型）,咳嗽时 P_{ves} 与 P_{abd} 同时达峰,但咳嗽时两压波幅相差 > 5cmH$_2$O,P_{det} 呈正向咳嗽波形

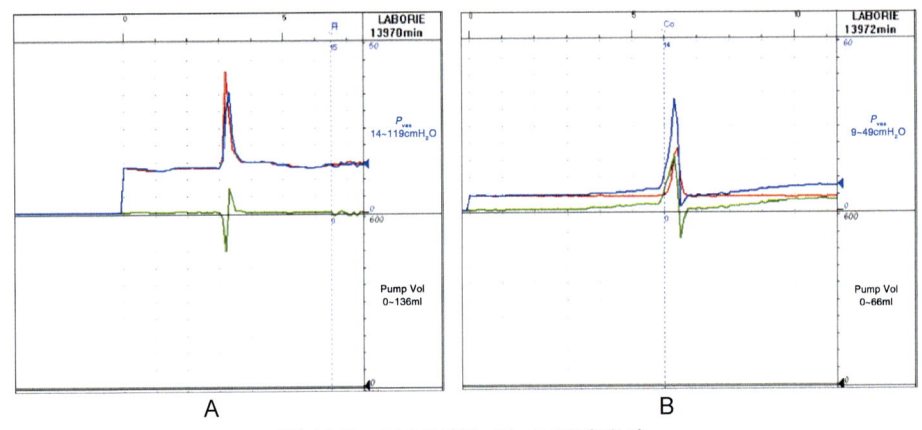

图 16-7　Ⅲb3 型与Ⅲa2 型咳嗽波

将所有的压力通道调整到同一个通道内,蓝线代表 P_{ves},红线代表 P_{abd},绿线代表 P_{det}。A. 先负后正且负向波幅大于正向波幅的双相咳嗽波（Ⅲb3 型）,咳嗽时 P_{abd} 较 P_{ves} 先达到波峰,且咳嗽时两压波幅相差 > 5cmH$_2$O；B. 先正后负且正向波幅大于负向波幅的双相咳嗽波（Ⅲa2 型）,咳嗽时 P_{ves} 先达波峰且咳嗽时两压波幅相差 > 5cmH$_2$O

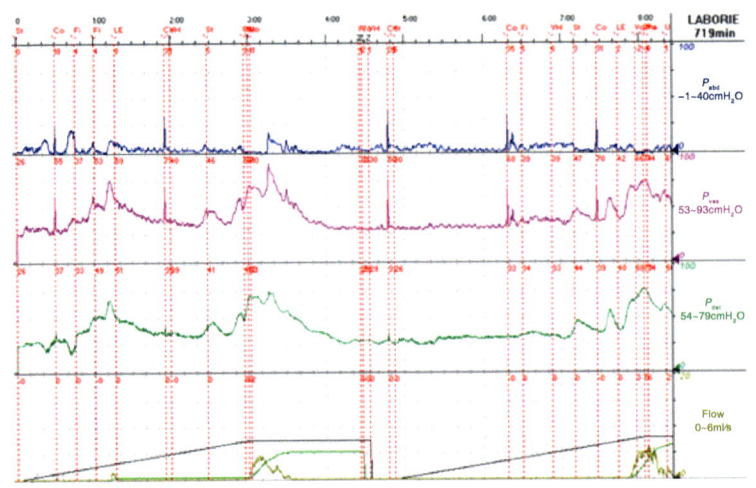

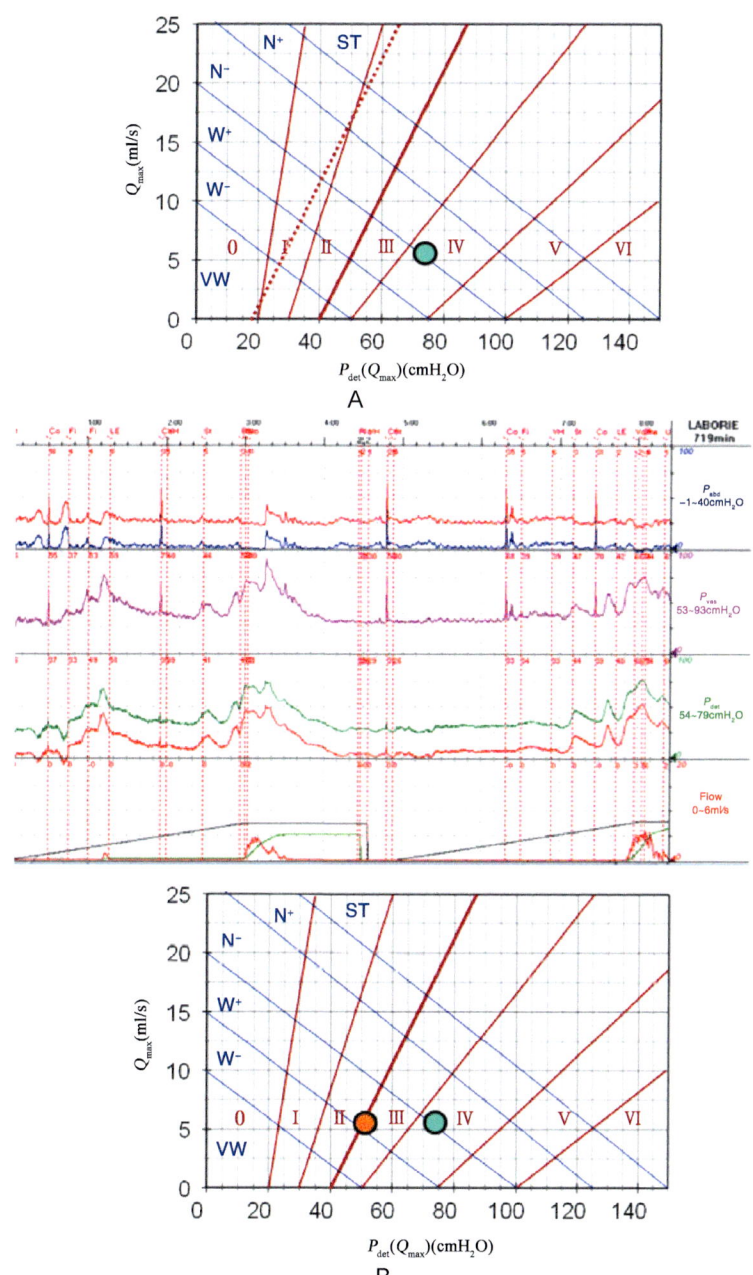

图 16-8 充盈前 P_{abd} 的初始静息压低于典型值范围（TVR）产生的错误及其更正

A. P_{abd} 的初始静息压力为 0，导致 P_{det} 初始静息压力为 25cmH₂O；压力-流率结果根据 Schaefer 列线图判断为Ⅳ度梗阻，这是置零错误导致的错误膀胱出口梗阻（BOO）诊断。B. 此错误的更正方法：将 P_{abd} 曲线（红色）整体上移 25cmH₂O，P_{det} 曲线（红色）相应下移 25cmH₂O，因此产生的压力-流率结果根据 Schaefer 列线图判断为Ⅱ～Ⅲ度 BOO，通过上述矫正，将梗阻更正为可疑梗阻

总之，尿动力学质量控制是一个复杂的系统工程，是一项原创性的研究，有待进一步完善。本书第 17 章详细描述了笔者制定并被 ICS 采纳和推荐的《尿动力学质量控制标准》，首次创新性地系统阐述了尿动力学质量控制体系，成为"ICS 尿动力学技术规范"（见第 18 章）的核心内容，具有重要学术和临床价值。

第 17 章 尿动力学质量控制标准的制定

本章为本书作者廖利民于 1998 年在德国亚琛工业大学（RWTH）医学院留学期间所完成的博士学位论文 *Development of Urodynamic Standards for Quality Control* 的中文翻译版，英文版已于 2011 年正式出版。其在国际上首次对尿动力学质量控制体系的建立与实施进行了全面系统的阐述，这是一项原始创新性工作，现介绍如下。

一、介绍

（一）下尿路解剖

首先，简单介绍下尿路解剖。膀胱是一个盆底内中空的肌肉器官，内衬黏膜层，外面结构部分由腹膜覆盖，部分由筋膜覆盖（Lich 等，1978；Dixon 和 Gosling，1987）。膀胱的肌层是由平滑肌细胞构成的逼尿肌。逼尿肌由 3 层构成，外层为纵行肌层，中间层为环形肌层，内层为纵行肌层。Woodburne（1960）已经清楚地阐明了膀胱的肌层类似于网状结构：组成膀胱的肌束相互交织形成网状结构。膀胱由丰富的自主神经纤维支配，这些神经纤维在平滑肌细胞间形成致密的神经丛（Dixon 和 Gosling，1987）。

在男性的膀胱颈处，平滑肌细胞形成了一个完全的环形结构，这就是尿道内括约肌，并且这部分肌肉远端向尿道的前列腺部分延伸。在女性的膀胱颈处，平滑肌肌束呈斜行或纵行延伸到尿道内。男性膀胱颈受丰富的交感神经支配，而女性膀胱颈受丰富的副交感神经支配（Gosling 等，1977；Dixon 和 Gosling，1994）。

男性尿道由四部分组成，即前列腺前部、前列腺部、膜部和海绵体部，膜部尿道是由相对较薄的平滑肌肌束及尿道外括约肌组成，尿道外括约肌由环形的横纹肌构成。女性尿道由外袖状横纹肌和内衬的平滑肌纤维构成，外层横纹肌构成了外括约肌。

（二）下尿路生理

简单介绍下尿路生理。下尿路功能是各结构之间相互协调、共同作用的结果。其联合作用就是膀胱能够有效充盈、储存尿液，也可随意排空尿液。生理条件下，膀胱充盈时虽然膀胱容量有很大的增加，但膀胱腔内压增长很缓慢。膀胱具有可膨胀性或高顺应性，生理条件下充盈膀胱的尿液低速灌注及逼尿肌稳定、无收缩是充盈期膀胱能够发挥正常作用的主要因素。在此过程中近段尿道阻力有增加，并且尿道压力在膀胱充盈期始终大于膀胱腔内压。目前认为近段和远端尿道的闭合机制与许多因素有关（Arsdalen 和 Wein，1991；Torrens，1987）。

正常排尿是一个随意的过程，膀胱的排空有赖于逼尿肌收缩和尿道括约肌松弛。排尿可以分为排尿初期、排尿期及排尿末期。排尿初期，尿道闭合压会逐渐下降，并且在逼尿肌压力大于尿道压力出现排尿时，尿道压力的下降稍早于相应的逼尿肌压力的升高；然后膀胱腔内压升高。膀胱底部下降首先由盆底肌肉松弛所引发，然后是尿道松弛，最后是膀胱颈开放，这个过程中膀胱出口形成漏斗状（Tanagho 和 Milier，1970；Torrens，1987）。当膀胱腔内压达到一个特定值时，大脑就会感知到，在合适时间就会随意启动排尿：膀胱出口阻力的降低、膀胱的平滑肌收缩。刚开始的排尿过程是一个随意动作，之后更多的是自主活动。不管膀胱容量有多少，人体都可以依靠排尿反射启动排尿。

正常情况下，大脑能很准确地估计膀胱的容量，且能以一个恒定的膀胱腔内压将尿液排干净，但有时出现过高或过低估计膀胱容量的情况。当实际膀胱容量比估计低时，就会出现在膀胱排空之后膀胱持续收缩，会有等长收缩压力的增高，也就是常说的"排尿后收缩"，这不能明确是否为病理性（Torrens，1987）。

下尿路生理功能可以被总结为以下两个方面（Arsdalen 和 Wein，1991）

（1）膀胱充盈和尿液的储存
- 在膀胱低压的条件下储存尿液，对尿液充盈的感觉正常。
- 膀胱出口在储尿期处于关闭状态，并且在膀胱腔内压增加时仍然保持关闭。
- 无非随意膀胱收缩发生。

（2）膀胱的排空
- 恰当幅度的膀胱平滑肌协调收缩。
- 发生于平滑肌括约肌及横纹肌括约肌水平的尿道阻力相应下降。
- 没有解剖性的梗阻发生。

（三）尿动力学

尿动力学是研究尿液从肾脏到膀胱及其在膀胱中储存和排空的生理和病理过程的医学科学（Susset，1985）。尿动力学有两个基本目的：再现患者主诉的症状并且能对患者存在的问题做出病理生理学解释。

1. *尿动力学的历史*　尿动力学的历史可以追溯到 19 世纪，当时发明的设备主要是用来记录膀胱腔内压及测定尿流率。而尿动力学这个名词却是在近代由 Davis 命名的（Perez 和 Webster，1992；Davis，1954）。

（1）膀胱测压的历史：在膀胱测压仪发明之前，欧洲的一些学者已经开始测量膀胱腔内压（intravesical pressure，P_{ves}）了。Dubois 在 1876 年最早开始测量（Smith，1968）；在 1882 年，Mosso 和 Pellacani 已经发现了 P_{ves} 可以由于逼尿肌的收缩而升高（Perez 和 Webster，1992）。在 1897 年，Rehfisch 发明了一种装置用以同步测量膀胱腔内压与尿量（Derezic，1988）。在 1927 年，Rose 编撰出"cystometer"一词并描述了它的构造和临床用途（Rose，1927；Perz 和 Webster，1992），他强调了在决定膀胱神经支配是否正常时膀胱测压比膀胱尿道镜检查更加准确。直到 1933 年，Denny-Brown 和 Robertson 才使用一种特殊的双腔导管和图像记录方法来测量膀胱、尿道及直肠的压力（Denny-Brown，Robertson，1933）。他们发现人类的膀胱腔内压是独立于腹压之外的，他们也首次观察到膀胱腔内压在排尿结束后才升高的"后收缩现象"。1948年，Talbot在他的脊髓损伤的患者的研究中使用稳定和不稳定膀胱逼尿肌来描述（Talbot，1948）。人类进入现代化时代以来，技术的进步毫无疑问地将会书写膀胱腔内压测定的未来历史。计算机技术的应用和电子压力传感器（外部传感器及顶端精密传感器）的应用将会使膀胱测压的测量和结果分析更加准确。

（2）尿流测定的历史：在尿流计发明之前，Rehfisch于1897年已开始使用记录尿流开始与结束的时间间隔来计算尿流率（Derezic，1988）。1922年，Schwartz和Brenner首次通过测定尿流射程来计算尿流喷射的速率，进而间接测定尿道驱逐尿液的压力（Smith，1968）。但是没有研究者准确地计算过尿流率。1948年，Drake发明了尿流计，他设计并制造了一种新装置，这种装置可以通过转筒记纹器测量并记录排尿过程中尿液重量随时间延长不断增加的曲线，并将转筒记纹器上所记录的曲线称为尿流图（Drake，1948；Perez和Webster，1992）。1956年，Von Garrelts首次报道使用电子装置记录尿流率。他使用传感器来转换转筒记纹器所收集的尿液的压力变化（Von Garrelts，1956）。

（3）压力-流率研究的历史：1950年，Von Garrelts发表了泌尿系疾病分类的文章、Davis写了名为《泌尿系疾病机制》的书后，现代尿动力学进入了"婴儿时期"。Davis的书对于同步测定尿流率和膀胱腔内压表现出极大的兴趣（Perez和Webster，1992）。1956年，Von Garrelts报道了男性正常排尿压力。1963年，Zinner和Paquin在女性身上测量正常的排尿压力（Zinner和Paquin，1963）。1960年，Murphy和Schoenberg通过使用耻骨上膀胱测压的方法重新测量膀胱腔内压（Murphy和Schoenberg，1960）。1962年，Gleason和Lattimer报道使用膀胱测压和尿流率测定相结合来间接确定膀胱出口梗阻（bladder outflow obstruction，BOO）的程度，这种方法被称为压力-流率检查（Gleason和Lattimer，1962），他们揭开了现代尿动力学检查在BOO研究方面的序幕。1971年，Griffiths介绍了膀胱流出道为弹性管道的概念（Griffiths，1971）。20世纪80年代早期，Schaefer介绍了被动尿道阻力关系（passive urethral resistance relation，PURR）（Schaefer，1981；1983）的概念，使我们对于排尿的生理过程有了更好的理解。这里有很多数学和生理方面的因素，计算机处理后膀胱、膀胱颈、尿道的生理和病理生理的因素。他们采用1968年一次名为"排尿的尿动力学"会议上的概念，这个名词概念是基于最好的泌尿科和生物工程方面内容建立的模型而提出（Boyarsky，1998）。直到今天这些概念仍然被广泛地应用于临床和基础的研究，并且有很重要的指导意义。基础研究的成果就应该应用于临床并且要为临床服务。1979年，Abrams和Griffiths报道了一种压力-流率图用来将BOO分类为梗阻、非梗阻及不确定梗阻（Abrams和Griffiths，1979）。Abrams-Griffiths（A/G）列线图已被广泛用于临床以确诊梗阻。之后Schaefer发明和报道了一种使用PURR原则来对BOO进行分级的一种列线图（Schaefer等，1989；1990），他后来进一步简化PURR并介绍了线性PURR的概念，以便使临床上使用由线性PURR形成的列线图更为容易（Schaefer，1990）。Schaefer列线图将BOO分为0～Ⅵ级的7个等级。作为评价BOO的一种半定量的方法，这种方法被临床广泛使用。国际尿控协会（International Continence Society，ICS）主要基于这些列线图也制定出ICS列线图，并作为评价BOO的标准（Griffiths等，1997）。

(4) 尿道压力测定的历史：1923 年，Bonney 报道了一种测定 P_{ves} 和尿道压力（urethral pressure，P_{ura}）的方法；之后 Kennedy 于 1937 年描述了一种测定尿道阻力的革新方法（Perez 和 Webster，1992）。1953 年，Karlson 成功地进行了膀胱腔内压和尿道内外括约肌的同步测定（Karlson，1953）。1969 年，Brown 和 Wickham 报道了一种简单的方法，即尿道压力描记（urethral pressure profile，UPP）来测量沿尿道纵轴的尿道壁产生的压力及其分布（Brown 和 Wickham，1969）。许多年之后，UPP 一直作为评估尿失禁与 BOO 的常用工具和方法。然而在目前现代尿动力学时代，UPP 以其简单的方式使其临床应用价值与范围受到限制。

(5) 影像尿动力学的历史：1930 年，Thomsen 报道了在女性患者中排尿末期一系列的膀胱镜检查的结果。Muellner 和 Fleischner 使用影像学来研究正常和异常的排尿过程（Muellner 和 Fleischner，1949；Perez 和 Webster，1992）。1967 年，Miller 表述了广泛使用的影像学检查同研究下尿路的尿动力学检查相结合的方法（Mikker，1967），这就是影像尿动力学检查诞生的标志。它包括同步记录排尿时影像学和功能学方面的数据（Perez 和 Webster，1992）。1970 年，Bates 等报道了同步影像学检查和压力 - 流率检查，并且发现这两种方法的结合对于评价各种排尿功能异常是十分重要的（Bates 等，1970）。

2. 尿动力学测定技术

(1) 尿流率测定：是一种简单的、非侵入性的检查。随着尿流计的发展，临床越来越广泛地使用尿流率测定。常见的尿流计为尿液落在以恒定速度转动的圆盘上，尿液所产生的阻力就会影响转盘转动的速度，转盘由伺服马达来维持匀速转动的速度。维持这种运动所必需的能量与尿流率成正比。尿量可以通过整合尿流率得到（Torrens，1987）。尿流可以通过尿流速率和模式来描述，可以是连续的也可以是间断的。尿流率是指单位时间内尿液通过尿道被驱逐出体外的体积，单位以 ml/s 表示。最大尿流率（maximum flow rate，Q_{max}）为目前定量研究中唯一有价值的参数。排尿量、患者排尿时的环境和体位、充盈方式（采用导管还是利尿剂）及灌注液体的类型都会影响尿流率测定的结果（Abrams 等，1988）。Von Garrelts 报道 Q_{max} 与排尿容积之间存在相关性（Von Garrelts，1957）。尿流率测定可以初步判断排尿功能障碍已经被接受，其为一种很好的筛查试验，然而尿流率受逼尿肌收缩力和膀胱出口阻力双方面的影响，因此尿流率的测定不能明确排尿异常的原因。它对于诊断 BOO 没有特异性，在没有明确病因的前提下不能单独使用。

(2) 膀胱测压：用于研究排尿的储尿期和排尿期的膀胱功能，以明确排尿障碍的诊断，从而确保进行有效的治疗（Abrams，1997）。

1) 充盈期膀胱测压：是指测定膀胱压力与容积之间关系的一种方法。测定前所有的压力传感器均在大气压中进行调零，对于外部传感器来说参考点为患者耻骨联合上缘水平，而对于精密换能传感器来说参考点为传感器本身。膀胱测压可用来测定与评价逼尿肌的活动性、感觉、容积与顺应性。现在的技术允许在人工充盈或自然充盈时连续测量 P_{ves}。在开始充盈之前必须先测量膀胱内的残余尿量（residual urine volume，RUV），P_{ves} 测量的是膀胱腔内直接测得的压力，腹压（intra-abdominal pressure，P_{abd}）测量的是膀胱周围的压力（经常使用直肠压力测量代替），逼尿肌压力（detrusor pressure，P_{det}）是 P_{ves} 减去 P_{abd} 所获得的计算值。同步测定 P_{abd} 对于解释 P_{ves} 的变化是十分必要的，在充盈期膀胱测压过程中任何变化都应该被注释。

大部分情况下采用经尿道的测压导管进行测量 P_{ves}，也偶尔会采用经耻骨上穿刺方法来测量 P_{ves}。在目前的操作中，灌注用的介质一般为液体（生理盐水），液体的温度一般为室温。患者的体位为仰卧位、坐位或站立位。不同的体位可能会导致不同的 P_{abd}，但是 P_{det} 是一致的。膀胱充盈的速度不同可能会影响一些充盈期膀胱测压的参数。一般认为：充盈速度低于 10ml/min 为低速充盈，10～100ml/min 的为中速充盈，高于 100ml/min 的为快速充盈（Abrams 等，1988）。膀胱的感觉很难评估，一般通过在充盈期膀胱测压过程中询问充盈过程中患者的排尿感觉及相对应的膀胱容积来加以判断与描述。在膀胱感觉正常的患者中，最大膀胱测压容积（maximum cystometric capacity，MCC）是指在充盈期膀胱测压过程中膀胱充盈到患者感到其不能再延迟排尿时的容积。顺应性是指膀胱充盈过程中压力改变所致的容积改变，顺应性等于容积改变除以逼尿肌压力改变（$C = \Delta V/\Delta P_{det}$），顺应性的单位为 ml/cmH$_2$O。

2）排尿期的膀胱测压：排尿期压力-流率测定是指在排尿期同步测定与记录 P_{abd}、P_{ves}、P_{det} 及尿流率的方法。ICS 已颁布了对设备的要求与标准（Griffiths 等，1997）。目前尿动力学检查的设备可以满足压力-流率测定的要求。在检查时患者需采用平时排尿时的习惯体位，测压的导管要尽可能细，如 6F 双腔测压导管。笔者建议使用双腔测压导管来进行测定。只有儿童或严重尿道缩窄梗阻的患者才可以采用耻骨上压力测定的方法。直肠测压导管用来记录 P_{abd}（Schaefer，1998）。许多检查者都关注压力-流率检查的结果分析，因为关于膀胱和尿道反应机制的想法还都很新，所以现在还没有明确的证据说明怎样应用它们，因而产生了多种分析压力-流率结果的方法（Abrams 和 Griffiths，1979；Schaefer，1983；Schaefer，1990；Griffiths 等，1989；Spangberg 等，1989；Hofner 等，1995）。所有这些学者都是在相同理论基础上进行研究的，但是具体的细节及目的是不同的。压力-流率的结果可以用于多种目的，如诊断 BOO 或不同组别之间患者尿道不同阻力的统计测试。在这些目的中，可以通过一个或多个参数制定对压力-流率图进行定量分析的方法。这些参数包括压力-流率图的位置、斜度、曲率等。A/G 图就是基于 117 例患者的数据得出的。A/G 列线图中的上线是用于区分梗阻与否，这条线是由理论洞察和临床判断相结合而得出；下线可区分非梗阻的患者，两条线之间的区域既包括梗阻患者也包括非梗阻的患者（Abrams 和 Griffiths，1979）。Schaefer 独立发明了一种梗阻分级的线性 PURR（line-passive urethral resistance relation，L-PURR）的方法，并将之制为列线图——Schaefer 列线图（Schaefer，1990）：通过研究经尿道前列腺切除术（transurethral resection of the prostate，TURP）之后尿动力学的改变，Schaefer 将不梗阻与严重梗阻之间划分为 7 个等级，将逼尿肌的收缩力从非常弱至强分为 6 个等级。等级 II 与 A/G 列线图中的可疑区功能相似：A/G 列线图中判定梗阻与轻度或可疑梗阻的上线与 Schaefer 列线图中判定梗阻与轻度或可疑梗阻的上线相同。等级 II 的下线的位置与 A/G 列线图相比，表明 A/G 列线图可疑区的下线过低，在尿流率较低的情况下增大了可疑区面积。综合以上方面，ICS 推荐了一种列线表，这对于来自不同中心的结果进行比较是十分重要的。因此，推荐 ICS 列线图的上线用来明确区分梗阻的患者；Schaefer 列线图用来对梗阻的严重程度进行分级；最大尿流率

对应的逼尿肌压力 [detrusor pressure at maximum flow rate, $P_{det}(Q_{max})$] 或 A/G 数可用来代表尿道的阻力（Abrams 等，1997）。

（3）尿道压力（P_{ura}）的测定：P_{ura} 和尿道闭合压（urethral close pressure，P_{clo}）都是人们针对尿道阻止尿液漏出的能力所提出的理想化概念。在目前的尿动力学实践中，P_{ura} 可以通过多种不同的技术与方法测定，而这些方法并不能产生一致的结果。即使是同一种方法，在不同的测定中也经常产生不一致的结果。例如，在尿道测压过程中导管旋转也影响测定结果（Abrams 等，1988）。另外，UPP 在区分生理现象与技术赝像时存在很多问题，也较为困难。其中一个问题就是在闭合的系统中插入了一根测压的导管，另一个问题与尿动力仪器有关（Schaefer，1998）；这些问题限制了 P_{ura} 测定的应用及对尿道闭合功能的解释。可以测定静息时、膀胱内任何容积时、咳嗽或腹肌紧张时、排尿时的 P_{ura}。方法可以是测定尿道某一点不同时期的 P_{ura} 及变化，或是同一时间不同位置的 UPP。

（4）影像尿动力学：影像尿动力学检查就是下尿路功能障碍在进行尿动力学检查的同时使用放射线来同步观察下尿路影像学变化。在一些中心将影像尿动力学检查作为常规检查，这是没有必要的，并且是有害而且昂贵的。影像尿动力学检查适用于要求同时了解下尿路结构和功能情况的患者。在神经源性下尿路功能障碍的患者，膀胱形状异常、膀胱输尿管反流及尿道括约肌异常的发生率很高，因此对于可能患有神经源性膀胱尿道功能障碍的患者需进行影像尿动力学检查。影像尿动力学检查也适用于那些压力性尿失禁（stress urinary incontinence，SUI）术后失败的患者及男性前列腺术后发生尿失禁的患者。这个检查可以使临床医师了解尿失禁的原因，是继发于手术括约肌的破坏，还是由逼尿肌过度活动（detrusor overactivity，DO）所致（Abrams，1998）。影像尿动力学在测定逼尿肌压力 - 尿流率时，通过同时显示和记录影像学变化可以更加准确地了解下尿路的情况；然而，除了对有可能存在出口梗阻的老年患者中进行压力 - 流率测定时同步进行影像检查有帮助外，其余还没有证据说明影像检查的临床益处。

3. 尿动力学数据的质量控制　随着技术的不断发展，尿动力学检查在临床中的应用已经越来越广泛，并且目前起着越来越重要的作用。临床尿动力学的目的是通过之前所介绍的方法再现患者的症状，从而解释患者症状的原因，并提供病理生理学方面的解释（Schaefer，1998）。在临床尿动力学实践过程中，一个很重要的问题就是检查能否做出很可靠的诊断。可靠的诊断依赖于检查符合尿动力学技术规范，一次规范化的尿动力学检查需要具有质量控制和数据准确分析的精确测量过程。然而，当检查多中心所测量的尿动力学曲线时发现有很多不可忽视的数据质量问题。在分析"ICS 良性前列腺增生研究"的数据时，Schaefer 等发现高达 60% 的曲线有明显的技术错误或赝像；其中一些问题很好纠正，也都是由常见的原因引起的，如 P_{ves} 和 P_{abd} 曲线的压力传导不一致、零参考平面的选取不正确、P_{ves} 曲线出现尖波和其他不规则的变化。有 1/3 的赝像不好更正，如信号的丢失、压力上升超过最大刻度、压力曲线缓慢漂移及排尿时测压导管冲出体外。总之曲线由于缺少刻度、没有置零、压力信号和尿流率信号的缺失而不能被阅读分析，但其所占的比例很小（10%）（Schaefer 等，1994）。虽然 ICS 已经公布了一系列尿动力学检查的标准，但是一些检查者并没有按照标准进行操作。因此有相当的技术错误和赝像出现。这就说明数据的质量控制还没有引起足够的重视，尿动力学检查非常需要一套质量控制标准。数据质量控制包括很多内容，主要有以下几个方面：检查前组合设备；检测信号，实时测试，检查过程中识别信号模式，更正赝像；在检查结束后回顾性分析，更正赝像。在检查过程中进行质量控制和实时监测是早期避免和更正赝像的最好办法。质量控制依赖于信号模式的识别及对典型值范围（typical value range，TVR）的了解（Schaefer，1998）。在尿动力学检查时进行质量控制可以避免和减少各种赝像和技术错误。然而，在实际临床操作中要获得完美的检查结果是很难的，在尿动力学检查的数据中或多或少存在着赝像和错误。因为存在着这些赝像，回顾性分析和纠正就非常必要。特别是计算机应用于尿动力学检查之后，回顾性分析就显得尤为重要。计算机技术不断应用于尿动力学仪器中，已经取代传统的仪器。现在计算机在尿动力学检查中起很重要的作用，然而计算机应用也给尿动力学检查带来了很多问题。直到现在还没有研发出一套专门应用于尿动力学检查的智能分析系统，许多计算机得出的结果并不像人工读取的报告那么准确，计算机不能分辨技术错误和人为错误。一些检查者不加分析就直接接受了计算机的结果（Lewis 等，1997）。而有些研究者则对尿流数据人工纠错进行了研究：Rowan 等发现有高达 20% 的尿流率曲线存在赝像（Rowan 等，1987）；Grino 等比较了人工读取的值和计算机读取的值，发现人工读取的 Q_{max} 都是低的（Grino 等，1993）；Madsen 等（1995）比较了人工读取及计算机读取的 Q_{max} 及 P_{det}（Q_{max}），发现人工读取的和计算机读取的压力 - 流率结果有所不同。从以上所述我们可以看出数据的回顾性质量控制是十分必要的。

4.尿动力学数据的质量控制标准　关于尿动力学数据的质量控制的研究目前为止还没有文献报道。为了能进行质量控制，制定一套尿动力学质量控制的标准是十分重要的。Schaefer 拟草了 ICS《尿动力学技术规范》（Good Urodynamic Practice，GUP），这个标准已经在 1997 年和 1998 年 ICS 的会议上进行过讨论，公布并发表了最终版本（Schaefer，2002）。这篇报道为尿动力学数据的质量控制提供了标准和指南，当然本论文中的尿动力学检查都是按照这个标准进行的。

（四）目的

本论文的目的是建立尿动力学质量控制的标准。为达到这个目的，需在两个阶段使用两个策略。

☆ 尿动力学检查阶段的质量控制，有两个策略：
- 建立典型值范围，将之作为实时定量质量控制的工具。
- 描述典型信号模式，将之作为实时定性质量控制的工具。

☆ 回顾性分析阶段的质量控制：
- 使用上述策略识别和更正计算机分析所得尿动力学数据中的技术错误和赝像。
- 通过计算机分析结果与人工分析结果相比较来评估技术错误和赝像对检查结果的影响，说明回顾性质量控制的重要性。

二、材料和方法

本研究选择患有下尿路症状（lower urinary tract symptoms，LUTS）的 181 名中老年

男性，年龄的范围为 43～86 岁，平均年龄为 65.3 岁。患者取立位或坐位，使用 Dantec Menuet 尿动力学分析仪以 30ml/min 的灌注速度进行膀胱压力测定。在膀胱测压的过程中，要求患者分别在膀胱充盈开始、膀胱充盈中、排尿开始、排尿中及排尿后进行咳嗽。对于每一名患者，在膀胱测压之前进行一次自由尿流率的测定。除了特殊说明的部分，方法、定义、单位都依据 ICS 的标准化报告。本研究为回顾性，共回顾性分析 181 名中老年男性进行的 606 次膀胱测压曲线。有 24 条曲线由于各种赝像及技术错误而无法解释及矫正并被排除，最终共有 582 条膀胱测压曲线被选入研究以进行进一步分析。所有的曲线都由人工阅读，辨别和更正各种赝像及技术错误。

（一）建立典型值范围（TVR）

对于每一条曲线，P_{ves} 和 P_{abd} 为同步测定，P_{abd} 由直肠内测压获得，P_{det} 是通过 P_{ves} 减去 P_{abd} 计算所得。在确定充盈末终点时排除 DO 的因素。记录和读取 MCC、Q_{max}、$P_{det}(Q_{max})$ 和排尿量。膀胱顺应性（bladder compliance，BC）通过在膀胱容量发生变化时容量变化除以压力变化计算得出。分别读取每条曲线膀胱充盈前、充盈开始和充盈结束时及排尿后的 P_{ves}、P_{abd} 和 P_{det}。在膀胱测压的过程中记录上述时刻的各参数，并使用计算机计算上述参数的平均数（$\bar{x}$）、标准差（SD）、中位数、95% 置信区间（credibility interval，CI），确定各参数的 50%、80% 及 95% TVR，以及 99% TVR 的上限。将与 TVR 有关的技术错误及非典型变化进行分类，并且举例说明在膀胱测压的过程中使用 TVR 在实时定量质量控制中的重要性。

（二）描述典型信号模式

为了描述典型信号模式（typical signal pattern，TSP），信号记录刻度为 P_{ves}、P_{abd} 和 P_{det} 每厘米代表 $40cmH_2O$，尿流率每厘米代表 4ml/s；时间轴上充盈期每厘米代表 1min、排尿期每厘米代表 15s。结合咳嗽试验观察 P_{ves}、P_{abd} 和 P_{det} 曲线的变化。分析所得膀胱测压曲线数据，将压力信号模式分为 4 型。Ⅰ型为细微结构（静噪），Ⅱ型为细小动态变化（呼吸、说话及移动所致），Ⅲ型为规律咳嗽产生的应答变化，Ⅳ型为由腹肌收缩、逼尿肌不稳定、直肠收缩、逼尿肌收缩和盆底松弛所致的典型巨观改变。细微结构（静噪），表明信号为具有细微变化幅度的"活"信号。腹肌收缩的信号特征为 P_{ves} 和 P_{abd} 同步增高，而 P_{det} 不变；逼尿肌不稳定的信号特征为 P_{ves} 和 P_{det} 增高而 P_{abd} 不变；直肠收缩信号特征为 P_{abd} 出现正向波，在 P_{det} 出现负波，但 P_{ves} 曲线没有变化。逼尿肌收缩的典型模式是随着尿液的流出，P_{ves} 和 P_{det} 同步平滑增高和降低，据此可以将逼尿肌收缩分出几种特殊类型，即排尿后收缩、波浪式收缩、不稳定逼尿肌排尿。这四种信号模式是分别依据膀胱充盈前、膀胱充盈中、排尿前、排尿中、排尿后的 P_{ves}、P_{abd} 和 P_{det} 比较得出的。然后描述 TSP，对相关的错误及赝像举例分析，并说明在膀胱测压的过程中使用 TSP 在实时定性质量控制中的重要性。

（三）回顾性分析质量控制

在进行回顾性质量控制研究时，所有曲线都被打印出来并且进行人工阅读。阅读者并不知道计算机分析结果。对于每一条曲线都会在膀胱充盈期及排尿期根据 TVR 及 TSP 对赝像进行检查。在充盈期膀胱测压时，赝像主要包括初始静息压力的错误与咳嗽试验对应的尖波、阶段性信号缺失及信号位移。在排尿期的膀胱测压中，尿流及压力方面的赝像识别及更正恰好反映了质量控制的作用。关于 Q_{max} 方面的赝像的识别及更正包括 Q_{max} 的值及位置两个方面。首先，Q_{max} 必须位于主要的尿流率曲线的最高处。在主要尿流率曲线上的额外修饰与尖波都需要被抹平更正，以得到正确的 Q_{max} 值。其次，位于尿流曲线开始和结束时的尖波可能会被计算机读为 Q_{max}，这样的错误也必须要更正。人工读取 Q_{max} 值时采用以下两条标准进行：Q_{max} 必须是在尿流率曲线的最高平台处读取或在持续最少 2s 以上的尖峰上读取；Q_{max} 的值必须读到接近 0.5～1.0ml/s。在膀胱测压的排尿期会在 P_{ves} 和 P_{abd} 曲线上发生各种各样的赝像及错误，从而影响 P_{det} 曲线。压力的赝像可以被分为技术和生理方面的赝像。技术方面的赝像可以由阶段性信号缺失、信号位移改变及导管移位或其他原因引起。生理方面的赝像包括由各种不同原因引起的尖波和凹陷。笔者总结了 3 个常见原因：第一个是由腹肌收缩引起的 P_{ves} 和 P_{abd} 之间压力传导不同引起的尖波；第二个是由直肠收缩引起的压力曲线的凹陷；第三个是在排尿期由尿道外括约肌过度活动造成的尖波或凹陷，尿道外括约肌的过度活动包括收缩和放松。在研究中，P_{det} 曲线中任何迅速的曲线上升或下降都将被视为尖波及凹陷赝像，并被人工抹平和更正。

在压力 - 流率数据分析中，使用了各种参数及不同方法。Schaefer 提出的梗阻系数 (obstruction coefficient，OCO) 作为一个连续的定量参数，在本研究中用来比较人工和计算机处理尿道阻力结果有何差异，其通过以下的公式进行计算：OCO= $P_{det}(Q_{max})$ /40 + $2Q_{max}$（Schaefer 和 sterling，1995）。Schaefer 列线图被用来对梗阻程度进行分度，并用以评估人工更正后梗阻程度的变化（Schaefer）。ICS 列线图用来对梗阻进行分类和诊断，并用以发现人工更正后梗阻分类的移位变化（Griffiths 等，1997）。

使用计算机应用不同方法对数据进行统计学分析。在以下变量中对人工和计算机这两者读取的结果进行相关性分析：Q_{max}、$P_{det}(Q_{max})$ 及 OCO。对于上面提到的变量，人工读值和计算机读值之间的差异性通过大样本配对 T 检验进行检测。计算梗阻在 Schaefer 列线图及 ICS 列线图中不同分度与分类的百分比，在 ICS 列线图和 Schaefer 列线图的梗阻分度分类中人工读值和计算机读值之间的差异性分别通过卡方检验和参照已知分布单位分析进行检验。在上面提到的统计方法中，$P < 0.05$ 被认为具有显著性差异。

三、结果

从以下三方面描述研究结果：建立典型值范围（TVR）、描述典型信号模式（TSP）及回顾性研究尿动力学数据的质量控制。

（一）建立典型值范围

膀胱测压不同时期各种压力的 TVR 及其他参数都列于下面各表格中。取 50% 为常用范围，发现坐位或立位时膀胱充盈开始前及开始时的 P_{ves} 及 P_{abd} 的 TVR 分别为 31～42cmH$_2$O 和 28～39cmH$_2$O；P_{det} 的 TVR 为 0～4cmH$_2$O，平均为 2.3cmH$_2$O，P_{det} 的静息值非常接近零（表 17-1），这些范围是初始静息压力的 TVR。由于 P_{det} 的 95% 和 99%TVR 上限各为 9cmH$_2$O 和 13cmH$_2$O（表 17-1），所以我们将 10cmH$_2$O 作为 P_{det} 静息值的最大上限值。有了这些初始静息压力的 TVR，我们就可以回顾性检查在零点及压力参考平面选择等置零过程中发生的技术错误和赝像。

表 17-1　在膀胱测压中各参数初始静息压力的平均数 ± 标准差、中位数、95% 置信区间（CI），各参数的 50%、80% 及 95% 典型值范围（TVR）及 99% TVR 的上限

	平均数 ±SD	中位数	95% CI	50% TVR	80% TVR	95% TVR	99% TVR 上限
P_{ves} (cmH$_2$O)	35.4 ± 10.7	37	0.87	31～42	24～46	7～51	63
P_{abd} (cmH$_2$O)	33.1 ± 10.9	35	0.88	28～39	20～44	5～49	59
P_{det} (cmH$_2$O)	2.3 ± 3.5	2	0.29	0～4	0～6	0～9	13

肯定地说，P_{det} 不可能为负值，而且具有相对确定范围：逼尿肌初始静息压力很少会高于 10cmH$_2$O，据此可将与静息压力相关的错误分为三种类型。Ⅰ型错误为逼尿肌初始静息压力正常，但是 P_{ves} 和 P_{abd} 都是错误的；Ⅱ型错误为逼尿肌初始静息压力为负值；Ⅲ型错误为逼尿肌初始静息压力过高（超过 10cmH$_2$O）。对于Ⅰ型错误有两种情况：① P_{ves} 和 P_{abd} 的初始静息压力同时低于其 TVR（图 17-1A）；② P_{ves} 和 P_{abd} 的初始静息压力同时高于其 TVR（图 17-1B）。

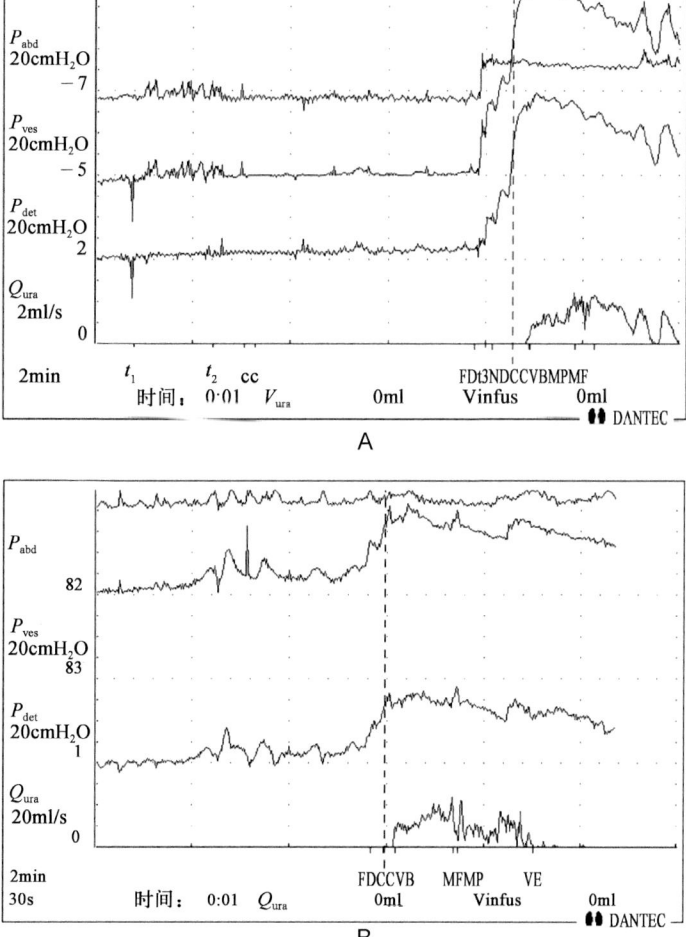

图 17-1　与初始静息压力典型值范围（TVR）相关的Ⅰ型错误

A. Ⅰa 型错误，指 P_{det} 初始静息压力正常，P_{ves} 和 P_{abd} 同时低于其 TVR；在此例子中，P_{det} 是 2cmH$_2$O，但是 P_{ves} 和 P_{abd} 分别为 −5cmH$_2$O 和 −7cmH$_2$O。B. Ⅰb 型错误，指 P_{det} 初始静息压力正常，P_{ves} 和 P_{abd} 同时高于其 TVR；在此例子中，P_{det} 为 1cmH$_2$O，但是 P_{ves} 和 P_{abd} 分别为 83cmH$_2$O 和 82cmH$_2$O

有两个原因能够引起Ⅱ型错误。① P_{ves} 初始静息压力与 TVR 相比太低，而 P_{abd} 初始静息压力在 TVR 内（图 17-2A）；② P_{abd} 初始静息压力与 TVR 相比太高，而 P_{ves} 初始静息压力在 TVR 内（图 17-2B）。在Ⅱ型错误中，一些曲线的 P_{det} 值在膀胱充盈开始 30s 内可回到 TVR 以内（图 17-2C）。

当然，也有两个原因引起Ⅲ型错误：① P_{ves} 初始静息压力与 TVR 相比太高，而 P_{abd} 初始静息压力在 TVR 范围内（图 17-3A）；② P_{abd} 初始静息压力与 TVR 相比太低，而 P_{ves} 初始静息压力在 TVR 范围内（图 17-3B）。在本组曲线分析中，Ⅰ型、Ⅱ型、Ⅲ型错误的发生率分别为 9.8%、4.5% 和 1.4%；11.5% 的曲线在膀胱充盈开始 30s 内 P_{det} 信号可回到 TVR 以内。

在膀胱充盈的末期，P_{ves}、P_{abd} 和 P_{det} 的 TVR 分别为 38～50cmH$_2$O、30～41cmH$_2$O 和 5～10cmH$_2$O；MCC 和 BC 的 TVR 分别为 157～345ml 和 26.6～70.8ml/cmH$_2$O（表 17-2）。这意味着 P_{det} 在充盈期增加了 5～6cmH$_2$O。

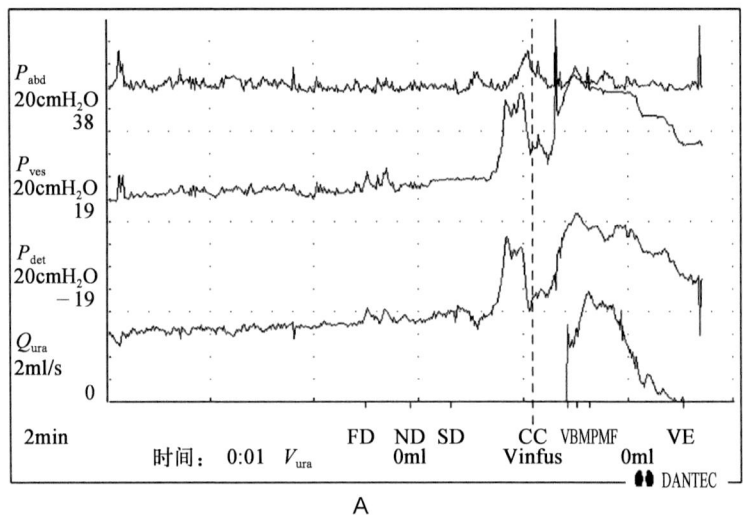

A

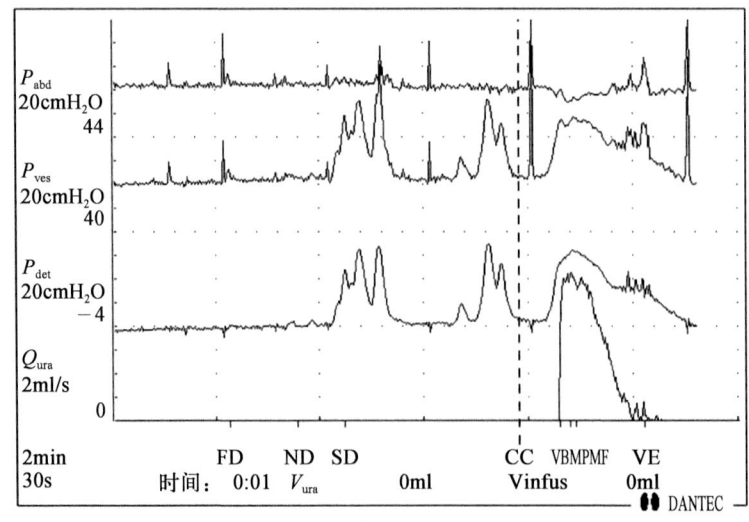

B

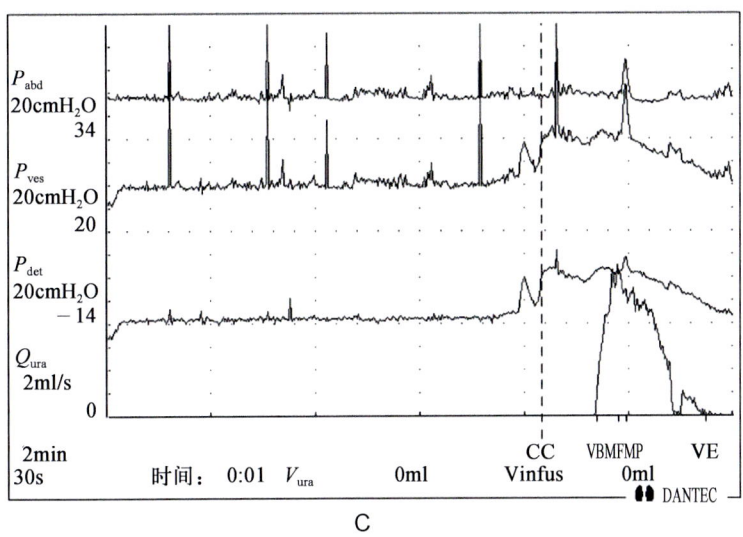

图 17-2 与初始静息压力典型值范围（TVR）相关的Ⅱ型错误

A. Ⅱa型错误，指 P_{det} 初始静息压力为负值，它是由 P_{ves} 与 TVR 相比过低所致；在此例子中，P_{det} 是 $-19cmH_2O$，P_{ves} 和 P_{abd} 分别为 $19cmH_2O$ 和 $38cmH_2O$。B. Ⅱb型错误，指 P_{det} 初始静息压力为负值，它是由 P_{abd} 与 TVR 相比过高所致；在此例子中，P_{det} 是 $-4cmH_2O$，P_{ves} 和 P_{abd} 分别为 $40cmH_2O$ 和 $44cmH_2O$。C. 在此例子中，P_{det} 初始静息压为负值（Ⅱa型错误），在膀胱充盈 30s 内 P_{det} 信号回到 TVR 以内，在充盈开始时，P_{det} 是 $-14cmH_2O$，P_{ves} 和 P_{abd} 分别为 $20cmH_2O$ 和 $34cmH_2O$

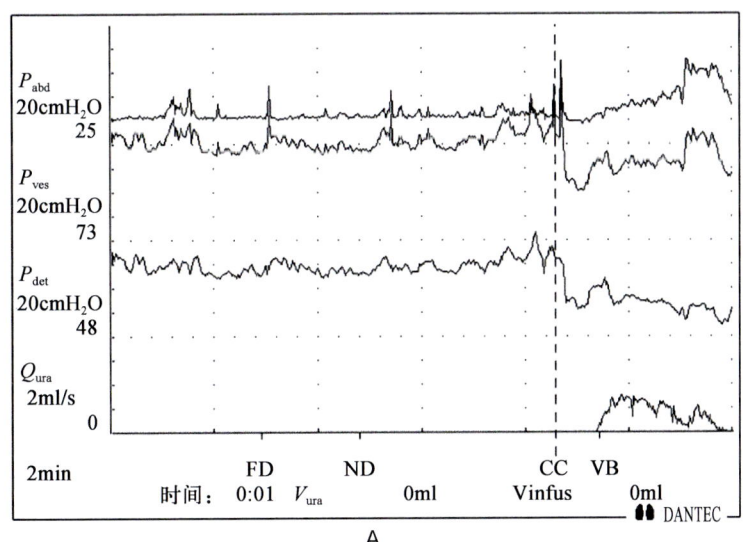

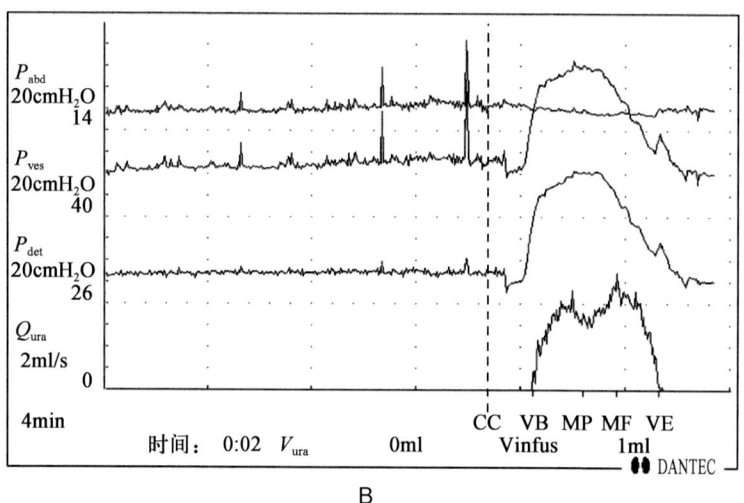

图 17-3 与初始静息压力典型值范围（TVR）相关的Ⅲ型错误

A. Ⅲ a 型错误，指 P_{det} 初始静息压力很高，它是由 P_{ves} 与 TVR 相比过高所致；在此例子中，P_{det} 是 48cmH$_2$O，P_{ves} 和 P_{abd} 分别为 73cmH$_2$O 和 25cmH$_2$O。B. Ⅲ b 型错误指 P_{det} 初始静息压力很高，它是由 P_{abd} 与 TVR 相比过低所致；在此例子中，P_{det} 是 26cmH$_2$O，P_{ves} 和 P_{abd} 分别为 40cmH$_2$O 和 14cmH$_2$O

表 17-2 在膀胱充盈末期各压力值、最大膀胱测压容积（MCC）及膀胱顺应性（BC）的平均数 ± 标准差、中位数、95% 置信区间（CI），各参数的 50%、80% 及 95% 典型值范围（TVR）及 99%TVR 的上限

	平均数 ±SD	中位数	95% CI	50%TVR	80%TVR	95%TVR	99%TVR 上限
P_{ves} (cmH$_2$O)	42.4±12.5	43	1.02	38～50	29～56	10～62	80
P_{abd} (cmH$_2$O)	34.2±12.3	36	1.0	30～41	20～47	2～51	63
P_{det} (cmH$_2$O)	8.2±4.9	7	0.40	5～10	4～13	2～18	28
MCC (ml)	261.6±136.9	244	11.13	157～345	105～441	49～587	651
BC (ml/cmH$_2$O)	58.5±61.1	41.5	4.99	26.6～70.8	17.8～122.8	7～220	345

在排尿期，P_{abd} 的 TVR 在盆底放松时为 25～38cmH$_2$O（表 17-3）。Ⅳ型错误与之相关，那就是在排尿时盆底放松时 P_{abd} 是负值，并且这类错误会引起 P_{det} 的压力值大于 P_{ves} 的压力值（图 17-4）。在曲线分析中，这类错误的发生率为 0.7%。Q_{max}、$P_{det}(Q_{max})$ 和排尿量（void volume，V_{void}）的 TVR 分别为 5.5～9ml/s、57～92cmH$_2$O 和 167～315ml（表 17-3）。另外，Q_{max} 和 V_{void} 在单纯尿流率测定时的 TVR 分别为 8～9.2ml/s 和 167～301ml（表 17-3）。这就意味着 Q_{max} 和 V_{void} 在排尿期压力-流率测定和单纯尿流率测定的测定值具有可比性，无显著性统计学差异。

表 17-3 在排尿期压力 - 流率测定和单纯尿流率测定时各压力值、V_{max} 和排尿量（V_{void}）的平均数、标准差、中位数、95% 置信区间（CI），各参数的 50%、80% 及 95% 典型值范围（TVR）及 99%TVR 的上限

	平均数 ±SD	中位数	95% CI	50%TVR	80%TVR	95%TVR	99%TVR 上限
排尿期压力 - 流率测定							
P_{det} (Q_{max}) (cmH$_2$O)	76.5±31.7	70	2.57	57～92	42～118	37～159	216
$P_{det.min.void}$ (cmH$_2$O)	44.6±18.9	40	1.62	30～53	23～70	20～92	107
$P_{abd.relax}$ (cmH$_2$O)	31.5±10.9	32	0.88	25～38	18～44	8～50	69
Q_{max} (ml/s)	7.3±2.6	7	0.21	5.5～9	4～10.7	2.9～13	15
V_{void} (ml)	250.8±119.9	234	10.09	167～315	114～406	63～560	628
单纯尿流率测定							
Q_{max} (ml/s)	7.9±2.8	8	0.36	8～9.2	4.2～11.4	3.1～15	16.8
V_{void} (ml)	242.4±109.9	233	13.99	167～301	120～374	87～493	689

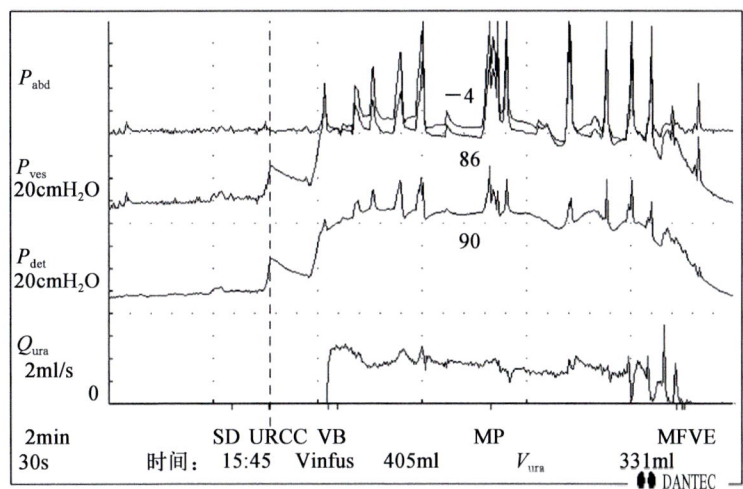

图 17-4 在排尿期与 P_{abd} 典型值范围（TVR）相关的 Ⅳ 型错误

这类型错误表现为在排尿时盆底的过度放松使 P_{abd} 为负值，从而导致 P_{det} 比 P_{ves} 高，这是没有意义的。此错误经常是由 P_{abd} 初始静息压力过低引起。在此例子中，在最大尿流率（Q_{max}）时 P_{abd} 是 -4cmH$_2$O，P_{ves} 和 P_{det} 分别为 86cmH$_2$O 和 90cmH$_2$O。并且初始静息 P_{abd} 是 5cmH$_2$O，P_{ves} 和 P_{det} 分别为 9cmH$_2$O 和 4cmH$_2$O（Ⅳ 型错误）。

在排尿的末期，P_{ves}、P_{abd} 和 P_{det} 的 TVR 分别为 40～55cmH$_2$O、30～41cmH$_2$O 和 10～14cmH$_2$O（表 17-4）。

表 17-4 在排尿后期膀胱测压各参数的平均数、标准差、中位数、95% 置信区间（CI），各参数的 50%、80% 及 95% 典型值范围（TVR）及 99%TVR 的上限

	平均数 ±SD	中位数	95% CI	50%TVR	80%TVR	95%TVR	99%TVR 上限
P_{ves} (cmH$_2$O)	48.5±13.4	47	1.09	40～55	35～64	26～79	108
P_{abd} (cmH$_2$O)	34.3±10.0	35	0.81	30～41	22～45	10～50	61
P_{det} (cmH$_2$O)	14.2±11.3	11	0.92	10～14	13～19	16～29	47

与排尿前的 TVR 相比，我们发现排尿后 P_{abd} 变化不大，P_{ves} 和 P_{det} 与排尿前的水平十分接近。这里也有与之相关的两种类型错误。一种（Ⅴ型错误）就是在除外 RUV 很多的情况下，排尿后的 P_{ves} 和 P_{det} 与其 TVR 相比仍然保持很高的水平。可能有两种原因导致此类型错误的发生：①排尿后 P_{ves} 很高，但 P_{abd} 正常，P_{ves} 曲线在排尿时由于信号缺失或尿道测压管移位变成"死"信号并呈高水平延伸（图 17-5A）；②排尿后 P_{ves} 很低，这可能是由排尿过程中直肠测压导管脱出或 P_{abd} 曲线信号缺失所致（图 17-5B）。

另一种（Ⅵ型）是由于尿道测压导管在排尿时随尿流一起排出，P_{ves} 和 P_{det} 都变为负值（图 17-6）。

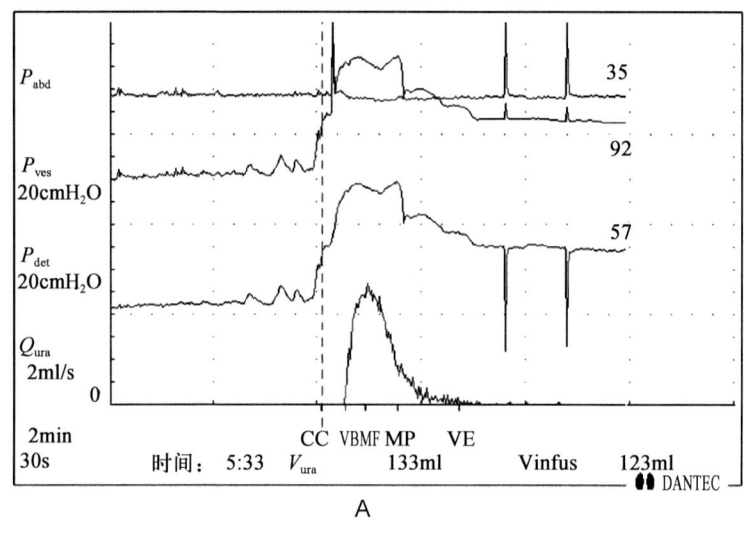

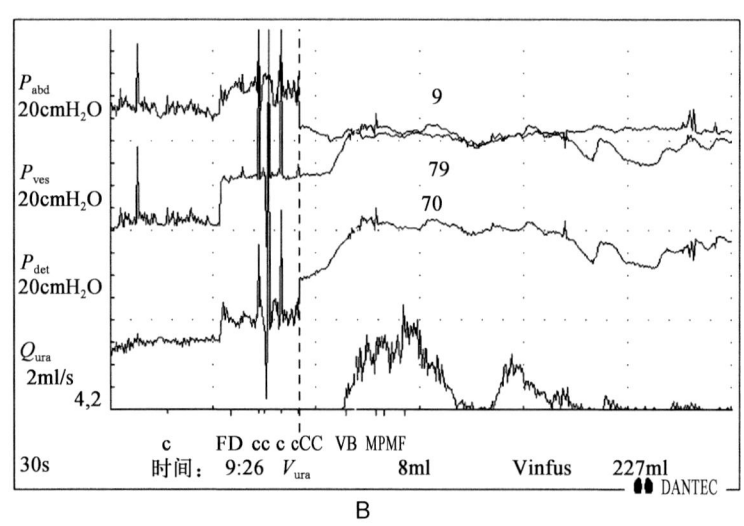

图 17-5 排尿后与典型值范围（TVR）相关的 Ⅴ 型错误

A. Ⅴ a 型错误，指排尿后的 P_{det} 在除外大量残余尿量这一因素后仍然保持很高水平，P_{ves} 很高，但 P_{abd} 正常；可能原因是 P_{ves} 曲线在排尿时由于信号缺失或尿道测压导管移位变成"死"信号并呈高水平延伸。在此例子中，排尿后的 P_{det} 是 57cmH$_2$O，P_{ves} 和 P_{abd} 分别为 92cmH$_2$O 和 35cmH$_2$O。B. Ⅴ b 型错误，指排尿后 P_{det} 仍然保持很高水平，P_{abd} 很低，可能原因是排尿时直肠测压导管脱出或 P_{abd} 曲线信号缺失所致，在此例子中，排尿后 P_{det} 是 70cmH$_2$O，P_{ves} 和 P_{abd} 分别为 79cmH$_2$O 和 9cmH$_2$O

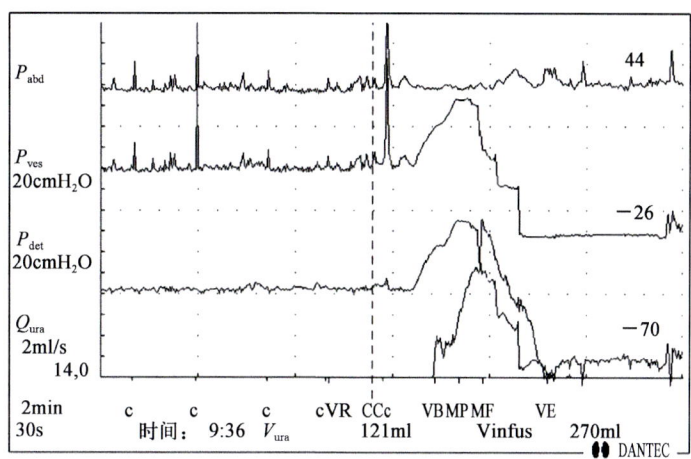

图 17-6 排尿后与典型值范围（TVR）相关的Ⅵ型错误

这种类型的错误表现为由于尿道测压导管在排尿时与尿流一起排出，P_{ves} 和 P_{det} 都变为负值。在此例子中，排尿后 P_{det} 是 $-70cmH_2O$，P_{ves} 和 P_{abd} 分别为 $-26cmH_2O$ 和 $44cmH_2O$

（二）描述典型信号模式

比较在膀胱测压不同时期 P_{ves}、P_{abd}、P_{det} 曲线的各种类型的信号模式，结果如表 17-5 所示。通过统计学的分析，我们可以描述出不同膀胱测压时期的 TSP。在膀胱充盈开始时，91.8% 的曲线在 P_{ves} 及 P_{abd} 表现为细微结构（Ⅰ型信号）和细小动态变化（Ⅱ型信号），而 P_{det} 则没有这种细微结构和细小动态变化；7.7% 的曲线在 P_{ves} 及 P_{abd} 由于信号传导的问题表现为不同的信号模式（表 17-5）。74.8% 的曲线在 P_{ves} 及 P_{abd} 对咳嗽的信号应答相同，而在 P_{det} 无变化；17.5% 的曲线 P_{ves} 及 P_{abd} 对咳嗽的应答（Ⅲ型信号）相似，而 P_{det} 出现双相偏差，这种双向偏差是可以接受的，7.7% P_{ves} 及 P_{abd} 对咳嗽应答不同，P_{det} 出现向上或向下的单相偏差，这种明显的尖波说明压力传导存在问题（表 17-5）。在膀胱充盈升始，只有 3.1% 的曲线表现出巨观改变（Ⅳ型信号），其中腹肌收缩占 0.9%，它表现为在 P_{ves} 和 P_{abd} 曲线上明显的变化，而 P_{det} 曲线没有明显的变化；直肠收缩占 2.2%，它表现为 P_{ves}、P_{abd}、P_{det} 各曲线上的不同变化，P_{abd} 曲线上为正值，P_{det} 曲线上为负值，P_{ves} 没有明显的变化（表 17-5）。

表 17-5 比较 582 条膀胱测压曲线膀胱充盈开始时的 P_{ves}、P_{abd}、P_{det} 之间的不同信号模式

	P_{ves} 和 P_{abd}			P_{det}			P_{ves} 和 P_{det}	
	一致	相似	不同	无变化	很小变化	明显改变	一致	不同
	n (%)	n (%)	n (%)	n (%)	n (%)	n (%)	n (%)	n (%)
模式Ⅰ：细微结构	534 (91.8)	3 (0.5)	45 (7.7)	534 (91.8)	3 (0.5)	45 (7.7)	—	—
模式Ⅱ：细小动态变化	534 (91.8)	3 (0.5)	45 (7.7)	534 (91.8)	3 (0.5)	45 (7.7)	—	—
模式Ⅲ：对咳嗽的应答	435 (74.8)	102 (17.5)	45 (7.7)	435 (74.8)	102 (17.5)	45 (7.7)	—	—
模式Ⅳ：巨观改变								
a：腹肌收缩 (n=5)	4 (80)	1 (20)	0 (0)	4 (80)	1 (20)	0 (0)		
b：逼尿肌过度活动(n=0)	0	0	0	0	0	0	0	0
c：直肠收缩 (n=13)	0	0	13 (100)	0	0	13 (100)	0	13 (100)

在膀胱充盈期，98.3%的曲线在P_{ves}及P_{abd}表现出相同细微结构和细小动态变化，P_{det}则无这些变化，1.5%的患者P_{ves}及P_{abd}由于信号传导的问题表现出不同模式（表17-6）。在膀胱充盈期规律间隔地进行咳嗽试验，发现67.0%的患者P_{ves}及P_{abd}对咳嗽的应答相同，P_{det}则无变化，31.5%患者P_{ves}及P_{abd}出现相似应答，而P_{det}出现小双相偏差，这种小双相偏差是可以接受的；1.5%患者P_{ves}及P_{abd}出现不同应答，P_{det}出现向上或向下的单相偏差，这种明显的尖波说明压力传导方面有问题（表17-6）。在膀胱充盈期信号会有几种典型的巨观改变，582条曲线中腹肌收缩者占8.3%，48例腹肌收缩者91.7%曲线P_{ves}及P_{abd}出现相同变化，P_{det}曲线没有变化，48例腹肌收缩者仅8.3%的曲线由于腹肌收缩时P_{ves}和P_{abd}传导的不同变化，P_{det}曲线有明显变化。在582条曲线中逼尿肌不稳定者占33.7%，它表现为P_{ves}和P_{det}曲线上有单向的或多向的不稳定波，而P_{abd}曲线没有变化。在582条曲线中直肠收缩者占17.4%，表现为P_{abd}曲线上有直肠单向或多向的收缩，且P_{ves}、P_{abd}、P_{det}各曲线上的不同变化，在P_{abd}曲线上为正向波、P_{det}曲线上为负向赝像、P_{ves}没有明显的变化（表17-6）。

表17-6 比较582条膀胱测压曲线膀胱充盈过程中的P_{ves}、P_{abd}、P_{det}之间的不同信号模式

	P_{ves}和P_{abd}			P_{det}			P_{ves}和P_{det}	
	一致	相似	不同	无变化	很小变化	明显改变	一致	不同
	n (%)	n (%)	n (%)	n (%)	n (%)	n (%)	n (%)	n (%)
模式Ⅰ：细微结构	572 (98.3)	1 (0.2)	9 (1.5)	572 (98.3)	1 (0.2)	9 (1.5)	—	—
模式Ⅱ：细小动态变化	572 (98.3)	1 (0.2)	9 (1.5)	572 (98.3)	1 (0.2)	9 (1.5)	—	—
模式Ⅲ：对咳嗽的应答	390 (67.0)	183 (31.5)	9 (1.5)	390 (67.0)	183 (31.5)	9 (1.5)		
模式Ⅳ：巨观改变								
a：腹肌收缩（n=48）	44 (91.7)	4 (8.3)	0 (0)	44 (91.7)	4 (8.3)	0 (0)		
b：逼尿肌过度活动（n=196）	0 (0)	0 (0)	196 (100)	0 (0)	0 (0)	196 (100)	196 (100)	0 (0)
c：直肠收缩（n=101）	0 (0)	0 (0)	101 (100)	0 (0)	0 (0)	101 (100)	0 (0)	101 (100)

在排尿前，94.0%曲线在P_{ves}和P_{abd}上对咳嗽测试具有相同应答，1.9%表现为小的双向尖波，4.1%出现明显的单向尖波，提示压力传导不同（表17-7）。

表17-7 比较582条膀胱测压曲线排尿前和排尿后P_{ves}、P_{abd}、P_{det}之间的不同信号模式

	P_{ves}和P_{abd}			P_{det}		
	一致	相似	不同	无	很小变化	明显改变
	n (%)	n (%)	n (%)	n (%)	n (%)	n (%)
模式Ⅰ：细微结构（排尿后）	531 (91.2)	5 (0.9)	46 (7.9)	531 (91.2)	5 (0.9)	46 (7.9)
模式Ⅲ：咳嗽测试						
a：排尿前	547 (94.0)	11 (1.9)	24 (4.1)	547 (94.0)	11 (1.9)	24 (4.1)
b：排尿后	509 (87.5)	24 (4.1)	49 (8.4)	509 (87.5)	24 (4.1)	49 (8.4)

在排尿的过程中，91.2% 的曲线 P_{ves} 和 P_{abd} 始终保持"活"信号，即一直都保持相同的细微结构和细小动态变化；但是 7.9% 的曲线由于各种原因表现为"死"信号，即表现不同的细微结构和细小动态变化（表 17-8）。当然，在排尿过程中也可能会有几种典型的巨观改变。95.2% 的曲线表现为当逼尿肌收缩排尿时，P_{ves} 和 P_{abd} 同步平滑上升和下降。4.8% 的曲线由于排尿时尿道测压导管的移位或 P_{ves} 的信号丢失出现非典型模式。然而，在笔者的数据中仍然有三种特殊的逼尿肌收缩的模式，在这些特殊逼尿肌收缩模式中，排尿后收缩占 0.9%，波浪式收缩占 3.4%，不稳定逼尿肌收缩占 3.1%。排尿后收缩的特征是 P_{ves} 及 P_{det} 在尿流出现之后增高；波浪式收缩表现为 P_{ves} 和 P_{det} 随尿流率曲线一起波动；不稳定逼尿肌收缩表现为 P_{ves} 和 P_{det} 在尿流出现之前急剧增高，在尿流开始后突然下降。在 582 条曲线中 53.3% 表现为排尿过程中腹压收缩，310 条腹压收缩的曲线中 71.6% 的曲线表现为 P_{ves} 和 P_{abd} 明显变化，P_{det} 没有改变；310 条腹压收缩的曲线中 28.4% 的曲线由于腹肌收缩时 P_{ves} 和 P_{abd} 传导的不同变化，P_{det} 曲线上有向上或向下的变化。在 582 条曲线中排尿期直肠收缩者占 2.1%，表现为 P_{ves} 和 P_{det} 曲线上信号模式不同，特征为 P_{det} 曲线上有向下的凹陷。在 582 条曲线中排尿期盆底肌不同程度的松弛者占 15.3%，特征为 P_{abd} 曲线上有不同程度的下降，并且引起 P_{ves} 和 P_{det} 曲线上相同或相似的表现（表 17-8）。

表 17-8 比较 582 条膀胱测压曲线排尿期 P_{ves}、P_{abd}、P_{det} 之间的不同信号模式

	P_{ves} 和 P_{abd}			P_{det}			P_{ves} 和 P_{det}	
	一致	相似	不同	无变化	很小变化	明显改变	一致	不同
	n (%)	n (%)	n (%)	n (%)	n (%)	n (%)	n (%)	n (%)
模式Ⅰ：细微结构	531 (91.2)	5 (0.9)	46 (7.9)	531 (91.2)	5 (0.9)	46 (7.9)	—	—
模式Ⅱ：细小动态变化	531 (91.2)	5 (0.9)	46 (7.9)	531 (91.2)	5 (0.9)	46 (7.9)	—	—
模式Ⅳ								
a：逼尿肌收缩 (n=582)	0 (0)	0 (0)	582 (100)	0 (0)	0 (0)	582 (100)	554 (95.2)	28 (4.8)
b：腹肌收缩 (n=310)	220 (71.0)	2 (0.6)	88 (28.4)	220 (71.0)	2 (0.6)	88 (28.4)	—	—
c：直肠收缩 (n=12)	0 (0)	0 (0)	12 (100)	0 (0)	0 (0)	12 (100)	0 (0)	12 (100)
d：盆底松弛 (n=89)	0 (0)	0 (0)	89 (100)	0 (0)	89 (100)	0 (0)	89 (100)	0 (0)

排尿后，91.2% 的 P_{ves} 和 P_{abd} 曲线均为具有相同细微结构的"活"信号，7.9% 的曲线 P_{ves} 和 P_{abd} 由于在排尿过程中的各种赝像表现为"死"信号。后者曲线在排尿前和排尿后在 P_{ves} 和 P_{abd} 曲线上表现不同的细微结构和细小动态变化。排尿后，87.5% 的曲线 P_{ves} 和 P_{abd} 对咳嗽应答相同；4.1% 的曲线在 P_{det} 上表现为可以接受的双向性的波；8.4% 的曲线在 P_{det} 上出现明显凸起，表明在排尿期出现信号质量问题（表 17-7）。

根据上述结果，我们可从 4 个层面对膀胱测压的 TSP 描述如下：在膀胱充盈开始及

充盈期，P_{ves}和P_{abd}为具有相同的细微结构，即微小变异（静噪）的"活"信号；随着患者的呼吸、说话和移动而变为增强的信号活动，此时P_{ves}和P_{abd}具有相同的细小动态变化，P_{det}无信号变化（图17-7）。在充盈开始及充盈期规则咳嗽，P_{ves}和P_{abd}出现相同信号变化，P_{det}无变化或出现小的双相改变，这些都说明信号具备高质量（图17-8）。在充盈期可出现几种典型巨观改变，腹肌收缩表现为P_{ves}和P_{abd}由于腹肌收缩出现相同信号变化，P_{det}却无变化（图17-9A）；逼尿肌不稳定表现为P_{ves}和P_{det}由于逼尿肌的收缩出现单独的或多个不稳定的波形，P_{abd}却无变化（图17-9B）；直肠活动表现为由于直肠一次或多次的收缩P_{ves}、P_{abd}、P_{det}曲线上不同的变化：在P_{abd}上出现正波，在P_{det}上出现负波，P_{ves}没有明显的变化（图17-9C）。在排尿开始前，P_{ves}和P_{abd}对咳嗽有相同应答，P_{det}曲线无变化或可能出现小的双向尖波，但是没有明显的凸起（图17-8B）。在排尿期，P_{ves}和P_{abd}仍保持"活"信号，表现为相同细微结构和细小动态变化，但是P_{det}没有变化（图17-10）。在排尿的过程中可出现几种巨观改变信号。典型逼尿肌收缩为P_{ves}及P_{det}同步平滑增高和降低（图17-11A），但也有一些特殊的逼尿肌收缩模式，如排尿后收缩、波浪式收缩、不稳定逼尿肌排尿。排尿后收缩的特征是P_{ves}及P_{det}在尿流出现之后增高（图17-11B）；波浪式收缩表现为P_{ves}及P_{det}随尿流率曲线一起波动（图17-11C）；不稳定逼尿肌排尿表现为P_{ves}及P_{det}在尿流出现之前急剧增高，在尿流开始后突然下降（图17-11D）。腹压排尿表现为P_{ves}和P_{abd}同步改变，P_{det}无变化（图17-12A）。直肠收缩会导致P_{ves}和P_{det}之间的不同模式，其特征表现为P_{det}上的向下凹陷（图17-12B）。盆底松弛的特征表现为P_{abd}的压力有不同程度的降低，P_{ves}和P_{det}曲线的变化相同或相似，但出现P_{det}高于P_{ves}的情况（图17-12C）。在排尿后P_{ves}和P_{abd}仍保持相同"活"信号，表现为相同细微结构和细小动态变化，对咳嗽应答相同，这些说明了在排尿过程中信号质量良好（图17-8B，图17-10）。

根据以上提到的TSP，笔者给出一些存在非典型信号模式或赝像的例子来说明TSP在膀胱测压质量控制中的重要性。作为"活"信号的标志，Ⅰ型和Ⅱ型信号必须存在于充盈期和排尿期膀胱测压的所有阶段，其消失表明信号质量存在问题。图17-13A和图17-13B分别显示在膀胱充盈期和排尿期P_{ves}的Ⅰ型和Ⅱ型信号消失。咳嗽试验是在膀胱测压各个阶段检查信号质量的有力工具，P_{ves}和P_{abd}对咳嗽的应答差异表明压力传导出现问题或其他赝像。图17-14A表明在充盈期由不同的压力传导导致P_{det}曲线上出现双相性的凸起，图17-14B表明在排尿前P_{ves}没有对咳嗽试验发生相应的应答，在排尿期P_{ves}曲线就表现为"死"信号，图17-14C表明P_{ves}在排尿后没有对咳嗽试验发生相应的应答，这就说明P_{ves}的曲线信号在排尿过程中丢失。因此，排尿前后的咳嗽对排尿期质量控制尤为重要。P_{ves}和P_{abd}对腹肌收缩所产生的应答差异也可导致P_{det}上不同的赝像，图17-15A就表明在充盈期发生的这种赝像；图17-15B显示P_{det}上的凸起，表明在排尿期对腹肌收缩产生的压力传导出现问题。排尿期P_{ves}和P_{abd}压力突然下降表明导管可能被冲出体外（图17-16）。信号刻度是TSP模式识别的基础；信号刻度的改变就会产生错误的印象，图17-17表明P_{det}刻度的改变，从而使P_{det}产生明显的细微结构，这就使它与P_{ves}和P_{abd}相减的曲线不一致。

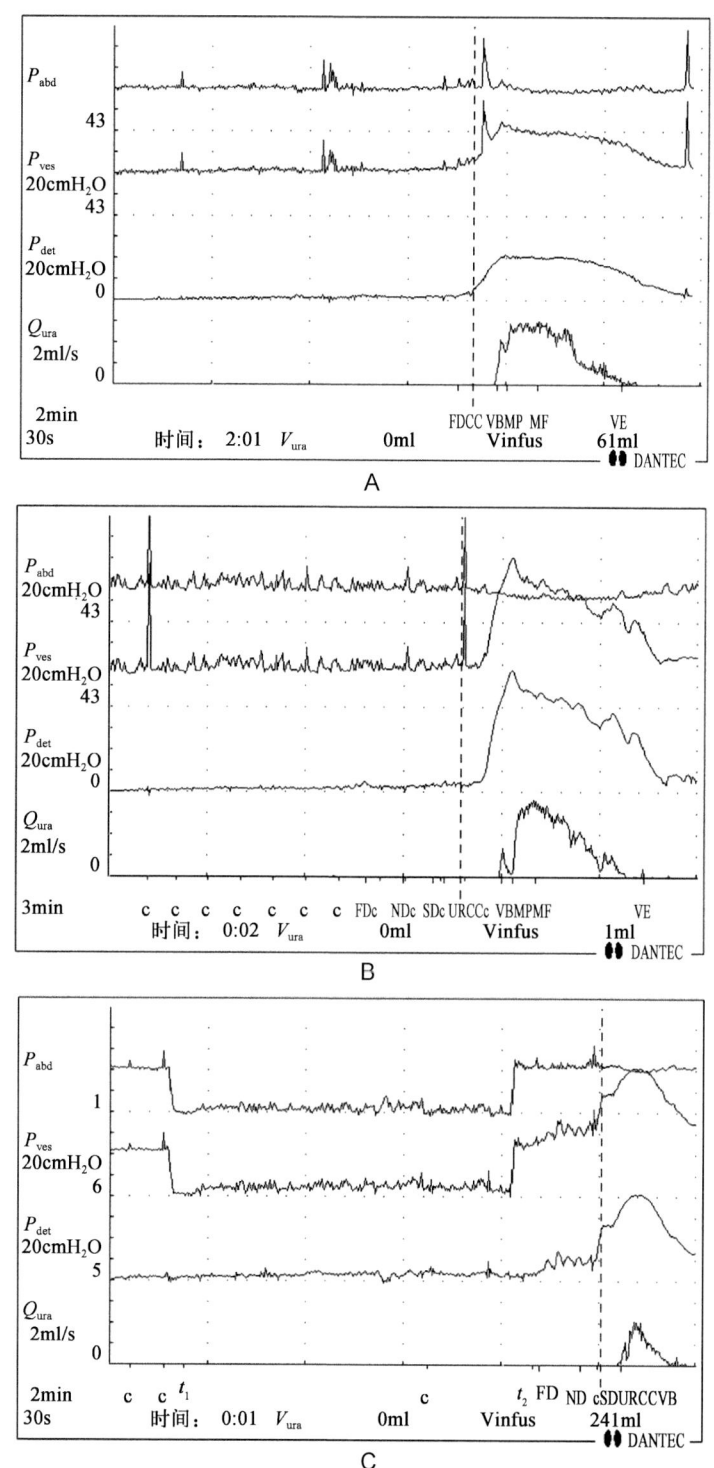

图 17-7 细微结构（模式Ⅰ）和细小动态变化（模式Ⅱ）

A. 在膀胱测压全过程中 P_{ves} 和 P_{abd} 具有相同的细微结构（模式Ⅰ），即微小变异（静噪）的"活"信号，但是 P_{det} 没有细微结构变化；B. 信号细微结构可随呼吸、说话而变为较强的信号活动，P_{ves} 和 P_{abd} 具有相同的细小动态变化（模式Ⅱ），P_{det} 没有信号变化；C. 由于患者的移动或体位转换，P_{ves} 和 P_{abd} 具有相同的变化，P_{det} 没有表现出明显的变化

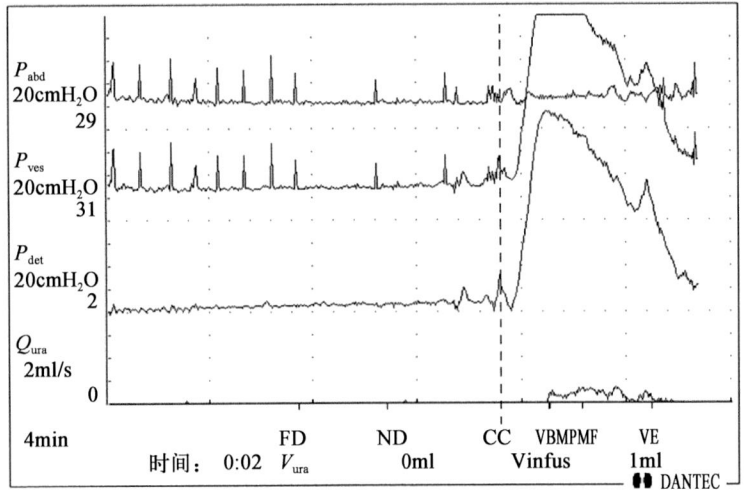

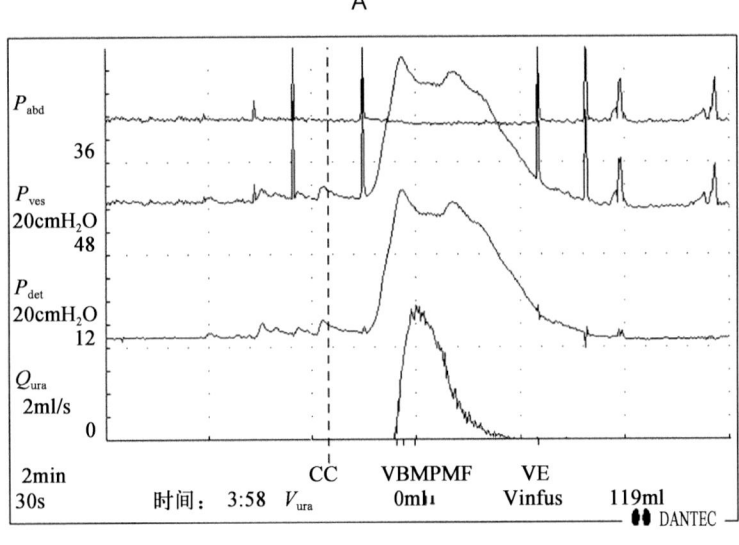

图 17-8 咳嗽试验引起的信号应答变化（模式Ⅲ）

A. 在充盈开始及充盈期规则咳嗽，P_{ves} 和 P_{abd} 出现相同信号变化，P_{det} 没有明显的变化；B. 在排尿前和排尿后进行咳嗽试验，P_{ves} 和 P_{abd} 表现为相同的信号改变，P_{det} 没有明显的改变

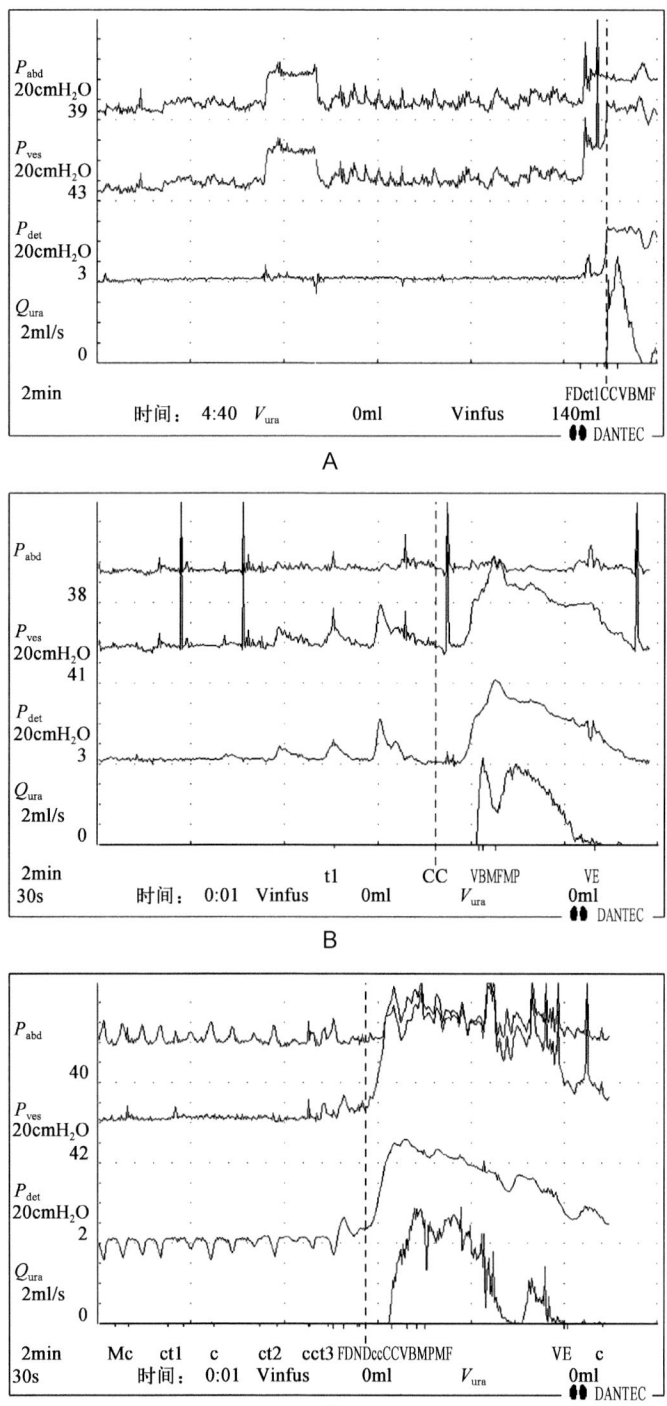

图 17-9 充盈期信号出现的巨观改变（模式Ⅳ）

肌肉收缩所引起的信号巨观改变，包括腹肌收缩、逼尿肌过度活动（DO）和直肠收缩（模式Ⅳ）。A. 腹肌收缩表现为 P_{ves} 和 P_{abd} 出现相同信号变化，P_{det} 却无变化；B. 逼尿肌不稳定表现为 P_{ves} 和 P_{det} 出现不稳定的波形，P_{abd} 却无变化；C. 直肠活动表现为 P_{ves}、P_{abd}、P_{det} 曲线不同的变化，在 P_{abd} 上出现正向波，在 P_{det} 上出现负向凹陷，P_{ves} 没有明显的变化

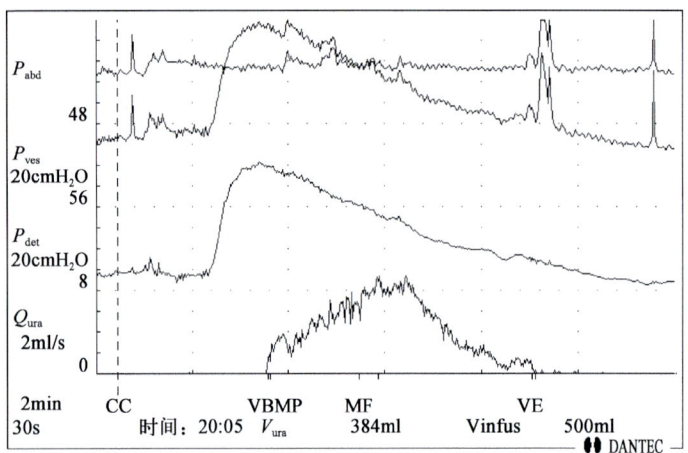

图 17-10　在排尿中和排尿后信号的细微结构和细小动态变化（模式Ⅰ和模式Ⅱ）

在排尿中和排尿后，P_{ves} 和 P_{abd} 始终表现为"活"信号，并且表现为相同细微结构和细小动态变化，P_{det} 没有变化

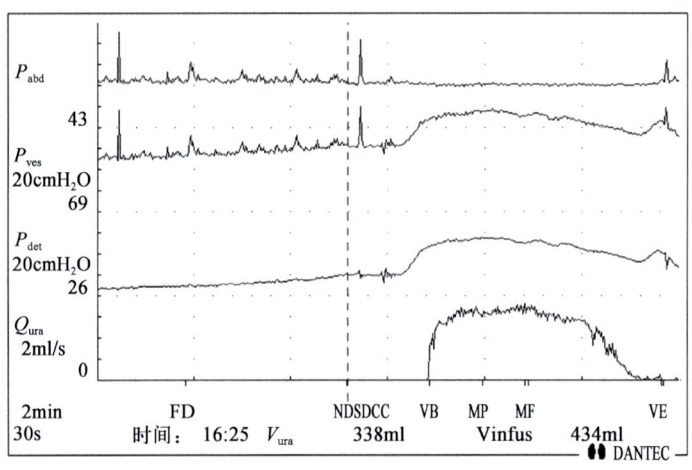

A

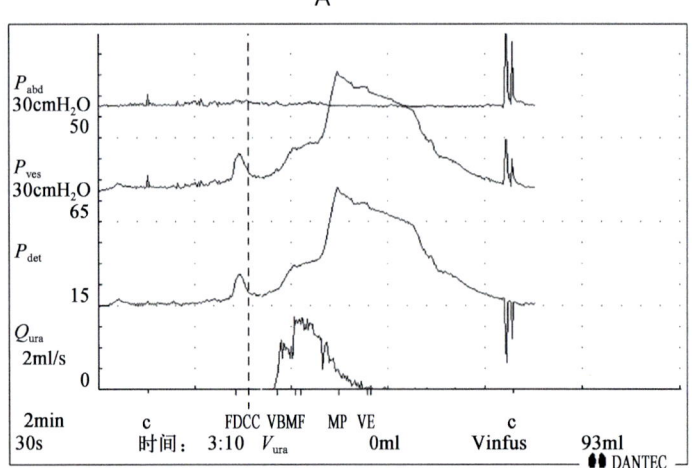

B

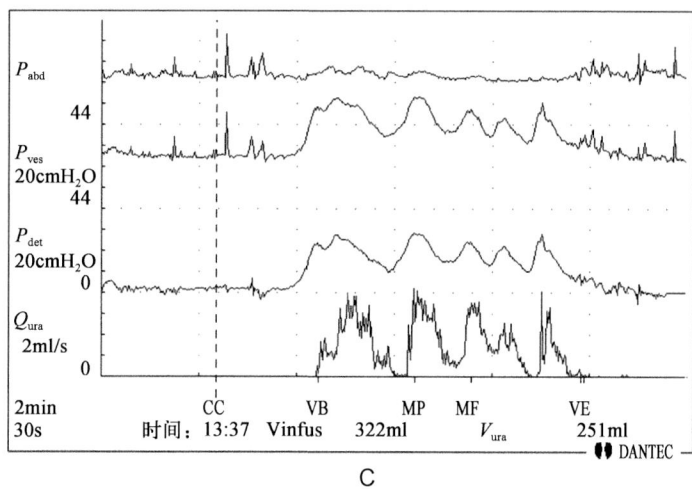

C

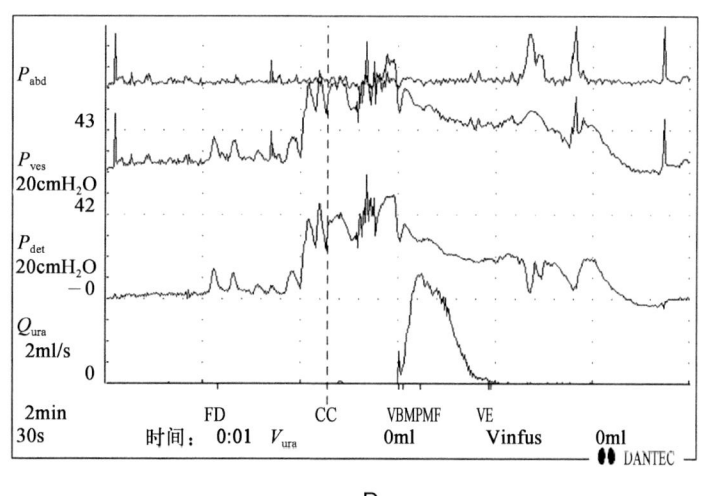

D

图 17-11 排尿过程中逼尿肌收缩产生的信号巨观改变（模式Ⅳ）

逼尿肌不同的收缩类型。A. 典型模式：典型的逼尿肌收缩表现为 P_{ves} 和 P_{det} 随尿流率呈平稳增高和下降；B. 特殊类型：排尿后收缩表现为 P_{ves} 和 P_{det} 在尿流出现之后才开始增高；C. 特殊类型：波浪式收缩表现为 P_{ves} 和 P_{det} 随着尿流率曲线一起波动；D. 特殊类型：不稳定逼尿肌排尿表现为 P_{ves} 和 P_{det} 在尿流出现之前急剧增高、在尿流开始之后突然下降

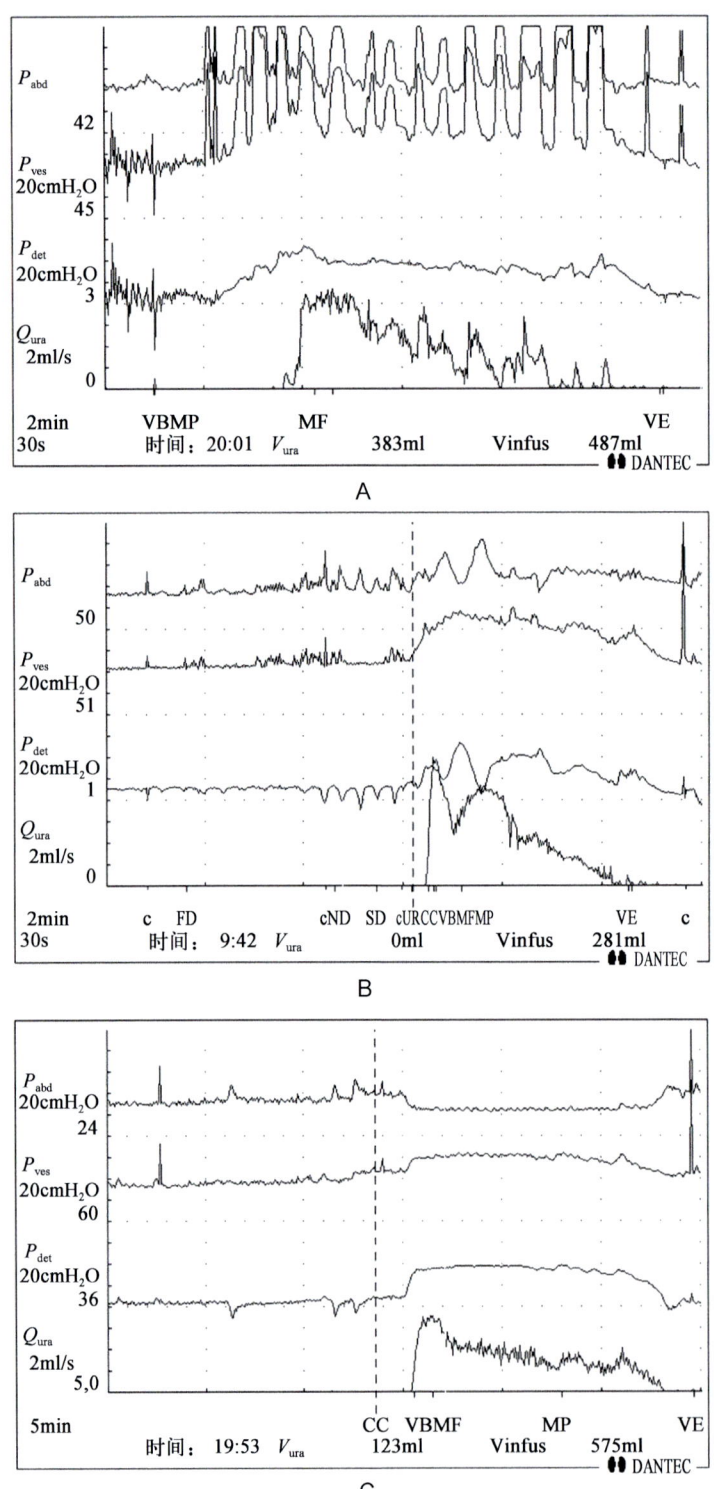

图 17-12 在排尿过程中其他肌肉活动产生的信号巨观改变（模式Ⅳ）

腹肌收缩、直肠收缩和盆底肌的松弛。A. 腹压排尿表现为 P_{ves} 和 P_{abd} 同步改变，P_{det} 无变化；B. 直肠收缩会导致 P_{ves} 和 P_{det} 之间的不同模式，其特征表现为 P_{det} 上的向下凹陷；C. 盆底肌松弛的特征表现为 P_{abd} 的压力曲线有不同程度的降低，P_{ves} 和 P_{det} 曲线的变化相同或相似，但出现 P_{det} 高于 P_{ves} 的情况

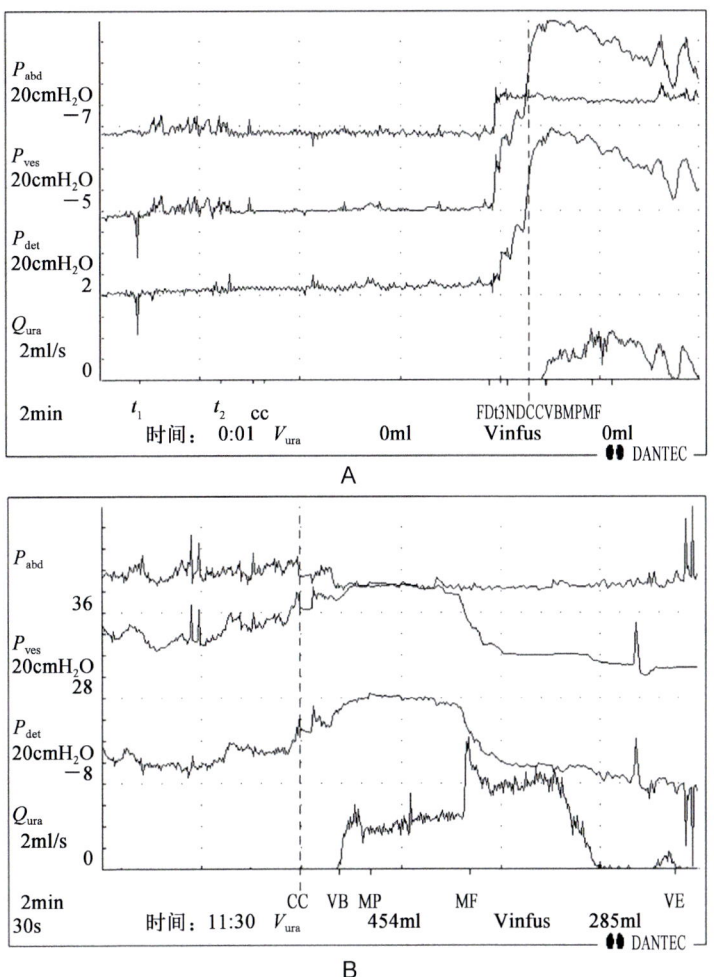

图 17-13 关于细微结构和细小动态变化的错误及赝像

A. 在膀胱充盈期 P_{ves} 的 Ⅰ 型和 Ⅱ 型信号消失了，说明信号质量存在问题；B. 在排尿期 P_{ves} 的 Ⅰ 型和 Ⅱ 型信号消失了，说明信号质量存在问题，或在排尿过程中发生了其他赝像

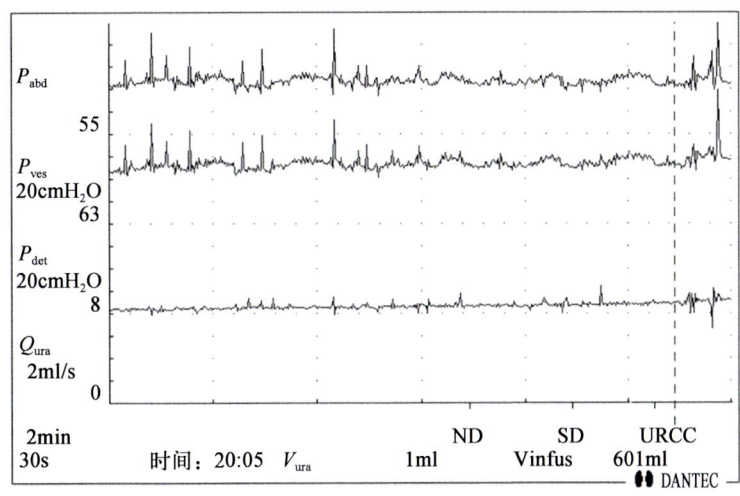

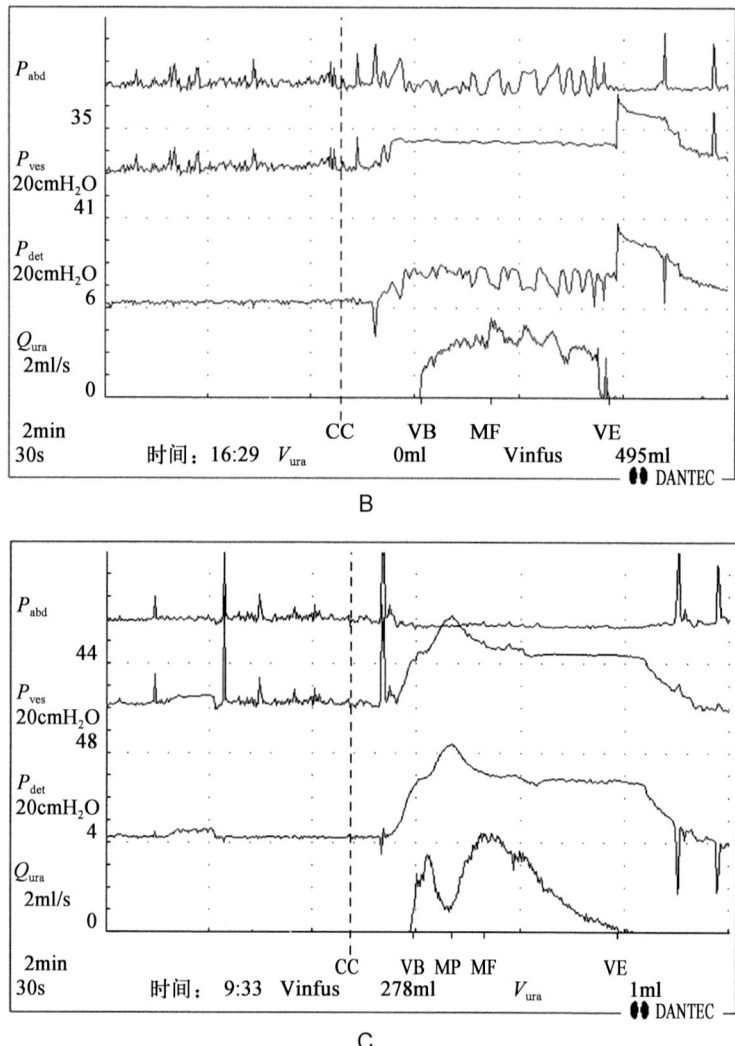

图 17-14　在不同阶段由于 P_{ves} 和 P_{abd} 对咳嗽试验应答的差异所产生的错误和赝像

A. 在充盈期 P_{ves} 和 P_{abd} 不同的压力传导使 P_{det} 曲线出现向上或向下的偏差或双相性的凸起；B. 在排尿前 P_{ves} 没有对咳嗽试验发生相应的应答，在排尿时 P_{ves} 曲线就表现为"死"信号；C. P_{ves} 在排尿后没有对咳嗽试验发生相应的应答，P_{det} 出现向下的偏差，这就说明 P_{ves} 的曲线信号在排尿期丢失

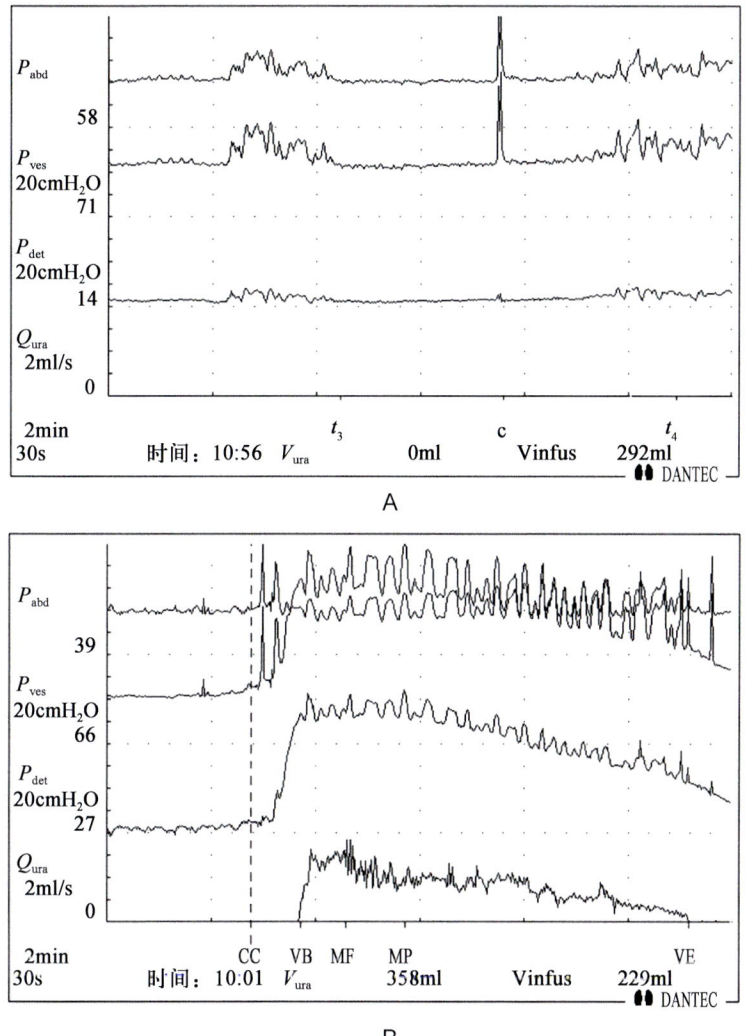

图 17-15　在不同阶段 P_{ves} 和 P_{abd} 对腹肌收缩的应答差异所产生的错误和赝像

A. 在充盈期，对腹肌收缩存在不同的传导导致 P_{det} 有赝像；B. 在排尿期，对腹肌收缩存在不同的传导导致 P_{det} 曲线出现凸起

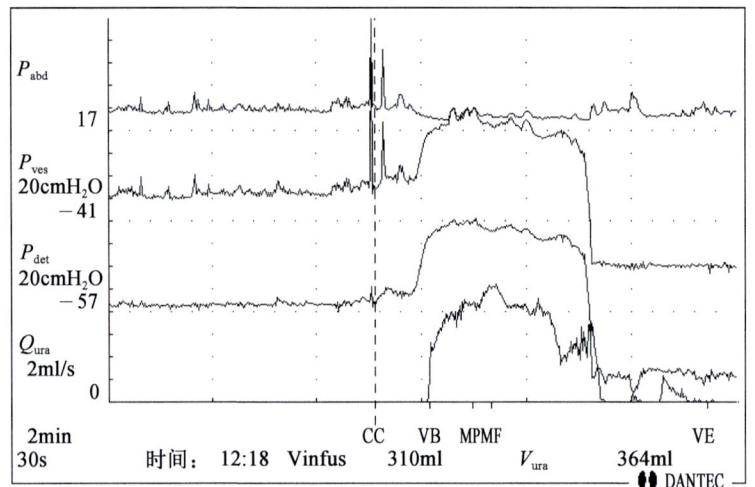

图 17-16　P_{ves} 和 P_{det} 曲线都突然下降说明在排尿时尿道测压导管脱出

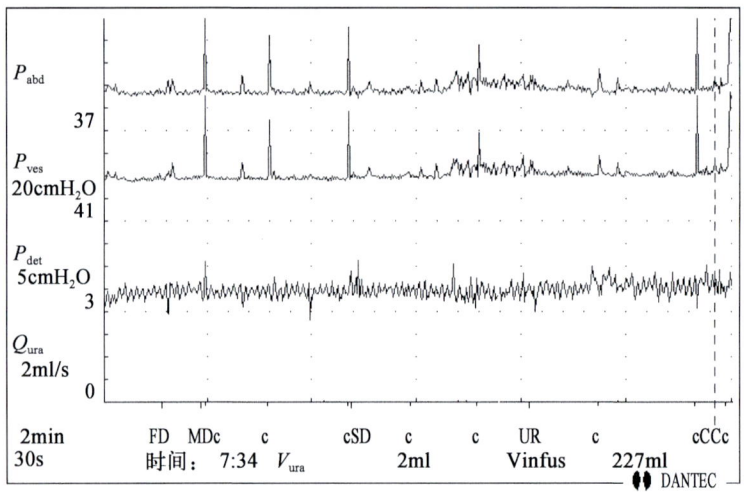

图 17-17　由信号刻度变化引起的赝像

信号刻度改变可以引起错误的印象。这个例子就表示了 P_{det} 刻度的放大改变使 P_{det} 产生明显的细微结构，这就使它与 P_{ves} 和 P_{abd} 相减的曲线不一致

（三）回顾性研究尿动力学数据的质量控制

从 606 条压力-流率曲线中选中了 582 条（96.0%）并进行分析，24 条（4.0%）曲线因为赝像无法解释及修正而被排除掉。

1. 膀胱充盈期的赝像　582 条曲线中 4.5% 初始静息 P_{det} 为负值（图 17-2），1.4% 的初始静息 P_{det} 值过高（图 17-3）。582 条曲线中 31.5% 表现为双向波，1.5% 曲线表现为明显的单向偏移（图 17-14A）。582 条曲线中 1.6% 表现为压力信号的局部缺失，1.0% 的曲线 P_{ves} 或 P_{abd} 表现为阶段式的信号位移改变。

2. 在排尿期的赝像　81.8%（476/582）的曲线 Q_{max} 存在明显的赝像（图 17-18），476 条曲线中 23.1% 者通过在尿流率曲线中重新定位更正了 Q_{max} 值（图 17-19）。

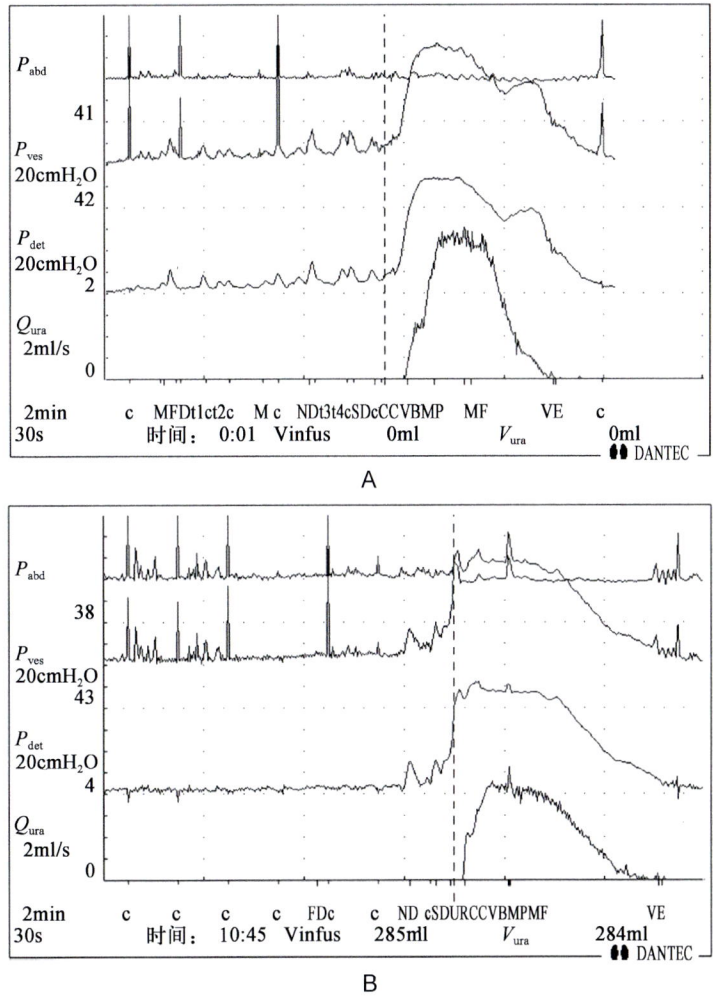

图 17-18 在尿流率曲线主峰上的最大尿流率（Q_{max}）赝像

A. 在尿流率曲线上可以看到来自尿流计的附加修饰使得尿流率曲线上出现许多小的凸起；B. 在尿流率曲线最高平台上由腹肌收缩导致的刺状赝像

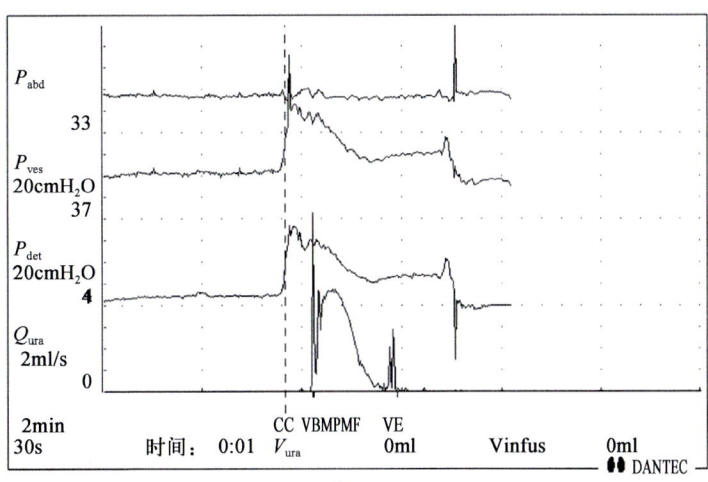

A

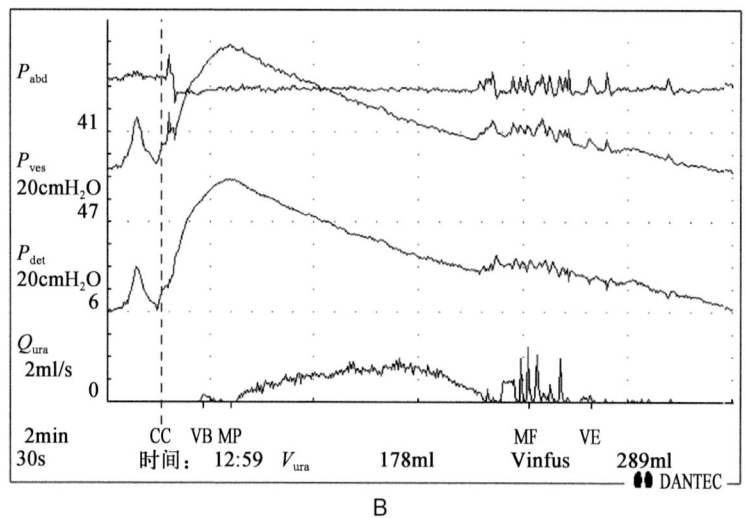

图 17-19　在排尿开始和结束时尿流率曲线上出现的最大尿流率（Q_{max}）赝像

A. 在尿流率开始测定时出现的凸起赝像，计算机进行数据分析时就将之视为 Q_{max}；B. 在排尿结束时由腹肌收缩导致的凸起赝像，计算机分析时也将此赝像视为 Q_{max}。这些 Q_{max} 赝像被更正后均将改变 Q_{max} 在曲线上的位置

排尿期也存在技术上的赝像，582 条曲线中 1.4% 表现为压力信号的间断性丢失（图 17-20A），3.4% 的曲线在 P_{ves} 上存在阶梯样改变（图 17-20B），0.9% 的曲线在排尿时尿道测压导管脱出尿道（图 17-20C），还有 2.2% 的曲线出现直肠测压导管的移位。

至于生理方面的赝像，582 条曲线中 15.1% 由于腹肌收缩而表现为 P_{det} 曲线上的凸起（图 17-21A），2.1% 者由直肠收缩导致 P_{det} 曲线出现向下的凹陷（图 17-21B），10.1% 者由尿道括约肌过度活动导致 P_{det} 曲线出现向上或向下的凸起与凹陷（图 17-22）。

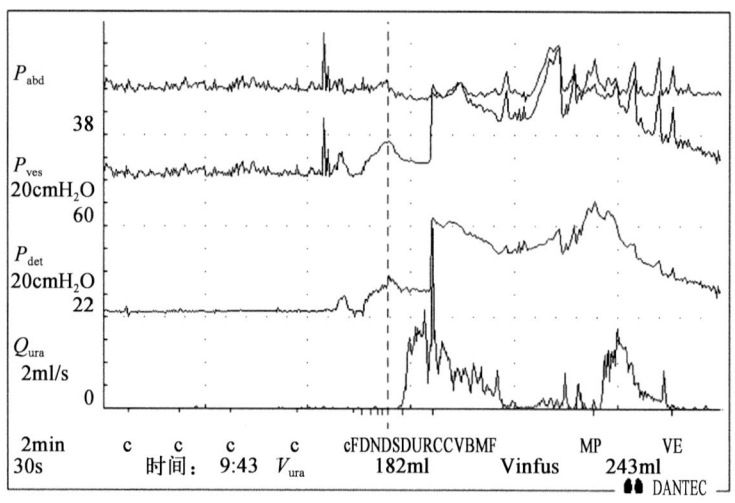

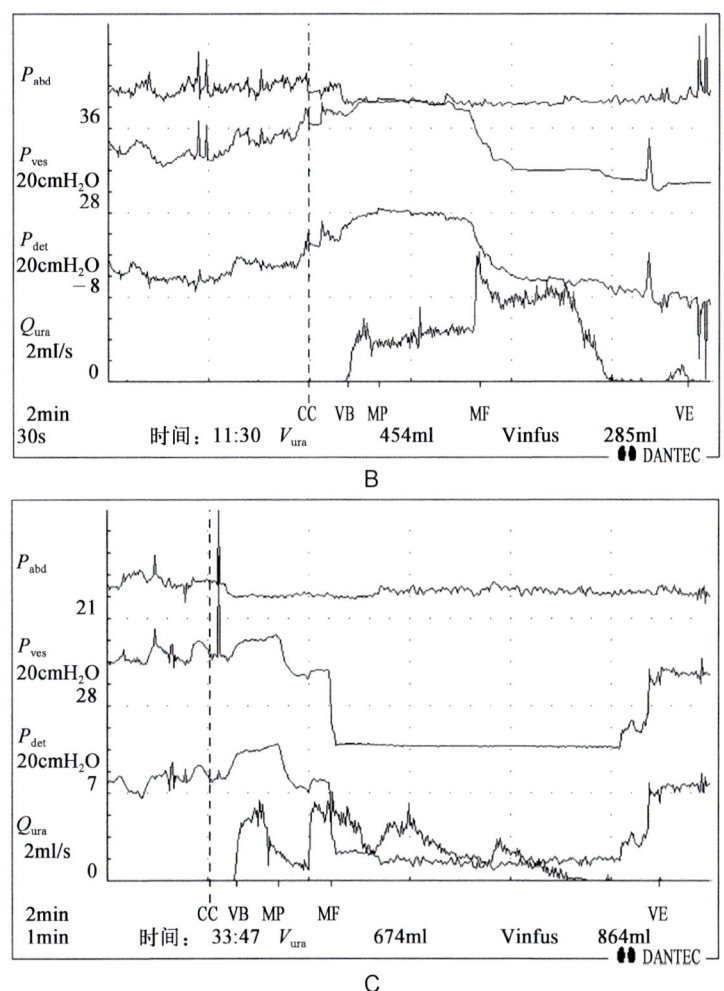

图 17-20　出现在压力曲线上的技术赝像

A. 在排尿早期 P_{ves} 曲线上间断的信号丢失；B. 在排尿期 P_{ves} 曲线上出现的信号阶梯样位移改变；C. 在排尿的过程中尿道测压导管随尿流冲出尿道

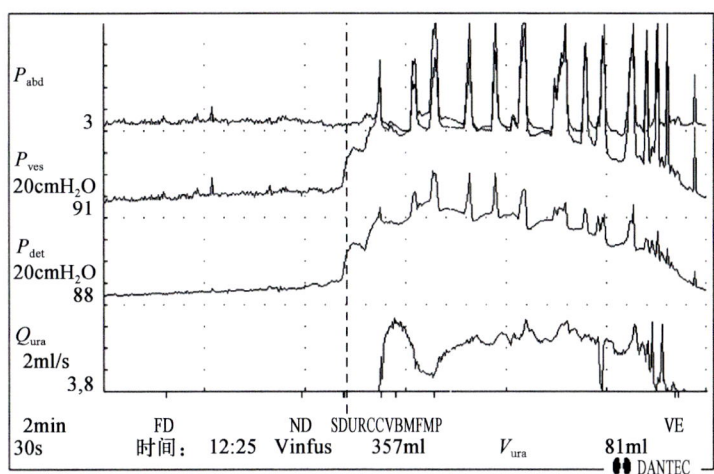

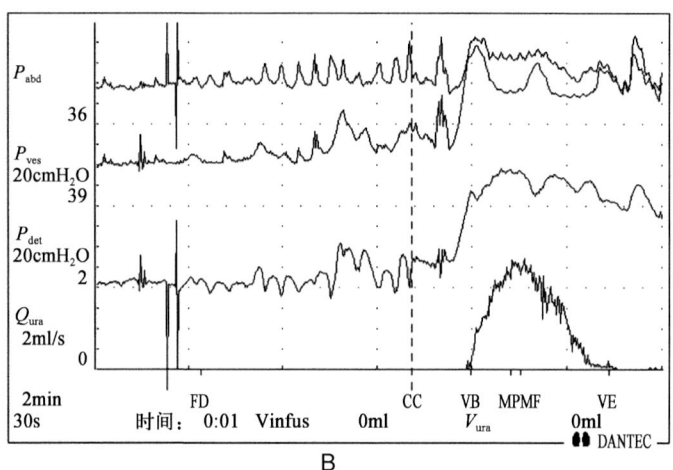

图 17-21　出现在压力曲线上的生理赝像

A. 在排尿期由于 P_{ves} 和 P_{abd} 对腹肌收缩产生的压力传导存在差异，P_{det} 曲线出现许多明显凸起；B. 排尿期由于直肠收缩而 P_{det} 曲线出现向下的凹陷

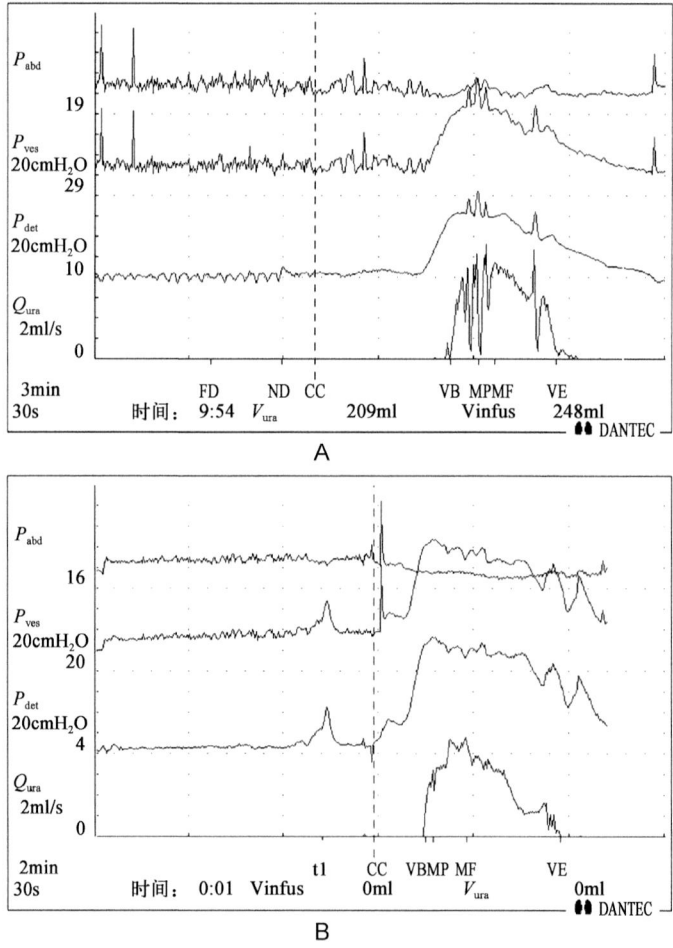

图 17-22　在排尿期尿道括约肌过度活动导致压力曲线出现生理赝像

A. 在排尿期由尿道括约肌收缩引起 P_{det} 曲线出现向上的凸起；B. 在排尿期由尿道括约肌放松引起 P_{det} 曲线出现向下的凹陷

3. 质量控制的作用 比较人工读取与计算机读取的压力-尿流测定数据，笔者发现校正之后各参数、尿道阻力、梗阻分级分类和梗阻诊断等方面均发生了变化。较正后 Q_{max} 值呈一致性明显的降低（$P < 0.001$），降低的平均值为 1.17ml/s，并且变化范围为 $-0.5 \sim 10.4$ml/s。$P_{det}(Q_{max})$ 结果不一致，整体上有轻微的增加，平均值为 0.75cmH$_2$O，但此改变未达显著性界值（$P > 0.05$）。关于人工更正后 $P_{det}(Q_{max})$ 的改变，在 582 条曲线中有 321 条（55.2%）有明显的增加（$P < 0.001$），平均值为 4.90cmH$_2$O；184 条曲线（31.6%）呈现降低但未达显著性界值（$P > 0.05$），平均值为 6.16cmH$_2$O。77 条曲线（13.2%）没有明显的变化；505 条（86.8%）个体内的改变范围在 $-70 \sim 56$cmH$_2$O。OCO 总体上有明显的增加，平均增加了 0.067（$P < 0.05$）；但个体间改变不一致，范围为 $-1.379 \sim 0.095$（表17-9，表17-10，图17-23~图17-25）。

表17-9 在人工校正之后压力-流率测定参数的改变（mean ± SD）

	计算机	人工	改变值	P	r
Q_{max} (ml/s)	8.46 ± 2.87	7.29 ± 2.62	1.17 ± 1.20	< 0.001	0.909
$P_{det}(Q_{max})$ (cmH$_2$O)	75.75 ± 33.34	76.50 ± 31.67	− 0.75 ± 8.31	0.346	0.969
增加的 $P_{det}(Q_{max})$ (cmH$_2$O)	68.93 ± 25.44	73.83 ± 25.38	− 4.90 ± 6.71	0.007	0.965
无变化的 $P_{det}(Q_{max})$ (cmH$_2$O)	74.22 ± 35.32	74.22 ± 35.32	0		1
降低的 $P_{det}(Q_{max})$ (cmH$_2$O)	88.28 ± 40.48	82.13 ± 38.65	6.15 ± 7.86	0.068	0.981
OCO	1.359 ± 0.664	1.426 ± 0.652	− 0.067 ± 0.162	0.040	0.970

表17-10 在人工校正之后压力-流率测定参数的改变（中位数及范围）

	计算机读取值		人工读取值		改变值	
	中位数	范围	中位数	范围	中位数	范围
Q_{max} (ml/s)	8.2	1.6 ~ 18.6	7	1.2 ~ 16.7	0.9	− 0.5 ~ 10.4
$P_{det}(Q_{max})$ (cmH$_2$O)	69	2 ~ 264	70	20 ~ 246	− 1	− 70 ~ 56
增加的 $P_{det}(Q_{max})$ (cmH$_2$O)	67	2 ~ 159	70	28 ~ 161	− 3	− 70 ~ − 1
无变化的 $P_{det}(Q_{max})$ (cmH$_2$O)	62	29 ~ 246	62	29 ~ 246		
降低的 $P_{det}(Q_{max})$ (cmH$_2$O)	75	33 ~ 264	70	20 ~ 240	3	1 ~ 56
OCO	1.223	0.03 ~ 4.87	1.30	0.35 ~ 4.9	− 0.06	− 1.38 ~ 1.0

Q_{max}、$P_{det}(Q_{max})$ 和 OCO 等参数在计算机和人工读取值之间的相关系数（r）分别为 0.909、0.969 和 0.970（表17-9）。关于人工更正后 Q_{max} 值降低程度，降低 ≤ 0、0.1 ~ 0.9ml/s、1 ~ 1.9ml/s、2 ~ 2.9ml/s、3 ~ 3.9ml/s 和 > 4ml/s 的百分比分别为 2.1%、54.1%、29.0%、8.4%、3.4% 和 3.0%（图17-23）。更正后 $P_{det}(Q_{max})$ 值也发生了改变，其值增加 1 ~ 9cmH$_2$O、10 ~ 19cmH$_2$O 和 ≥ 20cmH$_2$O 的百分比分别为 49.3%、3.4% 和 2.4%，其值降低 1 ~ 9cmH$_2$O、

10～19cmH$_2$O 和 ≥20cmH$_2$O 的百分比分别为 25.8%、3.6% 和 2.2%（图 17-24）。至于 OCO 值的改变，其值增加 0.001～0.04、0.05～0.14、0.15～0.24、0.25～0.49 和 ≥0.5 的百分比分别为 22.5%、44.0%、7.7%、5.0% 和 2.2%；其值减少 0.001～0.24 和 ≥0.25 的百分比分别为 5.5% 和 13.1%。

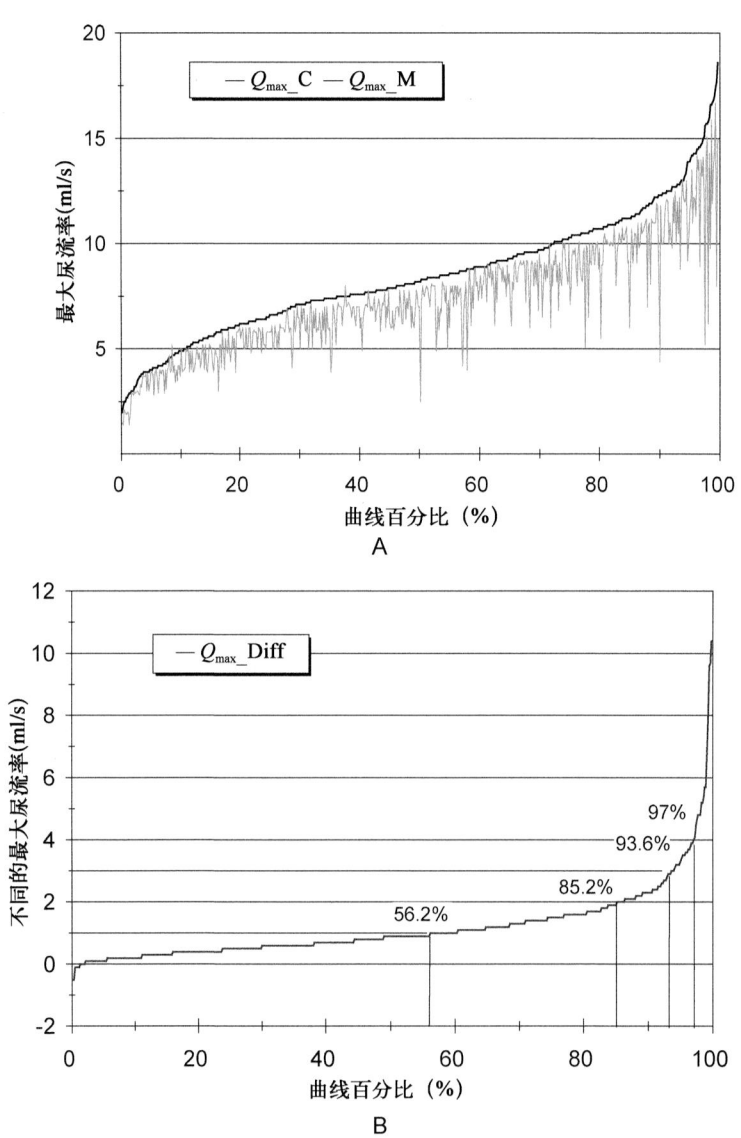

图 17-23　582 条曲线中最大尿流率（Q_{max}）的计算机和人工读取值及两者差值的累积百分比图

A. 计算机和人工读取的 Q_{max} 值，显示人工读取 Q_{max} 均一致性低于计算机读取值；B. 在计算机和人工读取的 Q_{max} 值的差异及其在 582 条曲线中所占的百分比

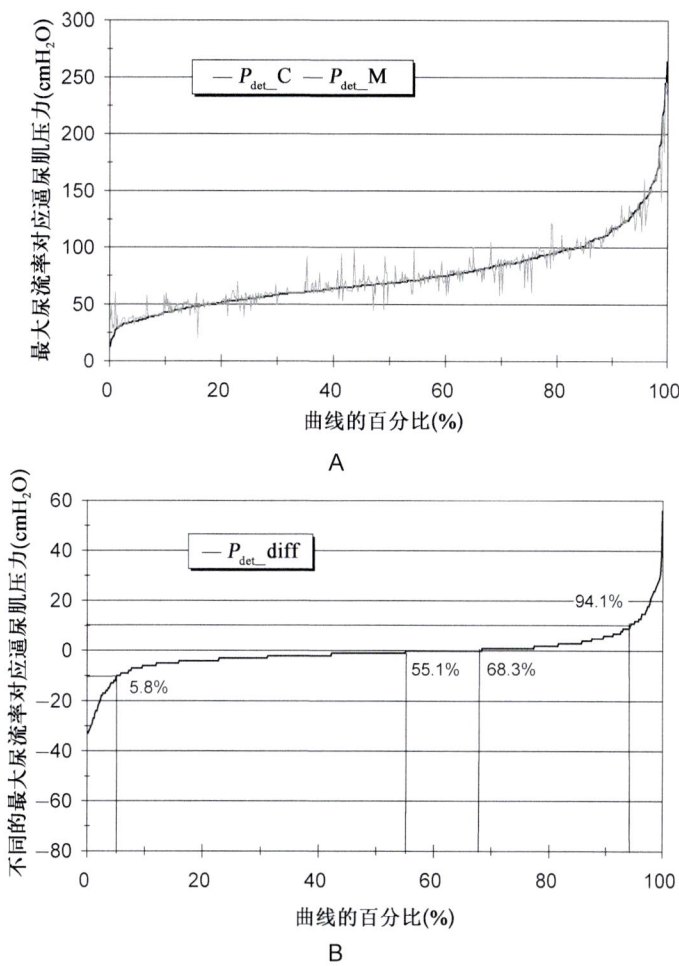

图 17-24 582 条曲线中最大尿流率对应的逼尿肌压力 [$P_{det}(Q_{max})$] 的计算机和人工读取值及两者差值的累积百分比图

A. 计算机和人工读取的 $P_{det}(Q_{max})$ 值；B. 在计算机和人工读取的 $P_{det}(Q_{max})$ 值的差异及其在 582 条曲线中所占的百分比

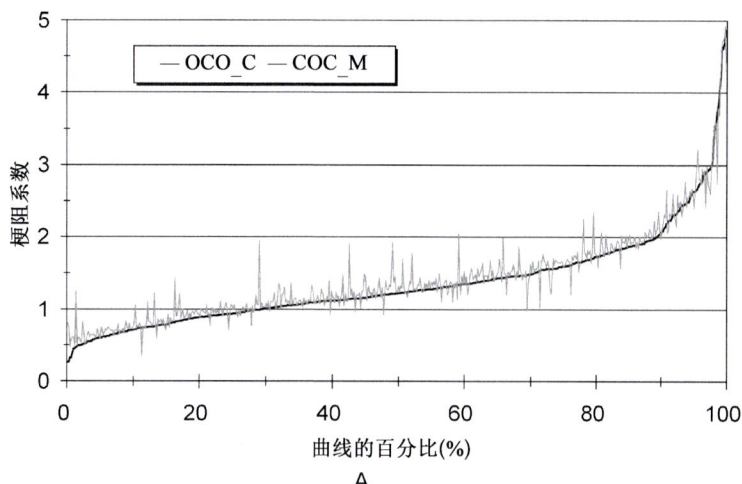

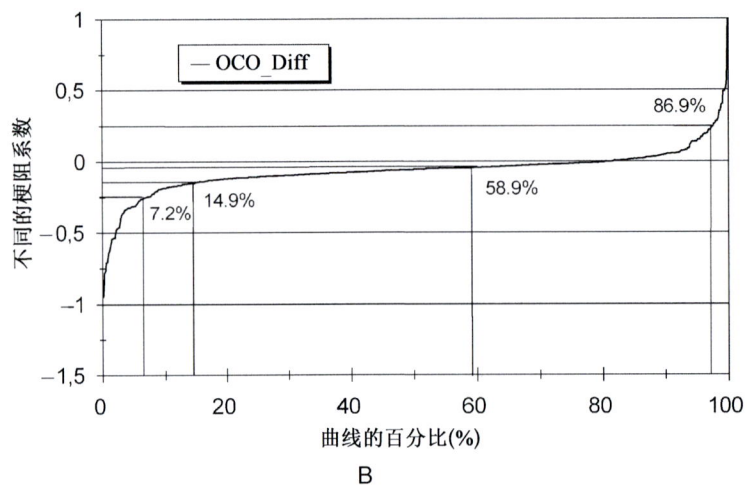

图 17-25 582 条曲线中梗阻系数（OCO）的计算机和人工读取值及两者差值的累积百分比图

A. 根据计算机和人工读取值计算的 OCO 值；B. 计算机和人工读取值计算的 OCO 的差异及其在 582 条压力-流率测定曲线中所占的百分比

　　使用 ICS 列线图分类和 Schaefer 列线图分级的百分数如表 17-11 所示。将人工校正后的数据与计算机读取数据相比，笔者发现总体上存在显著性差异。使用 ICS 列线图诊断梗阻的百分比从 69.8% 增加至 73.9%（$P < 0.05$），非梗阻的百分比从 8.8% 降低至 5.3%（$P < 0.05$）。使用 Schaefer 列线图分级，梗阻程度（Ⅲ～Ⅳ）百分比从 72.5% 增加至 77.5%（$P < 0.01$），非梗阻的百分比（0～Ⅰ）从 9.1% 降低至 5.5%（$P < 0.01$）。总体来说，梗阻诊断率及程度在数据校正后有了明显的增加。然而个体间分类和分级的改变是不同的。在人工校正之后，582 条曲线中有 64 条（11%）改变了在 ICS 列线图中的分类，64 条曲线中有 53 条（82.8%）梗阻程度有所增加，11 条（17.2%）梗阻程度有所下降（表 17-12）。使用 Schaefer 列线图分级，582 条曲线中 168 条（28.9%）在数据更正后梗阻分级也发生了改变，168 条曲线中 143 条（85.1%）梗阻程度增加，25 条（14.9%）梗阻程度降低；其中一条曲线更正后发生了巨大的变化：梗阻从 0 级增加至Ⅳ级，大多数曲线（94.6%）在校正后改变了一个等级（表 17-13）。

表 17-11 计算机和人工读取值在使用 ICS 列线图和 Schaefer 列线图对梗阻进行分类与分级时产生的差异及百分比

	计算机读取值		人工读取值		P
	n	%	n	%	
ICS 列线图					< 0.05
梗阻	406	69.8	430	73.9	
可疑	125	21.5	121	20.8	
非梗阻	51	8.8	31	5.3	

	计算机读取值		人工读取值		P
	n	%	n	%	
Schaefer 列线图					< 0.01
0	6	1.0	1	0.2	
Ⅰ	47	8.1	31	5.3	
Ⅱ	107	18.4	100	17.2	
Ⅲ	179	30.8	164	28.2	
Ⅳ	166	28.5	182	31.3	
Ⅴ	40	6.9	64	11.0	
Ⅵ	37	6.4	40	6.9	

表 17-12 在人工更正数值之后使用 ICS 列线图进行梗阻诊断的结果迁移

	n	%
非梗阻→可疑	21	32.8
可疑→梗阻	30	46.9
非梗阻→梗阻	2	3.1
可疑→非梗阻	3	4.7
梗阻→可疑	8	12.5
总数	64	100
移入梗阻区	32	80
移出梗阻区	8	20
总数	40	100

在人工更正数值之后，582 条曲线中 40 条（6.9%）使用 ICS 列线图分析后梗阻的诊断发生了变化：40 条中 32 条（80%）变为梗阻诊断；8 条（20%）变为非梗阻诊断（表 17-12）。使用 Schaefer 列线图分级 582 条曲线，42 条梗阻的诊断发生了变化：42 条中 35 条（83.3%）从＜Ⅲ级变成了≥Ⅲ级梗阻；7 条（16.7%）从Ⅲ级梗阻降低至＜Ⅲ级的水平（图 17-13）。

表 17-13 在人工更正数值之后使用 Schaefer 列线图进行梗阻分级的结果变化

	n	%
增加 1 级	135	80.3
增加 2 级	6	3.6
增加 3 级	1	0.6
增加 4 级	1	0.6
降低 1 级	24	14.3
降低 2 级	1	0.6
总数	168	100
＜Ⅲ级→≥Ⅲ级	35	83.3
≥Ⅲ级→＜Ⅲ级	7	16.7
总数	42	100

四、讨论

质量控制贯穿于尿动力学测定及回顾性分析的全过程。尿动力学测定过程中质量控制和可靠性检查的最佳方法就是在测定的早期阶段避免或更正赝像;回顾性分析中的质量控制也是必要的。质量控制取决于对典型值的认识及对 TSP 的识别（Schaefer，1998）。下面将从几方面讨论尿动力学质量控制的标准及其在临床尿动力学检查实践中的应用。

（一）根据对典型值的认识进行质量控制

尿动力学测定过程中的质量控制和可靠性检查对于获得无技术错误和赝像的精确可靠的尿动力学数据是必要的。TVR、特别是初始静息压力的 TVR 是进行定量质量控制和检查信号可靠性的工具。正确的初始静息压力是进行一次好的膀胱测压的重要因素，错的初始静息压力通常超出其典型值范围。恰当的初始静息压力具有两层含义：一个是正确的置零；另一个是按照 ICS 标准进行的正确的零压力参考平面设定。ICS 规定所有压力传感器均在大气压下，以患者耻骨联合上缘为参考平面进行调零（Abrams 等，1988）。然而，许多检查者仍不遵守 ICS 的规定，继续使用 P_{ves} 和 P_{abd} 初始压力均为零的调零法。这在临床尿动力学检查中是一个常见的错误，这种方法常会导致前述Ⅰ型和Ⅳ型错误。笔者的研究发现，排尿期的盆底肌松弛是一种典型生理行为。看起来在发生Ⅰ型错误时 P_{det} 值是正确的，但是Ⅰa 型错误是由经膀胱及直肠的体内置零导致的 P_{abd} 和 P_{ves} 同时过低所致；在排尿时由于盆底肌的过度松弛而使原本较低的 P_{abd} 经常变为负值。若排尿期 P_{abd} 变为负值，就会计算出 P_{det} 高于 P_{ves} 的情况，这时 P_{det} 变得毫无意义，这就是Ⅳ型错误。Ⅰb 型错误通常由错误的压力参考平面设置所致，其 P_{det} 值正常，似乎不会导致任何严重后果，但为了质量控制和标准化的目的，此类型错误必须被更正。Ⅰ型和Ⅳ型错误可以通过正确的置零和压力参考平面设定加以避免和解决。

Ⅱ型错误中 P_{det} 的初始静息压力出现负值，表明 P_{ves} 和 P_{abd} 初始静息压力处于非典型值范围。Ⅱa 型错误为 P_{ves} 低于其典型值范围，原因常为测压导管及连接管内压力传导存在问题，如管路气泡、阻塞、导管移位等；可以通过 P_{ves} 管道中轻柔推注盐水或调整导管位置加以解决。Ⅱb 型错误是 P_{abd} 高于其典型值范围，原因经常为直肠导管气囊过度充盈或气囊移位肛门，减小气囊容积或调整导管位置，直至 P_{abd} 达到 TVR 即可解决此类型错误。

Ⅲ型错误表现为 P_{det} 初始静息压力过高，笔者研究将 P_{det} 初始静息压力的最大值上限定为 $10cmH_2O$，并发现在充盈期 P_{det} 的压力增高幅度的 TVR 为 5~6cmH_2O，因此假如除外 DO，超过 $10cmH_2O$ 的 P_{det} 初始静息压力是不可能的；然而这个值是相对的。Ⅲa 型错误是 P_{ves} 高于其 TVR，原因为 P_{ves} 压力传导方面存在问题，如导管移入尿道、导管阻塞或打结等，解决方法同Ⅱa。Ⅲb 型错误是 P_{abd} 低于其典型值范围，其原因为直肠测压导管水囊充盈不足或是直肠测压导管移位，可以通过增加直肠内气囊液体至恰当容量、调整导管位置加以解决。

对上述典型技术错误的分析表明，所建议的初始静息压力的 TVR 是确保完成一次正确可靠的尿动力学测定的灵敏可靠的指标。通过笔者回顾性的数据分析计算得出的这些

TVR 与 Schaefer 在 ICS 标准报告中《尿动力学技术规范》(GUP)所推荐的典型值是一致的，如笔者计算的 P_{det} 的范围为 $0 \sim 4cmH_2O$，而 GUP 推荐的范围为 $0 \sim 5cmH_2O$（Schaefer，1998）。这就意味着逼尿肌的初始静息压力必须尽可能接近于零。然而，笔者建议的 P_{det} 的 TVR 并不是简单的 P_{ves} 和 P_{abd} 的直接相减；原因在于笔者的研究是建立在常规膀胱测压的数据基础之上，其包含大量的 P_{det} 初始静息压力为负值的数据，这就导致数据统计分析得到的范围与数据直接相减得到的范围具有一定差别，笔者认为前者对于目前的临床尿动力学实践更加合适。另外，这些建议的初始静息压力 TVR 仅适用于坐位或站位；仰卧位时，P_{ves} 和 P_{abd} 的范围比站立位和坐位稍低，但 P_{det} 的范围在所有的体位都是基本一致的。此外，笔者研究还发现 11.5% 曲线在充盈期前 30s 时是负值，之后就恢复到典型值范围之内，这种暂时性负值 P_{det} 初始静息压力常见于两个原因：一个是这期间直肠的收缩，另一个是在充盈期刚开始时测压孔与膀胱壁接触干扰了压力传递。随着膀胱的充盈，测压孔与膀胱黏膜分开之后压力传导就恢复正常了。在这些情况下，检查都可以很好地进行。如果一个负性初始压持续较长一段时间，压力信号进一步变差，则应该停止测定、进一步检查和更正错误。这种情况下，通常需要重复进行一次测定以获得稳定结果。总之，初始静息压力的 TVR 对于膀胱测压的可靠性检查和质量控制是一种有效工具，也是好的膀胱测压的可靠指征。

笔者的结果表明，取 50% 作为 TVR，充盈期 P_{det} 通常增高 $5 \sim 6cmH_2O$，逼尿肌顺应性的 TVR 是 $26.6 \sim 70.8ml/cmH_2O$。如果充盈期稳步增高的 P_{det} 变化和顺应性超出其 TVR，则必须停止灌注一段时间以确定压力增高对灌注速度的依赖性。另外，充盈末期记录到的 MCC 应与排尿日记所获的典型排尿量具有可比性。

在排尿过程中另一个有意义的参数是松弛状态下的 P_{abd}。在笔者的研究中，这个压力值 TVR 是 $25 \sim 38cmH_2O$。这就意味着排尿期由盆底肌松弛可导致 P_{abd} 平均下降 $2.7cmH_2O$，因此排尿期盆底肌松弛是一种典型的生理过程。然而，当其与过低的错误初始静息 P_{abd} 同时出现时则可导致Ⅳ型错误的发生，此时重复一次确保初始静息压力正确的膀胱测压是十分必要。本研究表明，压力-流率测定获得的 Q_{max} 和 V_{void} 与单纯尿流率测定值具有可比性，其也是压力-流率测定中质量控制的重要参数。在进行膀胱测压前必须进行一次尿量最少超过 150ml 的自由尿流率测试，并且压力-流率测定获得的 Q_{max} 及尿量与单纯尿流率测定的值要具有可比性。

虽然要明确排尿开始时的 TVR 不太可能，但是一套与初始静息压力相似的 TVR 建立方法也可被应用于排尿后的各压力。排尿后尽可能长地记录一段时间，直到压力回到可靠的静息水平是十分重要的。在这种观点下，笔者也建议出一套排尿后各静息压力的 TVR 来进行排尿期的可靠性检查和质量控制。有趣的是充盈末期和排尿后 P_{abd} 的 50% TVR 完全相同，说明排尿前后 P_{abd} 变化不大，而排尿期有可能发生变化。排尿后 P_{ves} 和 P_{det} 的 TVR 均略高于充盈末期，P_{det} 平均增加了 $6cmH_2O$；这种轻微增加是可以接受的，其与排尿后 RUV 有关。在伴有 LUTS 的老年人群中，不同程度的 RUV 是这组人群典型的病理生理学改变。因此，所建议的排尿后各压力的 TVR 具有人群特异性。从质量控制的观点来看，排尿后的 P_{ves} 和 P_{det} 在除外大量 RUV 的情况下，应该尽可能与充盈末期的压力值接近，不然则说明在排尿期信号质量存在问题。使用与初始静息压力相似的策略，可以定义两种排尿期相关的典型错误：V型错误，表现为在除外大量残余尿量的情况下，排尿后 P_{ves} 和 P_{det} 压力值仍然很高。V a型错误是由 P_{ves} 信号缺失（"死"信号）引起或排尿时尿道导管移位造成的；如果该错误发生在 Q_{max} 之前，则压力 - 流率测定需要重新进行。V b型错误与直肠测压导管的移位或排尿时 P_{abd} 信号的缺失有关，由于 P_{abd} 在排尿前和排尿后变化不大，这种错误可以用 P_{abd} 的 TVR 进行更正；然而，如果是精确的压力 - 流率分析要求精准的 Q_{max} 和 P_{det}（Q_{max}），则需要重新进行压力 - 流率测定。VI型错误经常是由排尿时尿道导管脱出所致，这种类型的错误如果发生在与V a型错误相同情况下则需要重复测定。总的来说，排尿后各压力的 TVR 也是排尿期膀胱测压进行质量控制和可靠性检查的重要工具。由于存在很大的变异性，要确定排尿后 P_{det} 的 TVR 准确的上限值是很困难的，通常解决排尿期各种错误及赝像的方法就是重复测定。

（二）依据对典型信号模式的辨别进行的质量控制

尿动力学质量控制既取决于静态的 TVR，也取决于动态的 TSP，前者是对信号的定量可靠性检查，后者是对信号的定性可靠性检查。为获得高质量的尿动力学数据，检查者必须在尿动力学测定的各个阶段仔细观察和辨别信号模式及其改变，并不断进行信号测试。因此，操作者必须熟悉和记忆各种 TSP，目的在于在尿动力学测定过程中首先避免各种赝像的发生，其次及时辨别和更正所有非 TSP 和赝像。

可以在各个时期从 TSP 的四个层面来检查信号可靠性与信号质量。在膀胱充盈前及开始时，一个高质量的信号必须在 P_{ves} 和 P_{abd} 曲线上具有相同的细微结构（模式 I），可随患者的活动（如呼吸、说话或移动）表现出相同的细小变化（模式 II），并且在规则咳嗽时表现出相同的应答变化（模式 III）；P_{det} 曲线上无明显改变。如果在 P_{ves} 和 P_{abd} 曲线上没有相同的细微结构及细小变化，或在 P_{det} 曲线上进行咳嗽试验时出现明显的向上或向下的尖波，尿动力学检查就不能开始，或需要暂停检查以查找信号质量不好的原因。常见原因及其更正方法描述如下：存在于测压导管及连接管中的气泡可导致压力传导障碍，因此膀胱和直肠的管路必须经多次冲刷以保证管路中的气泡被排除。管路接头漏水可致低压力信号，当冲刷导管确定存在管道漏水之后，管路所有的连接处都要进行检查并拧紧接头。尿道测压导管移入膀胱颈或尿道，或肛门测压导管移至肛门括约肌处也可导致信号质量问题，这种情况下应调整导管位置以保证尿道测压导管在膀胱内、肛门测压导管在肛门括约肌上方 10cm 的位置。有时直肠内粪块可影响 P_{abd} 信号质量，因此，需要求患者在进行检查前排便或灌肠以排空直肠。测压导管阻塞或打折也会妨碍压力信号传导；在这种情况下，冲刷导管或更换一个新的导管是必要的。一旦上述因素去除后，即可观察到典型的、恰当的信号模式，咳嗽测试时在 P_{ves} 和 P_{abd} 曲线上也会出现相同的应答变化；具备高质量信号，膀胱充盈即可开始或者重新启动。在充盈期开始有两种类型的巨观型改变：腹肌收缩和直肠的收缩（模式 IV）；腹肌收缩也是一种自动检查信号质量工具，高质量的信号在腹肌收缩时在 P_{ves} 和 P_{abd} 曲线上必须有相等的应答。测定开始时的直肠收缩与大便存在及直肠导管中水囊过度充盈有关；直肠的收缩会导致刚开始的 P_{det} 变为负值。若出现直肠收缩，检查可以继续进行，因为在回顾性分析时直肠收缩可以被更正；然而，在一项完美的检查中，直肠收缩的干扰必须被排除。在开始测定前观察和检测信号并更正任何错误是十分重要的，高质量的初始静息信号是完成一次精确可靠的膀胱测压的先决条件。

一般情况下，测定开始时完美的信号将在整个检查过程中得以保持。然而，不管初始信号是好是坏，信号质量均有可能在膀胱测压的任何一个阶段变坏，因此在膀胱的充盈期一直仔细观察信号质量并控制信号可靠性也是至关重要的。充盈期TSP的识别和分析的策略与充盈初期相同，也可以从TSP的四个层面加以实施。在充盈期的任何时候，均必须从四个层面来观察信号模式：细微结构、细小动态变化、咳嗽应答变化、巨观改变，并在P_{ves}、P_{abd}、P_{det}等曲线中比较这几种模式。如果在检查的任何时期发现信号衰败或出现非TSP，检查必须被中止，并查明信号质量变差的原因，在错误更正之后检查可以继续。在充盈期高质量的信号表现为P_{ves}与P_{abd}均具有相同的细微结构（模式Ⅰ），对于患者的活动（如呼吸、讲话或活动）均表现为一致的细小动态变化（模式Ⅱ），对于咳嗽测试表现为相等的应答变化（模式Ⅲ）。在P_{det}曲线上没有细微结构或细小动态变化，至多，由于咳嗽应答可能会在P_{det}曲线上出现一些小的双向尖波。如果在P_{ves}和P_{abd}曲线上的细微结构与细小动态变化等信号模式消失或在规律间隔的咳嗽试验时P_{det}出现明显的向上或向下的尖波，这些均表明信号质量已经变坏；在这些情况下，需停止检查以寻找信号质量变坏的原因。通常原因有以下几点：第一，存在于导管或连接管中的气泡没有被完全冲刷干净，或连接处松动导致气泡再次进入管路；第二，连接处漏水未被完全更正；第三，尿道测压管移入膀胱颈或尿道，或肛门测压导管移至肛门括约肌；第四，直肠内粪块影响P_{abd}信号质量，更正这些错误的方法与充盈开始时的更正方法相同；第五，测压导管顶端的测压孔与膀胱壁接触也会影响信号传递，此时冲刷导管可以更正这种错误。在充盈期通常有三种典型巨观改变，即腹肌收缩、DO和直肠收缩（模式Ⅳ）。跟咳嗽试验一样，腹肌收缩可以自动测试信号质量，高质量的信号表现为在P_{ves}和P_{abd}曲线上对于腹肌收缩具有相同的改变，而在P_{det}曲线上没有明显的变化，否则就必须查找信号传导不良的原因。膀胱充盈期DO是一种典型的巨观信号模式，可以单个或多个不稳定的逼尿肌收缩形式出现，在所分析的曲线中33.7%者存在DO。必须熟悉典型的逼尿肌收缩模式以便将其从不典型的模式辨别出来；当不稳定的逼尿肌收缩发生时P_{ves}和P_{det}表现为相同的变化；当然快速充盈、灌注液过冷等技术因素也可导致DO，这些因素必须被查明并被去除。直肠的收缩是充盈期另一种典型巨观信号模式，表现为单个或多个直肠收缩。在分析的曲线中17.4%者出现直肠收缩，也必须识别这种信号模式。当直肠收缩时在P_{abd}曲线上出现向上的波，P_{det}曲线上出现向下的负波，粪便和气囊过大均可刺激直肠收缩。若出现直肠收缩检查可以继续进行，因为在回顾性分析时可以将之作为赝像加以识别和更正；然而，如果直肠收缩影响了数据分析，特别是对DO的分析，通常就需要重复测定。在充盈期，规律间隔的咳嗽测试（如每分钟咳嗽1次）是检查信号可靠性和质量控制强有力的工具。

通常在排尿期进行信号可靠性检查和质量控制是困难的，因此确保高质量的信号进入排尿期是非常重要的；为达此目的，在排尿前进行咳嗽试验是保证高质量信号的有效工具。如果在P_{ves}和P_{abd}曲线上对咳嗽测试出现明显不同的应答，则说明信号质量已变坏，这样的信号不能被允许进入排尿期（图17-14B）；在这种情况下，检查必须被中断以便查找信号变差的原因，并加以排除。排尿前期要记录足够长的时间以便为信号质量控制获得充足的信息，并有足够时间来通过咳嗽试验来测试信号质量。

由于排尿期进展快、涉及更为复杂的解剖和生理因素，因此很难在排尿过程中进行质量控制。与充盈前和充盈期相比，测试者对质量控制与可靠性检查所能够做的工作很少；但仍然必须认真观察信号及辨别 TSP，因为排尿常有各种赝像发生。首先排尿期 P_{ves} 和 P_{abd} 曲线必须具有相同的细微结构（模式Ⅰ）和细小动态变化（模式Ⅱ），表明 P_{ves} 和 P_{abd} 信号是"活"信号；如果在排尿期 P_{ves} 和 P_{abd} 曲线上上述信号模式消失，曲线经常表现为呈水平位移的"死"信号或是信号突然跌落（图 17-14B，图 17-14C，图 17-16），说明信号质量出现问题，最常见原因是测压导管移位或丢失。尿道导管常会移入膀胱颈或括约肌部，或随着尿流被冲出体外；同样直肠导管常会滑落到肛门括约肌的部位，或脱落出体外。如果这些问题出现在 Q_{max} 之前或要完成复杂的压力 - 流率分析，则必须重复进行检查。另外，必须熟悉和辨别排尿期的各种典型巨观模式（模式Ⅳ）。在排尿期，逼尿肌收缩产生的典型模式容易辨认（图 17-11A），然而一些特殊类型的逼尿肌收缩则较难识别。排尿后收缩就是很常见的一种，其被认为是一种正常的生理现象（图 17-11B）。波浪式收缩常为逼尿肌活动低下所致，表明逼尿肌不能依靠一次收缩而排空膀胱（图 17-11C），这种波浪式收缩要与逼尿肌 - 括约肌协同失调（detrusor-sphincter dyssynergia，DSD）相鉴别；前者表现为 P_{ves}、P_{det} 和尿流率曲线的同步变化，后者表现为在两次尿流喷出之间 P_{ves} 和 P_{abd} 发生快速增高。通常不稳定的逼尿肌由于非随意收缩可在排尿之前产生高水平的压力，一旦尿液流出压力立刻下降（图 17-11B）；这种不稳定的逼尿肌排尿常会给人产生错觉。腹压排尿也是一种排尿期最常见的典型模式，其在所分析的曲线中 71% 者存在该模式。如果信号质量很好并且信号传递一致时，将不会有赝像出现在 P_{det} 曲线上；当 P_{ves} 和 P_{abd} 的信号传递不一致时，会在 P_{det} 上出现一些尖波赝像（图 17-15B），其可以在回顾性分析中被抹平。直肠收缩也是排尿期常见的一种 TSP，在分析的尿流率曲线中 2.1% 者存在；直肠收缩可导致 P_{det} 曲线上出现向下凹陷赝像，其也可以在回顾性分析中加以抹平。排尿期盆底肌松弛是另一种 TSP，存在于本组 15.3% 的曲线中。盆底肌松弛说明了记录高质量 P_{abd} 信号的重要性，它可以消除膀胱周围产生的压力对 P_{ves} 的影响。在排尿期，P_{ves} 和 P_{det} 曲线因逼尿肌收缩而平稳地升高和下降；如果曲线突然下降，常见的原因为导管移位和脱出。

排尿后的信号可靠性检查和信号测试是很有必要的，它可进一步证实排尿期信号质量好坏，可确保获得高质量的压力 - 流率数据。排尿后记录一段相对长的信号可为质量控制提供充足的信息，并为信号测试提供足够的时间。在此阶段咳嗽试验也是检查排尿期信号质量的有力工具。排尿后 P_{ves} 和 P_{abd} 曲线上仍表现为细微结构或细小动态变化，并对咳嗽有相等应答，这些说明排尿期具备高质量信号，否则说明排尿期信号存在问题，应找出信号不佳的原因。常见的原因也是导管的移位或脱出、P_{ves} 和 P_{abd} 曲线上信号丢失（图 17-13B，图 17-14B，图 17-14C 和图 17-16），如果这些错误在出现 Q_{max} 之前或进行精确的压力 - 流率分析时，则检查必须重复进行。

最后，TSP 的辨别取决于信号刻度，改变刻度可导致错误印象和赝像，因此应尽可能在检查和回顾性分析中都保持刻度不变（图17-17）。

（三）回顾性分析质量控制

质量控制最好的办法就是避免赝像和技术错误发生，并在检查的早期阶段就将之消灭，回顾性分析是下策。然而在赝像业已存在时，回顾性分析也是不可缺少的，特别对于计算机化数据更为如此。笔者回顾性研究发现，在充盈期赝像主要包括错误的初始静息压力值、咳嗽试验产生的尖波、阶段性的信号丢失和位移改变等；与排尿期膀胱测压时这些赝像相比，充盈期的这些赝像的更正较为容易。因此下面主要讨论在压力-流率测定中这些赝像的识别和更正，以及证实其效果，从而说明回顾性质量控制的作用和意义。

压力-流率的研究可以为我们提供BOO的诊断标准，并测量尿道阻力及其改变。在压力-流率的分析中，梗阻程度及尿道阻力通常取决于两个变量，即Q_{max}和$P_{det}(Q_{max})$。我们面临的问题就是如何获得不受各种赝像干扰的、可靠的Q_{max}和$P_{det}(Q_{max})$值，从而确保临床诊断和研究具有客观可靠的结果。因此，对压力-流率数据的质量控制就变得越来越重要，其可以在收集数据过程中或在回顾性数据分析时进行。在数据收集期的质量控制可以避免、减少或消灭赝像；另外，对数据中业已存在的赝像就只能在回顾性数据分析时加以更正。这虽然是下策，但对已计算机化结果分析是必需的。现代计算机化尿动力系统在数据分析时产生了一些新问题，几乎所有机器均不能自动识别和更正赝像。许多临床医师并不检查曲线中是否存在赝像就接受了计算机提供的参数值，这必然会显著影响临床诊断和研究结果。对压力-流率测定数据回顾性质量控制的主要任务就是识别TSP、辨别和更正赝像及从计算机打印曲线中人工读取Q_{max}和$P_{det}(Q_{max})$值。

本组研究中，4%的曲线因为不可解释和更正的赝像及在排尿时多个强烈的腹肌收缩而被排除。在可解释的压力-流率曲线中，人工更正后Q_{max}、尿道阻力、梗阻的等级和分类均有显著性系统改变；$P_{det}(Q_{max})$虽没有显著性系统改变，但是在人工校正之后出现客观的个体变化。Q_{max}平均下降了1.17ml/s，这结果与Grino等对1654条尿流率曲线报道的结果（平均下降了1.5ml/s）及Madsen等对25例患者的压力-流率测定报道的结果（平均下降0.8ml/s）相似（Grino，1993；Madsen，1995）。在本组研究中，81.8%的曲线中Q_{max}存在明显的赝像，尿流率曲线上的小尖波赝像及体外修饰的校正可以导致Q_{max}值降低。23.1%赝像改变了Q_{max}在曲线上的位置（图17-19A和图17-19B），Q_{max}降低程度具有变异性，但83.1%的曲线Q_{max}下降范围在0.1～1.9ml/s。有7条曲线（1.2%）在校正之后Q_{max}值反而增高了，原因可能是检查者更改了计算机读取的Q_{max}值。虽然Q_{max}经人工抹平和校正后数值有了明显降低，但计算机读取和人工校正后的Q_{max}值之间仍然有很好的相关性。这就意味着人工校正并没有改变Q_{max}的性质，经抹平和更正后的Q_{max}值更能真实地反映尿道阻力状态。怎样来辨别Q_{max}的赝像呢？正常的尿流率曲线是平滑的、没有快速的改变或尖波，尿流率曲线上的快速变化可能具有生理性或物理性原因（Schaefer，1998）。生理性的尖波可以由流出道阻力改变引起，如括约肌和盆底肌收缩或松弛，或由于如腹肌收缩等尿液驱逐动力方面的变化，这些体内的生理性赝像在检查过程中必须被减小（图17-18B，图17-19）。在尿流率信号上的体外附加修饰通常表现为一些小尖波，这是由尿流计漏斗或集尿装置所致（图17-18），这种非生理性的赝像必须被消除。作为一条简单的法则，任何在尿流率曲线上持续时间不足 2s 的快速变化都应该被视为赝像并在回顾性分析中加以校正。在最近的标准化报告中，ICS 建议使用 > 2s 的滑动均数作为内在的电子抹平方法，使得电子化读取的 Q_{max} 值更可靠、更具备可比性和临床实用性。当人工作图读取 Q_{max} 值时，用手工绘图方法将曲线抹平成一条连续的曲线，使得少于 2s 的曲线变化被去除，以获得一个经抹平的 Q_{max} 值。总之，只有经抹平后比电子读取值低的 Q_{max} 具有临床意义，ICS 同意：作为标准，只有抹平的 Q_{max} 值才能报告（Schaefer，1998）。

P_{det}（Q_{max}）在人工校正之后表现为轻微的系统性增加，平均增高 $0.75 cmH_2O$，但是差异未达显著性界值。Madsen 等（1995）也得到相似的结果，经校正之后 P_{det}（Q_{max}）也稍有降低，平均下降 $2.8 cmH_2O$。造成这种变化的原因可能是改变了 Q_{max} 的位置，从而改变了相应的 P_{det}（Q_{max}）值，因此个体间 P_{det}（Q_{max}）的改变是不一致的。55.2% 的曲线有显著性增高，平均增高 $4.9 cmH_2O$，31.6% 的曲线有非显著性降低，平均降低 $6.15 cmH_2O$。虽然 P_{det}（Q_{max}）的系统差异性未达显著性界值，但人工更正后个体之间确实经历了可观的变化，范围为 $-70 \sim 56 cmH_2O$。P_{det}（Q_{max}）的赝像是多样的、复杂的，有时很难解释。逼尿肌是平滑肌，其收缩应该是平滑而稳步的，因此，逼尿肌收缩引起的压力变化应该表现为无快速变化的平稳模式。排尿时典型的 P_{det} 曲线模式为压力曲线平滑稳定的上升和下降，因此，在这曲线上任何短时间内的快速变化都应视为赝像，必须进行解释和校正。在排尿时 P_{det} 曲线的赝像有很多种，可由不同方式产生，可以将之分为技术赝像和生理赝像。技术赝像的原因包括阶段性信号丢失、信号水平位移改变、尿道测压导管脱出体外、直肠测压导管移位等，在本组研究中其发生率分别为 1.4%、3.4%、0.9% 和 2.2%（图 17-20）。生理赝像主要为由不同原因而所致的 P_{det} 曲线上的向上尖波和向下凹陷，第一个原因是腹肌收缩时由于 P_{ves} 和 P_{abd} 传导不同引起的 P_{det} 曲线上的凸起（图 17-21A），在本组研究中这种赝像的发生率为 15.1%；第二个原因是直肠收缩在 P_{det} 曲线上出现向下的凹陷（图 17-21B），这种赝像的发生率为 2.1%。第三个原因是排尿时由尿道括约肌过度活动引起的向上凸起或向下凹陷，其分别由尿道括约肌收缩（图 17-22A）或松弛（图 17-22B）所致，这种赝像的发生率为 10.1%。在回顾性质量控制中这种凸起或凹陷赝像能够通过手工抹平加以更正。然而在回顾性分析中技术赝像是很难更正的，如果其发生于 Q_{max} 之后，还可以得到压力-流率研究的 2 个重要的参数：Q_{max} 和 P_{det}（Q_{max}）。但是如果它们发生于 Q_{max} 之前或为了精确分析的目的需要一完整的压力-流率图时，这些曲线就不得不丢弃。

作为一个连续定量参数，OCO 可以用来精确测量尿道阻力及其变化。在这项研究中，在人工校正之后 OCO 系统性显著增加，平均增加 0.067。OCO 在个体之间变化是不一致的，变化范围为 $-1.375 \sim 0.995$，其原因可能为 P_{det} 的不一致变化影响了 OCO 的变化。OCO 的变化说明人工读取值导致较高的尿道阻力，赝像会降低尿道阻力。因此，可以说通过人工读取值计算的 OCO 可以真实地反映尿道阻力状态。

更严重的是各种赝像影响了对 BOO 的诊断及梗阻程度评估。一般来说，赝像会降低梗阻的程度。在笔者的研究中，ICS 列线图和 Schaefer 列线图用来评估这种影响。在人工更正之后，更多的曲线分布于梗阻区或更高的梗阻等级。11% 的曲线改变了其在 ICS 列线图中的梗阻分类，28.9% 的曲线改变了其在 Schaefer 列线图中的梗阻分级。使用这两个列线图，6.9% 和 7.2% 的曲线改变了梗阻诊断，5.5% 和 6.0% 的曲线移入梗阻区域或梗阻等级；可以说由于在 582 次测定中存在各种赝像，从而计算机分析结果对梗阻的诊断产生了 5.5% 和 6.0% 的假阴性率。另外，1.2% 和 1.4% 的曲线移出梗阻区域或梗阻等级；也可以说计算机读取值对梗阻的诊断产生了 1.2% 和 1.4% 的假阳性率。因此，可以说回顾性质量控制更正了相当一部分对梗阻的假性诊断。

从以上的分析中可发现在压力-流率数据的回顾性分析时，首先应确定一个正确的 Q_{max}，然后找到相应的 P_{det} 位置，并可计算出 OCO 等尿道阻力参数。似乎是人工校正后 Q_{max} 的显著性系统差异导致了 OCO 梗阻分类和分级的变化。

总之，质量控制贯穿于"在线"及"离线"尿动力学检查中。要得到好的尿动力学结果不仅取决于规范化的尿动力学实践，而且还取决于对结果分析的训练和临床医师的经验（Abram，1998）。在解释压力-流率数据时，临床医师在接受计算机结果之前必须仔细检查曲线有无赝像。目前，对于计算机化压力-流率数据进行回顾性质量控制是十分必要的，它可以去除赝像对 Q_{max}、P_{det}、尿道阻力、梗阻分类和分级和梗阻诊断的影响。经过质量控制的数据变得更加客观可靠、更加可以接受，并能够被用于进一步分析。回顾性质量控制所产生的作用在本研究中已经被证实。

五、结论

在尿动力学检查过程中，质量控制和可靠性检查是在早期避免和更正赝像的最好的办法，质量控制依靠于对 TVR 的了解和 TSP 的识别。在膀胱测压过程中压力和其他参数的 TVR 是定量可靠性检查及数据质量控制的有效工具，初始静息状态下在站立位或坐位 P_{ves}、P_{abd} 的 TVR 分别为 31～42cmH$_2$O 和 28～39cmH$_2$O，P_{det} 为 0～4cmH$_2$O，非常接近于 0；这些推荐的初始静息状态压力 TVR 对于可靠性检查和赝像更正是敏感和可靠的指征。在允盈开始之前或充盈刚开始时，与初始静息压力相关的错误必须被识别并更正，在充盈期和排尿期其他参数的 TVR 对于可靠性检查是十分有用的。在膀胱测压获得的 Q_{max} 和 V_{void} 必须与自由尿流率测定值具有可比性。排尿后 P_{ves}、P_{abd} 和 P_{det} 的 TVR 分别为 40～55cmH$_2$O、30～41cmH$_2$O 和 10～14cmH$_2$O；在排尿结束后 P_{abd} 有轻微变化，P_{ves} 与 P_{det} 应接近排尿前水平，这说明排尿后各压力的 TVR 对于排尿期的质量控制也是十分重要的。

TSP 也是定性可靠性检查及质量控制的有力工具，TSP 结合 TVR 可以对尿动力学检查的质量好坏做出明确判断。从四个层面对 TSP 进行描述：细微结构（模式Ⅰ）、细小动态变化（模式Ⅱ）、咳嗽应答变化（模式Ⅲ）及巨观改变（模式Ⅳ）。在检查的任何阶段，P_{ves} 和 P_{abd} 信号都应该表现为相同的细微结构及由患者呼吸、说话或活动所致的细小动态变化，在 P_{det} 曲线上则无变化；这两种模式都说明信号为"活"信号。在充盈开始前、充盈开始、充盈期规律间隔、排尿前及排尿后进行咳嗽试验均是检查信号质量及可靠性有效工具，P_{ves} 和 P_{abd} 曲线应表现为对咳嗽测试具有相同应答。腹肌收缩、DO 和直肠收缩是充盈期典型巨观改变；排尿期不同模式的逼尿肌收缩、腹肌收缩、直肠收缩及盆底肌松弛是排尿期典型巨观改变。这些巨观模式有其各自特征，必须能够识别之。通过从四个层面对信号质量进行分析，能够发现一些非 TVR、技术错误和赝像，并可以在检查时立刻更正它们，从而获得高质量的尿动力学数据。

在回顾性质量分析时发现膀胱测压数据中存在可观数量的各种赝像，人工读取与计算机读取值之间的 Q_{max}、尿道阻力、梗阻分类和分级等参数存在系统性显著性差异，表明赝像的存在，并对临床判断产生了干扰。人工校正的 Q_{max} 值呈一致性降低，根据人工读取值计算的 OCO 值较高、梗阻程度更重。虽然人工校正后的 $P_{det}(Q_{max})$ 没有系统性显著性改变，但是个体之间确实存在着相当的差异，人工读取更正了相当数量的假性梗阻诊断，其作用已经被阐明。因此对计算机化尿动力学数据进行回顾性质量控制具有重要性和必要性，只有通过质量控制的数据才能被使用和报告。

六、总结

目的：本博士学位论文的目的是建立尿动力学质量控制标准。为达到此目的，在两阶段使用两个策略。两个策略：一是建立 TVR，并作为定量可靠性检查和质量控制的工具；二是描述 TSP，并作为定性可靠性检查和质量控制的工具。两个阶段：在尿动力学检查过程中的质量控制和回顾性分析中质量控制。后者目的在于识别和更正计算机化尿动力学数据中的技术错误和赝像，通过比较计算机及人工分析结果来评估技术错误和赝像对结果的影响，进而表明回顾性质量控制的意义。

材料和方法：181 例具有 LUTS 的老年男性被纳入本研究，平均年龄为 65.3 岁，范围为 43～86 岁。患者取立位或坐位，使用 Dantec Menuet 尿动力学分析仪以 30ml/min 的灌注速度进行膀胱压力测定。在膀胱测压过程中，要求患者分别在膀胱充盈开始前、膀胱充盈开始时、充盈期一定间隔、排尿前及排尿后进行咳嗽。每位患者在膀胱测压之前均测定一次自由尿流率。除了特殊说明外，方法、定义、单位都依照 ICS 的标准化报告。总共回顾性分析了 606 例男性患者的膀胱测压曲线，582 条曲线被纳入研究、进一步分析；所有曲线均被人工阅读，各种赝像及技术错误被识别和更正。对于每一条曲线，P_{ves} 和 P_{abd} 为同步测定，P_{abd} 由直肠测压获得，而 P_{det} 是通过电子设备以 P_{ves} 减去 P_{abd} 计算所得。

为建立 TVR，在排除引起膀胱过度活动的因素的情况下确定充盈末终点。记录和读取 MCC、Q_{max}、$P_{det}(Q_{max})$ 和 V_{void}。BC 通过在膀胱容积发生变化时容积变化除以压力变化计算得出。分别读取每条曲线在膀胱充盈前、开始和结束时及排尿结束时的 P_{ves}、P_{abd} 和 P_{det}。在膀胱测压的过程中记录上述时刻的各参数，并使用计算机计算上述参数的平均数、标准差、中位数、95% CI，确定各参数的 50%、80% 及 95% 的 TVR 及 99% TVR 上限。将与 TVR 有关的技术错误及非典型变化进行分类，并且举例说明在膀胱测压过程中使用 TVR 进行定量可靠性检查的作用和意义。

为了描述 TSP，将压力信号模式分为 4 型。Ⅰ型为细微结构（静噪），Ⅱ型为细小动态变化（呼吸、说话及移动所致），Ⅲ型为规律咳嗽产生的应答变化，Ⅳ型为由腹肌收缩、DO、直肠收缩、逼尿肌收缩等所致的典型巨观改变。这四种信号的模式分别在膀胱充盈开始时、膀胱充盈中、排尿前、排尿中和排尿后，在 P_{ves}、P_{abd} 和 P_{det} 之间进行比较，然后描述出 TSP。相关错误及赝像被举例，并说明 TSP 识别膀胱测压定性可靠性检查中的作用和意义。

在回顾性质量控制时，充盈期和排尿期不同类型的赝像被人工检查和更正。Q_{max} 和

$P_{det}(Q_{max})$ 值分别在人工校正和抹平的尿流率曲线及逼尿肌曲线上读取。OCO 用以评估尿道阻力，ICS 列线图和 Schaefer 列线图被用来对梗阻进行分类和分级。将人工读取结果与计算机结果进行比较，通过统计学分析进行差异性检验。

结果：取 50% 为常用范围，立位或坐位膀胱测压的初始静息压力 P_{ves} 及 P_{abd} 的 TVR 分别为 31~42cmH$_2$O 和 28~39cmH$_2$O；P_{det} 的 TVR 为 0~4cmH$_2$O，平均为 2.3cmH$_2$O，其非常接近于零。P_{det} 的 95% TVR 和 99% TVR 的上限分别为 9cmH$_2$O 和 13cmH$_2$O，所以我们将 10cmH$_2$O 作为 P_{det} 静息值的最大可能上限。有了这些初始静息压力的 TVR，我们能够检查与初始静息压力值相关技术错误，并将之分为 3 型。Ⅰ型错误为 P_{det} 初始静息压力正常，但 P_{ves} 及 P_{abd} 都是错误的；Ⅱ型错误为 P_{det} 初始静息压力为负值；Ⅲ型错误为 P_{det} 初始静息压力过高（超过 10cmH$_2$O）。Ⅰ型、Ⅱ型、Ⅲ型错误的发生率分别为 9.8%、4.5% 和 1.4%。在膀胱充盈期，MCC 和顺应性的 TVR 分别为 157~345ml 和 26.7~70.8ml/cmH$_2$O。在排尿期，放松时 P_{abd} 的 TVR 为 25~38cmH$_2$O。Ⅳ型错误与之相关，即在排尿期腹肌松弛时 P_{abd} 变为负值，这类错误导致一个高于 P_{ves} 的无意义的 P_{det} 值，这类错误的发生率为 0.7%。Q_{max}、$P_{det}(Q_{max})$ 和 V_{void} 的 TVR 分别为 5.5~9ml/s、57~92cmH$_2$O 和 167~315ml；Q_{max} 和 V_{void} 在单纯尿流率测定时的 TVR 分别为 8~9.2ml/s 和 167~301ml。在排尿末期，P_{ves}、P_{abd} 和 P_{det} 的 TVR 分别为 40~55cmH$_2$O、30~41cmH$_2$O 和 10~14cmH$_2$O。与排尿前相比 P_{abd} 有轻微改变，P_{ves} 与 P_{det} 十分接近排尿前水平；这里也发现与之相关的两型错误：Ⅴ型错误为排尿后 P_{ves} 和 P_{det} 仍然保持很高水平，Ⅵ型错误为 P_{ves} 和 P_{det} 都变为负值。

依据信号模式所占的百分比，描述出膀胱测压期间的 TSP。在膀胱充盈开始及充盈期，P_{ves} 及 P_{abd} 表现为相同的细微结构，其可以随患者的呼吸、说话或移动变为增强的信号，即 P_{ves} 及 P_{abd} 具有相同的细小动态变化模式；P_{det} 曲线无这种细微结构和细小动态变化模式。P_{ves} 及 P_{abd} 对咳嗽的信号应答相同，而 P_{det} 则无变化。有几种巨观改变类型：腹肌收缩表现为在 P_{ves} 和 P_{abd} 曲线相同的变化，而 P_{det} 则无明显变化；DO 表现为在 P_{ves} 和 P_{det} 曲线上出现不稳定波，而 P_{abd} 曲线上却没有；直肠收缩表现为 P_{abd} 曲线上出现正向波，P_{det} 曲线为负向波，但 P_{ves} 则无变化。在排尿之前，P_{ves} 和 P_{abd} 对于咳嗽试验有相同的应答。在排尿的过程中，P_{ves} 和 P_{abd} 始终保持相同细微结构和细小动态变化。此时也会有几种典型的巨观改变：不同模式的逼尿肌收缩、腹肌收缩、直肠收缩和盆底肌松弛。排尿后，P_{ves} 和 P_{abd} 均为具有相同细微结构的"活"信号，并对咳嗽应答反应相同。假如信号变化及模式与上述典型信号模式不相符合，则被视为非 TSP 或赝像。

回顾性质量控制发现和更正了各种赝像。在充盈期，582 条曲线中 4.5% 者 P_{det} 初始静息压力表现为负值，1.4% 者表现为过高，31.5% 者在 P_{det} 曲线上存在双向尖波，1.5% 者在 P_{det} 曲线上出现明显单向偏移，1.6% 者在 P_{ves} 和 P_{abd} 上有阶段性信号丢失，1.0% 者有信号水平位移。在排尿期，582 条曲线中 81.8% 者的 Q_{max} 存在明显赝像；476 条曲线中 23.1% 者更改了 Q_{max} 在尿流率曲线上的位置。582 条曲线中 1.4% 者表现为压力信号的阶段性丢失，3.4% 者水平位移改变，0.9% 者测压导管脱出尿道，2.2% 者直肠测压导管移位；15.1% 者由于腹肌收缩在 P_{det} 上出现凸起，2.1% 者由于直肠收缩在 P_{det} 上出现向下凹陷，10.1% 者由于尿道括约肌的过度活动使得在 P_{det} 上出现向上凸起或向下凹陷。这些赝像经人工校正后，Q_{max} 有一致的明显降低，P_{det}（Q_{max}）无显著性增加，OCO 有系统性显著增加。使用 ICS 列线图和 Schaefer 列线图进行分析，梗阻百分比分别从 69.8% 增加至 73.9%、72.5% 增加至 77.5%；11% 者更正后改变了在 ICS 列线图中的分类，28.9% 者改变了在 Schaefer 列线图中的分级；6.9% 和 7.2% 者分别改变了对梗阻的诊断。

结论：在尿动力学检查过程中，质量控制和可靠性检查是在早期避免和更正赝像的最好的办法，质量控制依靠于对 TVR 的了解和 TSP 的识别。在膀胱测压过程中压力和其他参数的 TVR 是定量可靠性检查及数据质量控制的有效工具，所建议的初始静息状态压力 TVR 对于可靠性检查和赝像更正是敏感和可靠的指征。在充盈开始之前或充盈刚开始时，与初始静息压力相关的错误必须被识别并更正，在充盈期和排尿期其他参数的 TVR 对于可靠性检查也是十分有用的。膀胱测压获得的 Q_{max} 和 V_{void} 必须与自由尿流率测定值具有可比性。在排尿结束后 P_{abd} 有轻微变化，P_{ves} 与 P_{det} 应接近排尿前水平，这说明排尿后各压力的 TVR 对于排尿期的质量控制也是十分重要的。

TSP 也是定性可靠性检查及质量控制的有力工具，TSP 结合 TVR 可以对尿动力学检查的质量好坏做出明确判断。我们从四个层面对 TSP 进行描述：细微结构（模式Ⅰ）、细小动态变化（模式Ⅱ）、咳嗽应答变化（模式Ⅲ）及巨观改变（模式Ⅳ）。在检查的任何阶段，P_{ves} 和 P_{abd} 信号都应该表现为相同的细微结构及由患者呼吸、讲话或活动所致的细小动态变化，在 P_{det} 曲线上则无变化；这两种模式都说明信号为"活"信号。在膀胱充盈开始前、膀胱充盈开始、充盈期规律间隔、排尿前及排尿后进行咳嗽试验均是检查信号质量及可靠性的有效工具，P_{ves} 和 P_{abd} 曲线应表现为对咳嗽测试具有相同应答。腹肌收缩、DO 和直肠收缩是充盈期典型巨观改变，排尿期不同模式的逼尿肌收缩、腹肌收缩、直肠收缩及盆底肌松弛是排尿期典型巨观改变。这些巨观模式有其各自特征，必须能够识别之。通过从四个层面对信号质量进行分析，能够发现一些非 TSP、技术错误和赝像，并可以在检查时立刻更正它们，从而获得高质量的尿动力学数据。

在回顾性质量分析时发现膀胱测压数据中存在可观数量的各种赝像，人工读取与计算机读取值之间的 Q_{max}、尿道阻力、梗阻分类和分级等参数存在系统性显著性差异，表明赝像的存在，并对临床判断产生了干扰。人工校正的 Q_{max} 值呈一致性降低，根据人工读取值计算的 OCO 值较高、梗阻程度更重，人工读取更正了相当数量的假性梗阻诊断，其作用已经被阐明。因此对计算机化尿动力学数据进行回顾性质量控制具有重要性和必要性，只有通过质量控制的数据才能被使用和报告。

第18章　ICS尿动力学技术规范

《尿动力学技术规范》（*Good Urodynamic Practice*，GUP）是国际尿控协会（International Continence Society，ICS）发布的首份关于临床和科研中尿动力检测、质量控制和结果分析的综合性指南报告。作者为 Werner Scheafer、Paul Abrams、廖利民、Anders Mattiasson、Francesco Pesce、Anders Spangberg、Arthur M. Sterling、Norman R. Zinner、Philip van Kerrebroeck；2002年正式发表于 *Neurourol Urody* 21卷261-274页。这份报告主要描述了最常见的尿动力学检查：尿流率、充盈期膀胱压力及压力-流率测定。该规范集中讨论了尿动力学检查的基础问题并提出一些策略，如尿动力检测、仪器的调定和配置、信号的检测、可靠性的控制、信号模式的识别、赝像的矫正等。数据分析的问题只有当它们与数据质量的判断相关时才被提及，一般来说，针对某项具体技术进行推荐，但并不暗示该项技术是唯一可行的技术；更确切地说，这意味着该项技术是成熟的，按照提出的 GUP 标准进行应用即可获得良好的结果。质量控制作为 GUP 的主线始终贯穿整个规范全文，笔者所制定的《尿动力学质量控制标准》被 GUP 采用和推荐，并成为本规范的核心。笔者作为该规范的主要作者之一，现将主要内容介绍如下。

一、引言

尿动力学技术规范包括三方面内容（三要素）：①适应证明确，选择的检查项目和操作恰当；②测量精确，数据质量控制，记录完整；③准确分析，批判性地报告结果。

临床尿动力学检查的目的是在检查过程中再现患者的日常症状，以识别潜在的病因，并分析量化相关的病理生理过程。通过尿动力学检查，可客观地建立异常功能现象并研究其临床意义。从而，我们或明确临床诊断，或给出一个新的、具体的尿动力诊断。影像学（影像尿动力学）可辅助量化尿动力学检查。

除了最简单的尿流率检查外，尿动力学检查尚不能完全自动化操控。这不是测量本身的内在问题，而是目前尿动力仪器的缺陷及缺乏准确测量方式、信号处理、量化、记录、分析等的统一标准所致。随着 ICS 标准化报告——《尿动力学技术规范》（GUP）的发表，自动化的尿动力学检查技术必将得以发展，值得期待。

尿动力通过测量相关的生理学参数来直接评估下尿路的功能状态。第一步是通过采集病史、体格检查和标准的泌尿系检查提出尿动力所要解决的问题；记录排尿频率和相关症状的排尿日记，并重复自由尿流率检查测定残余尿量（residual urine volume，RUV），如此可提供非侵袭性的客观信息。这些非侵入性检查有助于了解尿动力学需要解决的问题，故应在充盈期膀胱测压、压力 - 流率测定等有创性检查之前进行。

GUP 的推荐意见由点、插图、黑体印刷表示。

二、排尿情况及相关症状的记录

排尿时间表记录每次排尿的时间。频率 - 尿量表不但要记录每次排尿的时间，还要记录每次排尿的尿量。排尿日记则还要记录每次排尿的相关症状和伴随事件，如是否存在尿频、疼痛、尿失禁事件及尿垫使用情况；建议至少要记录 2 日的排尿日记。从中我们可以了解到患者的平均排尿量、排尿频率，若记录患者的睡眠时间还可了解昼 / 夜尿量和夜尿情况。这些信息进一步证实了患者的客观症状，此外对尿动力学检查的可靠性控制，如避免膀胱的过度充盈等具有重要价值。

1. 尿流率检查　是一种无创和相对便宜的检查项目。对于大多数怀疑有下尿路功能障碍（lower urinary tract dysfunction，LUTD）的患者，它是首选、必不可少的筛查项目。这种简单的尿动力学检查，可提供一些客观和量化的信息，从而有助于理解患者储尿和排尿症状。

检查时应充分保护患者的隐私，要求患者在达到"正常"排尿感觉时开始排尿。必须询问患者该次排尿是否能够代表其平常的排尿状态并记录他们的感受与看法。数据的自动分析结果须经过尿流率曲线的验证以排除赝像；记录并确认报告结果。尿流率检查结果需与患者的频率 / 尿量表具有可比性。最后超声测定 RUV，完成对排尿功能的非侵入性评估。

2. 正常的尿流　当膀胱出口松弛（被动）而逼尿肌收缩（主动）时，正常排尿出现。一个容易膨胀的膀胱出口外加一次正常的逼尿肌收缩就会产生一条平滑的、具有一定幅度的弧形尿流率曲线。任何其他形状的曲线，如平坦的、不对称的或多峰 [波动性和（或）间歇性] 的曲线都提示异常排尿，但并无病因特异性。

膀胱出口的开放应该是持续性的，这一机械特性可以通过测量尿道腔内流率控制带（flow rate controlling zone，FRCZ）的横截面积压力来确定。膀胱腔内压低于最小尿道开放压时，尿道是闭合的。稍高于此压力，尿道腔就会广泛开放。在逼尿肌正常收缩和低尿道压力下，正常的流率曲线呈现出具有流率峰值的弧形（图 18-1A）。

正常的流率曲线是一条没有急剧幅度变化的平滑曲线，曲线的形状取决于逼尿肌收缩的动力学特性，因为逼尿肌属于平滑肌，它收缩时不会表现为剧烈的变化。若逼尿肌收缩能力减弱和（或）尿道压力持续升高，将会导致较小的尿流率值和平滑低平的流率曲线。缩窄性的梗阻（如尿道狭窄）使尿道管腔变窄，产生一高平台样的尿流率曲线（图 18-1B）。压迫性梗阻（如良性前列腺梗阻）会增加尿道开放压，表现为一平坦、不对称、末端缓慢下降的尿流率曲线（图 18-1B）。

在老年男性和女性患者中，由于逼尿肌无力，也会出现相同类型的尿流率曲线。逼尿肌收缩或腹压的波动及膀胱出口状态的改变（如间歇性的尿道括约肌活动），将产生复杂的尿流率曲线。尿流率曲线的急剧变化可能是生理性或物理性原因造成的，如源于膀胱出口阻力的改变（包括括约肌或盆底肌肉的收缩或松弛、尿道腔的机械性压迫或尿道外口的

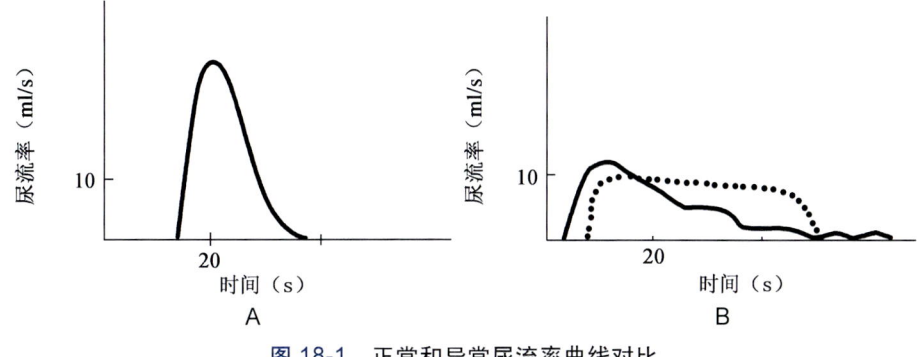

图 18-1 正常和异常尿流率曲线对比
A. 典型正常尿流率曲线；B. 实线为压迫型梗阻者尿流率曲线，虚线为缩窄型梗阻者尿流率曲线

干扰），或由于排尿意识的干扰、排尿驱动力改变（如腹压增加）等。体内的这些变化可导致真实的尿流率改变。尿流的急剧改变也可能是一种赝像，如尿流和集尿漏斗或尿流计之间出现干扰、尿流落点在集尿漏斗表面的移动、患者自身的活动等都能使尿流信号在体外被修改（图 18-2 ～图 18-7）。

3. **尿流计的准确性** 尿流率测定中的流率是指单位时间排出体外的尿量，用 ml/s 表示。ICS 技术报告（Rowon 等，1984）制定了尿流率测定方面的技术推荐，但缺乏特殊的检验方法来比较不同类型的尿流计。然而尿流率信号的准确度和精确度有赖于尿流计的类型、内部信号的处理及尿流计的正确校对和使用。预期的与实际的尿流率精确度，应通过比较从检查中获得的潜在信息和实际提取的用于临床和科研需要的信息来评价。包含于尿流中的一些生理和物理方面的信息在此列出。

预期临床应用的精确度不同于尿流计的机械性精确度。ICS 技术报告推荐以下标准：最大尿流率（maximum flow rate，Q_{max}）为 0～50ml/s，排尿量（void volume，V_{void}）为 0～1000ml，最大时间常数为 0.75s。相对于满刻度的精确度为 ±5%，同时应获得一条能够代表整个测量范围的错误百分比的校正曲线。然而获取尿动力学分析仪制造商的技术标准是罕见的，且往往与 ICS 推荐不一致：这种情况应加以修正。大多数流量计是质量流量计（如承重传感器或转盘），因此液体自身的不同重力可直接影响测量的流速。例如，高浓度的尿液可明显增加 3% 的流速，X 线介质可引起流速评估超高，达 10%。这些影响需采用软件加以校正。

尿流率信号的总体准确度既然不超过 ±5%，那么报告一个分辨率高于满刻度的毫升每秒（ml/s）的 Q_{max} 就没多大意义了。在严格控制研究条件下，通过流量计校准加上仪器挑选，也可以得到更高的分辨率；然而，这种分辨率的提高并不适用于常规临床检查。大多数流量计具备的动力学特性对单纯尿流率检查已经足够；分析压力 - 流率数据时，应考虑到信号动力学的有限性。因为压力和流率信号是不同的，流率信号的反应更慢、准确性更低。

4. **尿流率测定过程中的问题** 测定过程中的问题和从流率信号中提取的信息对于单纯尿流率和压力 - 流率测定中的流率来说不尽相同。在单纯尿流率测定中，尿流曲线的形状可能提示某种特殊类型改变，但是无法获得可靠、特异、详尽的关于异常排尿原因的信息。

只有当尿流率测定与膀胱腔内压、腹压同步描记，获得压力-流率的关系时，我们才能分析出逼尿肌收缩和膀胱出口功能情况对于整个排尿模式的不同影响（图18-2～图18-7）。尿流率测定受许多重要因素的影响。

（1）逼尿肌收缩力：由于排尿功能反映的是松弛的膀胱出口与收缩的逼尿肌之间的相互作用，两者的变化均会影响尿流。在流出道稳定的条件下，尿流率的改变只与逼尿肌的活动变化相关。逼尿肌的收缩力可由于肌源性或神经源性的病因而变化，这就导致了尿流率测定的显著的变异性（图18-4）。

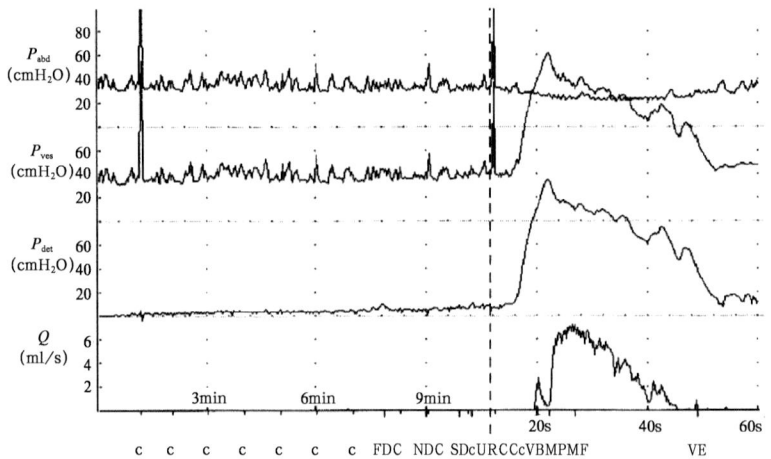

图18-2　充盈期和排尿期膀胱压力测定的完整记录

测定开始时 P_{ves} 和 P_{abd} 初始压力值为32cmH₂O，处于站立位的典型值范围（TVR）内，P_{det} 为0；开始时用力咳嗽以获取测试信号质量，然后规律的重复咳嗽。此外，压力记录显示了患者谈话时的典型模式，此时 P_{det} 未受影响；初次排尿感（FD）处有一微弱的逼尿肌收缩；排尿前另一强烈咳嗽；尿流开始显示出随着 P_{det} 升高而尿流下降的括约肌协同失调活动

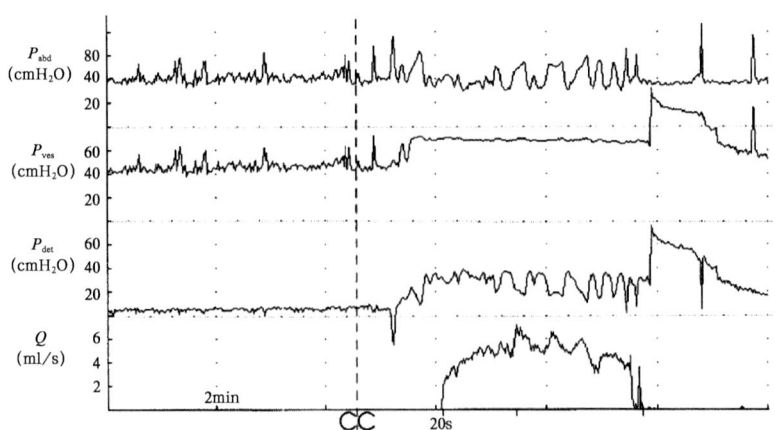

图18-3　完整的充盈期及不完整的排尿期膀胱压力测定

充盈期在达到膀胱测压容积之前各压力信号记录是高质量且完整的，且在排尿开始前第二次咳嗽时 P_{ves} 信号丢失（P_{ves} 无应答，P_{det} 负向波峰）。排尿期 P_{ves} 呈"死"信号，排尿后第二次咳嗽时又变为"活"信号，因此，压力-流率测定信号丢失。仔细观察信号可以在信号丢失时立即终止检查，以便排尿开始前纠正这一问题

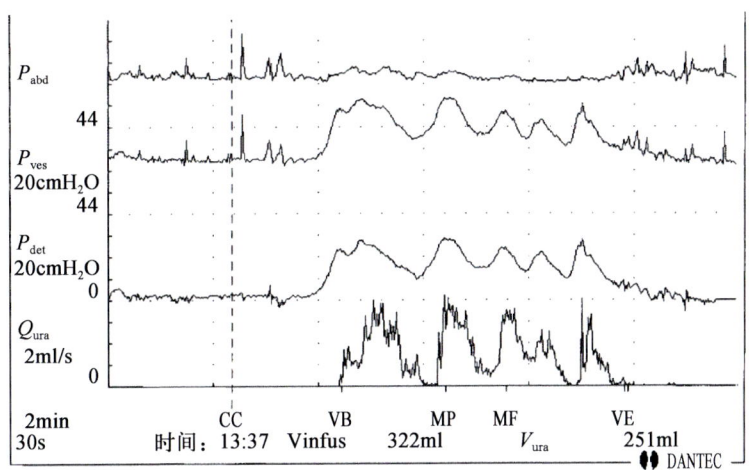

图 18-4　由逼尿肌不同的收缩强度引起的不同的尿流率
VOID：7/250/70

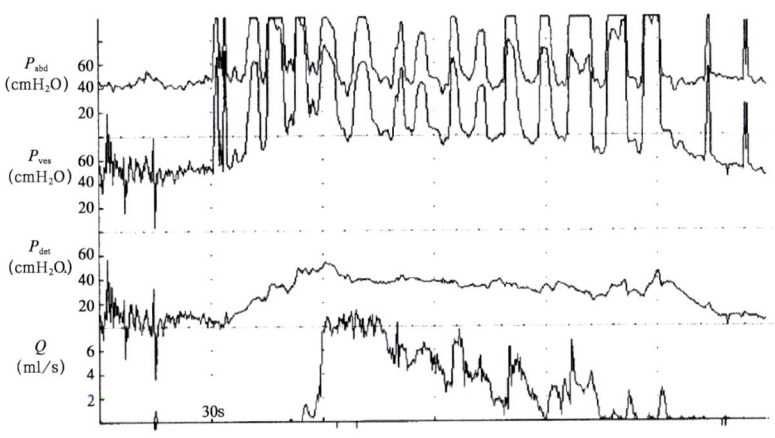

图 18-5　高质量记录的以腹压排尿完成的压力 - 流率测定

曲线的第一部分显示典型的双相运动赝像，排尿前的 2 次咳嗽证明高质量的信号记录，表现为无梗阻性排尿的典型曲线。减弱的逼尿肌收缩力使得 P_{det} 为 40cmH₂O、Q_{max} 为 9ml/s，其由有力的腹肌收缩所支持，从而导致尿流率的许多变异（VOID：9/380/100）

（2）膀胱流出道阻力：如果逼尿肌的收缩力恒定，出口阻力的改变会导致尿流率的变化，如逼尿肌 - 括约肌协同失调（detrusor-sphincter dyssynergia，DSD）（图 18-2，图 18-6，图 18-7）。

（3）膀胱容量：当膀胱容量增加时，逼尿肌肌纤维被拉长，与逼尿肌收缩相关的膀胱做功会增加。从膀胱空虚至容量 150～250ml 时，膀胱做功增加最明显；膀胱容量达到 400～500ml 时，逼尿肌被过度牵拉，从而收缩力下降；所以 Q_{max} 与膀胱容量有一定的关系。这种关系的个体间差异较大，并且与病变类型和程度有关。例如，在缩窄性梗阻中，Q_{max} 几乎不受容量的影响；在压迫性梗阻中，随着膀胱出口阻力的增加和尿流率下降，Q_{max} 受容量的影响程度也随之减小。

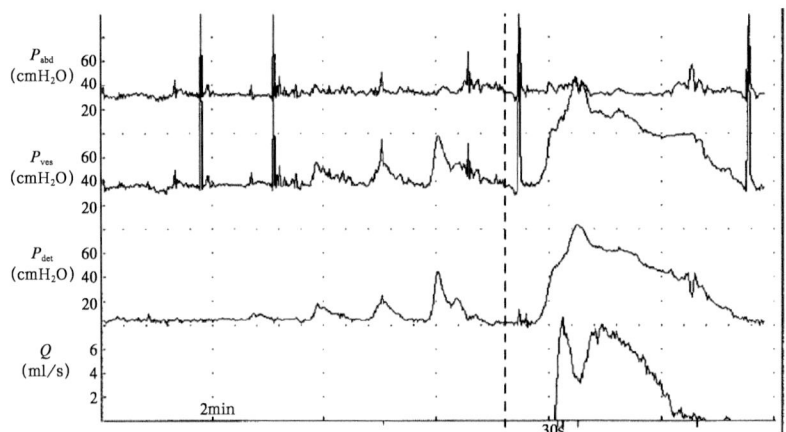

图 18-6　高质量记录的逼尿肌及括约肌过度活动的膀胱压力测定

显示为储尿期典型的逐渐增强的逼尿肌过度活动（DO）模式及排尿期发生逼尿肌-括约肌短暂协同失调

（4）技术性因素：流率信号也受测量技术和信号处理的影响。体外的尿流应不受干扰就到达集尿器，而且尽可能减少时间的延迟。然而所有漏斗或集尿装置与尿流计一样，都不可避免地会改变尿流率的记录。体外尿流喷出尿道外口后不久即分成了尿珠，这些尿珠频率很高，包含着有趣的信息。对于标准的尿流率测定来说，这些高频的尿珠可通过信号的处理被消减。在单纯尿流率测定中，尿流率在体内的改变（即生理性赝像）应该被减少到最小，如让患者尽量放松、不要增加腹压等；然而一些体内变化的尿动力模式可提供功能性梗阻的信息，如典型的 DSD 模式及腹部用力模式。过度过滤或 A/D 模数转换过滤速度 < 10Hz 可能会造成这些信息丢失，只有对流率信号与同步测量的压力信号一同分析时，才能准确地分析流率信号的变异情况。因此，只有在联合压力-流率测定中才能全面理解流率信号的细节问题；为了确定真实的 Q_{max}，特别是单纯流率测定时，这种高频率的信号变异极易产生误导，因此必须被电子抑制。

5. 尿流率测定的推荐意见　为了更好地记录尿流率和识别尿流率曲线，建议图形坐标刻度作如下的标准化。

（1）每毫米对应 X 轴的 1s、Y 轴的 1ml/s 或 10ml 的 V_{void}。

就尿流计的技术准确性而言，在常规临床检查中，我们读取尿流率的值精确到接近整数 ml/s、尿量的值到接近 10ml 就足够了。为了使计算机读取的 Q_{max} 更加可靠、更具有可比性和临床实用性，我们建议仪器内部对尿流曲线进行电子抹平处理。

（2）使用 > 2s 的移动均数去除正相或负相的尖峰状赝像。

曲线若由人工校对，也应该遵循同一原则。也就是说，当从图上读取 Q_{max} 时，人工将曲线连接成一条连续平滑的曲线，以保证在 2s 内曲线没有急剧的变化。这样经处理过的平滑的、具有临床意义的 Q_{max} 与电子仪器记录的尿流率峰值是不同的（图 18-4，图 18-5，图 18-7，图 18-8）。

（3）只有通过计算机或手工处理，曲线变平滑的尿流率值才能够被报道。

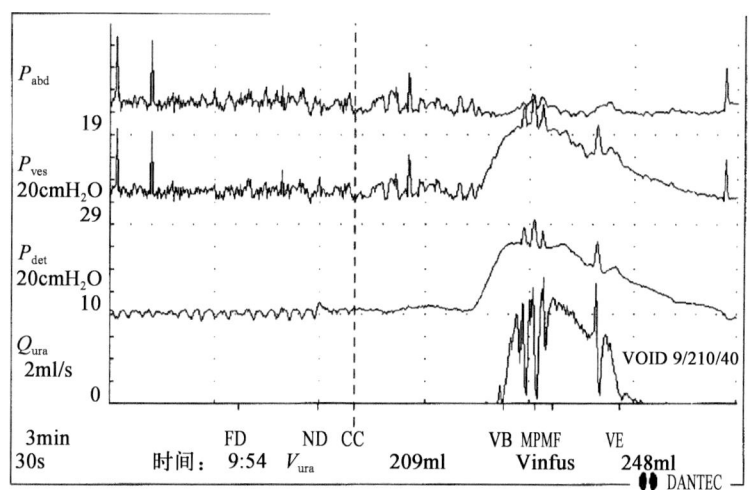

图 18-7 高质量的信号记录将允许对曲线进行详细的解释

充盈期典型的直肠活动模式清晰地展现于 P_{det}，尿流率曲线上出现的赝像可确定为逼尿肌 - 括约肌协同失调（DSD）或括约肌过度活动所致，人工校正后尿流率由 $Q_{max.raw}$=11.2ml/s 变为 Q_{max}=9ml/s

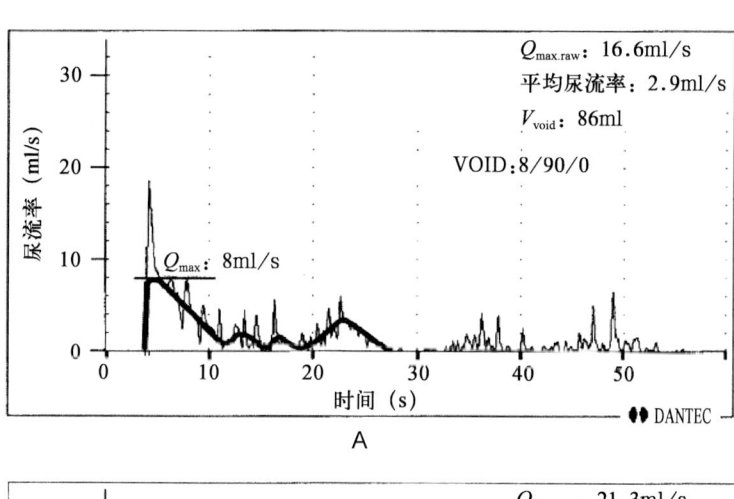

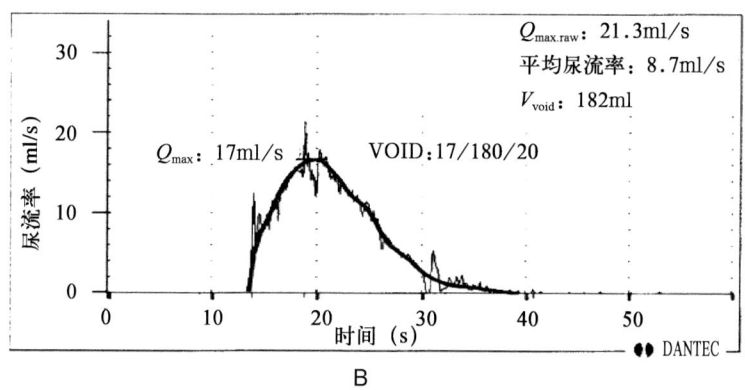

图 18-8 尿流曲线上通过人工抹平去除赝像凸起

$Q_{max.raw}$ 为计算机读取值，人工抹平处理后有临床意义的最大尿流率（Q_{max}）。尿流率测定结果必须以标准格式报告：$Q_{max}/V_{void}/RUV$。A. 人工抹平后最大尿流率由 16.6ml/s 变为 8ml/s；B. 人工抹平后最大尿流率由 21.3ml/s 变为 17ml/s

只经计算机化简单信号峰值检出，而未经推荐的电子抹平处理的 Q_{max} 应加以不同标记（$Q_{max.raw}$），只有在尿流计类型的具体技术参数被提供的前提下，这种原始数据才具有意义。

单纯尿流率中，对任何动态变化（信号模式）的解释都依赖于个人经验，只能是描述性的，总体来说仍然是推测性的。

对尿流率结果的记录的推荐如下：① Q_{max} 精确到整数位（如 10.25ml/s 应记录为 10ml/s）。② V_{void} 和 RUV 精确到 10ml（如 V_{void} 为 342ml 应记录为 340ml）。③ Q_{max} 应该与 V_{void} 和 RUV 同时记录。使用标准书写格式："排尿功能（VOID）：最大尿流率（Q_{max}）/ 排尿量（V_{void}）/ 残余尿量（RUV）"。例如：仪器自动检出尿流率 $Q_{max.raw}$ 分别是 16.6ml/s 和 21.3ml/s，V_{void} 分别是 86ml 和 182ml，抹平处理后的 Q_{max} 值是 8ml/s 和 17ml/s，V_{void} 是 90ml 和 180ml，以及估计的 RUV，尿流率测定描述为 VOID1：8/90/0；VOID2：17/180/20（图 18-4，图 18-5，图 18-8）。采用这些标准格式有利于尿流率结果的解释；如果数据未知，应采用连字符。例如，仅知道 V_{void}，VOID：—/340/—，或只有 V_{void} 未知，VOID：10/—/90。④ 如果使用尿流率 - 容量列线图，也应如此注明。

从单纯尿流率测定以外的检查中获得尿流率数据也应以后缀符号记录，如结合膀胱压力测定、压力 - 流率测定中 Q_{max} 结果记录为 $Q_{max.p}$。

三、侵入性的尿动力学检查：充盈期膀胱测压、压力－流率测定

1. 概述 在没有明确指征和形成特异的尿动力学问题的前提下，不应进行侵入性尿动力学检查；其一般应在完成排尿日记和单纯尿流率检查后进行。一些关键性的推荐或许能帮助我们完成一次成功的尿动力学检查。

（1）规范的尿动力学检查应得到患者的积极配合。详细地询问患者的情况，与患者进行深入的交流，以便确认检查过程中是否重复出了患者的症状。

（2）在检查过程中，仔细连续地观察仪器所获取的信号，并评估这些信号的定量和定性的可靠性。

（3）尽可能地避免赝像的出现，一旦出现应立即纠正。在回顾性分析时纠正赝像是很困难的，往往不可能纠正。并且若在尿动力学检查中连续观察和规律测试信号、识别和纠正赝像，将更加节省时间。

目前，动态尿动力学监测（ambulatory urodynamic monitoring，AM）必须依赖回顾性的质量控制和赝像纠正。然而原则上，AM 和标准尿动力检查适用同样的质量标准（van Waalwijk，2000）。这就是说质量标准的一致性更为重要，因为只有准确定义这些标准后，才能在自动化的智能动态检测系统中得以应用。

质量控制不仅依赖于对信号模式的识别和正常值范围的了解，还依赖于非侵入性尿动力学检查和与尿动力学相关的其他问题中有用信息的确认。因此，在侵入性尿动力学检查前应该完成排尿日记和重复单纯尿流率检查，两者可以提供许多有用的信息，如 V_{void}、RUV 和预测的 Q_{max}，这些信息有助于随后的侵入性研究。只有经过充分的准备才能够确保：① 在检查结束前获得对尿动力学问题的正确回答；② 为得到需要的信息进行必要的修改、添加或重复测定。

有效的尿动力学测定需要：①对测量的物理过程的理论理解；②尿动力学设备和操作的实践经验；③理解如何确保尿动力学信号的可靠性和质量控制；④分析检查结果的能力和判断力。因为尿动力学检查主要处理机械力学数据，如压力、容积及它们随时间的变化关系，也因为许多分析模型应用了机械力学的概念，如流体阻力、收缩功，所以我们必须理解这些测量和概念，尤其是压力和流率的本质。因此，除深入了解解剖和生理之外，我们还需具备一定的生物力学和物理等方面的知识。

尿动力学测定的质量控制必须在整体的基础上进行。数据质量和可靠性控制应以不同方法、在不同水平进行：①在物理和技术水平上；②在生物力学水平上；③在病理生理临床水平上。一个普遍的问题是临床医师很快就进入到临床分析（即第③水平），而没有分析潜在的病理生理信息内容，没有考虑信号的可靠性（即第①水平），没有考虑测量的生物力学背景（即第②水平），没有考虑参数的物理特性、技术局限性和信号的精确度。因此推荐如下：在没有明确的适应证和需要由尿动力学测定回答的尿动力学问题情况下，不应行侵入性尿动力学检查。

2. 压力 - 流率研究中尿流率的检测　采用尿道腔内 FRCZ 的理念进行数据分析需要：记录的压力和流率信号对于 FRCZ 来说必须同步化。正常情况下，在膀胱腔内压信号和 FRCZ 实际流率之间不存在可测量的时间延迟。然而，体外记录的典型尿流率会存在明显的延迟。这种延迟与解剖、病理、流率、测量的设置等有关。我们对实际流率变化的了解有限，大多数尿流计相对的慢反应可能不足以匹配更快的压力信号的动态变化。实际的时间差异估计为 0.5～2s；尿道闭合与记录到尿流结束之间的时间延迟比尿道开放到尿流率信号开始的时间更长，特别是在前列腺梗阻和终末滴沥的患者。所以我们建议使用更具描述性的术语，如用 $P_{det.Qbeg}$ 来表示尿流开始的压力，取代 $P_{det.open}$；用 $P_{det.Qend}$ 来表示尿流结束时的压力，取代 $P_{det.close}$。在分析压力 - 流率结果时应该校正时间的延迟（Griffiths，1997）。

总体来说，在压力 - 流率测定中记录的最大尿流率（$Q_{max.p}$）要小于单纯尿流率测定中的 Q_{max}，这不是简单地因为尿道内置管增加机械性流出道阻力，这种差异在耻骨上置管的压力 - 流率测定中也存在。有文献报道，常规尿动力学和动态尿动力学检测中，两者 $Q_{max.p}$ 之间存在差别。造成这种差异可能存在更复杂的原因，可能是心理性的，也可能是生理性的。例如，其可能与不同的逼尿肌收缩有关，临床上快速充盈速度可导致记录到的收缩力减弱，据此可解释常规尿动力学和动态尿动力学的差别。

3. 膀胱腔内压和腹压的测定

（1）只有严格执行 ICS 制定的零点压力标准和参考平面，才能使压力记录结果在不同患者之间和不同中心之间具有可比性。零点压力和参考平面在尿动力学中经常被混淆，如被错误地写成"零点参考平面"。其实这是两个独立的概念，反映压力的不同特点，两者须遵循推荐的 ICS 方法学标准。

（2）零点压力是指周围大气压力，零点压力是当传感器（不与任何导管连接）开放于环境，或当连接充满液体的导管的开放端与换能器在同一垂直水平时记录的压力值；只有此时才能进行调零。

(3) 参考平面为耻骨联合上缘。参考平面是指传感器放置的水平；在此水平，所有的尿动力学压力值具有相同的静水压成分。

有学者认为对于最有意义的参数逼尿肌压力（detrusor pressure, P_{det}）来说，这并不重要，因为腹压（intra-abdominal pressure, P_{abd}）和膀胱腔内压（intravesical pressure, P_{ves}）存在相同的误差，那么这些误差对于 P_{det} 来说就会被抵消，但这一观点并不能被接受。静水压是真实重要的，在任何体内压力记录中必然起作用。质量和可靠性控制的许多重要方面，如不同体位的典型静息压力值必须以正确的压力记录为基础，如果压力不是按照 ICS 标准来记录，将不能应用质量控制标准。同样的，P_{ves} 和 P_{abd} 只有在同一参考水平上调零后，一个压力减去另一压力的差值（$P_{ves} - P_{abd} = P_{det}$）才是有意义的。

4. 压力传感器 目前尿动力学技术采用了体外压力换能器与患者之间用充满水的管线直接连接，使得调零和参考水平更加方便。导管尖端压力换能器，即所谓的精密换能器导管具有明显的高准确性、更好的动力学分辨率、不依赖于静水压等优点，已变得很流行。导管顶端压力换能器对于咳嗽时尿道压力的动态测量和移动患者的动态尿动力学测定有明显的优势。在此只讨论用于 P_{ves} 和 P_{abd} 记录的顶端压力换能器，尿道测压分开论述（Lose, 2002）。

前面概述的关于尿动力学压力记录的各方面都是有效的，并与压力传感器类型无关。膀胱内和直肠内顶端精密压力换能器不可能被准确地放置于同一水平，两者也不可能同时放置于耻骨联合上缘的标准水平位置。目前较流行的处理方法是，在体内压力记录开始时设定该精密换能器压力为零从而绕过此问题。然而，这意味着零点压力和参考水平的标准被忽视了，如此记录的压力在不同患者和中心之间无法比较。实际上，初始的膀胱和腹腔静息压力是真实的，不同患者之间是不同的，很大程度上依赖于患者的体位。因此，忽略正确的大气零压，可能会产生高达 $50cmH_2O$（$1cmH_2O=98Pa$）的误差；因为精密换能器的参考平面通常不能确定，对于一个充盈的膀胱来说可能会产生另一个 $10cmH_2O$ 的潜在误差。另外，当检查开始时设腹压为零，可观察到排尿期盆底肌松弛时腹压下降，从而导致腹压为负值，因此导致 P_{det} 高于 P_{ves}，事实上这是不可能的。

显然同样问题也出现于非静水压的充气导管和（或）连接管，由于气囊在导管上的开口与外部传感器之间缺乏水柱，充盈空气的系统参考高度只能参照导管上传感球的位置，而非外部传感器的位置。

因此推荐对于 P_{ves} 和 P_{abd} 的记录，采用外部换能器连接于充满液体的导管和管路。如果采用精密换能器或充气导管，应尽量减小与标准零压力和参考平面的偏差，且在数据分析时加以考虑。

5. 尿动力测压导管 使用标准的测压导管有助于患者间或各尿动力中心间的相互对比。推荐如下。

(1) 为测定膀胱腔内压和充盈膀胱，建议使用标准的经尿道双腔导管进行常规尿动力学检查。

只有小儿或严重缩窄性梗阻（如尿道狭窄）的患者行耻骨上膀胱测压才有明显的好处。应尽可能选择细的尿道内导管，但受到实际插管操作和管腔内径大小的限制，内径应足够大以避免过多的压力传递的衰减，在标准灌注下以求达到理想的充盈速率。6F 双腔导管是目前临床使用中最细的。

双腔导管的主要优点是能够使膀胱充盈和排尿可以重复进行，不需要重新置管。但 6F 导管会限制充盈测压的灌注速度至 20～30ml/min，常用的灌注泵不能产生更高的灌注率以通过如此细的管腔；当使用灌注泵计算灌注容积时，这就会导致仪器报告不恰当的灌注容积，如灌注速度是 60ml/min，而实际获得的灌注速度是 30ml/min，仪器会显示两个灌注容积。这样排尿后，就会计算出更多的 RUV。对于某些仪器，更高的灌注速度是可以使用的，任何系统均应接受严格测验：①通过一特定导管连接于一相匹配的灌注泵来测量最大灌注速度；②校正或校准显示的灌注容积。

灌注和记录采用两套独立的导管并不方便，排尿期撤出较粗的灌注导管仅留下较细的测压导管在尿道内似乎具有优点，但目前尚没有数据表明，对于前列腺梗阻等压迫性梗阻，6F 导管对压力或流率的测定结果有何影响。也有数据表明仅一次膀胱测压结果容易产生误导；双腔导管方便于第二次充盈/排尿的研究以建立可重复性。单独再次插入灌注导管用于重复测定使得检查变得更加昂贵和复杂。

（2）推荐使用直肠气囊导管测定腹压（P_{abd}）。

虽然 P_{abd} 的记录方法有多种，但在直肠壶腹放置松弛的不漏气的气囊导管会测定出合适的腹压信号，在膀胱腔内压同步检测下可以得到有意义的 P_{det}（$P_{det}=P_{ves}-P_{abd}$）。对女性而言，阴道测压似乎更易接受，且结果具有可比性；P_{abd} 记录允许测量 P_{ves} 变化时的任何 P_{abd} 成分（如膀胱周围压力）。气囊的作用在于在导管开口处保持少量液体，因粪便可阻止或影响压力传导至换能器。另外，由于直肠壶腹和阴道不是单一的充满液体的空间，气囊还可以防止导管开口与直肠和阴道壁接触引起的压力赝像产生。为此气囊内最好注入 10%～20% 未张开气囊容积的液体。过度充盈和气囊的弹性扩张是常见的 P_{abd} 测定的错误，因为过高的气囊内压（并非 P_{abd}），易误导压力值的读取。在气囊处扎一小孔可避免人工引起的气囊过度膨胀的压力，当然若球囊适当充盈，就没必要扎孔了。通过末端开口的导管以非常缓慢的速度（<2ml/min）灌注下，也可记录到可靠的 P_{abd}。但是直肠壶腹过度承载液体也可引发一些问题。

6. 设备　根据充盈期膀胱测压和压力-流率测定的最低要求，除了 ICS 技术设备报告（Rowan，1997）和有关数据交换软件标准的 ICS 压力流率报告附件外（Griffiths，1997），ICS 还未出台过专门针对在充盈期膀胱测压和压力-流率测定最低要求的明确的技术标准。一些深入的方面在此加以详细阐述。

（1）设备推荐：尿动力学检查系统的最低推荐要求如下。

1）3 个测量通道，其中 2 个测压、1 个测流率。

2）能够显示（打印或显示器）和确保随时间描记的储尿期 3 种压力（P_{abd}、P_{ves}、P_{det}）和流率。

3）灌注量和 V_{void} 用图形或数字显示出来。

4）必须有足够刻度和分辨率来实时显示压力和流率信号，各轴刻度必须清楚；当记录超过刻度范围时，仪器上的电子信息不能丢失。

5）记录关于感觉和其他评论（记录事件）的标准信息。

只有随着检查的进行，测量和得到的信号持续地显示为随时间变化的曲线、无实时延迟，进行数据可靠性评估和质量控制才有可能。每一条显示的曲线和数值都应该严格按照ICS标准标注，幅度和时间轴刻度必须清晰。建议曲线记录的序贯顺序：最顶端是P_{abd}，接下来是P_{ves}、P_{det}和流率（图18-2～图18-7）。当P_{abd}超出刻度或信号被切断，一般认为意义并不大（图18-5）。其他参数如肌电图、膀胱灌注量和V_{void}可以用曲线或数字来显示。以下是推荐的最低技术规范：压力的最小精确度为±1cmH$_2$O，流率和容量满刻度率为±5%；压力、流率、容量值的范围分别是0～250cmH$_2$O、0～25（50）ml/s、1000ml。

需确保软件无法显示时，其内部250cmH$_2$O以上的压力和50ml/s以上的流率信息不被丢失，超出刻度的值也能清晰识别；每导程10Hz的模/数转换频率作为压力和流率的下限；需要高频率（最低20kHz）以记录肌电图；所有检测均需校准。

显示刻度尽可能保持不变，因为尿动力学数据的质量控制是基于曲线模式的识别，而模式识别又依靠刻度。因此推荐：记录分析数据时，压力的最小刻度为50cmH$_2$O/cm，流率为10ml/（s·cm），时间轴充盈期为1min/cm或5s/mm，排尿期为2s/mm。

为确保曲线的回顾性判断，尿动力学测量应记录为随时间变化的曲线，并标有评论和解释，仅仅记录几个数值是不够的。尽管时间轴可以被压缩，所有文档均应采用同样幅度刻度。只有在减少分辨率而不丢失相关信息（如充盈期）的情况下，时间刻度才可以被压缩。

在打印时，压力、流率和容量的最大满刻度偏离分别是200cmH$_2$O、50ml/s和1000ml。大多数情况下，最大满刻度值的50%就已经足够显示曲线的所有相关部分了。线性分辨率必须优于0.10mm。

当进行任何干扰时（如膀胱充盈的中断或导管操作），均必须尽可能保持测量和记录的连续性。

必须可以进行在线的评论记录，以完成结果存档。

（2）仪器的校对：对传感器、尿流计、灌注泵进行校对的必要性将不作累述；简单来讲，需要时即"是"，不需要时即"否"。必须研究制造商的说明书。系统内部的精确度和研究者使用系统的经验，这两方面因素需加以考虑。若安装某一新系统或使用新的传感器，推荐对其进行常规校准。如果日常校对发现潜在误差比较小（如<2cmH$_2$O），1个月校对1次就足够。但不可忽略校正，一套好的尿动力学分析仪在技术上必须可以进行校准。校准不应简单地与零点平衡相混淆，零点平衡只是校准的一部分。除调零外，应能检查和调试所有测量通道的幅度，也就是说校对所有信号。

尿流计的校对可以将准确测量的一定容积的液体以恒定的速度倒入尿流计，如400ml在20～30s倒入（速度15～20ml/s），检查记录到的容积。特殊的恒率瓶可用于流率的校正，同样可以通过测量灌注泵输送一定容积（如100ml）的液体至一量筒内的时间来进行灌注泵的校对。推荐灌注泵与灌注导管连接后才能进行校正，这样的灌注泵校正就能和所使用的具有良好的分辨率和精确度的量筒一样好。一些临床应用的测量烧杯并不精确。

7.**压力信号质量控制：定性和定量的可靠性** 在开始尿动力学检查之前，仔细地观察和测试信号，并纠正所发现的问题是非常重要的。如果检查开始时信号就非常好，检查过程中通常没有必要给予过多的干预。如果信号不是很好，就必须采取一定的补救措施。如果信号的质量问题不能立刻解决，灌注开始后，问题通常会在检查过程中进一步加剧。

在整个检查过程中对患者和信号，特别是对 P_{det} 的仔细观察，以及对信号连续的检测，是完成高质量尿动力学检查的关键所在。质量控制的首要目标是避免赝像的出现，次要目标是一旦出现赝像要及时纠正，并分析其产生的原因。

以下 3 个标准构成了对压力信号记录进行质量控制的最基本推荐。

（1）腹腔、膀胱、逼尿肌的静息压力处于其典型值范围（typical value range, TVR）之内。

（2）P_{abd}、P_{ves} 信号是"活"的，可随着呼吸和患者说话而有小的波动，两者变化相似，但 P_{det} 不应有此变化。

（3）每分钟或每灌注 50ml 让患者咳嗽 1 次，观察 P_{ves} 和 P_{abd} 的应答是否一致。排尿前和排尿后也要立即咳嗽来测试信号。

遵守 ICS 调零标准，传感器零设置为大气压、传感器放置于耻骨联合上缘，P_{ves} 和 P_{abd} 的初始静息压力有一个 TVR（Schaefer，未发表）：①平卧位，5～20cmH$_2$O；②坐位，15～40cmH$_2$O；③站立位，30～50cmH$_2$O。

通常记录的两个压力值几乎一致，因此 P_{det} 初始静息压力为 0 或接近 0，80% 的患者为 0～6cmH$_2$O，极少数患者能够达到 10cmH$_2$O（Liao，1999）。

所有初始压力值均必须被检验，患者体位也必须在尿动力曲线上被记录。

除了直肠收缩外，所有负的压力值都应被立即纠正。必须牢记，记录 P_{abd} 并不是要了解实际的直肠压力，而是要消除 P_{abd} 变化对 P_{ves} 的影响，主要的目标是确定 P_{det}，所以 P_{det} 是去除了 P_{abd} 影响的 P_{ves}，不能为负值。检查过程中和患者交谈也可以观察压力信号的动态应答，并被自动存档（图 18-2，图 18-3，图 18-7）。

8. 一些问题的解决　逼尿肌或直肠收缩会导致记录到的 P_{ves} 和 P_{abd} 不同，只有连续观察患者，并检测和记录信号变化与患者感觉/活动之间的关系，才能准确识别和合理解释这些变化。平滑肌收缩引起的压力变化表现为平滑的曲线（图 18-4，图 18-6，图 18-7），即没有急剧（分段的）的压力变化（图 18-3）。如果压力的上升或下降呈阶梯式或长时间恒定斜率延伸，这时就要考虑是否有如导管移动等非生理因素的存在。

P_{ves} 或 P_{abd} 信号突然下降或上升，通常原因是导管移动、堵塞（图 18-3），或连接方面出现了问题。当患者改变体位时，静息值发生突然变化，且两个压力信号变化一样。P_{ves} 出现缓慢上升，而 P_{abd} 不变，这是典型低顺应性膀胱的表现，这时要检查是否有其他的原因存在。一种原因可能是测压导管的开口与膀胱壁接触并慢慢移入膀胱颈的部位。此时让患者咳嗽，如果没有其他明显的赝像，可以考虑原因为低顺应性。另外，如果充盈速率超过生理限制 10ml/min，推荐停止膀胱灌注，如果 P_{ves} 压力值随之下降，可以考虑"低顺应膀胱"与快速充盈有关，至少部分相关。

在检查开始前或测定中一些常见问题必须解决。

（1）问题 1：P_{det} 初始静息压力为负值，如 −5cmH$_2$O，可能原因如下。

1）P_{abd} 过高。解决方法：若 P_{abd} 在 TVR 内，P_{ves} 和 P_{abd} 都是"活的"，打开直肠测压导管，放出气囊内 1、2 滴液体，这样 P_{abd} 就会降到一合适的值。如果 P_{abd} 不下降，可以轻轻调整直肠气囊的位置或把气囊扎一小孔。

2) P_{ves}过低。解决方法：可能是因为膀胱导管有气泡或导管未放入膀胱，或导管堵塞、扭转、打结。可用少量液体缓慢冲刷P_{ves}管线。边观察压力信号变化边缓慢冲洗，以防压力超过300cmH$_2$O破坏传感器。若这么处理后还解决不了问题，可经灌注腔向膀胱增加稍多的液体。若灌注阻力高，导管开放时排尿不畅，这就有必要检查导管的位置，必要时重新置管。

(2) 问题2：P_{det}初始静息压力过高，如15cmH$_2$O。可能的解释如下：在此关键问题是测量已指明是15cmH$_2$O，这种情况与"P_{det}不可能为负值"这一肯定的观点不符。由于我们并没有明确规定正常P_{det}初始静息压力的上限，因此必须遵循现在的指导原则：大多数检查，在膀胱空虚时P_{det}为0～5cmH$_2$O，90%的人在0～10cmH$_2$O。任何过高值均必须进行严格检测。如果患者没有逼尿肌过度活动（detrusor overactivity，DO），15cmH$_2$O的逼尿肌初始静息压力是不可能的，可能存在信号问题。首先检查P_{ves}、P_{abd}值是否在正常期望值范围内，如站立情况下，初始P_{ves}是30cmH$_2$O、P_{abd}是15cmH$_2$O，那么根据经验，P_{abd}太低了。若在仰卧位，P_{abd}是10cmH$_2$O、P_{ves}是25cmH$_2$O，则P_{ves}太高了；需要检查零平衡及P_{ves}和P_{abd}信号对咳嗽的恰当应答。

1) P_{abd}过低。解决方法：用1～2ml水缓慢冲刷直肠气囊。

2) P_{ves}过高。解决方法：可能原因是置管位置不对、导管扭转打结、导管侧孔紧贴膀胱壁并阻塞侧孔，解决方法如前述。

如果未发现信号问题，即可以开始临床检查，但要特别观察P_{det}的变化。假设膀胱顺应性（bladder compliance，BC）是正常的，膀胱正常充盈，记录和检查排尿后一段时间内的静息P_{det}就很重要。只有增高的P_{det}在重复充盈和排尿期膀胱测压中被完美再现，则此P_{det}结果才能够被接受。然而较高的排尿后静息P_{det}很可能无法被再现，需通过以上描述的校正方法校正。

总之，如果静息压力值或咳嗽应答不符合TVR和TSP，在开始灌注前必须予以纠正。如果无法纠正，检查中要更加仔细地观察信号的变化，努力找出错误和赝像产生的来源。

9. 回顾性赝像纠正　原则上，好的P_{det}信号需要P_{ves}及P_{abd}在充盈前、充盈过程中和排尿后都表现相同的细微结构和信号质量（图18-2，图18-3，图18-6，图18-7）。P_{ves}和P_{abd}必须有相同的参考平面和调零标准，最常见的错误是在导管连接患者后进行调零，而不是在大气压下进行调零，导致错误的P_{ves}和P_{abd}；这样尿动力学结果就不能在患者之间或各中心之间进行比较。虽然这样做似乎比较方便，容易在开始就获得为零的P_{det}值，但在以后的测试中将会出现问题。当盆底肌肉松弛时，特别常见于排尿时，若P_{abd}起初为零，此时就会变成负值，P_{det}就会高于P_{ves}，这在理论上是没有意义的，况且此时纠正一负的P_{abd}是不可能的。规律的间歇咳嗽测试，尤其在排尿前及排尿后进行咳嗽，记录压力通道对咳嗽的动态应答是非常重要的。

直肠收缩是一种典型的生理性赝像，很容易被识别。直肠收缩通常是低幅度，患者可感知，也可无感觉。它表现为P_{abd}期相性升高，但P_{det}信号没有变化；由于计算机技术的影响，容易引起P_{det}向下的赝像。通常直肠收缩可能被错误地分析成DO，其实与排尿无关（图18-7）。

咳嗽会产生双相的尖峰，这种赝像也容易被纠正。但有许多赝像，如信号没有反应（"死"信号）、压力为负值或压力急剧变化经常不能被纠正，或者只有在了解问题原因后才能被纠正。若存在这样的赝像，应重复进行检查。

回顾性的更正需要与实时可靠性控制相同的策略，但更加困难、更不容易成功实施。一些常见的赝像（如直肠活动、咳嗽时出现的双相性尖峰、腹肌收缩时腹压反应迟钝），在检查过程中可以被接受，因为它们能够在回顾性质量控制中被纠正。通常手工较计算机系统更容易进行质量控制。

10. 尿动力学计算机（分析）软件 计算机的应用使复杂的分析算法变得容易。但多数厂家提供的软件既不是原创也不可信。软件其实并不是算法的创始者所打算要做的东西。因此推荐：当使用尿动力分析软件根据已发表的概念进行数据分析时，应该注明软件的来源，说明软件是否有效，即证明软件提供的结果与分析算法的一致性。

四、尿动力学检查重复的策略

如果初始测试提示异常、不能明确引起下尿路症状（lower urinary tract symptoms，LUTS）的原因或存在技术问题无法正确分析数据时，推荐尿动力学检查必须重复进行。

若尿动力学检查无疑问地证实了预期的病理学改变，如与患者症状相关联的DO，那么就没必要重复检查。如果检查结果不确定，则必须考虑未能清楚回答尿动力学问题的后果；如果计划进行侵入性的治疗，则必须重复尿动力学检查。因此，检查期间必须分析信号，及时记录结果并得出结论。只有这样才能确保尿动力学检查具备高质量、能回答尿动力学问题、能够解释患者的临床问题。因此推荐如下：尿动力学检查结束后，在患者离开检查室之前，必须立刻写出包括尿动力学发现及结果解释的检查报告；这样才能允许在必要时进行第2次尿动力学检查。

规范化的尿动力学检查结果的分析是容易的、直观的。实际上，易于分析是判断尿动力学检查是否规范的关键标准。规范化尿动力学检查结果是易于阅读的，任何一个有不同经验的尿动力学检查者均会从中提取出相同的结果、得出相同的结论。如果使用计算机分析结果，则高质量数据就较手工分析显得更为重要。在检查中获取高质量数据的努力在数据分析时将产生巨大的益处。尿动力学仪器和软件的发展将迫使检查者进行实时质量控制。动态尿动力学检查结果的分析将保留很多问题，原因是不容易进行实时质量评估，这就导致回顾分析耗时较多。因此，为了任何原因，有必要时就得将患者召回重复尿动力学检查，重复检查也可在另一场合进行。

五、结论

这是ICS标准化委员会关于GUP的首份报告。笔者很清楚，这只是迈出的第一步，以后还需要做更多工作。虽然只阐述了一些基本内容，但只要遵循这些基本标准，尿动力学检查的质量就会得到显著改善。

参 考 文 献

郭应禄, 杨勇, 2003. 尿失禁. 济南: 山东科技出版社: 1.

金锡御, 宋波, 2002. 临床尿动力学. 北京: 人民卫生出版社: 1.

廖利民, 2010. 神经源性膀胱尿路功能障碍的全面分类建议. 中国康复理论与实践, 16(12):1101-1102.

石炳毅, 廖利民, 1995. 常用尿流动力学检查技术. 北京: 中国人口出版社: 1.

杨荣, Raz S, 1987. 下尿路功能性疾患. 上海: 学林出版社: 67.

赵海涛, 廖利民, 2018. 液体和气体尿动力学测压导管的比较. 中国康复理论与实践, (1): 55-59.

Abram P, Cardozo L, Fall M, et al, 2002. The standardisation of terminology of lower urinary tract function: report from the Standardisation Sub-committee of the International Continence Society. Neurourol Urodyn, 21(2): 179-183.

Abrams P, 1998. Urinary incontinence and neuropathic bladder//3rd annual European Course in Urology: programme and course book: 25.

Abrams P, 1999. Bladder outlet obstruction index, bladder contractility index and bladder voiding efficiency: three simple indices to define bladder voiding function.Br J Urol, 84:14-15.

Abrams P, Griffiths DJ, 1979. The assessment of prostatic obstruction from urodynamic measurements and from residual urine. Br J Urol, 51: 129.

Abrams P, Buzlin JM, Griffiths DJ, et al, 1997. The urodynamic assessment of lower urinary tract symptoms// Denis L, Griffiths K, Khoury S, et al, 1997. Proceedings of 4th international consultation on Benign Prostatic Hyperplasia (BPH). Paris: 323.

Abrams P, Khoury S, Wein A, 1998. Incontinence. Monaco: 1st international consultation on incontinence.

Abrams PH, Blaivas JG, Stanton SL, et al, 1988. ICS standardization report on "the standardisation of terminology of lower urinary tract function". Scand J Urol Nephrol, 114: 106.

Abrams PH, 1997. Urodynamics. 2nd ed. London: Springer-Verlag: 20.

Abrams PH, Griffiths D, Hofner K, et al, 2000. The urodynamic assessment of lower urinary tract symptoms. Paris: 5th International Consultation on Benign Prostatic Hyperplasia.

Andersen JE, 1988. Urodynanics, terminology and normal values in children, females and males. Scand J Urol Nephrol, 114:3-91.

Andersen JT, Blaivas JG, Gardozo L, et al, 1992. Lower urinary tract rehabilitation techniques: seventh report on the standardization of terminology of lower urinary tract function. Neurourol Urodyn, 11:593-603; Int Urogynecol J, 3: 75-80.

Arsdalen KV, Wein AJ, 1991. Physiology of micturition and continence//Krane RJ, Siroky MB. Clinical Neuro-Urology. 2nd ed. Boston: Little, Brown and Company: 25.

Bates CP, Whiteside CG, Turner-Warwick R, 1970. Synchronous cine-pressure-flow-cysto-urethrography with special reference to stress and urge incontinence. Br J Urol, 42: 714.

Blaivas J, Chancellor M, Weiss J, et al, 2007. Atlas of Urodynamics. 2nd ed. Malden: Blackwell Publishing: 62.

Blaivas JG, Appell RA, Fantl JA, et al, 1997. Standards of efficacy for evaluation of treatment outcomes in urinary incontinence: Recommendations of the Urodynamic Society. Neurourol Urodyn,16:145-147.

Boyarsky S, 1998. Formative years of the Urodynamics Society: reminiscences. Neurourol Urodyn, 17: 159.

Brown M, Wickham JEA, 1969. The urethral pressure profile. Br J Urol, 41: 211.

Bump RC, Mattiasson A, Bø K, et al. 1996. The standardization of terminology of female pelvic organ prolapse and pelvic floor. Am J Obstet Gynecol, 175:10-17.

de la Rosette JJ, Witjes WP, Debruyne FM, et al, 1996. Improved reliability of uroflowmetry investigations: results of a portable home-based uroflowmetry study. Br J Urol, 78(3): 385.

Davis DM, 1954. The hydrodynamics of the upper urinary tract (urodynamics). Ann Surg, 140: 839.

Denis L, Griffiths K, Khoury S, et al, 1997. Paris: 4th international consultation on benign prostatic hyperplasia (BPH): 1.

Derezić D, 1988. Disorders of voiding and bladder function presented in textbooks published during the nineteenth century. Eur Urol, 14(6): 482-483.

Dixon JS, Gosling JA, 1987. Structure and innervation in the human//Torrens M, Morrison JFB. The Physiology of the Lower Urinary Tract. London: Springer-Verlag: 3.

Dixon JS, Gosling JA, 1994. The anatomy of the bladder, urethra and pelvic floor//Mundy AR, Stephenson TP, Wein AJ. Urodynamics: Principles, Practice and Application. Edinburgh: Churchill Livingstone: 3.

Drake WM Jr, 1948. The uroflometer: an aid to the study of the lower urinary tract. J Urol, 59: 650.

Fonda D, Resnick NM, Colling J, et al, 1998. Outcome measures for research of lower urinary tract dysfunction in frail older people. Neurourol Urodyn, 17(3): 273-281.

Gjørup T, 1997. Reliability of diagnostic tests. Acta Obstet Gynecol Scand, 166(76):9-14.

Glahn BE, 1970. Neurogenic bladder diagnosed pharmacologically on the basis of denervation supersensitivity. Scand J Urol Nephrol, 4:13-24.

Glahn BE, 1979. Giggle incontinence (enuresis risoria). A study and an aetiological hypothesis. Br J Urol, 51: 363-366.

Gleason DM, Lattimer JK, 1962. The pressure-flow study: a method for measuring bladder neck resistance. J Urol, 87: 844.

Golomb J, Linder A, Siegel Y, et al, 1992. Variability and circadian changes in home uroflowmetry in patients with BPH compared to normal controls. J Urol, 147: 1044.

Gosling JA, Dixon JS, Lendon RG, 1977. The autonomic innervation of the human male and female bladder neck and proximal urethra. J Urol, 118: 302.

Griffiths D, Höfner K, van Mastrigt R, et al, 1997. Standardization of terminology of lower urinary tract function: pressure-flow studies of voiding, urethral resistance, and urethral obstruction. International Continence Society Subcommittee on Standardization of Terminology of Pressure-Flow Studies. Neurourol Urodyn, 16:1-18.

Griffiths DJ, 1971. Hydrodynamics of male micturition. I . Theory of steady flow through elastic-walled tubes. Med Biol Eng, 9(6): 581-588.

Griffiths DJ, 1971. Hydrodynamics of male micturition. II . Measurement of stream parameters and urethral elasticity. Med Biol Eng, 9: 589.

Griffiths DJ, Höfner K, van Mastrigt, et al, 1997. Standardization of terminology of lower urinary tract function: pressure-flow studies of voiding, urethral resistance, and urethral obstruction. Neurourol Urodyn,

16: 1.

Griffiths DJ, van Mastrigt R, Bosch R, 1989. Quantification of urethral resistance and bladder function during voiding, with special reference to the effects of prostate size reduction on urethral obstruction due to benign prostatic hyperplasia. Neurourol Urodyn, 8: 17.

Griffths DJ, Hofner K, van Mastrigt R, et al, 1997. Standardization of terminology of lower urinary tract function: pressure-fow studies of voiding, urethral resistance, and urethral obstruction.Neurourol Urodyn 16:1-18.

Grino PB, Bruskewitz R, Blaivas JG, et al, 1993. Maximum urinary flow rate by uroflowmetry: automatic or visual interpretation. J Urol, 149: 339.

Haylen BT, Ashby D, Sutherst JR, et al, 1989. Maximum and average urine flow rates in normal male and female populations-the Liverpool nomograms. Br J Urol, 64:30-38.

Höfner K, Kramer AEJL, Tan HK, et al, 1995. CHESS classification of bladder outflow obstruction. A consequence in the discussion of current concepts. World J Urol, 13: 59.

International Committee of Medical Journal Editors, 1997. Uniform requirements for manuscripts submitted to bio-medical journals. JAMA, 277: 927-934.

Jensen KME, 1989. Clinical evaluation of routine urodynamic investigations in prostatism. Neurourol Urodyn, 8: 545-578.

Karlson S, 1953. Experimental studies on the functioning of the female urinary bladder and urethra. Acta Obstet Gynecol Scand, 32: 285.

Lewis P, Howell S, Shepherd A, et al, 1997. Computerized urodynamics: help or hindrance? Neurourol Urodyn, 16: 508.

Liao L, Kirshner-Hermanns R, Schafer W, 1999. Urodynamic quality control: quantitative plausibility control with typical value ranges. Neurourol Urodyn, 18 (abstract 99a):365-366.

Liao LM, 2000. Development of urodynamic standards for quality control. Aachen: Dr Med thesis submitted to the Medical Faculty of the RWTH Aachen.

Liao LM, Kirschner-Hermanns R, Schaefer W, et al, 1999. Urodynamic quality control: quantitative plausibility control with typical value ranges. Neurourol Urodyn, 18(A): 365-366.

Liao LM, Schaefer W, 2006. Urodynamic quality control (Part Ⅰ): recognition of typical value range and its role in real-time quantitative quality control. Chinese J Urol, 27: 297-299.

Liao LM, Schaefer W, 2006. Urodynamic quality control (Part Ⅱ): recognition of typical signal pattern and its role in real-time qualitative quality control. Chinese J Urol, 27: 300-303.

Liao LM, Schaefer W, 2007. Cross-sectional and longitudinal studies on interaction between bladder compliance and out flow obstruction in men with benign prostatic hyperplasia. Asian J Androl, 9: 51-56.

Liao LM, Schaefer W, 2007. Effects of retrospective quality control on pressure-flow data with computer-based urodynamic systems from men with benign prostatic hyperplasia. Asian J Androl, 9: 771-780.

Liao LM, Schaefer W, 2011. Development of urodynamic standards for quality control//Biau D, Dessolle L, Porcher R, Applications and Experiences of Quality Control to Surgical and Interventional Procedures. Rijeka: InTech. 75.

Lich R, Howerton LW, Amin M, 1978. Anatomy and surgical approach to the urogenital tract in the male//Harrison JH, Grittes RF, Perlmutter AD, et al. Campbell's Urology. 4th ed. Philadelphia: WB Saunders: 3.

Lim PHC, Fonda D, 1997. The ContiNet of the International Continence Society. Neurourol Urodyn, 16: 609-616.

Lose G, 1997. The Scandinavian opinion on assessment of female urinary incontinence (13 articles on different items). Acta Obstet Gynecol Scand Suppl, 166(76):1-60.

Lose G, Fantl JA, Victor A, et al. Outcome measures for research in adult women with symptoms of lower urinary tract dysfunction. Neurourol Urodyn, 17:255-262.

Lose G, Griffiths DJ, Hosker G, et al, 2002. Standardisation of urethral pressure measurement: report of the sub-committee of the International Continence Society. Neurourol Urodyn, 21:258-260.

Lu T, Liao L, 2016. Typical Value Ranges and Typical Signal Patterns in the Initial Cough in Patients With Neurogenic Bladder: Quality Control in Urodynamic Studies. Int Neurourol J, 20(3):214-223.

Madsen FA, Rhodes PR, Bruskewitz RC, 1995. Reproducibility of pressure-flow variables in patients with symptomatic benign prostatic hyperplasia. Urology, 46: 816.

Mattiasson A, Djurhuus JC, Fonda D, et al, 1998. Standardization of outcome studies in patients with lower urinary tract dysfunction: a report on general principles from the standardization committee of the International Continence Society. Neurourol Urodyn, 17:249-253.

Miller ER, 1967. Techniques for simultaneous display of X-ray and physiologic data//Boyarsky S. The Neurogenic Bladder. Baltimore: Williams and Wilkins: 79.

Muellner SR, Fleischner FG, 1949. Normal and abnormal micturition: a study of bladder behavior by means of the fluoroscope. J Urol, 61: 233.

Murphy JJ, Schoenberg HW, 1960. Observation on intravesical pressure changes during micturition. J Urol, 84: 106.

Nager CW, Albo ME, Fitzgerald MP, et al, 2007. Process for development of multicenter urodynamic studies. Urology, 69: 63-68.

Nager CW, Albo ME, Fitzgerald MP, et al, 2007. Reference urodynamic values for stress incontinent women. Neurourol Urodyn, 26: 333-340.

Nordling J, Abrams P, Ameda K, et al, 1998. Outcome measures for research in treatment of adult males with symptoms of lower urinary tract dysfunction.Neurourol Urodyn, 17:263-271.

Norgaard JP, van Gool JD, Hjalmas K, et al, 1998. Standardization and definitions in lower urinary tract dysfunction in children. Br J Urol, 3(81):1-16.

Perez LM, Webster GD, 1992. The history of urodynamics. Neurourol Urodyn, 11: 1.

Rose DK, 1927. Cystometric bladder pressure determination: their clinical importance. J Urol, 17: 487.

Rose DK, 1927. Determination of bladder pressure with the cystometer. J Am Med Inform Assoc, 88: 151.

Rowan D, James ED, Kramer AEJL, et al, 1987. Urodynamic equipment: technical aspects. J Med Eng Tech, 11:57-64.

Rowan D, James ED, Kramer AEJL, et al, 1987. ICS standardization report on "urodynamic equipment: technical aspects". J Med Eng Technol, 11: 57.

Rowan D,Janmea ED, Kramer AEJL, et al, 1987. Urodynamic equipment:technical aspects. J Med Eng Technol, 11:57-64.

Schaefer W, 1983. The contribution of the bladder outlet to the relation between pressure and flow rate during micturition//Hinman FJR. Benign Prostatic Hypertrophy. New York: Springer-Verlag: 470.

Schaefer W, Abrams P, Liao LM, et al, 2002. Good urodynamic practice: uroflowmetry, filling cystometry and pressure-flow studies. Neurourol Urodyn, 21:261-274.

Schaefer W, Fischer B, Meyhoff HH, et al, 1981. Urethral resistance during voiding: I. The passive urethral

Schaefer W, Liao LM, Kirschner-Hermanns R, et al, 1999. Urodynamic quality control: qualitative plausibility control with typical signal patterns. Neurourol Urodyn, 18(A): 366-367.

Schaefer W, Sterling AM, Liao LM, et al, 1999. ICS standardization report on "Good Urodynamic Practice,

GUP." Denver: 29th ICS Annual Meeting.

Schäfer W, 1990. Basic principles and clinical application of advanced analysis of bladder voiding function. Urol Clin North Am, 17: 553.

Schäfer W, de la Rosette JJMCH, Höfner K, et al, 1994. The ICS-BPH study: pressure-flow studies, quality control and initial analysis. Neurourol Urodyn, 13: 491.

Schäfer W, Sterling AM, 1995. Simple analysis of voiding function by coefficients: obstruction coefficient, OCO, and detrusor strength coefficient, DECO//Proceedings of the 25th Annual Meeting of International Continence Society. Sydney: 338.

Schäfer W, Waterbär F, Langen PH, et al, 1989. A simplified graphic procedure for detailed analysis of detrusor and outlet function during voiding. Neurourol Urodyn, 8: 405.

Smith JC, 1968. Urethral resistance to micturition. Br J Urol, 40: 125.

Spangberg A, Terio H, Engberg A, et al, 1989. Quantification of urethral function based on Griffiths's mode of flow through elastic tubes. Neurourol Urodyn, 8: 29.

Store M, Goepel M, Kondo A, et al, 1999. The standardisation of terminology in neurogenic lower urinary tract dysfunction: with suggestions for diagnostic procedures. Neurourol Urodyn, 18:139-158.

Susset JG, 1985. Urodynamic Society presidential address: urodynamics a step toward experimental urology. Neurourol Urodyn, 4: 157.

Talbot HS, 1948. Cystometry, and the treatment of vesical dysfunction in paraplegia. J Urol, 59: 1130.

Tanagho EA, Miller ER, 1970. The initiation of voiding. Br J Urol, 42: 175.

Torrens M, 1987. Human physiology//Torrens M, Morrison JFB. The Physiology of the Lower Urinary Tract. London: Springer-Verlag: 333.

van Waalwijk E, Anders K, Khullar V, et al, 2000. Standardisation of ambulatory urodynamic monitoring: report of the standardisation sub-committee of the International Continence Society for am bulatory Urodynamic Studies. Neurourol Urodyn, 19:113-125.

von Garrelts B, 1956. Analysis of micturition: a new method of recording the voiding of the bladder. Acta Chir Scand, 112: 326.

von Garrelts B, 1957. Micturition in the normal male. Acta Chir Scand, 114: 197.

Woodburne RT, 1960. Structure and function of the urinary bladder. J Urol, 84: 79.

Zhao LN, Liao LM, Gao LJ, et al, 2019. Effects of bladder shape on accuracy of measurement of bladder volume using portable ultrasound scanner and development of correction method. Neurourol Urodyn, 38(2): 653-659.

Zimmern P, Nager CW, Albo M, et al, 2006. Interrater reliability of filling cystometrogram interpretation in a multicenter study. J Urol, 175: 2174-2177.

Zinner NR, Paquin AJ, 1963. Clinical urodynamics: I. Studies of intravesical pressure in normal human female subjects. J Urol, 90: 719.

附 录

一、缩略语

缩写	英文全称	中文全称
ACh	acetylcholine	乙酰胆碱
ACG	anterior cingulate gyrus	扣带前回
ALPP	abdomianl leak point pressure	腹压漏尿点压力
AFC	air filled catheter	气体传导测压导管
ACC	air charged catheter	气压传导测压导管
AUA	American Urological Association	美国泌尿学会
AM	ambulatory urodynamic monitoring	动态尿动力学监测
ADH	antidiuretic hormone	抗利尿激素
BC	bladder compliance	膀胱顺应性
BOO	bladder outflow obstruction	膀胱出口梗阻
BPH	benign prostatic hyperplasia	良性前列腺增生
BPE	benign prostatic enlargement	良性前列腺增大
BPO	benign prostatic obstruction	良性前列腺梗阻
BDI	bladder deformation index	膀胱变形指数
BHS	bladder hypersensitive	膀胱感觉过敏
BOR	bladder output relation	膀胱输出关系
BOOI	bladder outflow obstruction index	膀胱出口梗阻指数
BCI	bladder contractility index	膀胱收缩力指数
BN	bladder neck	膀胱颈
BST	bethanechol supersensitivity test	氯贝胆碱超敏试验
BCR	bulbocavernous reflex	球-海绵体反射
CMG	cystometrogram	膀胱压力-容积测定
CC	cystometric capacity	膀胱测压容积
CILPP	cough-induced leak point pressure	咳嗽诱导漏尿点压力
CI	confidence interval	置信区间
DO	detrusor overactivity	逼尿肌过度活动
DU	detrusor unactivity	逼尿肌活动低下

DESD	detrusor-external sphincter dyssynergia	逼尿肌 - 外括约肌协同失调
DOI	detrusor overactivity index	逼尿肌过度活动指数
DSD	detrusor-sphincter dyssynergia	逼尿肌 - 括约肌协同失调
DECO	detrusor contraction coefficient	逼尿肌收缩系数
DLPP	detrusor leak point pressure	逼尿肌漏尿点压力
DUEC	distal urethra electrical conduction	远端尿道的电传导
DBND	detrusor-bladder neck dyssynergia	逼尿肌 - 膀胱颈协同失调
Dan-PSS	danish prostatic symptom score	Danish 前列腺症状评分
EMG	electromyogram	肌电图
EUS	external urethral sphincter	尿道外括约肌
FC	fiberoptic catheter	光纤维导管
FT	flow time	尿流时间
FRCZ	flow rate controlling zone	流率控制带
FD	first desire to void	最初排尿感
FS	first sensation of bladder filling	最初膀胱充盈感
FCC	functional cystometric capacity	功能性膀胱容量
FBOO	female bladder outflow obstruction	女性膀胱出口梗阻
FUL	functional urethral length	功能尿道长度
GUP	good urodynamic practice	尿动力学技术规范
GABA	γ-aminobutyric acid	γ - 氨基丁酸
HUF	home uroflowmetry	家庭尿流率测定
ICS	International Continence Society	国际尿控协会
ISD	intrinsic sphincter deficiency	尿道固有括约肌功能缺陷
I-PSS	international prostatic symptom score	国际前列腺症状评分
IDO	idiopathic detrusor overactivity	特发性逼尿肌过度活动
IWT	ice water test	冰水试验
L-PURR	line-passive urethral resistance relation	线性被动尿道阻力关系
LPP	leak point pressure	漏尿点压力
LUTD	lower urinary tract dysfunction	下尿路功能障碍
LUTS	lower urinary tract symptom	下尿路症状
MCC	maximum cystometric capacity	最大膀胱测压容积
MTC	microtipped transducer catheter	顶端精密传感器导管
MABC	maximum anaesthetic bladder capacity	最大麻醉下膀胱容量
MUCP	maximum urethral close pressure	最大尿道闭合压
MUP	maximum urethral pressure	最大尿道压力
MUPP	micturiation urethral pressure profile	排尿期尿道压力描记
MNC	motor nerve conduction	运动神经传导
MEP	motion evoked potential	运动诱发电位
MRU	magnetic resonance urography	磁共振尿路成像
NA	noradrenaline	去甲肾上腺素

NPY	neuropeptide Y		神经肽 Y
NO	nitric oxide		一氧化氮
ND	normal desire to void		正常排尿感
NDO	neurogenic detrusor overactivity		神经源性逼尿肌过度活动
OAB	overactive bladder		膀胱过度活动症
OBI	obstruction index		梗阻指数
OCO	obstruction coefficient		梗阻系数
P_{ves}	intravesical pressure		膀胱腔内压
P_{abd}	intra-abdominal pressure		腹压
P_{det}	detrusor pressure		逼尿肌压力
P_{ura}	urethral pressure		尿道压力
PAG	periaqueductal gray matter		中脑导水管周围灰质
PMC	pontine micturition center		脑桥排尿中枢
PURR	passive urethral resistance relation		被动尿道阻力关系
P_{muo}	minimal urethral opening pressure		最小尿道开放压
$P_{det}(Q_{max})$	detrusor pressure at maximum flow rate		最大尿流率对应的逼尿肌压力
P_{uo}	urethral opening pressure		尿道开放压
P_{clo}	urethral close pressure		尿道闭合压
PTR	pressure transmission ratio		压力传导率
PUV	posterior urethrovesical angle		尿道膀胱后角
PUL	prostatic urethral length		前列腺尿道长度
Q_{max}	maximum flow rate		最大尿流率
Q_{ave}	average flow rate		平均尿流率
RI	right insula		右侧岛叶
RUV	residual urine volume		残余尿量
RUPP	resting urethral pressure profile		静态尿道压力描记
SUI	stress urinary incontinence		压力性尿失禁
SLPP	stress leak point pressure		加压漏尿点压力
SD	strong desire to void		强烈排尿感
SUPP	stress urethral pressure profile		加压尿道压力描记
SNC	sensory nerve conduction		感觉神经传导
SSR	sympathetic skin response		交感神经皮肤反应
SEP	somatosensory evoked potential		体感诱发电位
T_{Qmax}	time to maximum flow		达峰时间

TURP	transurethral resection of prostate	经尿道前列腺电切
TUL	total urethral length	总尿道长度
TVR	typical value range	典型值范围
TSP	typical signal pattern	典型信号模式
UPP	urethral pressure profile	尿道压力描记
UD	urgency desire to void	急迫排尿感
URR	urethral resistance relation	尿道阻力关系
UPG	posterior urethral pressure gradient	后尿道压力梯度
UI	urethral inclination	尿道倾斜度
UP	urethral pelvis angle	尿道骨盆角度
URA	urethral resistance factor	组间特异性尿道阻力因子
UUTD	upper urinary tract dilatation	上尿路扩张
VIP	vasoactive intestine peptide	血管活性肽
VLPP	Valsalva leak point pressure	Valsalva 漏尿点压力
VAS	visual analogue scale	视觉模拟评估法
VT	voiding time	排尿时间
WFC	water filled catheter	液体传导测压导管
WF	Watts factor	瓦特因子
V_{void}	void volume	排尿量

二、符号和单位

A	面积（area）	mm^2，cm^2
C	顺应性（compliance）	ml/cmH_2O
D	直径（diameter）	mm，cm，m
E	能量（energy）	J
F	力（force）	N
L	长度（length）	mm，cm，m
P	功率（power）	W
P	压力（pressure）	cmH_2O
Q	流率（flow rate）	ml/s
T	温度（temperature）	℃
T	时间（time）	s
V	加速度（velocity）	m/s，cm/s
W	功（work）	J